普通高等教育规划教材

健康评估

（第2版）

主　编　余丽君　姜亚芳

副主编　孙玉梅

参编人员：（以姓氏笔画为序）

马　力　王庆玲　王　萍　田芳英　白继荣
刘华平　孙玉梅　许　岩　余丽君　宋春燕
张　欣　张　倩　李　红　李　菁　李明利
杨芳宇　武玉兰　姜亚芳　赵　雁　姬　萍
寇明光

中国协和医科大学出版社

图书在版编目（CIP）数据

健康评估/余丽君，姜亚芳主编．—北京：中国协和医科大学出版社，2011.9
ISBN 978-7-81136-525-2

Ⅰ．①健…　Ⅱ．①余…②姜…　Ⅲ．①健康-评估　Ⅳ．①R471

中国版本图书馆CIP数据核字（2011）第133176号

普通高等教育规划教材
健康评估（第2版）

主　　编：余丽君　姜亚芳
责任编辑：刘　婷
封面设计：邱晓俐
责任校对：张　麓
责任印制：张　岱

出版发行：中国协和医科大学出版社
（北京市东城区东单三条9号　邮编100730　电话010-65260431）
网　　址：www.pumcp.com
经　　销：新华书店总店北京发行所
印　　刷：北京建宏印刷有限公司

开　　本：787mm×1092mm　1/16
印　　张：27.75
字　　数：660千字
版　　次：2012年3月第2版
印　　次：2023年7月第4次印刷
定　　价：56.00元

ISBN 978-7-81136-525-2

前　言

健康评估是现代护理学的主干课程，是基础医学向临床护理过渡的桥梁课程。健康评估的任务是通过教学使学生掌握健康评估的原理和方法，学会收集、综合、分析资料，提出正确的护理诊断，从而为制定相应的护理措施提供依据。健康评估是护理程序的第一个步骤，也是护士独立性功能范围内的工作。因此，它是护生的必修课程，必须重视。再版《健康评估》教材在原有的基础上进行了内容的更新和添加，为便于学生更好地掌握身体评估的操作方法，增加了相关图片；常见症状评估一章中增加了相关护理诊断；实验室检查一章中将先进的知识和循证实验的观念引入，有利于学生学习。

为了适应高等护理专业的发展和新的课程体系改革，培养更多和更好地面向二十一世纪的护理专业人才，满足教学需要，便于学生实施以患者为中心的整体护理，我们参考国外及我国港台地区部分教科书，应用护理程序、护理诊断的先进概念与方法，结合中国传统的辨证施护思想，组织再版健康评估教材，期望为我国的护理教育贡献微薄力量。

本版《健康评估》是以培养学生的创新思维和实践能力为核心，在教材内容上，既体现了基础理论、基本知识和基本技能“三基”，又突出了护理专业的特定需要。全书主要内容包括绪论、健康史的采集、身体评估、心理社会评估、常见症状评估、实验室检查、其他辅助检查（心电图、超声波、内镜及医学影像等）和护理病历书写格式、方法及模式护理病历共八章。重点介绍健康评估的原理和方法，以培养学生的临床思维能力为基础，使其学会真实、系统、完整地收集、综合和分析资料，发现评估对象现存的和（或）潜在的健康问题，概括诊断依据，初步提出护理诊断，以及监测和判断病情变化的能力；基本掌握正确地书写护理病历；熟悉各项检查的基本原理，各种检查方法的优点、适应证和禁忌证及检查前的准备、各项检查的标本要求、参考值及临床意义；为进一步学习临床护理专业课奠定基础。

鉴于编者的知识有限，时间紧迫，书中难免存在不足之处，恳请使用教材的广大师生和读者指正。

余丽君　姜亚芳

2011 年 10 月

目 录

第一章 绪 论

关键词

健康评估 health assessment

健康评估是研究诊断个体对护理现存的或潜在的健康问题反应的基本理论、基本技能和临床思维方法的学科。

健康评估是护理学专业的基本课程，也是临床专业课的桥梁。其任务是通过教学使学生掌握健康评估的原理和方法，学会收集、综合、分析资料，提出正确的护理诊断，从而为制定相应的护理措施提供依据。健康评估是护理程序的第一个步骤，也是护士独立性功能范围内的工作。所以，护理人员应学会健康评估的各种方法，得到服务对象的第一手资料，及时给予服务对象身心全面的高质量的综合护理，达到促进健康、预防疾病、协助康复、减轻痛苦的目的。

一、健康评估的特点

只要是医疗、社区、保健场所，均有健康评估，护理人员每天都在为服务对象做健康评估。护理人员应了解“健康”的定义，从哪些方面对服务对象进行全面的评估。

世界卫生组织（WHO）1946 年对“健康”的定义为“一个人不但没有疾病和身体缺陷，还要有完整的生理、心理状态和良好的社会适应能力。”到 1990 年 WHO 将“健康”的定义为“健康应包括四个方面即躯体健康、心理健康、社会适应能力良好、道德健康”。躯体健康是身体生理功能良好，无躯体疾病；心理健康是情绪稳定，积极情绪多于消极情绪，有较好的自控能力，自尊、自信、自爱，有良好的人际关系；社会适应能力良好是一个人心理活动的各种行为，能适应当时复杂的环境变化，并为人所理解等；道德健康是不以损害他人的利益来满足自己的需要，能辨别真伪、善恶、荣辱、美丑等。

护理人员一般是从服务对象的生命体征开始，如：测量体温、脉搏、呼吸、血压、身高、体重等进行评估。与医生的身体评估重点不同，侧重面不同。医生的身体评估是作为医疗诊断上的参考，注重疾病的鉴别，护理人员的健康评估是作为判断服务对象健康状况，包括四大方面：“躯体、心理、社会、道德”，以便采取适当的护理措施。因此，护理人员健康评估的重点在于辨别正常与不正常，如发现不正常情况，应及时报告医生，与医生合作共同处理。

二、健康评估的内容

健康评估的内容是通过护理人员的观察、交谈、体格检查以及辅助检查所收集的资料评估服务对象的健康状况，包括：健康史的采集、身体评估、心理评估、社会及道德评估、实验室检查、器械检查等。健康评估是一项基本技术，将已知的解剖、生理、病理等有关知识融合在一起，重新加以讨论。以眼、耳、鼻、手等的观察，发现正常与不正常，并评估服务对象的健康情况及对患者的病情发展及变化有一个新的了解，以便采取有效的护理措施。临床、社区、家庭等都需要护理人员具备健康评估的能力，更好地为服务对象服务。

三、健康评估的基本方法

健康评估是一个有计划地、系统地收集被评估者的健康资料，并对资料进行整理和分析的过程，从而进一步提出护理诊断，为制定和实施护理计划及其评价提供依据。

（一）收集资料

健康资料可以来源于患者、患者家属及关系密切者、事件目击者或其他卫生保健人员，还可来源于体格检查结果、目前或以往的健康记录或病历等。健康资料的内容包括被评估者生理、心理、社会、道德各方面的资料。其中，通过与被评估者会谈所获得的资料为主观资料。护理人员在为服务对象做身体评估时，常采用视诊（inspection）、触诊（palpation）、叩诊（percussion）、听诊（auscultation）四种技巧做体格检查，还有实验室或器械检查等所获得的资料为客观资料。多数情况下主观资料与客观资料是相互支持的，但在有些情况下也可能存在主观资料与客观资料不一致，评估者需细心观察。有些资料是固定不变的，如服务对象的出生日期、地点、性别等，有些资料则是可变的，如服务对象的体重、体温、血压、进食量、排泄量等。对可变资料应注意动态观察，定期收集、记录，以便分析、判断。

收集资料的工作是持续不间断的。在第一次评估后，需将对所收集的资料进行综合、分析，发现未收集到的遗漏之处，必须再回到服务对象身边补充收集资料。在此后的护理过程中，也不断会有新的信息资料表现出来，应及时进行评估。

（二）整理资料

将收集的主观资料和客观资料进行核实、分类，以确认资料是否完整并帮助发现健康问题。

资料分类的方法：

1. 按照马斯洛（Maslow）人类的基本需要层次理论分类　将资料分为生理需要、安全需要、爱与归属的需要、尊敬与被尊敬的需要以及自我实现的需要五个层次。这种分类方法可提醒护理人员从人的生理、心理、社会各个角度去收集资料，可根据服务对象未满足的需要提出护理诊断。

2. 按人类反应型态进行分类（NANDA 的分类方法）　可将资料分为交换、沟通、关系、赋予价值、选择、移动、感知、认知、感受 9 种型态。评估者可从某型态中的异常资料直接提出护理诊断。

3. 按戈登（Gordon）的功能性健康型态分类　可分为健康感知 – 健康管理形态、营养 – 代谢形态、排泄形态、活动 – 运动形态、睡眠 – 休息形态、感知 – 认知形态、自我感知 – 自我概念形态、角色 – 关系形态、应对 – 应激耐受形态、性 – 生殖形态、价值 – 信念形态等 11 种功能性健康形态。每一形态下都有其相应的护理诊断，当评估者发现某形态中的资料出现异常时，只需在此形态中找出对应的护理诊断即可。

（三）分析资料

分析资料时首先应将资料与正常值或参考值进行比较，找出异常资料，然后进一步找出引起异常出现的相关因素。例如，一中年男性患者主诉最近感觉头痛、头晕，护理人员通过体检发现患者血压为24/14kPa（180/110mmHg）。对于这组资料，护理人员首先应了解患者头痛、头晕是异常的，还应了解血压的正常值。这样就能发现患者头痛、头晕可能是高血压病引起的。

（四）提出护理诊断（nursing diagnosis）

将分析资料时发现的异常资料与护理诊断的诊断依据进行比较，若相符合，则可提出诊断。

四、健康评估的教学方法和教学目标

（一）健康评估的教学方法

1. 课堂教学包括讲授、病例讨论、观看录像或多媒体教学。
2. 示教室练习体格检查的方法。
3. 临床实习将课堂上所学的知识转化为对服务对象的护理实践，使理论和实践更紧密地联系在一起。

（二）通过健康评估课的学习，学生应达到

1. 应用沟通交流技巧进行健康史的采集。
2. 独立进行全面、系统的身体评估。
3. 识别正常和异常体征并解释其临床意义。
4. 解释常用辅助检查结果的临床意义。
5. 对服务对象心理、社会、家庭状况作出全面评估。
6. 在收集服务对象客观资料的基础上提出护理诊断。

健康评估是一项自个体身上获得健康状况的方法之一，护理人员在执行护理工作时，必须具备健康评估的技巧，以了解服务对象的健康情况，做出最佳的判断。因此，护理人员由原来的从属性功能转变为独立性功能，角色功能的转变是健康评估受到普遍重视的条件之一。

（白继荣　刘华平）

第二章 健康史的采集

关键词

健康史	health history
基本资料	biographical data
主诉	chief complain
现病史	history of present illness
既往健康史	past health history
家族健康史	family health history
系统回顾	review of systems
健康感知－健康管理形态	health perception-health management pattern
营养－代谢形态	nutritional and metabolic pattern
排泄形态	elimination pattern
活动－运动形态	activity-exercise pattern
睡眠－休息形态	sleep-rest pattern
认知－感知形态	cognitive-perceptual pattern
自我感知－自我概念形态	self perception-self concept pattern
角色－关系形态	role-relationship pattern
性－生殖形态	sexuality-reproductive pattern
应对－应激形态	coping-stress tolerance pattern
价值－信念形态	value-belief pattern

健康史是关于受检者目前、过去健康状况及生活方式的主观资料。采集健康史是健康评估中的一个非常重要的组成部分，在此过程中，检查者要借助熟练的沟通交流方法和技巧与受检者进行有效的沟通，最后将所获得的资料进行简明扼要的记录，以作为提出护理诊断的依据。本章主要介绍收集资料的方式和方法（沟通交流的原则与技巧）、健康史的内容以及收集这些资料的理由。

第一节 健康史的内容

一份完整的健康史应包括基本资料、主诉、现病史、过去健康史、个人史、婚姻史、月经史、生育史、家族健康史和系统回顾。从护理的角度考虑，健康史的重点应集中在疾病症状或病理改变对受检者日常活动的影响以及社会心理反应方面。

一、基本资料

基本资料的内容包括姓名、性别、年龄、职业、民族、籍贯、婚姻状况、文化程度、宗教信仰、家庭住址及电话号码、资料来源的可靠性及收集资料的时间。受检者的职业、籍贯和婚姻状况可以提供与疾病相关的信息；文化背景和宗教信仰可以协助检查者发现影响健康的因素并了解受检者对健康照顾的态度及价值观；受检者的职业和文化程度有助于检查者决定健康教育的方式。这些基本资料可作为进一步收集资料的依据。

二、主诉

主诉是受检者此次求医的主要原因，是受检者感觉最主要、最明显的症状或体征及其性质和持续时间。记录时应简明扼要，如“胸痛 3 天”、“发热及头痛 1 天”，也可以是做例行的身体检查，如“要求做身体检查” 等。记录主诉时应使用被评估者的语言，而不是诊断用语。

三、现病史

现病史是病史中的主体部分，它记述患者患病后的全过程，即发生、发展和演变。收集现病史是对主诉作进一步的了解，包括以下几方面内容：

（一）问题发生时的情况

包括发生的时间、在何种情况下发生、发生的急缓等。

（二）主要症状及其特点

包括主要症状出现的部位、性质、持续时间和严重程度、缓解或加剧的因素等。

（三）病因与诱因

记录与本次发病有关的病因（如外伤、中毒、感染等）和诱因（如气候变化，环境改变，情绪、起居、饮食失调等)。当病期长或病因比较复杂时，评估者应进行分析和归纳，不能盲目记录。

（四）健康问题的发展演变过程

包括有关症状的变化及有无新的症状出现。

（五）伴随症状

与主要症状同时或随后出现的其他症状。

（六）处理措施及其效果

被评估者对自己的健康问题是如何看待和处理的，曾接受过哪些诊疗和护理，效果如何。

（七）对受检者的影响

包括健康问题对被评估者生理、心理、社会各方面的影响以及被评估者对目前健康状况的自我评价。

四、既往健康史

收集既往健康史是了解受检者过去主要的健康问题、求医的经历及其对自身健康的态度，从中发现与现病史有关的线索。既往健康史包括内容有：

（一）既往患病史

记录被评估者既往的健康状况和过去曾经患过的疾病（包括传染病或地方病病史)。

（二）预防接种史

接种种类及接种时间。

（三）外伤、手术史

注明时间、原因、严重程度及处理经过。

（四）过敏史

包括食物、药物、环境因素中已知的过敏物质，过敏发生的时间、地点和处理方法等。

（五）既往住院病史

包括住院的原因、时间、治疗及护理情况等。

五、个人史

（一）社会经历

包括出生地、居住地及居留时间（特别是疫源地和地方病流行区）、受教育程度、经济生活和业余爱好等。

（二）职业及工作条件

包括工种、劳动环境、对工业毒物的接触情况及时间。

（三）习惯与嗜好

起居和卫生习惯、饮食的规律与质量、烟酒嗜好与摄入量，以及其他异嗜物和麻醉毒品等。

（四）冶游史

有无不洁性交，有否患过性病等。

六、家族健康史

家族健康史主要收集受检者家人的一般健康状况，包括祖父母、父母、兄弟姐妹及子女的健康与疾病情况，是否有与受检者同样的疾病或具有遗传倾向的疾病，如血友病、肿瘤、糖尿病、高血压、冠心病、哮喘等。

七、婚姻史

记录婚姻状况、结婚年龄、对方健康状况、性生活情况、夫妻关系等。

八、月经史

月经初潮的年龄、月经周期和经期天数、经血的量和色、经期症状、末次月经日期、闭经日期、绝经年龄。

九、生育史

妊娠与生育次数和年龄、人工或自然流产的次数、有无死产、手术产、产褥热及计划生育状况，有无患过影响生育的疾病。

十、系统回顾

系统回顾是系统地收集受检者过去和现在与身体常见疾病有关的健康状况，以了解受检者以往已发生的健康问题及其与本次健康之间有无因果关系。检查者可按身体各系统的顺序进行询问，也可按戈登（Marjory Gordon）的功能性健康形态系统进行询问。现分别介绍如下：

（一）按身体、心理、社会系统回顾

1. 身体

（1）一般情况　注意有无发热、体重改变，有无不适、疲乏或乏力，睡眠和食欲状况。

（2）皮肤　有无皮损或其他异常，有无颜色、性状、湿度、温度、毛发和指甲的改变，有无疼痛和瘙痒，既往已经诊断和治疗过的皮肤疾病等。

（3）头部　有无外伤、头痛、头昏和眩晕。

1）眼　有无视力障碍、复视、畏光、发干、发痒、流泪，有无青光眼和白内障。

2）耳　有无耳聋、疼痛、分泌物、眩晕、耳鸣。

3）鼻　鼻腔有无分泌物，有无鼻出血、鼻塞、反复感冒和嗅觉改变。

4）口　有无口舌疼痛、黏膜溃疡、牙龈肿胀或出血，有无龋齿、义齿，有无味觉改变等。

5）咽和喉　有无咽喉肿痛、声音嘶哑和吞咽困难。

（4）乳房　有无疼痛、肿胀、触痛、分泌物或肿块，受检者自我检查的情况。

（5）呼吸系统　有无咳嗽、咳痰、咯血、胸痛、呼吸困难和发绀，有无发热和盗汗。最后一次X线胸透或摄片的时间和结果。

（6）心血管系统　有无心悸、心前区疼痛、呼吸困难、晕厥及水肿，既往有无高血压或心脏病史。

（7）消化系统　有无食欲和排便习惯改变，有无恶心、呕吐、腹痛、腹泻、便秘、呕血、黑粪，有无吞咽困难、消化不良、黄疸等。

（8）泌尿系统　有无血尿、尿频、尿急、尿痛、夜尿增多、排尿困难或尿失禁，有无尿色异常、少尿和水肿。

（9）生殖系统　性生活习惯（满意程度和次数），有无性交时疼痛或出血，所患疾病对性功能影响及调适方法，有无性病及治疗情况。

（10）造血系统　有无贫血、出血、骨痛和输血反应，有无肿大和触痛的淋巴结，有无药品、毒物或放射物质的接触史。

（11）内分泌系统　有无多尿、多饮、多食、怕冷、怕热、乏力、震颤、出汗、水肿、头晕和饥饿感，有无体重、行为、骨骼、皮肤和毛发的改变，有无外伤、手术和产后出血史，以及以往接受激素治疗的情况。

（12）骨骼肌肉系统　有无肌肉骨骼疼痛、肿胀，有无关节畸形或运动障碍，有无肌肉痉挛或软弱无力，有无骨折、外伤、关节脱位等。

（13）神经系统　有无头痛、眩晕、震颤、抽搐、瘫痪，有无视力、睡眠、语言、感觉和运动障碍。

（14）精神状态　有无注意力不集中、定向力障碍，有无焦虑、紧张、抑郁、情绪改变，有无幻觉和妄想。既往精神病史及治疗情况。

2. 心理

（1）感知能力　感觉功能有无异常，有无错觉、幻觉等。

（2）认知能力　有无定向力、记忆力、注意力、语言能力等障碍。

（3）情绪状态　有无焦虑、抑郁、失望、沮丧、恐惧、愤怒等情绪。

（4）自我概念　患者对自己的评价，是否有自信和价值感。

（5）对疾病和健康的理解与反应　患者对目前健康状况的看法，患病后所采取的措施及效果，对治疗方案的了解等。

（6）压力反应及应对方式　遇到困难或挫折时有何种情绪反应，怎样处理，近期有无重大事情发生以及处理的方式。

3. 社会

（1）价值观与信仰　有无宗教信仰，患病后其信仰和价值观是否有所改变。

（2）受教育情况　包括曾经接受过的各种专业教育及培训。

（3）生活与居住环境　包括卫生状况，居民素质，有无饮食、饮水、空气污染及噪音等危害健康的因素。

（4）职业及工作环境　包括工种，工作环境，有无噪音、工业粉尘及毒物接触等。

（5）家庭情况　包括家庭结构、家庭关系是否融洽、被评估者在家庭中的地位及病后对家庭的影响。

（6）社交状况　是否经常参加社交活动，与朋友、同事、领导等的关系。

（7）经济负担　家庭经济状况，有无因经济负担而给被评估者带来心理压力。

（二）按戈登的功能性健康形态系统回顾

1. 健康感知－健康管理形态　受检者对自身健康状况的认识，为保持健康所采取的措施及其效果，有无烟酒嗜好及每日摄入量，有无药物成瘾或依赖，是否知道所患疾病的原因及出现症状时所采取的措施。

2. 营养－代谢形态　食物和水分摄入的种类、性质、量，有无饮食限制，有无咀嚼或吞咽困难，有无消化不良和恶心呕吐，近期体重有无变化及其原因，有无水肿及皮肤损害，伤口愈合情况。

3. 排泄形态　排尿与排便的次数、量、颜色、性状，有无排泄规律的改变及其影响因素。

4. 活动－运动形态　进食、洗漱、穿衣、如厕、做家务等生活能力，平时选择何种运动和娱乐形式，近期活动能力有无改变，有无运动障碍的表现。

5. 睡眠－休息形态　日常睡眠情况及自己对睡眠的满意程度，有无睡眠异常如失眠、多梦等，是否需要服用安眠药或借助其他方式辅助入睡。

6. 感知－认知形态　有无视觉、听觉、味觉、嗅觉和触觉的改变，有无记忆力和思维能力的改变。

7. 自我感知－自我概念形态　如何看待自己，平时自我感觉良好与不良的时间何者居多，对自己外表的满意程度，近期对自己的看法是否发生改变，是否感到失望。

8. 角色－关系形态　在家庭和工作中所处的地位及患病给其带来的影响，最近是否与家人、同事或其他人关系发生了变化，有困难时能否从邻居和街道获得支持。

9. 应对－应激耐受形态　近来生活中有无重大改变和危机，过去经历中是否感受到某种压力以及为缓解压力和紧张所采取的措施。

10. 性－生殖形态　对性生活的满意程度，近期性能力有无改变及影响因素，是否患有性病；女性月经初潮、经量、经期、末次月经时间及孕产次数。

11．价值－信念形态　有无宗教信仰，患病后是否对某些观念或信念有所改变，有无相互矛盾的价值观。

第二节　沟通交流的原则、方法与技巧

交流是用各种不同的方法传递和接收信息的过程和结构，是一个连续和循环的过程。通过交流，检查者与受检者之间能够建立起和谐和信任的关系，有利于检查者采集健康史和了解受检者对健康和疾病的态度。为了维持有效的交流，检查者应遵循一定的原则和掌握交流的技巧。

一、沟通交流的原则

（一）合理安排交流时间

为了避免受检者的疲劳和不耐烦，交流时间不应太长。可以将交流过程分成几个阶段，分次收集资料，也可与受检者共同协商来决定交流的时机。

（二）采取尊重的态度

交流时检查者应保持外表整洁、谦虚礼貌、举止友善，以博得受检者的信任。不要强迫受检者回答问题，如果是非常重要的资料，须向受检者仔细解释问题的必要性，以免使其反感。

（三）维持治疗性人际关系

为了使交流能够顺利进行，检查者应迅速建立和维持与受检者之间良好的人际关系。对于约定的交流时间一定要准时赴约；尊重受检者的隐私权，确保受检者的谈话不被第三者听到；对受检者采用接受的态度并给予适当的肯定和鼓励，使之能更积极地提供信息。

（四）随着受检者谈话的方向进行交流

每个受检者都有其关心和敏感的问题。检查者应注意提问的先后顺序，不宜过早提出敏感的问题，以免造成交流的中断。

二、交流的方法和技巧

（一）交谈

包括正式交谈和非正式交谈。

1．正式交谈　有计划有准备地与受检者面谈。这种交谈方式可以使检查者在短时间内有效地收集到所需要的资料并做到心中有数，使话题紧紧围绕着交谈的目的，消除双方的紧张情绪，避免出现冷场或控制不住谈话局面的现象。正式交谈分四个阶段：

（1）准备和计划阶段　制定交谈提纲，将所需物品准备齐全，提供良好的气氛，给受检者留下美好的印象，提高交谈的效果。

（2）开始面谈　是收集资料的开始。首先要介绍自己，并交代交谈的目的和所需的时间。交谈的整个过程都应以收集资料为中心，内容应是专业范围以内的。

（3）交谈中期　证实或核实资料。未听清楚的问题可再次提问以核对清楚。

（4）交谈末期　分析和整理资料，正式交谈结束。

2．非正式交谈　检查者在非正式场合与受检者随意而自然的交谈，可了解受检者的心

理反应。交谈的效果取决于交谈双方相互信任的程度。

（二）聆听

聆听包括注意整体的人和全面地理解受检者所表达的信息，否则会引起曲解。聆听过程中可运用以下技巧：

1. 专注　检查者应与受检者保持适当的距离和眼神的交流，避免分散注意力的动作，尽量不打断受检者的谈话或转移话题，全神贯注地聆听。为表示对受检者谈话的兴趣，可以使用促进的语言，如："是"、"请继续"、"我正在听"，也可使用点头或微笑等非语言性交流动作。

2. 核实　为了核实对受检者谈话理解的准确性，可采用以下几种方法：

（1）复述　重复对方谈话的内容和所说的话。

（2）意译　用不同的词句复述对方的话，但要保持原意。

（3）澄清　将一些模棱两可、含糊不清、不够完整的话加以澄清。

（4）小结　用简单易懂的话将受检者所讲述的话重复一遍。

3. 反映　将受检者所讲的部分或全部内容以询问的口气重复一遍，如："你说你昨天晚上胸部不舒服？"。不断可以避免检查者加入自己的观点，也有刺激受检者继续提供信息的作用。

（三）触摸

触摸在非语言沟通中代表一种亲密的行为，沟通双方的年龄、性别和文化背景不同，被使用和接受的程度也不同。适当的触摸会给人安慰和鼓励，但使用不当会产生负面效果。因此，在运用触摸的技巧时应谨慎小心。

（四）沉默

在交流的过程中，短暂的沉默不但有助于观察受检者的非语言行为，还可给受检者思考的时间，重新调整本身的情绪，以减少发生答非所问的情况。

（王庆玲　余丽君）

第三章　身体评估

身体评估是护理评估中客观资料的来源之一，是医护人员运用自己的感官或借助于传统的检查工具来了解身体状况的一组最基本的检查方法。基本检查方法有五种：视诊、触诊、叩诊、听诊和嗅诊。完整、准确的评估是护理人员作出正确判断及评价的先决条件。熟练掌握身体检查与评估的技巧不但可以收集到有意义的病人资料，还可以增强护理人员进行护理诊断的能力以及解决患者问题的能力。执行身体评估的人员需要具备丰富的解剖、生理、病理等知识和丰富的临床实践经验才能得到正确的结果并作出合理地判断。本章主要讨论如何在临床工作中有效地运用身体评估技术，并形成牢固的规范化习惯，最终融入护理过程。

第一节　身体评估的基本方法

关键词

身体评估	physical assessment
视诊	inspection
触诊	palpation
叩诊	percussion
听诊	auscultation
清音	resonance
浊音	dullness
鼓音	tympany
实音	flatness
过清音	hyperresonance

一、视诊

（一）定义

视诊是医护人员用视觉来观察患者全身或局部表现的诊断方法。是最基本和最自然的检查方法，不需要任何形式，往往从与患者见面即开始。但并非漫无目的地观看患者，而是以本身具备的专业知识为基础有系统地去观察，并将所观察到的临床征象作为进一步评估或判断的参考。

（二）方法

视诊包括直接观察和间接观察两种方法。直接观察法可观察到患者的年龄、发育、营养、意识、面容、表情、体位、步态、姿势、动作以及皮肤、黏膜、舌苔、分泌物的性状、五官的外形、身体的活动功能、呼吸动作、血管搏动、水肿程度等。间接观察法是借助工具对身体某些特殊部位进行观察，如：眼底镜用以检查眼底；鼻镜用以检查鼻腔黏膜、鼻甲及中隔；视力表用以检查视力等。

（三）注意事项

1. 视诊时需要适当的光线，光线太亮或太暗都不利于观察。光线的明暗应依视诊的项目及内容而定。一般来说，最佳的光线为日光。

2. 在观察中运用基础医学知识随时评估出不正常的情况及程度。

3. 正确描述观察结果。

二、触诊

（一）定义

触诊是医护人员通过手的感觉进行判断的诊断方法，是借身体的触觉去感觉所触及部位的表面光滑度、温度、湿度、弹性、可动度或内脏器官的外形、大小、硬度及移动度等情况。其适用范围广，可用于身体各部位的检查，尤以腹部检查更为重要。对不同触诊内容使用手的部位不尽相同，以手背触诊温度较为敏感；对于震颤则以手掌感觉为好。手的感觉以指腹和掌指关节部掌面的皮肤最为敏感，故触诊时多用这两个部位。

（二）方法

触诊时根据施力的轻重不同，可分为浅部触诊及深部触诊。

1. 浅部触诊法　以四指并拢的方式轻触受检者体表，向下压 1～2cm，以逆时针旋转抚摩的方式移动。主要用于检查体壁浅表层部位的组织，不易引起患者的痛苦和肌肉紧张。

2. 深部触诊法　四指并拢，施较大压力将受检者体表压下 4～5cm。主要感觉体腔内器官的存在、外形、表面、肿块、硬度及移动度等。根据检查目的和手法的不同又可分为以下几种：

（1）深部滑行触诊法　受检者腹肌尽量放松，检查者以并拢的四指在触及的脏器或包块上作上、下、左、右的滑动触摸。用于腹腔深部包块和胃肠病变的检查。

（2）双手触诊法　将左手置于被检查脏器或包块后部，并将被检查部位推向右手方向，以利于右手触诊（图 3-1-1）。

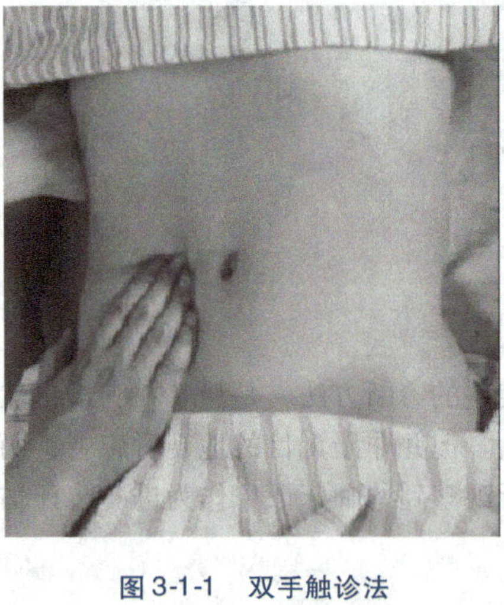

图 3-1-1　双手触诊法

（3）深压触诊法　以一、二个手指逐渐深压，以探测压痛点，如阑尾压痛点、胆囊压痛点等。在深压基础上迅速将手抬起以检查反跳痛。

（4）冲击触诊法　四指并拢与腹壁呈 70°～90°角，作急速而较有力的冲击动作，用于大量腹腔积液时肝、脾的触诊（图 3-1-2）。

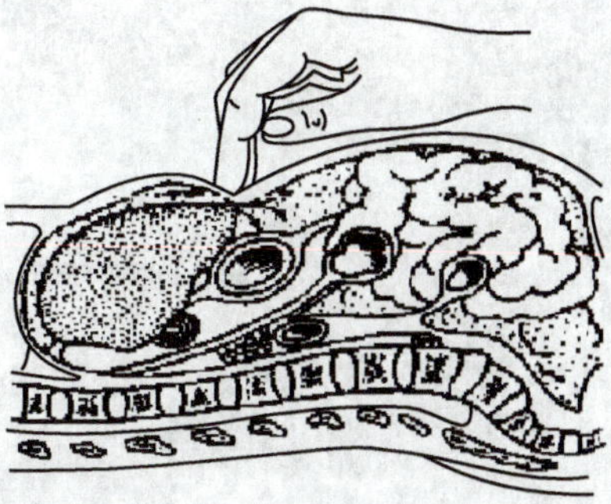

图 3-1-2　冲击触诊法

（三）注意事项

1．检查者的态度必须稳重、端庄、具有专业的自信，接触受检者的手应保持温暖、清洁、干爽，以免引起受检者不适感觉。

2．检查者和受检者应依检查部位的不同采取适宜的位置，以取得满意的结果。

3．触诊时应手脑并用，运用解剖、组织和生理知识，判断正常与异常的结果，并明确病变的性质和来自何种脏器。

三、叩诊

（一）定义

叩诊是指检查者用手叩击受检者身体表面某部，使之震动而产生音响，根据震动和声响的特点判断被检查部位的脏器状态有无异常。叩诊多用于确定肺尖的宽度、肺下缘的边界、胸膜的病变及胸膜腔中液体或气体的多少。

（二）方法

叩诊的方法可分为拳叩和指叩，依叩诊的手法和目的不同，通常又分为间接叩诊法与直接叩诊法两种。

1．拳叩法　通常采取间接叩诊的方法。先以手平贴于欲叩诊部位，另一手握拳，腕部垂直，以肘作杠杆，轻敲平贴体表的手背，以引起敲击部位处体腔内器官的振动（图 3-1-3）。可询问受检者的感觉以作为评估的参考。它常用于检查肾、肝、脾等实质性脏器。

2．指叩法　分直接指叩和间接指叩两种。

（1）直接指叩法　检查者腕部放松，以腕关节作杠杆，用中指的最远一节与体表呈垂直叩击，或用右手中间三指的掌面直接拍击被检查部位，借拍击的反响和指下的振动感判断病变情况的方法。

（2）间接指叩法　左手中指第二指节紧贴于叩诊部位，右手指自然弯曲，以中指指端叩击左手中指第二指骨的前端，叩击方向与叩诊部位的体表垂直（图 3-1-4）。

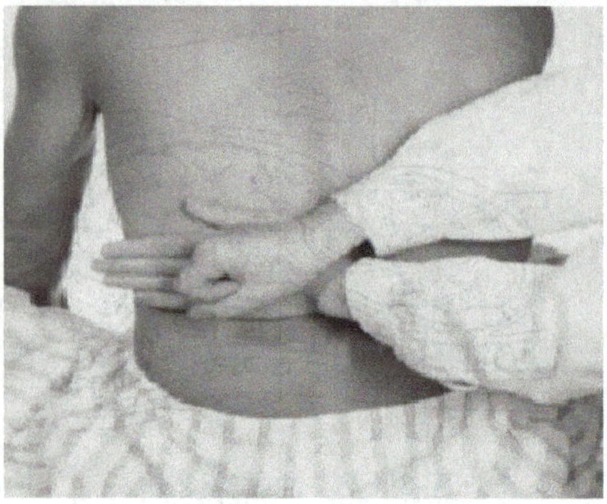

图 3-1-3　拳叩法

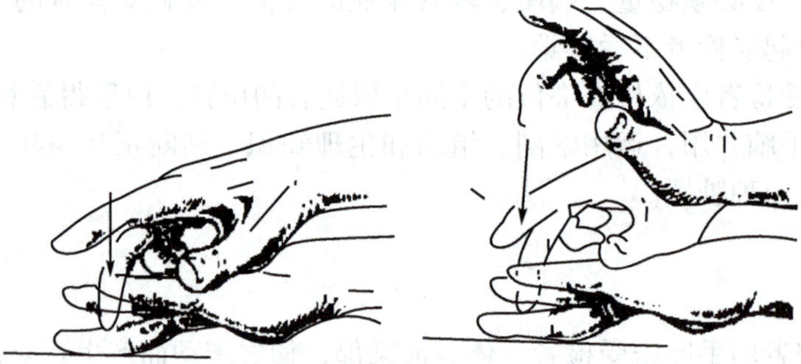

图 3-1-4　间接指叩法

（三）注意事项

1．叩诊时应保持环境安静，检查者应修剪指甲，并协助受检者放松及露出叩诊区，以利叩击。对不必要暴露的部位应予适当覆盖。

2．叩诊动作应灵活、短促、富有弹性，可连续叩击 2～3 下，避免连续叩击。

3．根据叩诊音的强度、频率、持续时间判断检查结果。检查者必须勤加练习，掌握熟练叩诊技术，以提高判断能力。

（四）叩诊音

被叩击部位的组织或器官因致密度、弹性、含气量以及与体表间距不同，在叩击时可产生不同的反响，可分为实音、浊音、清音、过清音和鼓音 5 种。

1．清音　为正常肺部叩诊音，提示肺组织的弹性、含气量、致密度正常。

2．浊音　当叩击被少量含气组织覆盖的实质脏器时产生，叩击时音响和振动感均较弱，如心脏叩诊音。

3．鼓音　如同击鼓声，与清音相比音响更强，振动持续时间也较长，在叩击含有大量气体的空腔器官时出现，正常时见于左下胸胃泡区和腹部，病理情况可见于肺内空洞、气胸、气腹等。

4. 实音　叩击实质脏器心或肝所产生的音响，也见于大量胸腔积液或肺实变等。

5. 过清音　介于鼓音与清音之间，见于肺气肿。

四、听诊

（一）定义

听诊是用听觉听取各部发出的声音而判断正常与否的一种诊断方法。身体发出来的声音由气体、液体、声波引起的共鸣、组织粗糙面的相互摩擦等而产生。

（二）方法

听诊可分为直接和间接两种，大部分听诊需用听诊器。

1. 直接听诊法　用耳郭直接贴附在被检者的体壁上进行听诊。因听到的声音很微弱，只有在某些特殊或紧急情况下才采用。

2. 间接听诊法　借助听诊器进行听诊的方法。其使用范围广，可听诊心、肺、腹等脏器，还可听取血管音、肌束颤动音、关节活动音、骨折面摩擦音等。

听诊器由耳件、体件、及软管组成。体件有两种类型：一是钟型，适于听取低调声音；一种是膜型，适于听高调声音。

（三）注意事项

1. 正确使用听诊器　耳塞须大小适中，双耳管须微向前凸。听诊前用手温暖体件。膜型体件须紧贴体表，钟型体件则应轻轻置于体表。固定听诊头，避免物品碰触和摩擦听诊器。

2. 保持环境安静、温暖、注意避风　最好有隐密、不受干扰的房间和环境，以利听诊的顺利进行。

五、嗅诊

（一）定义

嗅诊是检查者用嗅觉判断发自受检者的异常气味及其与疾病关系的方法。异常气味多来自皮肤、黏膜、呼吸道、胃肠道、呕吐物、排泄物、分泌物、脓液和血液等。

（二）方法

检查者用手将受检者体表或泌、泄、吐、呼出物所散发的气味搧向自己的鼻部，并仔细判断气味的性质和特点。

（三）常见的异常气味

1. 汗液　酸性汗味见于风湿热或长期服用阿司匹林的患者。

2. 痰液　痰液呈血腥味见于大量咯血患者；呈恶臭味见于支气管扩张或肺脓肿者。

3. 脓液　脓液有恶臭味时，应考虑气性坏疽。

4. 呕吐物　呕吐物呈酸性为胃内有宿食；呈粪便味应考虑低位肠梗阻。如呕吐物有脓液并有烂苹果味，则应考虑胃坏疽。

5. 粪便　粪便呈腐败臭味见于消化不良；呈腥臭味见于细菌性痢疾；呈肝腥味见于阿米巴痢疾。

6. 尿液　尿液出现浓烈的氨味见于膀胱炎。

7. 呼出气体　呼出气体带蒜味见于有机磷农药中毒；带烂苹果味见于糖尿病酮症酸中毒；带氨味见于尿毒症；肝腥味见于肝性脑病。

（余丽君）

第二节　一般状态的评估

关键词

生命体征	vital sign
体型	habitus
意识状态	consciousness
体位	position
步态	gait

一般状态的评估是指对受检者全身状态作一个概括性评估。其主要内容包括性别、年龄、生命体征、发育与营养、意识状态、面容表情、体位、姿势、步态以及皮肤等，检查方法以视诊为主，部分检查需要触诊。

一、性别

检查性别通常以性征作为判断依据。正常人性征明显，性别不难判断。某些疾病或药物会使患者的性征发生改变，如肾上腺皮质肿瘤或长期使用肾上腺皮质激素可使女性患者发生男性化；性染色体的数目或结构异常会出现两性畸形。某些疾病的发生也与性别有一定的关系，如甲状腺疾病、胆石症和系统性红斑狼疮多见于女性；消化性溃疡和消化道肿瘤则多见于男性。

二、年龄

人的生长发育状态可随年龄的增长而变化，疾病的发生、发展和预后也与年龄有密切关系。例如，维生素 D 缺乏症、麻疹、白喉多见于幼儿和儿童；高血压、冠心病多见于中、老年人。评估年龄可通过询问病人或家属，也可根据被检者的皮肤弹性、肌肉的情况、毛发的颜色、面部皱纹以及牙齿状态等作出估计。但由于被检者所处环境和保健意识的不同，年龄的外观也会有较大的个体差异。

三、生命体征

生命体征是评价生命活动质量的重要征象，是体格检查的必检项目之一，包括体温、呼吸、脉搏、血压等四项指标。这些指标反映个体的代谢情况、心脏活动状况、氧合功能状况及循环供应状况，与生命直接相关。

四、发育与体型

评估发育的正常与否通常以年龄、智力和身高、体重及第二性征之间的关系来判断。正常人体格发育应符合以下标准：胸围等于身高的一半；两上肢展开的长度约等于身高；坐高等于下肢的长度。此外，发育与种族遗传、内分泌、营养代谢、生活条件、体育锻炼等均有密切关系。

体型是身体发育的外观表现，与骨骼、肌肉的形态及脂肪的分布有关。临床上将成年人的体型分为3种。

1. 无力型（瘦长型）　表现为体高肌瘦、颈细肩窄、胸廓扁平、腹上角小于90°。

2. 正力型（均称型）　表现为身体各部分结构匀称适中，一般正常人多为此型。

3. 超力型（矮胖型）　表现为体格粗大、颈粗肩宽、胸围大、腹上角大于90°。

异常发育的最主要原因是内分泌功能失调。腺垂体功能亢进时，生长激素分泌增多，可使体格异常高大，称为巨人症；垂体功能减退时，体格异常矮小，称为垂体性侏儒；小儿甲状腺功能低下时，体格矮小且智力低下，称为呆小症；性腺功能低下时，男性表现为毛发稀少、皮下脂肪丰满、外生殖器发育不良、发音呈女声；女性表现为乳房发育不良、闭经、体格男性化、多毛、发音呈男声。

幼年时期营养不良也可影响发育，如维生素D缺乏可导致佝偻病；锌、硒、硅、钼等微量元素缺乏均可引起生长发育迟缓。

五、营养

机体的营养状态取决于机体对营养物质摄取和利用的能力，与食物的摄入、消化、吸收及代谢等因素有关，并受到心理、社会、文化和经济等因素的影响，评估营养状态有助于了解机体的健康状况。

（一）检查方法

1. 视诊　可观察与营养有关的个体表现，如消瘦、软弱、皮肤毛发的改变等。

2. 触诊　借助触诊可检查皮肤弹性、皮下脂肪的厚度、肌肉的大小和强度等，还可了解与营养代谢有关的脏器的情况，如甲状腺、肝脏等。

3. 人体测量　包括身高、体重和皮脂厚度的测量。测量身高和体重并评估两者是否匹配，可以了解个体的营养状况。目前常用的标准体重估计公式为：

$$体重（kg）= 身高（cm）- 105$$

体重在±10%以内者为正常，体重减轻到低于正常的10%时称为消瘦；体重超过标准体重10%为超重，超过20%为肥胖。肥胖是体内中性脂肪过多积聚的表现，包括单纯性肥胖和继发性肥胖，前者主要是营养物质摄入过多所致，也有一定的遗传倾向；后者多由内分泌疾病引起。当个体发生脱水或水肿时，测量结果会受到干扰，评估时应予以考虑。皮脂厚度测量能够直接反映个体脂肪储存的情况，是评估营养常用的方法，测量部位有脐旁、肩胛下和肱三头肌处。

（二）营养分级

临床上将营养状态分为3个等级。

1. 营养良好　皮肤黏膜红润、光泽、弹性好，皮下脂肪丰满，毛发指甲光滑、润泽，肌肉丰满结实。

2. 营养不良　皮肤黏膜干燥、弹性减低，毛发稀疏，指甲粗糙无光泽，皮下脂肪菲薄，肌肉松弛无力。

3. 营养中等　介于营养良好和营养不良之间。

六、意识状态

意识状态是大脑高级神经中枢功能活动的综合表现，即对环境的知觉状态。正常人意识清晰，思维活动正常，语言流畅、准确。意识障碍是指人体对外界环境刺激缺乏反应的一种精神状态，表现为人体对自身及外界的认知、记忆、思维、定向、情感等精神活动出现异常。评估方法多采用问诊，必要时可进行神经系统检查以判断意识障碍的程度。

七、面容与表情

健康人表情自如。疾病可使人的面容与表情发生变化，通常表现为痛苦、忧虑或疲惫等。某些疾病可出现特征性的面容与表情。常见的几种典型面容如下：

（一）急性病容

急性病容表现为面色潮红，兴奋不安，呼吸急促，鼻翼扇动，口唇疱疹，表情痛苦，见于急性热病如大叶性肺炎、流行性脑脊髓膜炎患者等。

（二）慢性病容

慢性病容表现为面容憔悴，面色苍白，目光暗淡。见于慢性消耗性疾病如恶性肿瘤、严重结核病患者等。

（三）甲状腺功能亢进面容

甲状腺功能亢进面容表现为面容惊愕，眼球突出，目光闪烁，兴奋不安，烦躁易怒（图 3-2-1）。

（四）黏液性水肿面容

黏液性水肿面容表现为面色苍白，颜面水肿，目光呆滞，眉毛、头发稀疏，舌色淡、肥大，见于甲状腺功能减退症患者（图 3-2-2）。

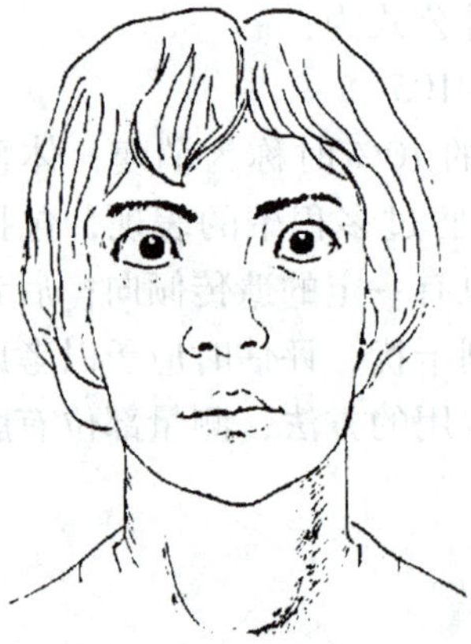

图 3-2-1 甲状腺功能亢进面容

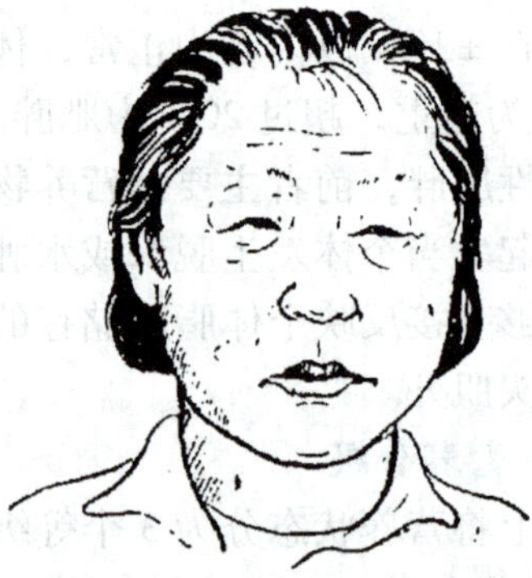

图 3-2-3 黏液性水肿面容

（五）二尖瓣面容

二尖瓣面容表现为面色晦暗，双颊紫红，口唇轻度发绀，见于风湿性心脏病二尖瓣狭窄（图3-2-3）。

（六）肢端肥大症面容

头颅增大，面部变长，下颏增大，眉弓及颧部隆起，唇舌肥厚，耳鼻增大（图3-2-4）。

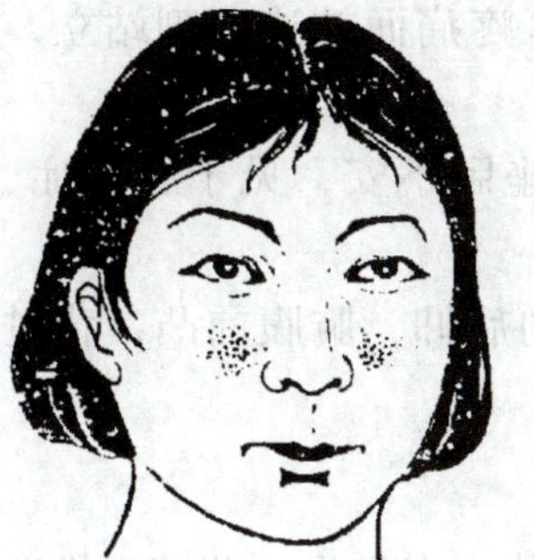

图3-2-3　二尖瓣面容

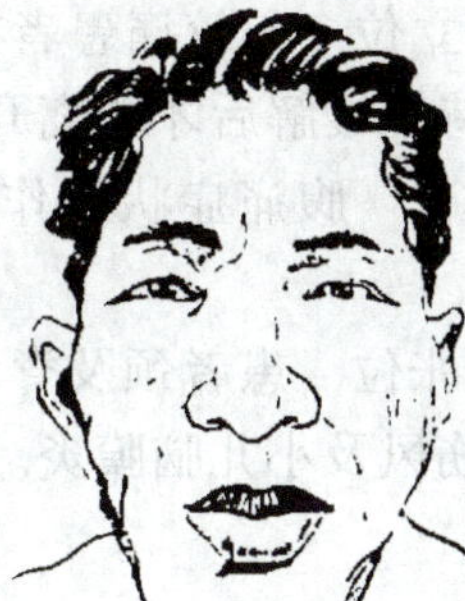

图3-2-4　肢端肥大症面容

（七）满月面容

面如满月，皮肤发红，常伴痤疮和小须，见于库欣综合征及长期应用肾上腺皮质激素的患者（图3-2-5）。

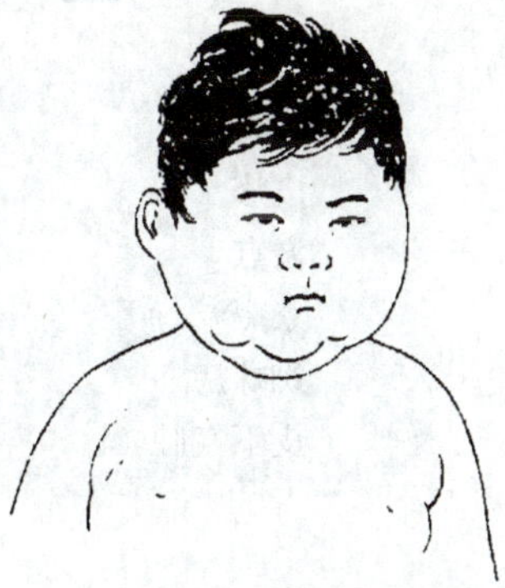

图3-2-5　满月面容

（八）病危面容

病危面容表现为面色枯槁，表情淡漠，目光晦暗，眼眶凹陷，鼻骨峭耸，见于大出血、严重休克、急性腹膜炎等。

八、体位

体位是指患者身体所处的位置及其活动状态。在评估时具有一定的参考意义。常见体位如下：

（一）自动体位

身体活动不受限制，见于疾病早期或病情较轻时。

（二）被动体位

患者不能自已调整或变换肢体的位置，见于极度衰弱或意识丧失的患者。

（三）强迫体位

患者为了减轻疾病痛苦而被迫采取的某种体位。临床常见的强迫体位有下列几种：

1. 强迫仰卧位　多见于急性腹膜炎患者。患者仰卧，双腿卷曲，借以减轻腹部肌肉的紧张。
2. 强迫俯卧位　常见于脊柱疾病患者。患者采取俯卧位可减轻脊背肌肉的紧张程度。
3. 强迫侧卧位　见于胸膜疾患（如一侧胸膜炎或大量胸腔积液）患者，多向患侧卧位，以减轻疼痛，并有利于健侧代偿呼吸。

4. 强迫坐位　又称端坐呼吸，见于心肺功能不全的患者，患者坐于床沿上，两手置于膝盖或扶持床边，以利于呼吸肌的运动，肺换气量增加，还可使下肢回心血量减少，以减轻心脏负担。

5. 强迫蹲位　见于发绀型先天性心脏病患者，往往发生在短距离行走或其他活动过程中，由于感到呼吸困难和心悸而采取蹲踞体位或膝胸位以缓解症状。

6. 强迫停立位　心绞痛患者在步行时因突发心前区疼痛而被迫即刻站立，并以右手按抚心前部位，待稍缓解后才能离开原位。

7. 辗转体位　腹痛症状发作时，患者辗转反侧，坐卧不安，见于胆石症、胆道蛔虫、肠绞痛患者等。

8. 角弓反张位　患者颈及脊背肌肉强直，以致头向后仰，胸腹前凸，背过伸，躯干呈弓形，见于破伤风及小儿脑膜炎。

九、步态

步态是指被检者走动时所表现的姿态。某些疾病可使步态发生一些特征性改变。详见本章第十一节“神经系统评估”。

（余丽君）

第三节　皮肤、淋巴结的评估

关键词

皮疹	skin eruption
淤点	petechia
紫癜	purpura
蜘蛛痣	spider angioma
皮下气肿	subcutaneous emphysema

一、皮肤的评估

（一）皮肤的结构与功能

皮肤可分为三大部分，即表皮、真皮和皮下组织。表皮位于皮肤最外层，主要由角化复层扁平上皮细胞与黑素细胞所组成。角化复层上皮细胞形成角质层，也是毛发与指（趾）甲的主要成分；黑素细胞可分泌黑色素，与毛发和皮肤的颜色有关。整个表皮层无血管分布，其营养供给来自真皮层。真皮位于表皮之下，占整个皮肤的大部分。其构成以致密结缔组织为主，包含有丰富的血管、淋巴管和神经。皮下组织位于真皮之下，主要由疏松结缔组织和脂肪细胞组成。毛发、指（趾）甲、皮脂腺和汗腺属于皮肤的附属器官。

皮肤具有许多生理功能，主要是保护体内器官不受外物的侵害与冲击；防止水分和电解质的流失；感知痛觉、温觉和触觉的刺激；调节体温和血压；合成维生素 D 并贮存大量脂肪、维生素、糖和蛋白质等营养物质，必要时可供机体利用。皮肤的结构与功能可依性别的不同而有所差异，并随年龄的增加而发生一定的变化。

（二）皮肤的检查

皮肤检查的方法以视诊为主，有时也需配合触诊才能得到更清楚的印象。检查最好在自然光或与自然光类似的日光灯下进行，室内温度应适宜，过冷或过热都会影响检查结果。检查内容如下：

1. 颜色　注意检查皮肤有无发红、苍白、黄染、发绀、色素沉着或脱失等改变，并观察病变的部位及范围。皮肤发红见于饮酒、运动、日晒、发热、烫伤、丹毒和蜂窝织炎等；苍白见于贫血、恐惧、虚脱、休克及主动脉瓣关闭不全；发绀见于缺氧性疾病；黄染多由溶血、肝炎、胆道梗阻以及服用阿的平、呋喃类等药物所引起；色素沉着可见于肝硬化、肝癌晚期、肾上腺皮质功能减退及服用某些药物（白消安、砷剂等）后；色素脱失见于白癜风和白化病等。此外，黏膜白斑可能为癌前病变，应予以重视。

2. 温度　健康者皮肤温暖。全身皮肤温度升高可见于发热、甲状腺功能亢进、日晒及过度运动，温度降低见于休克及甲状腺功能低下；局部皮肤温度升高见于静脉炎、蜂窝织炎、疖肿及局部烫伤，温度降低见于雷诺病。

3. 湿度　不同部位皮肤的湿度有所不同，并随环境温度、湿度、机体活动量及体温的改变而改变。正常人皮肤比较湿润，但随着年龄的增加可变得比较干燥。皮肤多汗可见于风湿病、结核病、佝偻病及甲状腺功能亢进症；皮肤干燥无汗见于维生素 A 缺乏症、硬皮病、干燥综合征、严重脱水和阿托品中毒患者。

4. 弹性　皮肤弹性取决于被检者的年龄、营养状况及组织间隙中水分的含量。检查皮肤弹性常取手背或上臂内侧部位，用示指和拇指将皮肤捏起，正常人于松手后皱褶立即平复，弹性减弱时皱褶恢复缓慢。弹性减弱可见于老年人、营养不良和脱水患者。

5. 皮疹　皮疹是诊断某些疾病的重要依据。若发现皮疹，应详细观察皮疹分布、形态、大小、颜色、平坦或隆起、压之是否退色、发展顺序及消退时间等。常见皮疹有以下几种：

（1）斑疹　局部皮肤发红，边界清楚，大小不等，不高出皮面，见于斑疹伤寒、丹毒、多形性红斑等。

（2）丘疹　局部皮肤颜色改变，并高出皮面，见于药物疹、麻疹、猩红热、湿疹等（图 3-3-1）。

（3）斑丘疹　在丘疹周围有皮肤发红的底盘，见于风疹、药物疹和猩红热。

（4）荨麻疹　为高出皮面的苍白色或红色的局限性水肿，见于各种异性蛋白性食物或药物过敏（图 3-3-2）。

（5）疱疹　为高出皮面、大小不等、充满浆液或脓液的小水疱，见于单纯疱疹和带状疱疹、天花、水痘、疥疮、脓疱疮等。

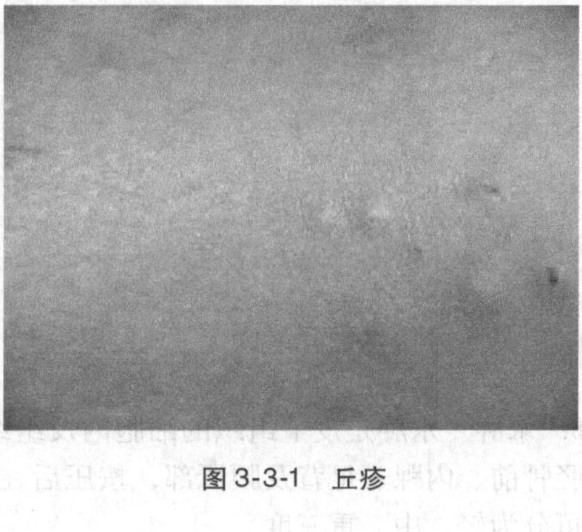

图 3-3-1　丘疹

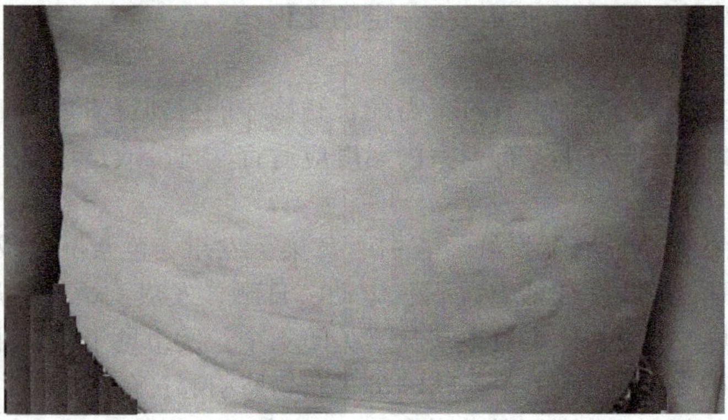

图 3-3-2 荨麻疹

6. 淤点与紫癜　这是皮肤黏膜出血的表现。出血面积直径不超过2mm 的称为淤点，直径3～5mm 者称为紫癜，直径超过5mm 者为淤斑，片状出血并伴有皮肤显著隆起称为血肿。皮肤黏膜出血见于血液病、重症感染、药物中毒等。小的淤点需要与皮疹和小红痣鉴别，皮疹在加压时一般可以退色或消失，淤点和小红痣加压时不退色，但小红痣在触诊时可感觉高出皮面，并且表面光亮。

7. 蜘蛛痣　蜘蛛痣是皮肤小动脉末端分支性扩张所形成的血管痣，形似蜘蛛，故称为蜘蛛痣（图 3-3-3）。蜘蛛痣大多出现在上腔静脉分布的区域内，如面、颈、上肢、前胸和肩部等处，检查时用火柴杆或小棍压迫蜘蛛痣的中心，其辐射状小血管网即退色，压力解除后又复出现，见于慢性肝炎或肝硬化患者及健康妊娠妇女，其发生机制可能与血浆中雌激素水平升高有关。

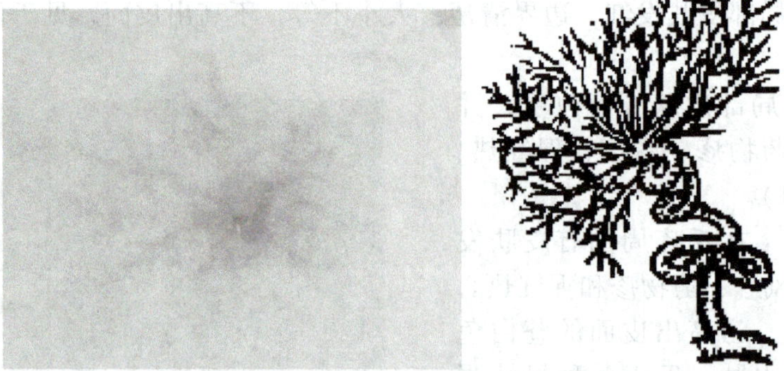

图 3-3-3　蜘蛛痣

8. 水肿　水肿是皮下组织的细胞内及组织间隙液体潴留过多所致。检查时用拇指压迫小腿胫骨前、内踝、足背及腰骶部，按压后在该处呈现凹陷即为可凹性水肿。根据水肿的程度，可分为轻、中、重三度。

（1）轻度　见于眼睑、胫前、踝部，压陷较浅，平复较快。

（2）中度　见于全身疏松组织，压陷明显，平复缓慢。

（3）重度　全身组织严重水肿，低部皮肤紧张发亮，甚至有液体渗出。还可出现体腔积液和外阴部严重水肿。

9. 皮下气肿　皮下气肿是气体进入皮下组织所致，触诊时可出现捻发感或握雪感，主要见于肺、气管、胸膜损伤或破裂，亦可见于产气杆菌感染。

10. 皮肤完整性　皮肤完整性的评估是护理工作中的一项很重要的内容。可根据皮肤评估流程图（图3-3-4）进行，同时应根据皮肤损害的不同情况采取相应措施。

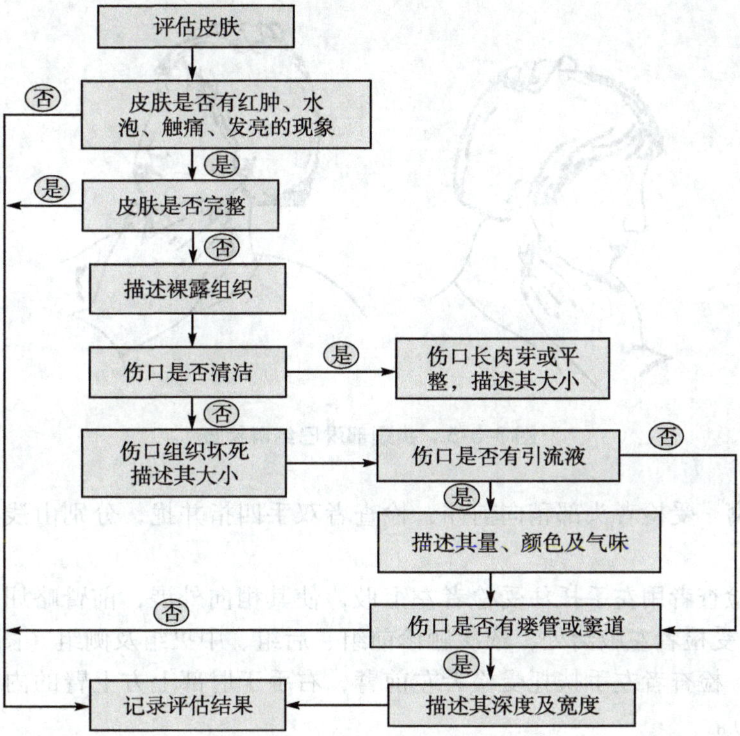

图3-3-4　皮肤评估流程图

二、淋巴结的评估

（一）淋巴结的结构与功能

淋巴结分皮质和髓质两部分，皮质由淋巴小结、副皮质区和淋巴窦构成，髓质由髓索及髓质淋巴窦组成。淋巴小结的生发中心是生成淋巴细胞的场所，副皮质区主要由T淋巴细胞组成，淋巴窦是淋巴流动的通道，髓索是由淋巴细胞排列成的条索状结构。淋巴结的主要功能是滤过淋巴液和参与免疫防御，在清除病原体、肿瘤细胞或异物的同时发生肿大。

（二）淋巴结的检查

淋巴结的检查以触诊为主，主要检查全身各部表浅的淋巴结。检查时要按一定的顺序进行才不致发生遗漏，如：耳前、耳后、乳突区、枕骨下区、颌下、颏下、颈后三角、颈前三角、锁骨上窝、腋窝、滑车上、腹股沟、腘窝等。如发现有肿大的淋巴结应注意其位置、形状、表面特性（光滑、结节样或不规则）、硬度、压痛、有无粘连及窦道等。检查方法如下：

1. 颌下　检查者用右手扶住受检者头部，使头倾向右前下方，再以左手四指并拢触诊右颌下淋巴结；检查左颌下淋巴结时方法同上，改为右手触诊即可。

2. 颈部　双手并拢四指，同时触诊左右两侧，每侧以胸锁乳突肌为界分前后两区，依次检查。颈浅淋巴结位于胸锁乳突肌的表浅处，颈深淋巴结在胸锁乳突肌的深部，常不易检查到（图3-3-5）。

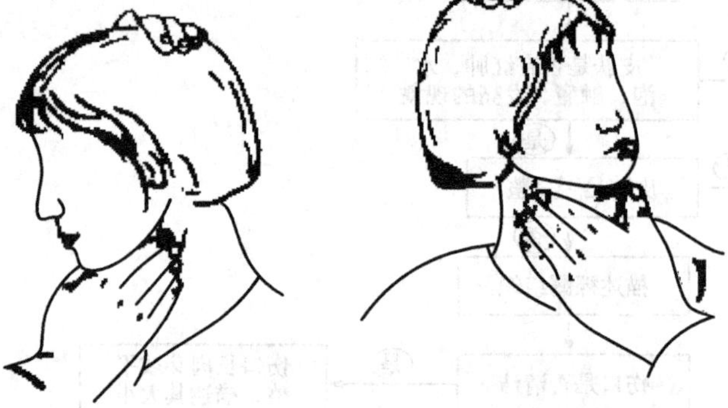

图3-3-5　头颈部淋巴结群检查

3. 锁骨上窝　受检者头部稍向前屈，检查者双手四指并拢，分别由浅至深触诊两侧锁骨上窝。

4. 腋窝　检查者用左手托住受检者左上肢，使其稍向外展，前臂略屈曲。右手四指并拢稍弯曲，插入受检者左腋窝处，依次触诊前组、后组、中央组及侧组（图3-3-6）。

5. 滑车上　检查者左手扶托受检者左前臂，右手于肘部上方上臂的内侧触诊滑车上淋巴结（图3-3-7）。

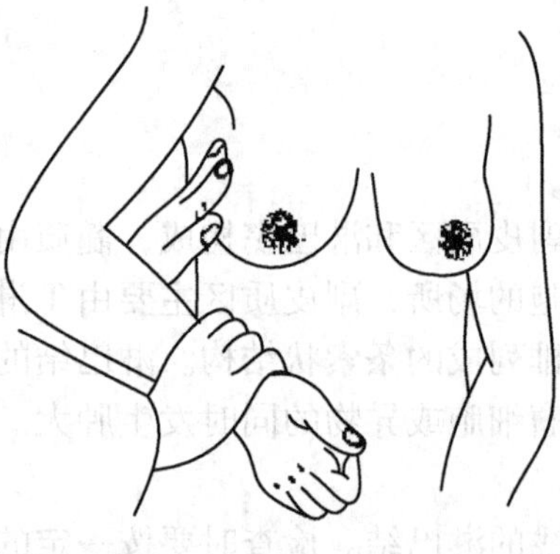

图3-3-6　腋窝淋巴结检查

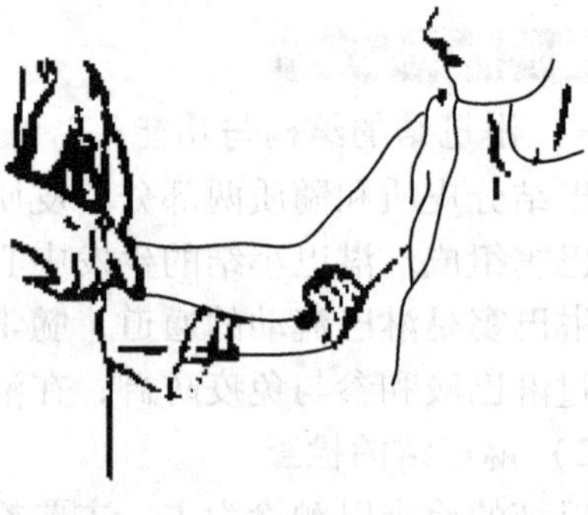

图3-3-7　滑车上淋巴结检查

6. 腹股沟 受检者平卧，下肢伸直，检查者右手四指并拢进行触诊。

正常人的淋巴结通常不能触及，或可触及但很小（0.2～0.5cm）且质地柔软、表面光滑、与周围组织无粘连、无压痛。如发现有肿大的淋巴结应注意其位置、形状、表面特性（光滑、结节样或不规则）、硬度、压痛、有无粘连及窦道等。

局部淋巴结肿大常见于非特异性淋巴结炎和淋巴结核，前者有压痛、无粘连、表面光滑；后者常发生粘连或有瘘管形成。局部淋巴结肿大还可见于恶性肿瘤转移，表现为质地坚硬、表面光滑、与周围组织粘连、不易推动，一般无压痛。

全身淋巴结肿大见于急慢性淋巴结炎、淋巴瘤、急慢性白血病、结节病、系统性红斑狼疮等，淋巴结大小不等，无粘连。

（余丽君）

第四节 头、颈部的评估

关键词

小颅	microcephalia
尖颅	oxycephaly
方颅	squared skull
巨颅	large skull
睑内翻	entropion
上睑下垂	ptosis
眼球突出	exophthalmos
眼球下陷	enophthalmos
眼球震颤	nystagmus
调节反射	accommodation reflex
集合（原称辐辏）反射	convergence reflex
复视	diplopia
视力	vision
色觉	color sensation
酒渣鼻（红斑痤疮）	rosacea
鞍鼻	saddle nose
鼻翼扇动	nasal ala flap
鼻出血	epistaxis
斜颈	torticollis

人体的头、颈部包含了许多重要器官，如眼、耳、鼻、口、气管、甲状腺和大血管等，与呼吸、消化、循环和神经系统都有关联。

一、头部的评估

（一）头发

检查头发可了解受检者的情绪、社会地位、个人清洁卫生和新陈代谢的情况。检查时应注意头发的颜色、质地、疏密度、有无脱发及脱发的型式等。正常头发应干净且具有自然光泽，甲状腺功能低下、劣质染发或烫发可使发质粗糙，干而易脆；秃发可见于先天性遗传，也可由情绪压力、长期患病、射线或抗癌药物治疗所致。

（二）头皮

检查头皮需拨开头发观察有无头皮屑、头癣、炎症、外伤、肿块及瘢痕等。

（三）头颅

检查头颅应注意其大小、形状，有无异常运动及压痛。头颅大小以头围来衡量，测量时以软尺自眉间绕到颅后通过枕骨粗隆。新生儿头围约34cm，成人头围应在53cm以上，一般呈圆形，额部、枕部与顶部略向外突出。常见的头颅大小异常或畸形如下：

1. 小颅　小儿囟门过早闭合（早于12个月）所引起，常伴有智力发育障碍。

2. 尖颅　矢状缝和冠状缝过早闭合所致，常见于先天性尖颅并指（趾）畸形。

3. 方颅　前额左右突出，头顶平坦呈方形，见于维生素D缺乏症或先天性梅毒。

4. 巨颅　头颅增大呈圆形，颜面相对显小，可伴颞静脉充盈，双目下视，见于脑积水。

头部活动受限可见于颈椎疾患；头部不随意颤动见于震颤麻痹；与颈动脉搏动相一致的点头运动称缪塞征，见于严重的主动脉瓣关闭不全。

（四）面部

颜面为颅部前面不被头发遮盖的部分。观察受检者面部结构的对称性、面部表情、皮肤的颜色与质地、有无水肿、瘢痕及不自主运动。评估面部对称性可通过观察受检者睑裂大小是否相等，鼻唇沟是否对称，鼻与口是否位居中线而得知（面容表情的评估可参考本章第二节“一般状况的评估”）。

1. 眼

（1）眼眉　嘱受检者两眼自然张开向前平视，观察其眉毛的分布、颜色、质地以及有无稀疏和脱落。正常眉毛应呈均匀分布，颜色与头发相似。如外1/3的眉毛过分稀疏或脱落，见于黏液性水肿、腺垂体功能减低症和麻风病；眉毛上有鳞屑见于脂溢性皮炎。

（2）眼睑　观察受检者眼睑的形态和对称性，有无上睑下垂、水肿及闭合障碍，有无压痛、包块和倒睫等。正常眼睑应完整无缺，皮肤平滑。睁眼时两眼睑平均分开，眼裂相等；闭眼时上下眼睑紧紧闭合。常见的异常发现有：①睑内翻或睑外翻：常由瘢痕的牵拉造成，见于烧伤或沙眼；②上睑下垂：双侧睑下垂见于重症肌无力，单侧上睑下垂见于动眼神经麻痹；③眼睑闭合障碍：双侧眼睑闭合障碍见于甲状腺功能亢进，单侧眼睑闭合障碍见于面神经麻痹；④眼睑水肿：见于肾脏疾病、心力衰竭、过敏、甲状腺功能低下或眼睛受到直接伤害；⑤眼睑痉挛：这是眼睑的一种不自主跳动，可能由眼睛疲劳或神经末梢兴奋所引起，也可见于老年人。

（3）结膜　结膜分睑结膜、穹隆部结膜与球结膜三部分。检查下睑结膜时检查者用拇指向下按压受检者下睑，同时嘱其向上方注视，则下睑结膜露出；检查上睑结膜时，检查者用拇指及示指捏住受检者上睑皮肤，在其向下注视的同时轻轻向前下方牵拉，然后示指向下压迫睑板上缘，并与拇指配合将眼睑向上捻转即可将眼睑翻开。观察结膜有无充血、苍白、出血点、颗粒与滤泡等。

（4）巩膜　正常巩膜应为瓷白色。检查时用拇指轻轻向上压住上睑，嘱受检者向下看，再以拇指向下按住下睑，嘱受检者向上看，即可观察到全部巩膜。注意有无黄染，应在自然光线下观察。

（5）角膜　角膜正常时应是平滑而透明的。检查时应观察角膜的透明度，有无云翳、白斑、软化、溃疡和新生血管等。

老年人角膜周围可出现一弓形或环形灰白色不透明物质，称为老年环，是类脂质沉着的结果；角膜边缘出现的黄绿色环，称凯－佛环，是铜代谢障碍的结果，见于肝豆状核变性。检查角膜反射：嘱受检者向内上方注视，检查者用脱脂棉细毛由角膜外缘轻触受检者角膜，正常时可见眼睑迅速闭合。角膜反射消失见于颅神经麻痹和昏迷。

（6）虹膜　虹膜属眼球葡萄膜的最前部分，呈环形辐射状排列，中间的开口即为瞳孔。虹膜内有瞳孔括约肌和扩大肌，能调节瞳孔大小；虹膜还有色素沉着，可因色素沉着量的不同而使眼睛呈现出不同的颜色。虹膜纹理模糊或消失见于炎症、水肿；虹膜形态异常或有裂孔见于虹膜前粘连、外伤、先天性缺损等。

（7）瞳孔　对瞳孔的检查应注意瞳孔的大小、形状，两侧是否等大、等圆，对光反射、调节和集合反射是否正常等。正常瞳孔应为圆形，两侧大小一致，直径为3～4mm。婴儿、老年和远视患者瞳孔较小，但不小于2mm；近视患者瞳孔较大但不大于6mm。瞳孔缩小见于有机磷农药中毒和某些药物反应（吗啡、氯丙嗪等）；瞳孔散大见于视神经萎缩、使用阿托品或可卡因等，瞳孔散大并固定为濒死状态的表现。

对光反射的检查：检查者用手隔开受检者两眼，用手电筒照射一侧瞳孔，可出现双侧瞳孔立即缩小，移开光源后迅速恢复。同侧瞳孔的变化称直接对光反射，对侧瞳孔的变化称间接对光反射。对光反射迟钝或消失见于昏迷患者。

调节和集合反射的检查：检查者用手指放在受检者前方1m以外，然后迅速移近至受检者眼球20cm处，嘱受检者注视手指的移动。如受检者瞳孔逐渐缩小，称为调节反射；如同时双眼球内聚，称为集合反射。调节和集合反射消失见于动眼神经麻痹。

（8）眼球　注意眼球有无突出、下陷和震颤，并检查眼球的运动。双侧眼球突出见于甲状腺功能亢进症；单侧眼球突出多由局部炎症或眶内占位性病变所致。双侧眼球下陷见于严重脱水；单侧眼球下陷见于Horner综合征。

检查眼球震颤：嘱受检者眼球随检查者手指所示方向（水平或垂直）运动数次，如眼球出现一系列有规律的快速往返运动，称为眼球震颤。见于耳源性眩晕和小脑疾患等。

检查眼球运动：嘱受检者固定头位，注视放置于眼前30～40cm处的目标物（手指），观察眼球是否随目标物的方向移动。一般按左→左上→左下，右→右上→右下的顺序进行。动眼神经、滑车神经和展神经麻痹时可出现眼球运动障碍，并伴有复视或麻痹性斜视。

（9）眼功能检查　包括视力、色觉和眼底检查。

视力：主要是检查黄斑视力，通常用视力表检测。①远距离视力表：在距视力表5m处能看清“1.0”行视标者为正常视力；②近距离视力表：在距视力表33cm处能看清“1.0”

行视标者为正常视力。

如果受检者不能看清视力表，则改用指数检测，即辨认检查者所示的手指数；如不能辨认指数，则改用指动检测，即受检者能否分辨检查者的手指运动；如不能分辨，则检测受检者光感是否存在，如光感消失，则称为失明，即视力完全丧失。

色觉：受检者在0.5m距离处读出色盲表上的数字或图像。如5~10秒不能读出，即可按色盲表上的说明判断为某种色盲或色弱。

眼底：需借助眼底镜才能看到，主要观察的项目为视盘、视网膜血管、黄斑区、视网膜等处。视神经病变及许多全身性疾病如高血压动脉硬化、慢性肾炎、妊娠中毒症、糖尿病、白血病等都可以引起眼底的改变。

2. 耳

（1）外耳　注意耳有无畸形、瘢痕和结节。检查外耳道时，嘱受检者面向一侧，检查者用拇指及示指将耳郭向外上方牵拉，使外耳道伸直，进行观察。注意耳郭有无牵拉痛，外耳道有无堵塞、红肿或分泌物。有黄色液体流出并有痒痛者为外耳道炎；有脓液流出并伴全身症状则应考虑急性中耳炎；如流出血性或清水样液体应考虑颅底骨折。

（2）乳突　注意乳突有无皮肤红肿和压痛，有无瘘管和瘢痕等。

（3）听力　在安静环境下，嘱受检者闭目坐于椅子上，并用手指堵塞一侧耳道，检查者以拇指和示指互相摩擦，自1m以外逐渐以近至受检者听到声音为止。正常听力者约在1m处可听到捻指音。

3. 鼻

（1）鼻外形　观察有无鼻外形改变，如酒渣鼻、蛙鼻、鞍鼻等。

（2）鼻腔　嘱受检者头稍后仰，检查者用拇指抬起鼻尖，便于观察鼻腔。注意有无鼻中隔偏曲和穿孔，黏膜有无肿胀、出血和萎缩，有无分泌物及其性质。清稀无色的分泌物为卡他性炎症；黄绿色黏稠分泌物为化脓性炎症所致。

（3）鼻翼扇动　吸气时鼻孔开大，呼气时鼻孔回缩，是呼吸困难的表现。

（4）鼻窦　包括额窦、颌窦、筛窦和蝶窦。鼻窦炎时可出现鼻塞、流涕和压痛。检查压痛方法如下：①额窦：检查者两手固定受检者头部，双手拇指置于眼眶上缘内侧，用力向后向上按压，询问有无疼痛或观察受检者表情并两侧对比；②颌窦：检查者双手固定于受检者两侧耳后，两手拇指分别置于两侧颧部向后按压；③筛窦：双手固定于受检者两侧耳后，双侧拇指分别置于鼻根部与内之间向后方按压；④蝶窦：因其解剖位置较深，不能在体表检查压痛。

4. 口

（1）口唇　健康人口唇红润光泽，口唇苍白见于贫血、休克及主动脉瓣关闭不全；口唇深红并有疱疹见于急性热病；口唇发绀则应考虑有缺氧。此外，口唇干燥、皲裂见于严重脱水患者。

（2）牙齿　观察牙齿的颜色和形状，有无龋齿、残根、缺齿和义齿等。正常成人有32颗牙齿，呈淡黄色而有光泽，排列整齐。

（3）牙龈　观察牙龈有无肿胀、溢脓、出血及色素沉着。可用压舌板轻轻挤压牙龈根部，观察是否溢脓或出血。

（4）舌　观察舌的颜色、舌苔、有无偏斜及僵硬。正常舌为粉红色、潮湿，并覆有白色舌苔，大小适中、对称，说话时吐字清楚。

（5）口腔黏膜　观察有无黏膜斑、出血点和溃疡，腮腺导管开口处有无分泌物。口腔黏膜苍白见于贫血；黏膜白斑是指黏膜上出现片状或点状的白色病变，表面突起且有明确界限，为癌前病变。

5. 咽部和扁桃体　嘱受检者头略后仰，口张大并发“啊”音，此时检查者将压舌板置于舌前2/3与后1/3交界处，迅速下压，软腭即上抬，可在手电筒光的配合下观察咽部及扁桃体。注意有无充血、红肿、分泌物及滤泡等。

扁桃体增大一般分为三度：不超过咽腭弓者为Ⅰ度；超过咽腭弓但未达到咽后壁中线者为Ⅱ度；达到或超过咽后壁中线者为Ⅲ度（图3-4-1）。

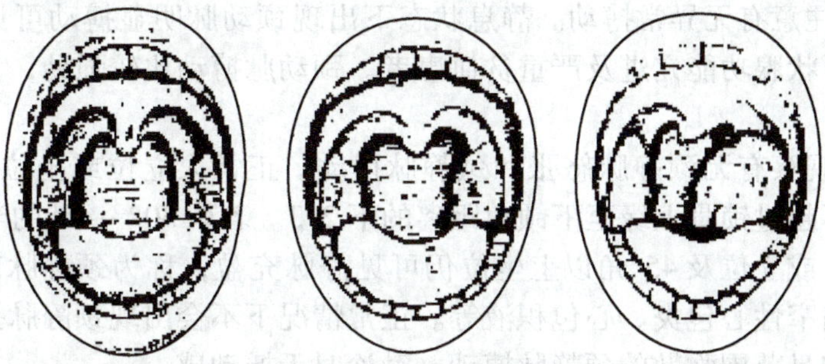

图3-4-1　扁桃体肿大分度

二、颈部的评估

受检者取坐位，解开内衣，暴露颈部和肩部，检查时手法应轻柔。内容如下：

（一）颈部的外形

正常人颈部直立，两侧对称，体型矮胖者颈粗短，瘦长者颈细长，男性甲状软骨比较突出，女性则不明显，转头时可见胸锁乳突肌突起。

（二）颈部的分区

颈部两侧各以胸锁乳突肌为界分为两个三角形（图3-4-2）。

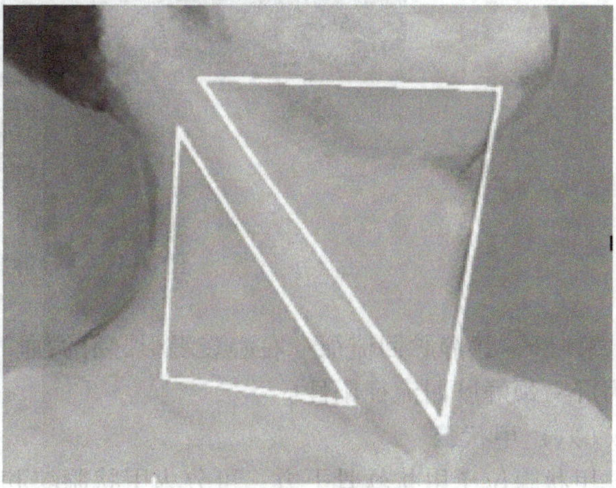

图3-4-2　颈部的分区

1. 颈前三角　颈前三角为一倒三角形，上以下颌骨，外侧以胸锁乳突肌，内侧以身体中线为界。气管、甲状腺与颈前淋巴结位于此区。

2. 颈后三角　颈后三角下以锁骨，内侧以胸锁乳突肌，外侧以斜方肌为界。颈后淋巴结位于此区。

（三）颈部的姿势、运动及软硬度

注意有无斜颈、颈部活动受限或颈项强直等。受检者仰卧，去枕头，检查者用两手将受检者头部轻轻向左右转动，然后将左手放在其枕部，轻抬头部向前屈曲，若出现阻力，为颈项强直，见于颅内或颈椎病变。

（四）颈部的皮肤和包块

1. 皮肤　观察有无蜘蛛痣、疖肿、结核、瘢痕及瘘管等。如发现瘢痕，应询问造成瘢痕的原因。

2. 包块　颈部包块见于腮腺炎、甲状腺肿大或肿瘤、淋巴结肿大或肿瘤等患者。观察颈部包块，应注意其大小、形状、表面情况、质地、有无粘连和压痛等。

（五）颈部血管

1. 颈动脉　注意有无异常搏动。静息状态下出现颈动脉明显搏动可见于主动脉瓣关闭不全、高血压、甲状腺功能亢进及严重贫血患者。颈动脉搏动比较强劲，为膨胀性，触诊时搏动感明显。

2. 颈静脉　观察有无颈静脉怒张和颈静脉搏动。正常人立位或坐位时颈静脉不显露，平卧时充盈水平不超过锁骨上缘至下颌角距离的下2/3。若取30°～45°的半卧位时静脉充盈程度超过正常水平或立位及45°角以上坐位仍可见静脉充盈，称为颈静脉怒张（图3-4-3），见于右心衰竭、缩窄性心包炎、心包积液等。正常情况下不会出现颈静脉搏动，三尖瓣关闭不全时可见到柔和且范围弥散的颈静脉搏动，触诊时无搏动感。

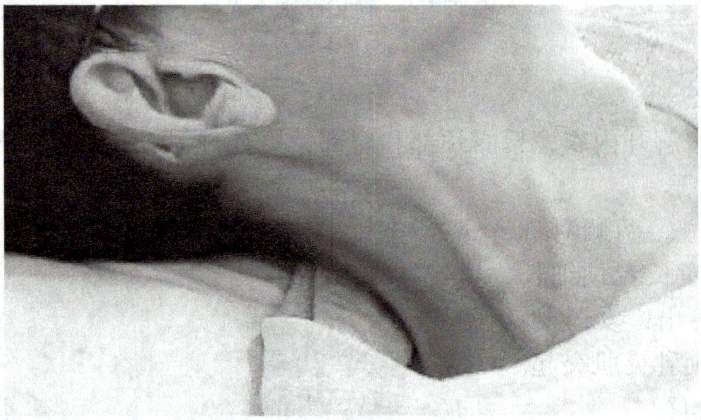

图3-4-3　颈静脉怒张

3. 肝－颈静脉回流征　右心衰竭引起肝淤血时，用手压迫肝脏可使颈静脉曲张更明显，称为肝－颈静脉回流征阳性。

（六）甲状腺

甲状腺位于甲状软骨下方，可分为甲状腺峡和左右两侧叶，外形类似蝴蝶（图3-4-4）。正常甲状腺表面光滑柔软，不易触及。

1. 检查方法

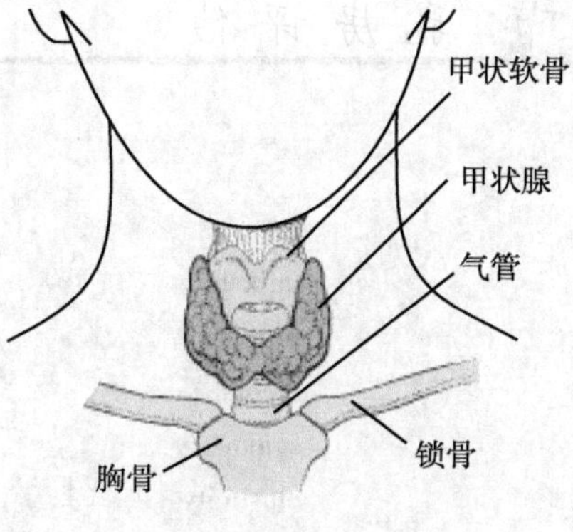

图 3-4-4　甲状腺位置图

（1）视诊　正常人甲状腺外观不突出。甲状腺肿大时可见其随吞咽动作而向上移动。注意观察其大小及两侧是否对称。

（2）触诊　检查者站在受检者背后，双手拇指放在颈后，用其他手指在甲状软骨两侧进行触摸，同时嘱受检者作吞咽动作。也可在受检者前面进行：检查者以左手拇指置于甲状软骨下气管右侧，向左轻推右叶，右手手指触摸甲状腺左叶，用同样方法检查右叶。注意甲状腺大小、硬度、压痛、结节及震颤。

甲状腺肿大可分为三度：不能看出肿大但能触及者为Ⅰ度；能看到肿大又能触及，但在胸锁乳突肌以内者为Ⅱ度；超过胸锁乳突肌外缘者为Ⅲ度。

（3）听诊　将钟型听诊器放在肿大的甲状腺上，如能听到低调静脉“嗡鸣”音，可考虑为甲状腺功能亢进。

2．常见甲状腺疾病的阳性体征

（1）甲状腺功能亢进　甲状腺肿大，质地柔软，可有震颤或能听到“嗡鸣”样血管杂音。

（2）单纯性甲状腺肿　甲状腺呈弥漫性或结节性肿大，无甲状腺功能亢进的体征。

（3）甲状腺癌　甲状腺肿大有包块，呈结节感，不规则，质硬。

（4）慢性淋巴性甲状腺炎　甲状腺呈弥漫或结节性肿大，应与甲状腺癌相鉴别：甲状腺炎患者可在甲状腺后缘摸到颈总动脉搏动；而甲状腺癌患者由于颈总动脉被包绕在癌组织内，故不能触到颈总动脉搏动。

（七）气管

注意气管位置。受检者取坐位或仰卧位，检查者以示指与无名指分别置于两侧胸锁关节上，然后将中指置于气管上，观察中指是否在示指和无名指中间，如不在中间则表示有气管移位。大量胸腔积液、积气、单侧甲状腺肿大可将气管推向健侧；肺不张、胸膜粘连等可将气管拉向患侧。

（余丽君）

第五节 乳房评估

关键词

乳房	breast
乳腺	milk line
乳头	nipple
乳晕	areola
对称性	symmetry
弹性	elasticity
外形	contour
硬度	consistency
压痛	tenderness
包块	masses
活动度	mobility

正常女性乳房在青春期逐渐增大，呈半球形，乳头也逐渐长大呈圆柱状。儿童及男子乳房一般不明显，乳头位置大约位于锁骨中线第4肋间隙。但有不少青春期男性有暂时性乳房变大，一侧或两侧，视诊或扪及乳头下有一乳房组织块，大部分青春期的男性乳房增生可自动消退。

乳房的评估应注意正常的程序，不仅要检查双侧乳房，还应检查引流乳房部位的淋巴结——腋窝淋巴结。评估时应全部暴露乳房，并注意室温和良好的照明，患者采取卧位或坐位。

一、视诊

1. 乳房外形　视诊时检查者站在受检者右侧，注意观察双侧乳房的位置、大小、形态是否对称一致，局部有无凹陷。正常女性双侧乳房基本对称，但也可有轻度不对称者，多为两侧乳房发育程度不同所致。一侧乳房明显增大见于先天畸形、炎症、肿瘤和囊肿形成。必要时改变姿势进行检查，让受检者取坐位，双手下垂或双臂高举或站立位双手叉腰或上身前倾进行观察，观察双侧乳房是否对称。

2. 皮肤　注意颜色有无改变如红肿、溃疡、色素沉着、瘢痕及橘皮样变等。乳腺皮肤淋巴管阻塞使皮肤水肿，毛囊及毛囊孔明显下陷，呈“橘皮”样或“猪皮”样外观称为橘皮样变，见于乳腺癌。

3. 乳头及乳晕　注意乳头大小、位置是否对称，有无回缩、有无分泌物，乳晕的颜色等。乳头回缩，如近期发生则可能为癌变；如自幼发生，为发育异常。哺乳期妇女可有乳汁分泌，非哺乳期妇女乳头出现分泌物提示乳腺导管病变。分泌物可呈浆液性或血性。血性分泌物最常见于乳腺导管内良性乳头状瘤所致，但亦可见于乳腺癌所致。浆液性分泌物常见于慢性囊性乳腺炎，多为清亮、绿色、紫色或黄色。乳晕的颜色在妊娠时或肾上腺皮质功能减退时明显加深。

4. 腋窝和锁骨上窝　注意观察腋窝和锁骨上窝有无红肿、包块、溃疡等改变。

二、触诊

乳房触诊时，为便于阳性体征描述，人为将乳房分区，以乳头为中心作垂直和水平线，可将乳房分为4个象限（图3-5-1）。乳房的形状质地随年龄而改变，随月经周期也有周期性变化。

1. 乳房触诊　触诊时受检者可采取坐位或卧位。先检查健侧，后检查患侧。注意乳房弹性、质地、有无压痛、有无肿块等。可采用圆周法（图3-5-2），检查者应用手指掌面平置于乳房上，轻轻按压，作圆形来回触诊。检查左侧乳房时由内上侧开始沿顺时针方向由浅入深触诊乳房，最后检查乳头；检查右乳时由内上开始逆时针方向进行，注意不要遗漏乳腺尾部。也可采取楔形法（图3-5-3），按内上、外上、尾部、内下、外下象限顺序触诊双侧乳房，最后检查乳头，注意不要遗漏任何一个区域。检查时如发现肿块应注意其位置、大小、硬度、形状、有无压痛、与周围组织是否粘连、活动度等。乳头、乳晕区的触诊，应注意有无分泌物。当按压有分泌物时，应注意分泌物来自乳腺小叶的方向，可由乳腺周围依次向乳晕区挤压即可确定。注意其性质，血性、脓性或乳汁等，并做涂片检查。正常乳房柔软有弹力感，可有颗粒或柔韧感，无压痛。月经期乳房有紧胀感，月经后消失。哺乳期可有结节感。

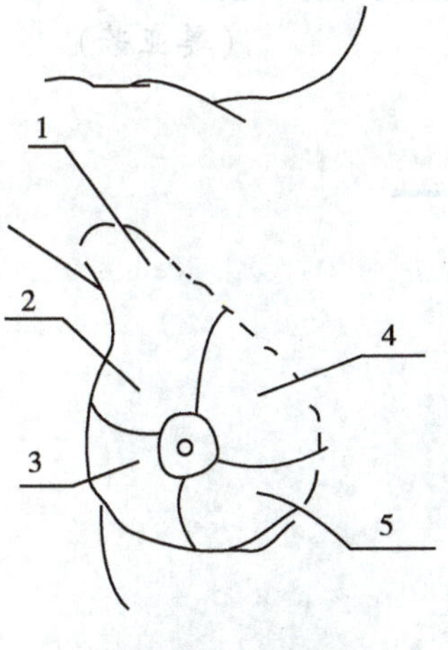

图3-5-1　乳房分区

1. 尾部；2. 外上象限；3. 外下象限；4. 内上象限；5. 内下象限

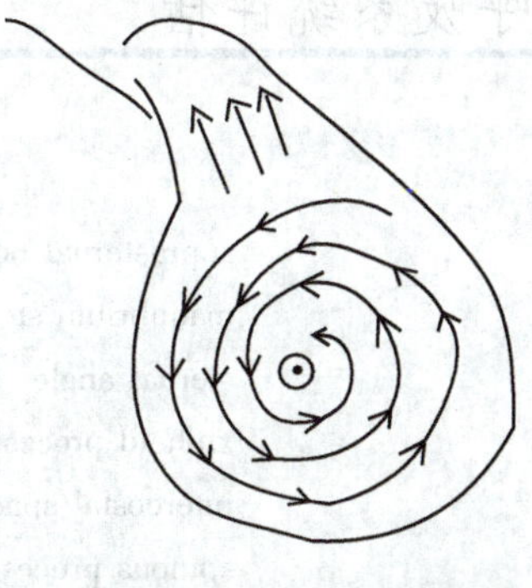

图3-5-2　乳房触诊圆周法示意图

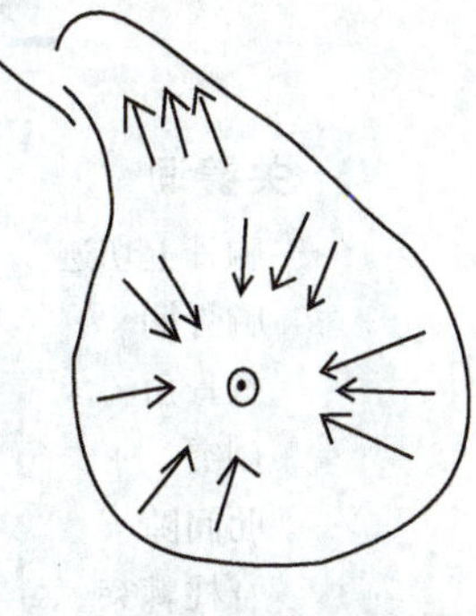

图3-5-3　乳房触诊楔形法示意图

2. 腋窝淋巴结触诊　腋窝淋巴结分为5群：尖群位于腋窝顶部，引流其他各群淋巴结，前群位于腋窝前壁，胸大肌背后；后群位于腋窝后壁；内侧群位于胸壁外侧；外侧群位于肱骨上部。

腋窝淋巴结触诊时，先让受检者将左上肢稍向外展，前臂略屈曲，检查者用右手四指并拢，稍弯曲，插入被检查者左腋窝顶部，先检查尖群，然后向前转检查前群，再沿胸壁表面从上向下移动检查内侧群，抬高上臂后检查后群，最后检查外侧群。同前手法用左手检查受检者右腋窝。正常情况下腋窝淋巴结不能触及，如能触及淋巴结，应注意其大小、质地、活动度及有无触痛等。

三、乳房的常见病变

1. 急性乳腺炎　乳房红、肿、热、痛，常局限于一侧乳房的某个象限，触诊时有硬结、包块，伴有发热、寒战、发热等全身中毒症状，经常发生于哺乳期的妇女。

2. 乳腺肿瘤　要注意区分良性与恶性肿瘤。一般良性肿瘤质地较韧，界限清楚，可有一定的活动度，常见的乳房良性肿瘤为乳腺纤维腺瘤、乳腺囊性增生。乳房恶性肿瘤乳腺癌的肿块一般质地较硬，界限不清，与周围组织连接紧密不易活动，常伴有局部皮肤的橘皮样变，乳头回缩，晚期有腋窝淋巴结转移。

四、乳房自我检查

向女受检者进行宣传，每月检查1次乳房，以便早期发现病变，早期治疗。具体方法为：

1. 时间　每次月经完后1～2天。此时乳腺腺体最不发达，最容易发现异常肿块。

2. 站于镜前，双手自然下垂两侧，观察乳房外观、大小、形状、对称、皮肤、血管。

3. 双臂高举、双手叉腰或上身前俯等姿势，观察双侧乳房移动情况。双侧乳房必须一致、对称，无任何牵拉或凹陷现象。

4. 平卧位，触诊全乳，特别注意外上象限及乳房尾部。最后检查乳晕、乳头。

在乳房自我检查时需向女受检者澄清几个观点：①大多数乳房肿块不是恶性的；②大多数乳腺癌性病变是可以治疗的；③乳房是腺体组织，随月经周期有胀、缩变化。

（姜亚芳）

第六节　呼吸系统评估

关键词

胸骨上切迹	suprasternal notch
胸骨柄	manubrium sterni
胸骨角	sternal angle
剑突	xiphoid process
肋间隙	intercostal space
脊柱棘突	spinous precess
脊肋角	costal spinal angle
前正中线	anterior midline
锁骨中线	midclavicular line
腋前线	anterior axillary line
腋中线	midaxillary axillary line
腋后线	posterior line
肩胛线	scapular line
后正中线	posterior midline
腋窝	axillary fossa
胸骨上窝	suprasternal fossa
锁骨上窝	supraclavicular fossa

锁骨下窝	Infraclavicular fossa
肩胛上区	supraclavicular region
肩胛下区	infrascapular region
胸壁	chest wall
皮下气肿	subcutaneous emphysema
扁平胸	flat chest
桶状胸	barrel chest
佝偻病胸	rachitic chest
肩胛间区	interscapular region
三凹征	three depressions sign
呼吸暂停	apnea
胸廓扩张度	thoracic expansion
胸膜摩擦感	pleural friction fremitus
间接叩诊	mediate percussion
直接叩诊	immediate percussion
清音	resonance
过清音	hyperresonance
浊音	dullness
实音	flatness
鼓音	tympany
肺泡呼吸音	vesicular breath sound
支气管呼吸音	bronchial breath sound
支气管肺泡呼吸音	bronchovesicular breath sound
啰音	rale
湿啰音	moist rale
水泡音	bubble sound
爆裂音	crackles
粗湿啰音	coarse rales
中湿啰音	medium rales
细湿啰音	fine rales
捻发音	crepitus
干啰音	rhonchi
语音共振	vocal resonance
支气管语音	bronchophony
羊鸣音	egophony
胸语音	pectoriloquy
耳语音	whispered
胸膜摩擦音	pleural friction rub
大叶性肺炎	lobar pneumonia
肺气肿	pulmonary emphysema
支气管哮喘	bronchia asthma
胸腔积液	Pleural effusion
胸	pneumothorax

胸部是指颈部以下和腹部以上的区域。传统的胸部评估包括视诊、触诊、叩诊和听诊四个部分。评估检查应在光线充足温暖和舒适的环境中进行，以免因寒冷诱发肌肉颤动而影响检查结果。尽可能暴露全部胸廓，受检者视病情或评估需要来取坐位或卧位，全面系统地按视、触、叩、听顺序进行评估。一般先检查前胸及两侧胸部，然后检查背部。

一、胸部的体表标志

胸廓由胸骨、肋骨和胸部脊柱所组成，其前后径较短，左右径长。内含有心、肺等重要脏器，胸部评估的目的即是判断这些脏器的生理、病理状态。胸廓内各脏器的位置可通过体表检查予以确定。在胸部评估之前，首先要熟悉胸部的解剖和体表标志，以便正确描述胸部评估发现（图 3-6-1，3-6-2，3-6-3）。

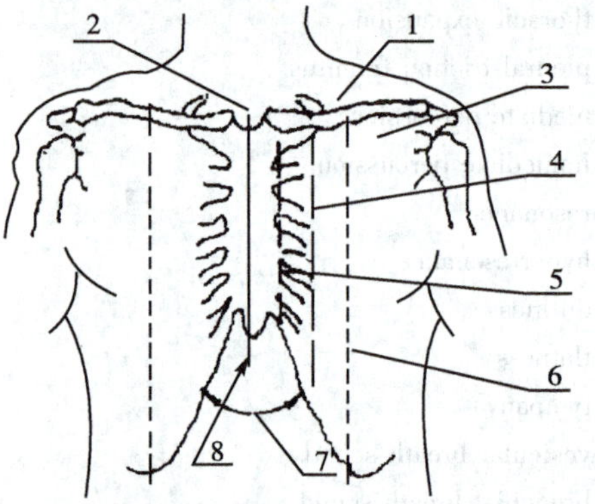

图 3-6-1 胸部体表标线与分区（正面观）

1. 锁骨上窝；2. 胸骨上窝；3. 锁骨下窝；4. 胸骨旁线；5. 胸骨线；6. 锁骨中线；7. 腹上角；8. 前正中线

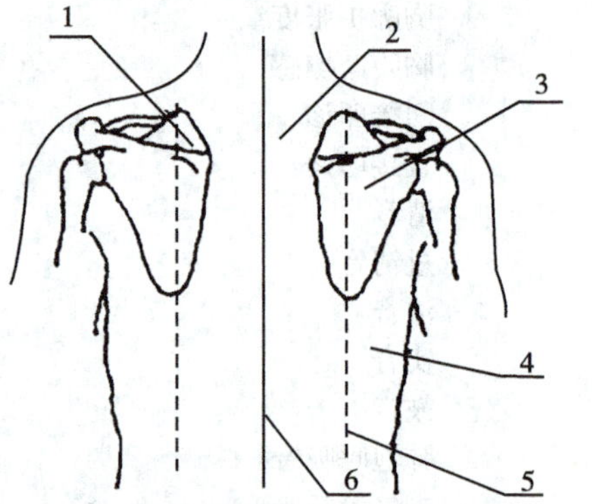

图 3-6-2 胸部体表标线与分区（背面观）

1. 肩胛上区；2. 肩胛间区；3. 肩胛区；4. 肩胛下区；5. 肩胛线；6. 后正中线

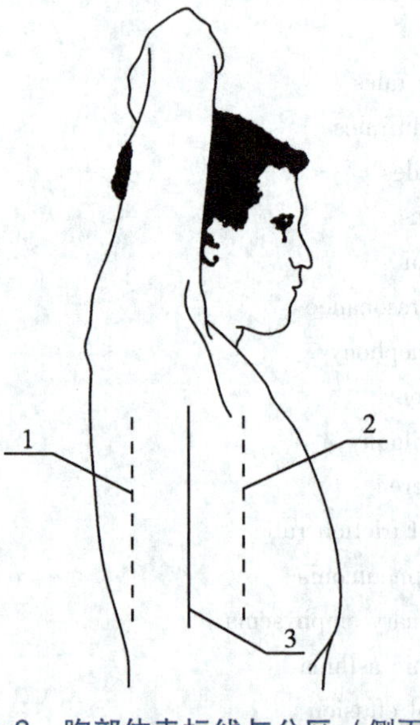

图 3-6-3 胸部体表标线与分区（侧面观）

1. 腋后线；2. 腋前线；3. 腋中线

（一）骨性标志

1. 胸骨上切迹　位于胸骨柄的上方。正常情况下气管位于切迹正中。

2. 胸骨角　由胸骨柄与胸骨体的连接处向前突起形成。其两侧分别与左右第二肋软骨连接，为计数肋骨和肋间隙顺序的主要标志。胸骨角还标志着支气管分叉、心房上缘和上下纵隔交界及相当于第 5 胸椎的水平。

3. 腹上角　为左右肋弓在胸骨下端会合处所形成的夹角，相当于膈的穹隆部。正常 70° ~ 110°，体型瘦长者较小，矮胖者较大，深吸气时可稍增宽。

4. 剑突　为胸骨体下端的突出部分，呈三角形，其底部与胸骨体相连。正常人剑突的长短存在很大的差异。

5. 肋间隙　为两个肋骨之间的空隙，用以标记病变的水平位置。第 1 肋骨下为第 1 肋间隙，第 2 肋骨下为第 2 肋间隙，依此类推。大多数肋骨可在胸壁上触及，第 1 肋间隙因与锁骨重叠，常不能触及。

6. 肩胛下角　肩胛骨的最下端，被检查者取直立位两上肢自然下垂时，肩胛下角可作为第 7 或第 8 肋骨水平的标志，或相当于第 8 胸椎的水平。

7. 脊柱棘突　是后正中线的标志。位于颈部的第 7 颈椎棘突最突出，其下即为胸椎的起点。常以此处作为计数胸椎的标志。

8. 肋脊角　为第 12 肋骨与脊柱构成的夹角。其前为肾和输尿管所在的区域。

（二）垂直线标志

1. 前正中线　胸骨中线，为通过胸骨正中的垂直线。

2. 锁骨中线（左、右）　为通过锁骨的肩峰端与胸骨端两者中点的垂直线，即通过锁骨中点向下的垂直线。

3. 腋前线（左、右）　通过腋窝前皱襞沿前侧胸壁向下的垂直线。

4. 腋后线（左、右）　通过腋窝后皱襞沿后侧胸壁向下的垂直线。

5. 腋中线（左、右）　自腋窝顶端于腋前线和腋后线之间向下的垂直线。

6. 肩胛线（左、右）　双臂下垂时通过肩胛下角与脊柱平行的垂直线。

7. 后正中线　即脊柱中线，为通过椎骨棘突，或沿脊柱正中下行的垂直线。

（三）自然陷窝和解剖区域

1. 腋窝（左、右）　上肢内侧与胸壁相连的凹陷部。

2. 胸骨上窝　胸骨柄上方的凹陷部，正常气管位于其后。

3. 锁骨上窝（左、右）　锁骨上方的凹陷部，相当于两肺上叶肺尖的上部。

4. 锁骨下窝（左、右）　锁骨下方的凹陷部，下界为第 3 肋骨下缘。相当于两肺上叶肺尖的下部。

5. 肩胛上区（左、右）　肩胛冈以上的区域，其外上界为斜方肌的上缘，相当于上叶肺尖的下部。

6. 肩胛下区（左、右）　两肩胛下角的连线与第 12 胸椎水平线之间的区域。后正中线将此区分为左右两部。

7. 肩胛间区（左、右）　两肩胛骨内缘之间的区域。后正中线将此区分为左右两部分。

二、胸壁与胸廓评估

（一）胸壁评估

评估胸壁时，除应注意一般情况如营养状态、皮肤、淋巴结和骨骼肌发育以外，还应评估以下内容：

1. 静脉　正常胸壁无明显静脉可见，当上腔静脉或下腔静脉血流受阻时由于侧支循环的建立，胸壁静脉可见充盈与扩张。上腔静脉阻塞时，静脉血流方向自上而下；下腔静脉阻塞时，血流方向自下而上。

2. 皮下气肿　胸部皮下组织有气体积存者称为皮下气肿。见于肺、气管或胸膜受损，气体自病变部位逸出，积存于皮下所致。评估时，触诊有捻发感或握雪感。听诊时有捻发音。

3．胸部压痛　正常情况下胸壁无压痛。当肋间神经炎、肋软骨炎、胸壁软组织炎及肋骨骨折时，病变区域可有局限性压痛。白血病患者，由于骨髓异常增生，也可有胸骨压痛和叩击痛。

4．肋间隙　必须注意肋间隙有无回缩或隆起，吸气时肋间隙回缩提示呼吸道阻塞使吸气时气体不能自由地进入肺内。肋间隙膨隆见于大量胸腔积液、张力性气胸或严重肺气肿患者。

（二）胸廓评估

评估胸廓时应注意外形和对称性、一般胸廓两侧对称，呈椭圆形，双肩在同一水平上。成年人胸廓的前后径较左右径为短，两者的比例为1：1.5。小儿和老年人胸廓的前后径略小于左右径或几乎相等，呈圆柱状。

常见的胸廓畸形有扁平胸、桶状胸、佝偻病胸和脊柱畸形所致的胸廓改变（图3-6-4）。

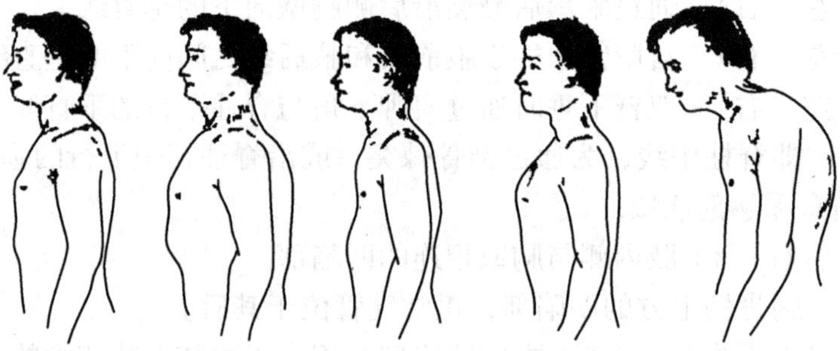

图3-6-4　常见胸廓畸形

1．扁平胸　胸廓的前后径短，小于左右径的一半，则是扁平胸，见于瘦长体型者，亦可见于慢性消耗性疾病，如肺结核。

2．桶状胸　胸廓的前后径与左右径相等，甚或超过左右径，故呈桶状胸，见于严重肺气肿的患者，亦可见于老年人或矮胖体形者。

3．佝偻病胸　佝偻病所致的胸廓改变，多见于儿童。常有佝偻病串珠、肋膈沟、漏斗胸和鸡胸（图3-6-5）。沿胸骨两侧各肋软骨和肋骨交界处隆起，形成串珠状，称为佝偻病串珠。胸部前面下方的肋骨外翻，膈肌附着的部位其胸壁凹陷而形成带沟状，称为肋膈沟。若胸骨剑突处明显下陷，形成漏斗状，限制肺的活动，称为漏斗胸。鸡胸为胸骨下端前突的一种常见畸形，但一般不影响肺通气。

4．其他胸廓形态改变　胸廓的局限性隆起多见于胸内或胸壁的肿瘤、心包积液、心脏扩大等。也可见于肋软骨炎或肋骨骨折等。胸廓一侧膨隆多见于大量胸腔积液，气胸或一侧严重代偿性肺气肿。胸廓一侧平坦或下陷常见于肺不张，肺纤维化，广泛性胸膜增厚和粘连等。严重的脊柱前凸，后凸或侧凸，导致胸部两侧不对称，肋间隙增宽或变宽。常见于脊柱结核、外伤等。严重脊柱畸形所致的胸廓外形改变可引起呼吸，循环功能障碍。

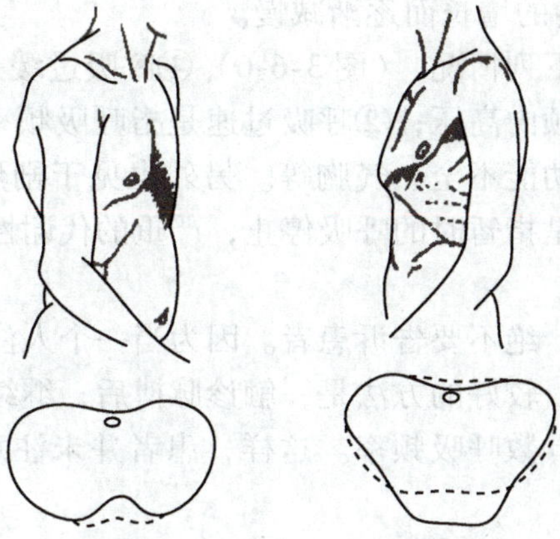

图 3-6-5　佝偻病胸

三、肺和胸膜评估

受检者一般采取坐位或仰卧位，脱去上衣，使腰部以上的胸部得到充分暴露，应注意室内温暖（防止寒冷诱发肌颤，干扰视诊、听诊）及光线良好。

肺与胸膜的评估一般包括视、触、叩、听四个部分。因为胸部包括前胸部和后胸部，而评估需遵循尽量减少受检者体位变动的原则，所以，对仰卧位的受检者，先进行前胸、侧胸部的视、触、叩、听，然后让受检者坐起（对不能坐起的虚弱者取左侧卧位），检查者移至病人背面，再进行后胸部的视、触、叩、听。

（一）视诊

1. 呼吸运动　呼吸运动是有赖于膈肌和肋间肌的收缩和舒张，使胸廓扩张和缩小，从而带动肺组织扩张和回缩。吸气时胸廓前部向上外方移动，膈肌收缩使腹部向外隆起，而呼气时则见胸部前部肋骨向下内方移动，膈肌松弛，腹部回缩。正常情况下吸气为主动运动，呼气为被动运动。

健康人在静息状态下呼吸运动稳定而有节律，系通过中枢神经和神经反射的调节而实现。正常男性和儿童的呼吸以膈肌运动为主，胸廓下部及上腹部的动度较大，形成腹式呼吸；女性的呼吸则以肋间肌的运动为主，故形成胸式呼吸。实际上两种呼吸运动均不同程度同时存在。

上呼吸道部分阻塞患者，因气流不能顺利进入肺，吸气时除膈肌和肋间肌收缩外，呼吸辅助肌，如胸锁乳突肌、斜方肌等均也参与吸气动作，造成肺内负压极度增高，从而引起胸骨上窝、锁骨上窝及肋间隙向内凹陷，称为“三凹征”。表现为吸气时间延长，称之为吸气性呼吸困难，常见于气管阻塞患者，如气管异物、肿瘤压迫等。反之，下呼吸道阻塞的患者，因气流呼出不畅，呼气需要用力，从而引起肋间隙膨隆，而使呼气时间延长，称之为呼气性呼吸困难，常见于支气管哮喘和阻塞性肺气肿。混合性呼吸困难是指兼有吸气和呼气性呼吸困难者，见于大量胸腔积液、气胸、急性肺水肿、支气管肺炎等。

2. 呼吸频率　正常成人静息状态下，呼吸为16～18/分，呼吸和脉搏之比为1∶4。新生儿呼吸约为44/分，随年龄的增长而逐渐减慢。

呼吸频率变化常见的有下列情况，（图3-6-6）①呼吸过缓是指呼吸频率低于12/分，多见于麻醉剂或镇静剂过量及颅内高压；②呼吸过速是指呼吸频率超过20/分，见于贫血、发热、甲状腺功能亢进、心肺功能不全、气胸等。另外也见于剧烈运动时，机体耗氧量增加，呼吸过深过快；③呼吸暂停是指暂时的呼吸停止，严重的代谢性酸中毒时，可出现呼吸深而慢，称为库斯莫尔呼吸。

检查者计数呼吸频率时，绝不要告诉患者。因为当一个人注意自己的呼吸时，他会不自觉地改变其呼吸深度和频率。较好的方法是，触诊脉搏后，继续将手指置于患者腕上，而将视线移至患者胸部，观察和计数呼吸频率。这样，患者并未注意到检查者已完成脉搏触诊，就不会自主改变呼吸。

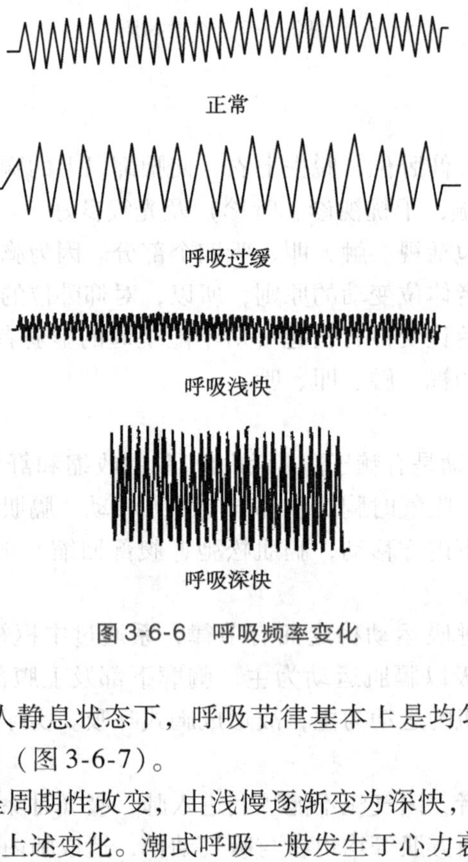

图3-6-6　呼吸频率变化

3. 呼吸节律　正常成人静息状态下，呼吸节律基本上是均匀整齐的。当病理情况下，可出现各种呼吸节律的改变（图3-6-7）。

（1）潮式呼吸　呼吸呈周期性改变，由浅慢逐渐变为深快，再由深快变为浅慢，然后出现一段呼吸暂停，又重复上述变化。潮式呼吸一般发生于心力衰竭、尿毒症、药物引起的呼吸衰竭，也可见于正常老人和儿童的睡眠中。

（2）间歇呼吸　呼吸失调表现为无法预测的不规则性，呼吸可变快变慢及停止短时间，又开始呼吸。间歇呼吸见于呼吸抑制、脑损伤特别是延脑损伤。

（3）抑制性呼吸　此为胸部发生剧烈疼痛所致的吸气时突然中断，呼吸运动短暂地突然受到抑制，患者表情痛苦，呼吸较正常浅而快。常见于胸膜的急性炎症、肿瘤，肋骨骨折

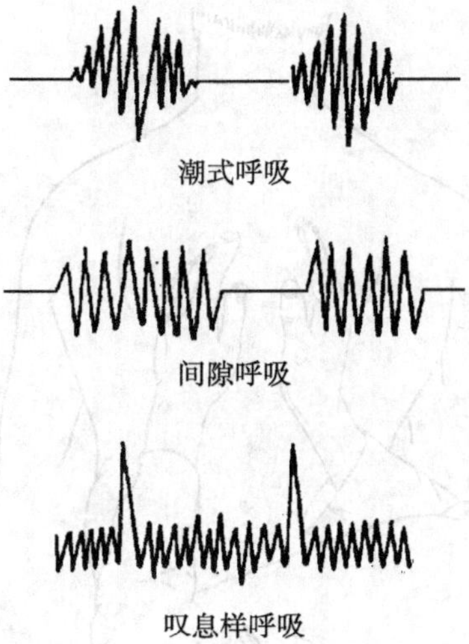

图 3-6-7 呼吸深度和节律变化

和胸部严重的外伤等。

（4）叹息样呼吸 表现为一段正常呼吸节律中出现一次深大呼吸，并常伴有叹息声。见于神经质、衰竭、精神紧张、抑郁症或换气过度综合征。

（二）触诊

1．胸廓扩张度 胸廓扩张度即呼吸时的胸廓动度，也称呼吸动度。在胸廓前下部检查较易获得，因该处胸廓呼吸动度较大。检查者站于受检者前面，双手置于被检查者的肋缘处，拇指指向剑突，其余四指沿肋缘张开，嘱受检者深吸气，同时观察检查者双手的活动及其对称性。正常情况下，胸廓扩张度大小因人而异，但基本对称。一侧胸廓扩张受限见于大量胸腔积液、气胸、胸膜增厚和肺不张等。

2．语音震颤 受检者发出语音时声波起源于喉部，沿气管、支气管及肺泡，传到胸壁所引起共鸣的振动，即是语音震颤。正常成人，男性和消瘦者较儿童、女性和肥胖者为强，前胸上部和右胸上部较前胸下部和左胸上部强。

检查语音震颤：检查者用两手掌或手掌尺侧缘轻轻平放于受检者胸壁的对称部位，嘱被检查者用低音调发出“yi”（汉语拼音）的声音，在两侧胸壁对称部位由上向下地进行比较（图 3-6-8）。

根据其振动的增强或减弱可对判断该部肺组织密度及胸腔病变，有较大价值。肺密度增加或肺实变如大叶性肺炎实变期、大片肺梗死时，语音传导加快而使语音震颤增强。皮下脂肪较厚、气胸或胸腔积液、肺气肿时，则语音震颤减弱。

3．胸膜摩擦感 胸膜摩擦感指当急性纤维素性胸膜炎时，因纤维蛋白沉着于两层胸膜，使其表面变为粗糙，呼吸时脏层和壁层胸膜相互摩擦振动，可由检查者的手感觉到。

检查者将双手置于受检者呼吸动度最大的部位即胸部两侧的前下方，同时嘱受检者深呼吸，此时检查者的手感觉到犹如皮革相互摩擦的感觉即为胸膜摩擦感。可在呼气和吸气相感

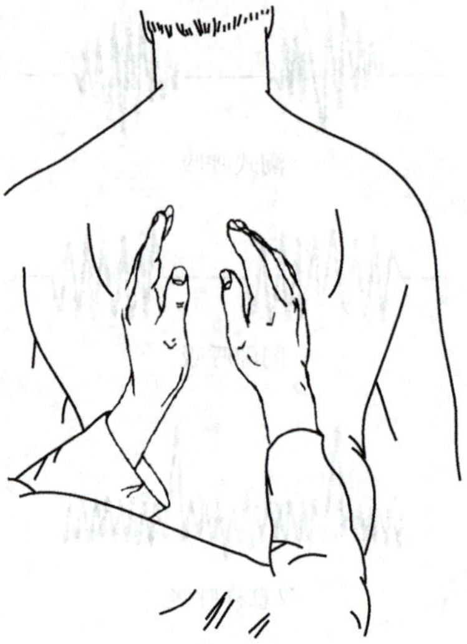

图 3-6-8 语音震颤检查示意图

觉到，但有时仅存在于吸气相。

（三）叩诊

1. 叩诊的机制 叩诊是指通过叩击机体表面了解深部结构的一种检查方法，犹如雷达或回声探测系统。在胸部的叩击传到其深层的组织，再反射回来使检查者通过触觉和听觉感觉到。检查者听到的声音的性质或触到震动感的差异取决于空气与组织的比例。通常胸部的叩诊只能判断 5 ~ 6cm 深度的肺组织的结构，但因为肺组织含气的改变在肺部疾病时很明显，故叩诊在胸部检查中很有价值。但直径小于 3cm 的小范围病灶或少量胸腔积液时，常不能发现叩诊音的改变。

2. 叩诊方法

（1）间接叩诊 间接叩诊法应用最广。方法将左手中指第一指节和第二指节作为叩诊板，置于欲叩诊的部位上，其余手指稍微抬起，并离开胸壁皮肤以免影响声音的传导。右手的中指指端作为叩诊锤，以垂直的方向叩击于板指上，判断由胸壁及其下面的结果发出的声音。

（2）直接叩诊 检查者用中指掌侧或将手指并拢以其指腹对胸壁进行叩击，从而显示不同部位叩诊音的改变。当病变较广泛时，如大量胸腔积液、气胸，常用直接叩诊法来确定病变在哪一侧或大致范围。

3. 叩诊音的分类 ①清音：为正常肺的叩诊音；②过清音：见于正常儿童肺和成人肺气肿时肺的叩诊音；③浊音：见于心相对浊音界、大叶肺炎时肺实变；④实音：见于心绝对浊音界、胸腔大量积液；⑤鼓音：见于左胸下侧胃肠所在处。

4. 叩诊顺序 自肺尖开始，向下逐一肋间进行叩诊，同时左右对称部位对比。先叩前胸，再叩背部及两侧。叩诊前胸及侧胸部时，叩诊板指与肋间平行。叩诊背部肩胛区时，叩诊板指与脊柱平行，但在肩胛下区仍保持与肋间平行。每侧胸壁每个肋间隙至少应叩 2 ~ 3

个部位。

5. 叩诊内容

(1) 正常肺部叩诊音（图3-6-9） 正常肺部叩诊为清音。音响的强弱和音调的高低与肺脏的含气量的多少、胸壁厚薄及相邻器官的影响有关。检查时注意叩诊音的正常差异，前胸上部较下部叩诊稍浊；右肺上部较左肺上部叩诊稍浊；背部较前胸部叩诊稍浊；左腋前线下方因有胃泡，叩诊呈鼓音；右侧腋下部因受肝脏影响，叩诊音稍浊。

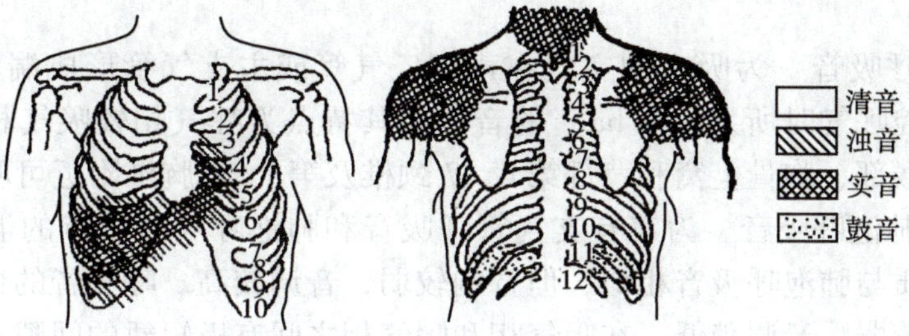

图3-6-9 正常肺野叩诊音

(2) 肺尖宽度 即为肺上界。叩诊方法如下：先找到斜方肌中点，从此点逐渐向外叩诊，当清音变浊音时，为肺上界的外侧点。然后再由斜方肌中点逐渐向内叩诊，当清音变浊音时，为肺上界的内侧点。测量内、外侧点的距离即为肺尖宽度，正常值为5～6cm。如肺尖部发生结核、肿瘤或纤维性病变，肺尖宽度缩小，甚至消失。肺气肿时肺尖宽度扩大，叩诊时呈过清音。

(3) 肺下界 两侧肺下界大致相同，沿锁骨中线、腋中线、肩胛线自上而下地在肋间隙叩诊，由清音转变为浊音的部位即为肺下界。平静呼吸时，在锁骨中线上第6肋间，在腋中线上第8肋间，在肩胛线上第10肋间。肺下界上移见于肺不张、肺间质纤维化、腹内压增高使膈肌上移，如腹水、肝脾肿大、腹腔巨大肿瘤等。肺下界下移见于肺气肿、腹腔内脏下移。

(4) 肺下界移动度 在两侧肩胛线用叩诊来了解肺下界移动度，即膈肌移动范围。叩诊方法是：首先在平静呼吸时，在肩胛线上，叩出肺下界的位置，嘱受检者作深吸气后在屏住呼吸的同时，沿该线继续向下叩诊，当清音变为浊音时，即为肩胛线上肺下界的最低点。当受检者恢复平静呼吸时，再嘱其作深呼气并屏住呼吸，然后由上向下叩诊，直至清音变浊音时，即为肩胛线上肺下界的最高点。最高至最低两点间的距离即为肺下界的移动范围。正常人肺下界的移动范围6～8cm。肺气肿、肺纤维化、肺不张、肺水肿、肺炎等时患者肺下界移动度减少。当胸腔大量积液、积气及广泛胸膜增厚粘连时肺下界及其移动度不能叩出。

（四）听诊

肺部听诊时受检者多采取坐位或卧位，听诊器的体件必须直接置于皮肤上听诊，决不能隔着衣服听诊。听诊的顺序一般由肺尖开始，自上而下，由前面到侧面，最后检查背部，两侧对比检查。听诊环境必须安静。嘱受检者经口呼吸、听诊肺脏时，注意呼吸音强度和性质的变化，区别正常呼吸音、异常呼吸音及啰音。

1. 正常呼吸音　正常呼吸音包括3种，分别为肺泡呼吸音、支气管呼吸音和支气管肺泡呼吸音（图3-6-10）。

（1）肺泡呼吸音　是由于空气在细支气管和肺泡内进出移动的结果。其特点为叹气样或柔和吹风样的“fu-fu”声，吸气相较呼气相长，响度强，音调高。在正常肺组织上都可听到肺泡呼吸音，以乳房下部及肩胛下部最强，腋窝下部次之，而肺尖及肺下缘区域则较弱。正常男性肺泡呼吸音较女性强，因为男性呼吸运动的力量较强，且皮下脂肪较少；儿童的肺泡呼吸音较老年人强，因为儿童的胸壁较薄且肺泡富有弹性，而老年人的肺泡弹性则较差。

（2）支气管呼吸音　为吸入的空气在声门、气管或主支气管形成湍流所产生的声音，很像抬舌后经口腔呼气时所发出“ha”的音响。其特点为呼气相较吸气相长，响度强，音调高。正常人在喉部、胸骨上窝和背部第6、7颈椎及第1、2胸椎附近可听到此种呼吸音。

（3）支气管肺泡呼吸音　为兼有支气管呼吸音和肺泡呼吸音特点的混合性呼吸音。其特点为吸气音性质与肺泡呼吸音相似，但音响较弱，音调较高。呼气音的性质与支气管呼吸音相似，但音响较弱，音调稍低，在吸气相和呼气相之间有极短暂的间隙，吸气与呼气时相大致相等。正常人在胸骨角两侧肋间及肩胛区第3、4胸椎水平可以听到支气管肺泡呼吸音。

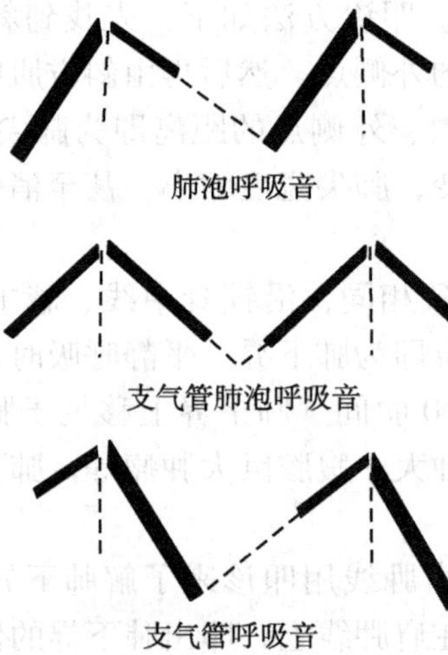

图3-6-10　3种呼吸音示意图

2. 异常呼吸音　又称为病理性呼吸音，包括呼吸音增强、减弱或消失、呼吸音的延长或断续、呼吸音的粗糙及在正常肺泡呼吸音的区域听到支气管呼吸音或支气管肺泡呼吸音。

（1）异常肺泡呼吸音

1）肺泡呼吸音减弱或消失　其发生机制是进入肺泡的空气流量减少或速度减慢及呼吸音传导障碍所致。可在局部、单侧或双侧出现。常见于：①胸廓活动受限：如胸痛、肋软骨骨化和肋骨切除等；②呼吸肌疾病：如重症肌无力、膈瘫痪、膈肌痉挛等；③支气管阻塞：如慢性支气管炎、支气管狭窄等；④压迫性肺膨胀不全：如胸腔积液或气胸等；⑤腹部疾病：如大量腹腔积液、腹部巨大肿瘤等。

2）肺泡呼吸音增强　其发生机制是进入肺泡的空气流量增加或速度加快所致。双侧见于运动、发热、贫血、酸中毒或代谢亢进。一侧肺泡呼吸音增强，见于一侧肺组织病变，健侧代偿性通气增强。

3）呼气音延长　其发生机制是下呼吸道部分阻塞、痉挛或狭窄导致呼气的阻力增加，或由于肺组织弹性减退，使呼气的驱动力减弱。常见于慢性阻塞性肺气肿。

4）断续性呼吸音　又称为齿轮呼吸音。其发生机制是肺内局部炎症或支气管狭窄，使空气不能均匀进入肺泡，引起断续呼吸音。呼吸音分为多个均匀小段，常见于局部支气管炎、肺结核、胸膜粘连等。应注意，患者在寒冷、疼痛和精神紧张时，可听到断续性肌肉收缩的附加音，但与呼吸运动无关。

5）粗糙性呼吸音　见于肺炎早期、支气管周围炎。其发生机制为支气管黏膜轻度水肿、肥厚或渗出，导致管腔狭窄、邻近肺组织炎症时，空气吸入受阻，肺泡不能均匀扩张所产生的声音。见于支气管或肺部炎症的早期。

（2）异常支气管肺泡呼吸音　在正常肺泡呼吸音区域听到支气管肺泡呼吸音称为异常支气管肺泡呼吸音。其机制可能与肺实变范围较小，病变部位较深、病灶与正常肺组织混合存在，常见于肺炎、结核、肺纤维化、非阻塞性肺不张。

（3）异常支气管呼吸音　又称管状呼吸音。在正常肺泡呼吸音区域听到支气管呼吸音称为异常支气管呼吸音。常见于炎症、肺不张、肺纤维化所致的肺实变或肺内巨大纤维空洞与支气管相通。

3. 啰音　啰音是呼吸音以外的附加音，正常人听不到。按性质的不同可分为下列几种。

（1）湿啰音　是由于吸气时气体通过呼吸道内稀薄分泌物如水肿液、痰液、血液和脓液等，形成的水泡破裂所产生的声音，故又称水泡音；或认为由于小支气管壁因分泌物粘着而陷闭，当吸气时突然张开重新充气所产生的爆裂音（图 3-6-11）。其特点为呼吸音外的附加音，断续而短暂，一次常连续多个出现，在吸气时或吸气终末时较为明显，有时也出现于

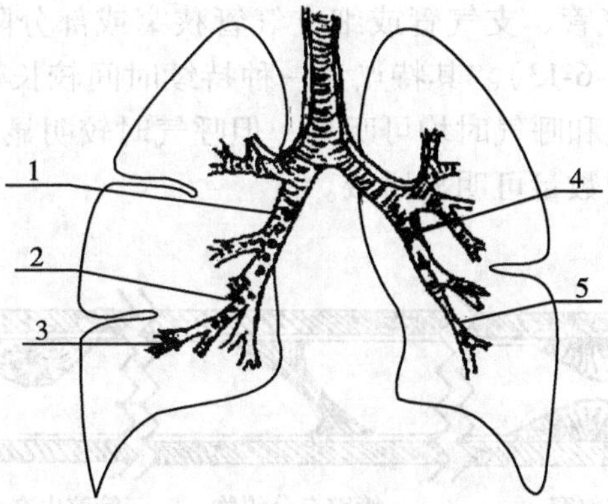

图 3-6-11　啰音的发生机制

1. 大水泡音；2. 中水泡音；3. 小水泡音；
4. 鼾音；5. 哨笛音

呼气早期，部位较恒定，性质不易改变，中、小湿啰音可同时存在，咳嗽后减轻或消失。

湿啰音的分类：按呼吸道口径大小和腔内渗出物的多寡分粗湿啰音、中湿啰音、细湿啰音和捻发音。①粗湿啰音：又称大水泡音，发生于气管、主支气管或空洞部位，多出现在吸气早期；见于支气管扩张、肺结核或肺脓肿空洞，昏迷或濒死的患者因无力排出呼吸道分泌物，于气管处可听及粗啰音，有时不用听诊器亦可听到，谓之痰鸣；②中湿啰音：又称中水泡音。发生于中等大小的支气管，多发现于吸气的中期，见于支气管炎、支气管肺炎等；③细湿啰音：又称小水泡音，发生于小支气管，多在吸气后期出现，常见于细支气管炎、支气管炎、肺淤血和肺梗死等；④捻发音：是由于细支气管和肺泡壁因分泌物存在而互相粘着陷闭，当吸气时被气流冲开重新充气，发出的细小爆裂音，多在吸气终末听到（图 3-6-12），见于细支气管和肺泡炎症或充血，如肺淤血、肺炎早期或肺泡炎。

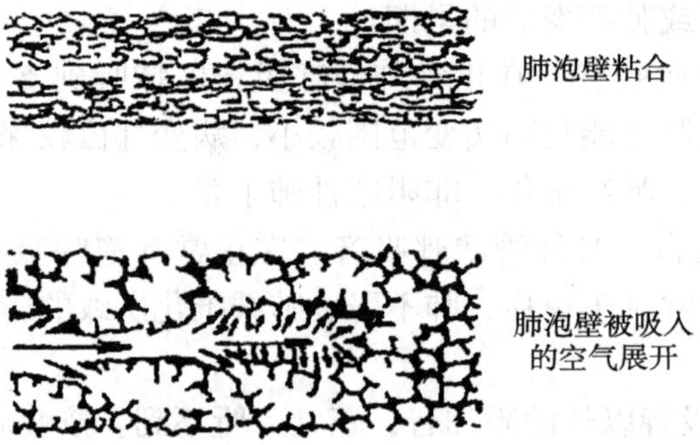

图 3-6-12　捻发音的发生机制

湿啰音的出现，常常提示肺部有炎性病变或充血。满布双肺的湿啰音，常见于急性肺水肿、严重的支气管肺炎。发生于双肺底的湿啰音，常见于心功能不全、支气管肺炎。局限在某部的湿啰音，常见于肺部局部的炎症，如结核、支气管扩张。

（2）干啰音　是由于气管、支气管或细支气管狭窄或部分阻塞，空气吸入或呼出时发生湍流所产生的声音（图 3-6-13）。其特点为一种持续时间较长带乐性的呼吸附加音，音调较高，持续时间较长，吸气和呼气时均可听到，但呼气时较明显。干啰音的强度和性质易改变，部位易变换，在瞬间内数量可明显增减。

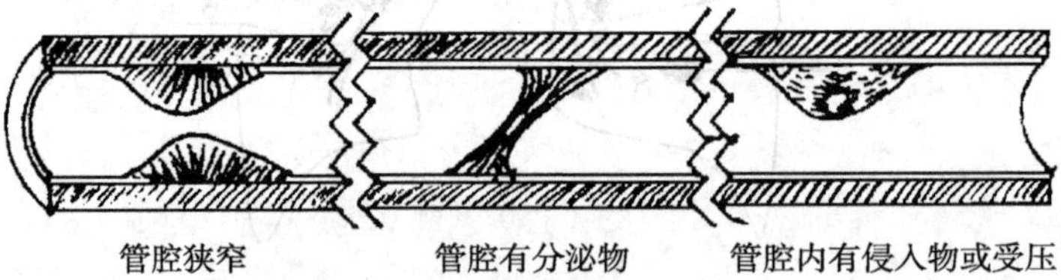

图 3-6-13　干啰音的发生机制

根据音调的高低分为哨笛音和鼾音两种。哨笛音是一种高调性干啰音，多起源于较小的支气管或细支气管。鼾音是一种低调而响亮的干啰音，类似熟睡时的鼾声。多发生于气管和主支气管。干啰音分布广泛者见于支气管哮喘、慢性支气管炎和心源性哮喘，局部分布者见于支气管内膜结核或肿瘤等所致的支气管狭窄。

4. 语音共振　其产生机制及临床意义与触觉语颤相同，但较敏感。检查时，嘱受检者用一般的声音强度重复发“yi”长音，同时用听诊器听取音响的强度和性质变化。语音共振一般在气管及支气管附近听到的声音较强，肺底部较弱。语音共振减弱见于支气管阻塞、胸腔积液、胸膜增厚、胸壁水肿、肥胖及肺气肿。在某些病理情况下可发生下列性质改变：

（1）支气管语音　见于肺实变的患者。听诊时表现为语音共振的强度和清晰度均增加，常同时伴有语音震颤增强，叩诊浊音和闻及病理性支气管呼吸音。

（2）胸语音　见于肺实变范围更加广泛的患者。听诊时语音共振高度强度，并可听到清晰字音。

（3）羊鸣音　常在中等量胸腔积液上方肺受压部位或肺实变伴有少量胸腔积液的部位听到。嘱被检查者说“yi-yi-yi”音，往往听诊时为一种变形的语音“a-a-a”，带有鼻音性质类似于羊的叫声。

（4）耳语音　见于肺实变的患者。在正常的被检查者用耳语发出“yi”音，听诊时在肺泡呼吸音的部位，听到增强的音调较高的耳语音。

5. 胸膜摩擦音　当急性纤维素性胸膜炎时，在腋中线下胸部常可听到胸膜摩擦音。

一般在吸气末或呼气初，容易听到，是一种像两层砂纸摩擦时产生的粗糙音。常发生于纤维素性胸膜炎、肺梗死、胸膜肿瘤及尿毒症患者。

四、呼吸系统常见疾病的主要症状和体征

1. 大叶性肺炎　主要是肺炎链球菌引起的纤维素性炎症，病变呈大叶或节段分布的肺组织实变。病理分为 3 期：充血期、实变期、消散期。多见于青壮年、受寒、疲劳，酗酒常为诱因。

（1）症状　起病急、寒战、高热、咳嗽、胸痛（累及胸膜）、铁锈痰、伴头痛、全身肌痛。

（2）体征　急性热病容、呼吸急促、呼吸困难、发绀、口唇疱疹。

视诊　胸廓对称、病侧，呼吸运动减弱。

触诊　气管居中，病侧语音震颤增强。

叩诊　病变部位呈浊音。

听诊　病变部位可闻及支气管呼吸音、湿啰音，语音共振增强，累及胸膜者可闻及胸膜摩擦音（图 3-6-14）。

2. 肺气肿　是指呼吸性细支气管远端过度膨胀、过度充气和容积增大，往往不伴有明显纤维化。临床分为阻塞性肺气肿和非阻塞性肺气肿两种类型。

（1）症状　咳嗽、气短、喘息。

（2）体征

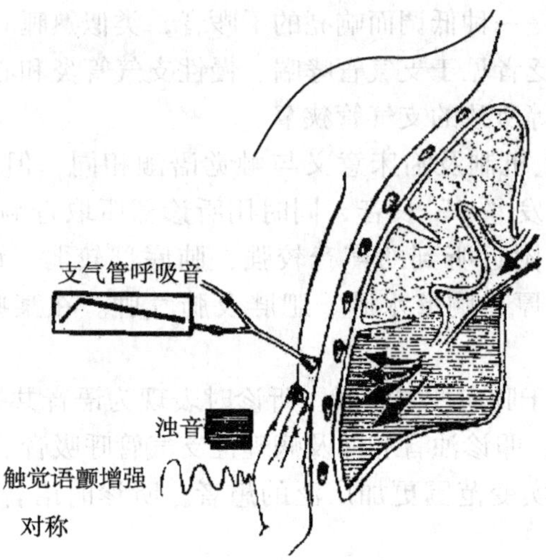

图 3-6-14 大叶性肺炎体征示意图

视诊 桶状胸、呼吸运动减弱、肋间隙增宽。

触诊 气管居中、双侧语音震颤减弱。

叩诊 两肺呈过清音，肺下界降低、肺下界移动度减少，心浊音界缩小，肝浊音界下移。

听诊 肺泡呼吸音减弱、呼气延长、语音共振减弱，心音遥远。

3．支气管哮喘

（1）症状 发作性咳嗽、喘息或胸闷。

（2）体征

视诊 发作时有端坐呼吸、发绀、胸廓饱满、呼吸运动减弱。

触诊 语音震颤减弱。

叩诊 发作时双肺叩诊过清音。

听诊 双肺广泛哮鸣音、语音共振减弱。

4．胸腔积液

（1）症状 积液量少无症状，（积液量＜300ml，肋膈角钝）；少量纤维素渗出或胸腔积液吸收时出现胸痛，深吸气时加重；胸腔积液增多时可出现干咳、气短、胸闷、心悸、呼吸困难。

（2）体征 少量积液时无体征，或有胸膜磨擦感（音），中等到大量积液出现体征（图 3-6-15）。

视诊 呼吸浅快，患侧胸廓饱满。

触诊 气管向健侧移位，心尖搏动向健侧移位；患侧语音震颤减弱或消失，积液区上方传导增强。

叩诊 浊音或实音。

听诊 ①呼吸音减弱或消失；②耳语音减弱或消失；③积液区上方支气管呼吸音；④早期或胸腔积液减少时，可闻胸膜磨擦音。

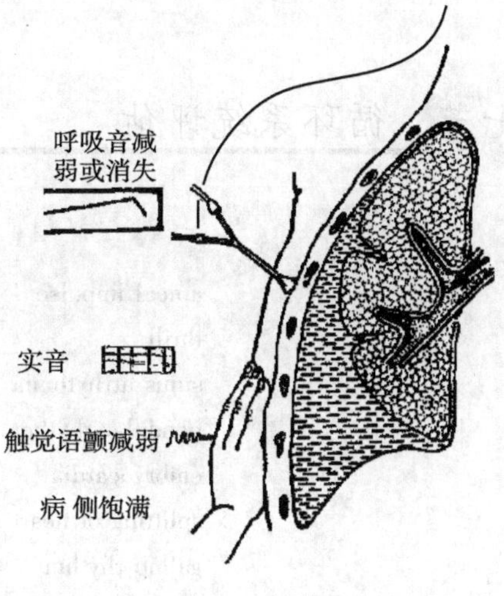

图 3-6-15 胸腔积液体征示意图

5. 气胸

(1) 症状 突发胸痛、咳嗽、咳痰、胸闷和气短。

(2) 体征 少量气胸无明显体征。(图 3-6-16)

视诊 患侧胸廓饱满，肋间隙增宽，呼吸运动减弱。

触诊 气管向健侧移位，语音震颤消失。

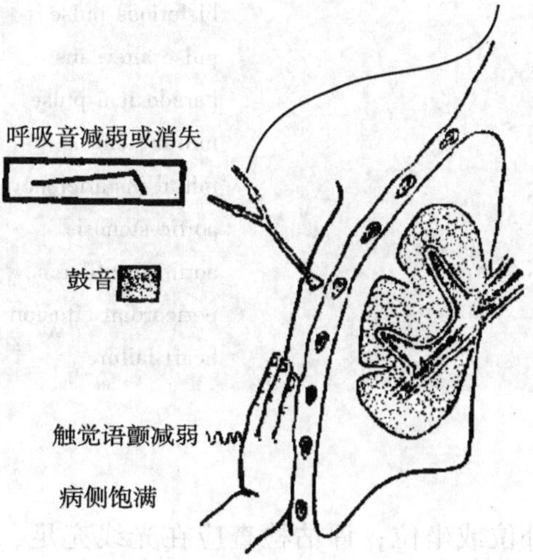

图 3-6-16 气胸体征示意图

叩诊　患侧胸部呈鼓音。右侧气胸时肝浊音界下移。左侧气胸时，心浊音区变小或叩不出。

听诊　患侧呼吸音消失，语音共振减弱或消失。

（姜亚芳）

第七节　循环系统评估

关键词

心尖搏动	apical impulse
震颤	thrill
窦性心律不齐	sinus arrhythmia
钟摆律	pendular rhythm
胎心律	embryocardia
心音分裂	splitting of heart sounds
奔马律	gallop rhythm
心脏杂音	cardiac murmurs
毛细血管搏动	capillary pulsation
脉搏短绌	pulse deficit
脱落脉	dropped pulse
洪脉	pulsus magnus
跳脉	bounding pulse
细脉	small pulse
丝脉	thready pulse
水冲脉	water hammer pulse
重搏脉	bisferious pulse
交替脉	pulse alternans
奇脉	paradoxical pulse
二尖瓣狭窄	mitral stenosis
二尖瓣关闭不全	mitral insufficiency
主动脉瓣狭窄	aortic stenosis
主动脉瓣关闭不全	aortic insufficiency
心包积液	pericardial effusion
心力衰竭	heart failure

一、心脏评估

心脏评估一般采取仰卧位或坐位；评估检查应在光线充足、温暖和安静的环境内进行。受检查者应充分暴露胸部，检查者应按视诊、触诊、叩诊、听诊顺序进行评估，注意手法，绝不可隔着衣服听诊。

（一）视诊

视诊时应注意：①检查者站在病人右侧；②视诊心尖搏动时视线与心尖区呈切线位置；③观察心前区异常搏动和外形时两眼与患者胸廓同高。

1. 心前区隆起与凹陷　正常人心前区与右侧相应部位对称，无异常隆起及凹陷。先天性心脏病或儿童期患风湿性心瓣膜病造成心脏肥大时，在儿童生长发育完成前，影响胸廓正常发育造成心前区可隆起。大量心包积液时，心前区胸壁受挤压而向外隆起，呈外观饱满状态。

2. 心尖搏动　心尖搏动主要由于心尖收缩时心脏摆动，心尖向前冲击前胸壁相应部位，形成心尖搏动。正常心尖搏动的位置在胸骨左缘第五肋间锁骨中线内0.5～1.0cm处，范围2.0～2.5cm，一般明显可见。但也有少数正常人看不到心尖搏动。生理情况下，心尖搏动的位置可因体位改变或体型不同有所变化。病理情况下，因心脏肥大、甲状腺功能亢进症、发热、贫血等，心尖搏动增强或范围增大；因胸部、腹部病变使心尖搏动位置改变；因心肌病变、心包积液、肺气肿、左侧胸腔大量积液或积气使心尖搏动减弱或消失。

3. 心前区异常搏动　发生于胸骨左缘第2肋间的搏动，常见于肺动脉高压，有时也见于正常年轻人。发生于胸骨右缘第2肋间及其邻近部位或胸骨上窝的搏动，见于升主动脉瘤或主动脉弓瘤。发生于胸骨左缘第3～4肋骨间的搏动，常见于右室肥大。剑突下的异常搏动常见于各种原因引起的右心室肥大，亦可见于腹主动脉瘤。

（二）触诊

心脏触诊应与视诊密切联系，互相印证。检查者常用右手全手掌、手掌尺侧或示指、中指和无名指并拢以指腹触诊。

1. 心尖搏动　检查者先将手掌平放在受检者乳头下方触摸心尖搏动，然后再用手指尖确定心尖搏动最强点的位置，并注意心尖搏动的强弱、速率及节律。正常人心尖搏动的最强点，位于左侧第4或第5肋间，左锁骨中线内侧，范围2.0～2.5cm，持续不到半个收缩期。当左心室肥大时，可呈抬举性搏动，并向左下移位。

心尖搏动的凸起冲动标志着心室收缩期的开始，因此可应用心尖搏动的触诊来判断震颤、心音和杂音出现的时期。

2. 震颤　震颤是指用手触诊时感觉到的一种细小振动，此振动与猫在安逸时产生的呼吸震颤相似，故又称猫喘，是器质性心血管病的特征体征之一。其产生机制与杂音相同，系血液经狭窄的口径或循异常的方向流动形成涡流造成瓣膜、血管壁或心腔壁震动传至胸壁所致。但需注意的是有震颤的患者一定可听到杂音，患者为器质性心脏病人；但有杂音不一定有震颤。

方法：用手掌的尺侧或手掌的前半部紧贴心前区的不同部位进行触诊，切勿用力按压胸壁以防降低敏感性。正常人心前区触不到震颤，心脏病患者可触及震颤。发现震颤后，应首先确定部位及来源（瓣膜、大血管或间隔缺损），其次确定其处于心动周期中的时相（收缩期、舒张期或连续性），最后分析其临床意义。

震颤具有重要的临床意义（表3-7-1），病变发生的部位不同，震颤可出现在不同部位；病变的类型不同震颤出现的时期也不同。按出现的时期可分为收缩期震颤、舒张期震颤和连续性震颤3种。评估时要注意其发生部位及出现的时期。

表 3-7-1　心前区各种震颤的临床意义

部位	时期	疾病
胸骨右缘第 2 肋间	收缩期	主动脉瓣狭窄
胸骨左缘第 2 肋间	收缩期	肺动脉瓣狭窄
胸骨左缘第 3、4 肋间	收缩期	室间隔缺损
心尖部	舒张期	二尖瓣狭窄
胸骨左缘第 2 肋间及其附近	连续性	动脉导管未闭

3．心包摩擦感　心包摩擦感是一种与胸膜摩擦感相似的心前区摩擦振动感。正常人无心包摩擦感。当心包膜发生纤维素性炎症时产生心包摩擦感，一般在胸骨左缘第三、四肋间较易触及，收缩期和舒张期皆可触及，以收缩期更明显，前倾坐位或呼吸末更易触及。渗出液增多时，使心包脏层和壁层分离，则摩擦感消失。

（三）叩诊

叩诊可确定心脏的大小、形状及在胸腔的位置。叩诊采用间接叩诊法，受检者一般取平卧位，以左手中指为扳指，扳指与肋间平行放置，如果某种原因受检者取坐位时扳指可与肋间垂直，必要时分别进行坐、卧位叩诊，并注意两种体位时心浊音界的不同变化。同时注意，扳指不要在皮肤上推拉以免影响结果。叩诊心界是指相对浊音界，它反映心脏实际大小，具有重要的临床意义。

1．心脏叩诊的方法

（1）顺序　先叩心脏左界，后叩心脏右界，自下而上，由外向内。

1）心脏左界　左界叩诊的方法是从心尖搏动最强点外 2～3cm 处开始（一般为第 5 肋间左锁骨中线稍外），由外向内，叩至由清音变为浊音时用笔作一标记，如此向上逐一肋间进行，直至第 2 肋间。

2）心脏右界　右界叩诊的方法是先叩出肝上界，在肝上界上一肋间（通常为第 4 肋间）由外向内叩出浊音界，逐一肋间向上，抵第 2 肋间，分别作标记。

3）测量　先用硬尺测量左锁骨中线至前正中线的距离，再测量各标记点至前正中线的垂直距离。测量数值以厘米为单位，保留小数点后一位数字。

（2）叩诊力度　根据患者体型采取适当力度叩诊，用力要均匀。

2．正常心浊音界　以前正中线至心浊音界各点的垂直距离表示正常人心相对浊音界，并标出前正中线至锁骨中线距离。临床上心浊音界常采用表格方式记录，如表 3-7-2 所示。

表 3-7-2 正常心脏相对浊音界

右（cm）	肋间	左（cm）
2～3	Ⅱ	2～3
2～3	Ⅲ	3.5～4.5
3～4	Ⅳ	5～6
	Ⅴ	7～9

注：锁骨中线距前正中线 8～10cm

正常人心浊音界右侧几乎与胸骨右缘相合，而第 4 肋间处可在胸骨右缘稍外方；其左侧在第 2 肋间几乎与胸骨左缘相合，第 3 肋间以下向左下逐渐形成向外凸起的弧形，第 5 肋间则不超过锁骨中线。正常心脏的绝对浊音界和相对浊音界如图 3-7-1 所示。正常人心界的各部分组成见图 3-7-2。

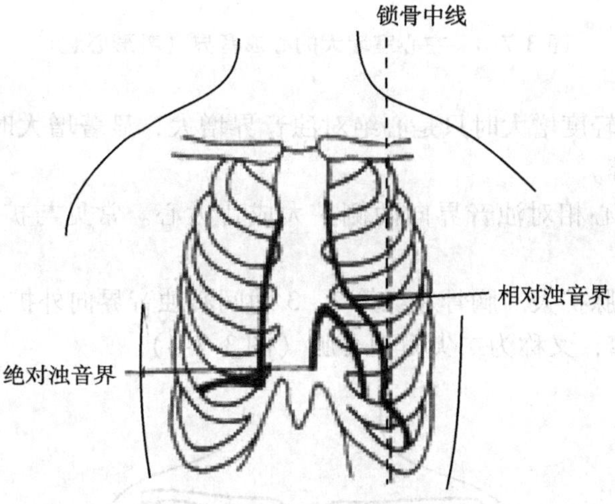

图 3-7-1 心脏的绝对浊音界和相对浊音界

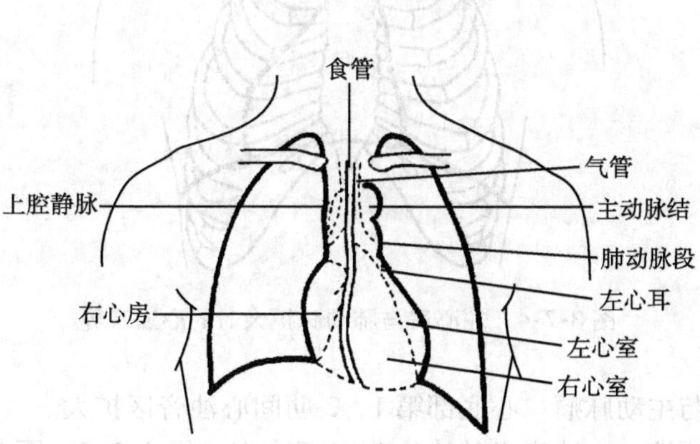

图 3-7-2 正常心界各部分组成

3. 心浊音界的改变及其临床意义　心浊音界大小、形态和位置改变可由于心脏本身病变及心外因素而发生改变。常见因素如下：

（1）心脏本身因素

1）左心室增大　心左界向左下扩大，心腰部由正常钝角变为近似直角，而心脏浊音界呈靴形，又称为主动脉型心脏（图 3-7-3），常见于主动脉瓣关闭不全、高血压性心脏病。

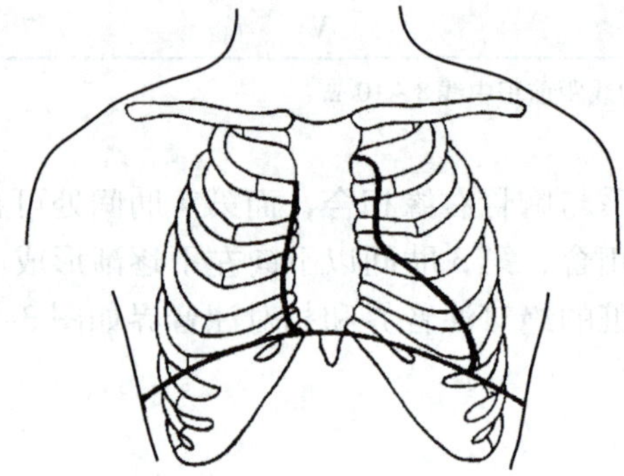

图 3-7-3　左心室增大的心浊音界（靴形心脏）

2）右心室增大　轻度增大时只是心绝对浊音界增大，显著增大时心相对浊音界向左右扩大。常见于肺心病等。

3）双心室扩大　心相对浊音界向两侧扩大成普大心。常见与扩张型心肌病、心肌炎、全心衰竭。

4）左心房与肺动脉扩大　胸骨左缘第 2、3 肋间心浊音界向外扩大，可使心腰膨出呈梨形，常见于二尖瓣狭窄，又称为二尖瓣型心脏（图 3-7-4）。

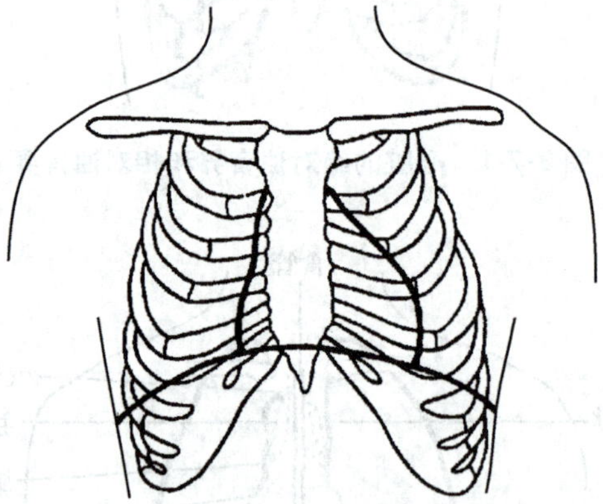

图 3-7-4　左心房与肺动脉扩大时的心浊音界

5）主动脉扩张与主动脉瘤　心底部第 1、2 肋间心浊音区扩大。

6）心包腔大量积液　心浊音界随体位改变而改变（图 3-7-5，图 3-7-6）。坐位时心界向两侧扩大，呈三角形如烧瓶状，仰卧位时心底部明显加宽呈圆形。

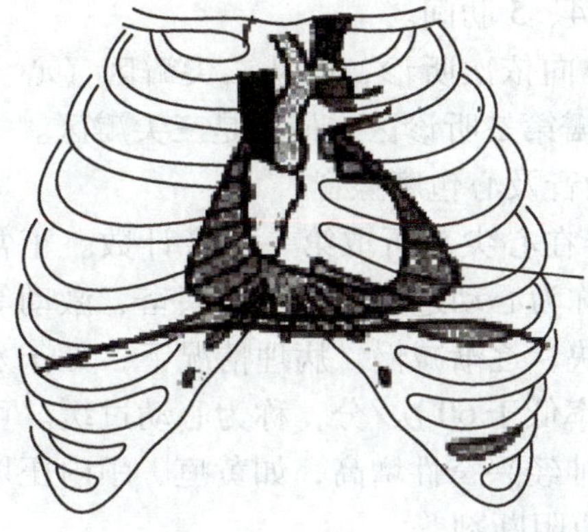

图 3-7-5　心包腔积液示意图

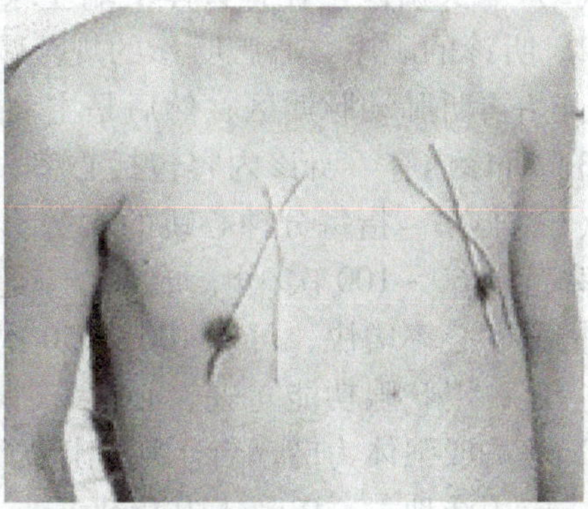

图 3-7-6　心包腔积液时心浊音界随体位改变而改变

（2）心外因素

1）肺气肿时，心浊音界缩小，甚至叩不出。

2）肺实变、肺肿瘤或纵隔肿大时，如与心浊音界重叠，则心浊音界叩不出。

3）一侧大量胸腔积液、积气时，同侧心浊音界叩不出，而健侧心浊音界外移。一侧胸膜粘连、增厚与肺不张使心浊音界移向患侧。

4）腹腔巨大肿瘤或大量腹腔积液，膈肌升高，心脏横位，叩诊时心浊音界扩大。

（四）听诊

听诊是评估心脏的重要方法，听诊所获的资料，作为评估的有力证据。例如，在心尖部位听到典型的收缩期杂音，可诊断为二尖瓣关闭不全。但心脏的听诊较难掌握，需在临床反复实践中，逐步掌握。听诊心脏时，环境应安静，检查者的思想要高度集中，按照规范的方法，仔细而认真地听诊。受检者多采取坐位或卧位。为了更好地听清和辨别心音和杂音，有时需受检者改变体位，作深吸气或呼气，或在病情允许时，作适当运动。

1．心脏瓣膜听诊区　心脏瓣膜听诊区是指心脏各瓣膜开闭时产生的声音传导至体表，听诊最清楚的部位。它与各瓣膜的解剖位置并不完全一致。传统的心脏瓣膜听诊区为 4 个瓣膜 5 个区，如图 3-7-7 所示。

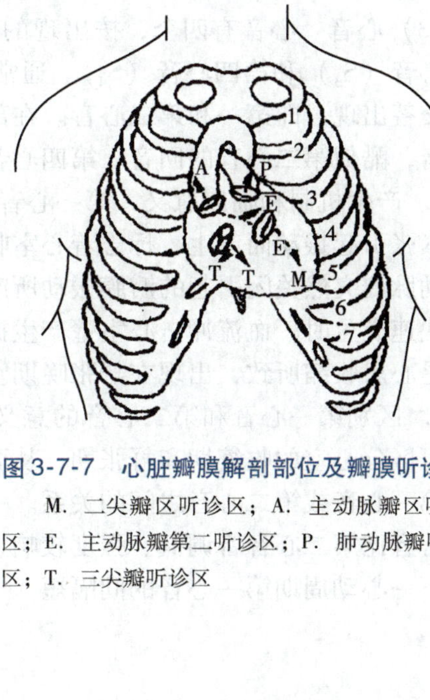

图 3-7-7　心脏瓣膜解剖部位及瓣膜听诊区

M．二尖瓣区听诊区；A．主动脉瓣区听诊区；E．主动脉瓣第二听诊区；P．肺动脉瓣听诊区；T．三尖瓣听诊区

（1）二尖瓣区　正常在心尖部，位于心尖搏动最强点，即左侧第 5 肋间锁骨中线稍内侧。

（2）肺动脉瓣区　在胸骨左缘第 2 肋间。

（3）主动脉瓣区　在胸骨右缘第 2 肋间。

（4）主动脉瓣第二听诊区　在胸骨左缘第3肋间。

（5）三尖瓣区　在胸骨体下端左缘，即胸骨左缘第4、5肋间。

2. 听诊的顺序　心脏听诊的规范顺序是按逆时钟方向依次听诊，即从二尖瓣区（心尖部）开始再听肺动脉瓣区，然后是主动脉瓣区、主动脉瓣第二听诊区，最后是三尖瓣区。

3. 听诊内容　听诊内容包括心率、心律、心音、杂音及心包摩擦音。

（1）心率　指每分钟心跳的次数。检查时以听诊器在心尖部听取第一心音计数。正常人心率范围60～100次/分，成人心率超过100次/分，称为心动过速。运动、兴奋、激动等生理情况下心率增快，可达100～150次/分，常逐渐增快，逐渐减慢。病理情况下，见于发热、贫血、甲状腺功能亢进、心肌炎、心力衰竭等。心率低于60次/分，称为心动过缓。可见于运动员或强体力劳动者。病理情况下，可见于迷走神经兴奋性增高，如黄疸、颅内压增高等；应用洋地黄、β受体阻断剂、非二氢吡啶类钙通道阻断剂等。

（2）心律　指心脏跳动的节律。正常成人心律规整。吸气时心率增快，呼气时心率减慢，称为窦性心律不齐，常见于健康老人或儿童，一般无临床意义。听诊能发现的常见心律失常特点如表3-7-3所示。

表3-7-3　常见心律失常的特点

心律失常	动脉搏动	心脏检查发现
期前收缩	不规则	期前收缩的第一心音响亮、提早出现，伴有或不伴有代偿间歇
室上性心动过速	快而弱	心前区有快速搏动，心率150～240次
心房颤动	绝对不规则（快慢不一） 脉率少于心率	第一心音强弱不等节律不齐

（3）心音　心音有四个，按出现的先后次序命名为第一心音（S_1）、第二心音（S_2）、第三心音（S_3）和第四心音（S_4）。通常情况下，听诊正常心脏，只能听到两个性质不同的声音交替出现，即第一和第二心音。在部分健康的儿童和青少年，还可听到一个短而弱的第三心音，酷似第二心音的回音。第四心音一般听不到，如果听到，为病理性的。

1. 产生机制和临床意义　第一心音是心室收缩开始，二尖瓣和三尖瓣突然关闭，瓣叶突然紧张引起振动而产生，标志着心室收缩期的开始。第二心音是心室舒张开始时主动脉瓣和肺动脉瓣突然关闭引起的瓣膜振动所产生，标志着心室舒张期开始。第三心音产生机制是心室快速充盈时，血流冲击心室壁产生振动所致，出现在心室舒张早期。第四心音产生一般认为是心房收缩所致，出现在舒张晚期。

2. 区别第一心音和第二心音的意义和方法　准确分辨第一心音和第二心音极为重要，由此可区分心室的收缩期和舒张期，从而确定异常心音和杂音出现在收缩期还是舒张期，以及与第一心音或第二心音之间的关系。一般可根据音调的高低、时间长短和部位来区别，如第一心音比第二心音音调低、强度较响、持续时间长；第一心音和第二心音的间隔比第二心音和下一心动周期第一心音的间隔短。

在第一心音和或第二心音有异常改变时，区别第一心音和第二心音较困难，不妨试用以下3种方法：①心尖搏动触诊法：心尖搏动发生在收缩期，与心尖搏动同步的是第一心音；②颈动脉搏动触诊法：与颈动脉搏动同步的是第一心音；③寸移法：因第二心音在心底最清楚，可先在肺动脉瓣区找准第二心音，然后按心跳节律记住第二心音音调和节律特点，同时将听诊器一寸一寸移向心尖区听诊区别第一心音和第二心音。

（4）心音改变及其临床意义　听诊时注意心音强度、性质的改变和有无分裂。

1）心音强度改变　心音强度改变与心脏疾病和胸壁厚度及肺组织含气量多少等因素有关。①第一心音改变：第一心音增强常见于高热、甲状腺功能亢进和心动过速等。二尖瓣狭窄时，由于心室充盈减慢减少，以致在心室开始收缩时二尖瓣位置低垂，以及由于心室充盈减少，使心室收缩时左心室内压上升加速和收缩时间短，造成瓣膜关闭振动幅度大，第一心音增强。第一心音减弱常见于心肌炎、心肌病、心肌梗死及左心功能不全。二尖瓣关闭不全，由于左心室舒张期过度充盈，使二尖瓣漂浮，以致在心室收缩前二尖瓣位置较高，二尖瓣关闭振动幅度小，因而第一心音减弱；②第二心音改变：体循环或肺循环阻力的大小和半月瓣的解剖改变是影响第二心音的主要因素。第二心音有两个主要成分即主动脉瓣成分（A_2）和肺动脉瓣成分（P_2），通常 A_2 在主动脉瓣区最清楚，P_2 在肺动脉瓣区最清楚。正常情况下，青少年 $P_2 > A_2$，成年人 $P_2 = A_2$，而老年人 $P_2 < A_2$。第二心音增强是主动脉和肺动脉高压所致，常见于高血压、主动脉硬化、二尖瓣狭窄、二尖瓣关闭不全、左心功能不全。第二心音减弱是主动脉和肺动脉压力降低所致。常见于主动脉瓣、肺动脉瓣狭窄和关闭不全；③第一心音和第二心音同时改变：第一心音和第二心音同时增强见于心脏活动增强时，如运动、情绪激动、贫血等。应注意儿童等胸壁较薄者，心音听诊时清晰有力，而非心音增强。第一心音和第二心音同时减弱见于心肌炎、心肌病、心肌梗死等心肌严重受损和休克等循环衰竭时。肥胖、心包积液、肺气肿、左侧胸腔大量积液等因素使心音传导受阻，听诊时皆减弱。

2）心音性质改变　见于急性心肌梗死、重症心肌炎、严重心肌病等疾病引起心肌严重受损时，第一心音失去原有的性质，与第二心音相似，可形成“单音律”。心率加快，且收缩期与舒张期的时间几乎相等，听诊时极似钟摆的滴答声，称为钟摆律；当心率超过120次时，如同胎儿心音，称为胎心律。

3）心音分裂　是指听诊时出现一个心音分为两个部分的现象，是二尖瓣和三尖瓣或主动脉瓣和肺动脉瓣关闭明显不同步所致。①第一心音分裂：由于二尖瓣和三尖瓣关闭明显不同步形成，第一心音分裂成二个音，听诊心尖区明显，生理情况下偶见于儿童和青年人，病理情况下，见于右束支传导阻滞；②第二心音分裂：主动脉瓣和肺动脉瓣关闭明显不同步形成第二心音分裂成二个音，生理性分裂，常见于儿童和青年人，常在吸气时肺动脉瓣听诊区明显，病理性分裂，多出现于呼气时，提示心脏病变，病理性分裂又分为通常分裂、固定分裂和逆分裂其特点如表3-7-4所示。

表 3-7-4 病理性第二心音分裂示意图

分类	分裂图形（吸气 / 呼气）	发生原因
通常分裂		①右心室射血时间延长，肺动脉瓣关闭时间明显迟于主动脉瓣，常见于完全性右束支传导阻滞、肺动脉瓣狭窄、二尖瓣狭窄 ②主动脉瓣关闭提前，常见于二尖瓣关闭不全、室间隔缺损
固定分裂	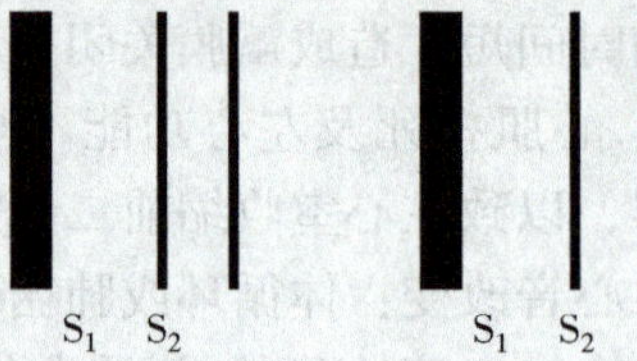	心音分裂不受吸气、呼气影响，相对较固定，常见于房间隔缺损。由于左心房血液分流至右心房和右心室，使肺动脉瓣关闭延迟
逆分裂	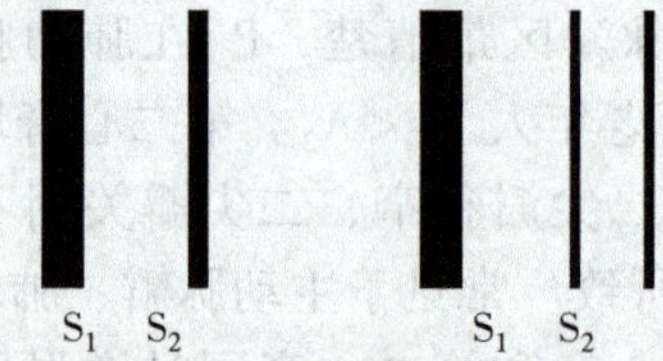	主动脉瓣因左束支传导阻滞、狭窄关闭迟于肺动脉瓣，即 P_2 在前，A_2 在后，吸气时分裂变窄，呼气时分裂加宽

（5）额外心音　在原有心音之外，额外出现的病理性附加音。分为收缩期额外心音和舒张期额外心音，临床上以后者多见。

1）舒张期额外心音

奔马律　由出现在第二心音之后的病理性第三心音或第四心音，与原有第一心音和第二心音的组成的节律，在心率大于100/分时，犹如马奔驰时的蹄声称奔马律。奔马律是心肌严重受损的重要体征。根据其发生早晚的不同分为由病理性第三心音构成的舒张早期奔马律、由第四心音构成的舒张晚期奔马律和病理性第三心音、第四心音同时出现构成的重叠奔马律。

舒张早期奔马律：最常见，实为病理性第三心音。舒张早期奔马律与生理性第三心音产生时间和声音性质大致相同，其发生机制由于舒张期心室负荷过重，心肌张力降低，心室顺应性减退，当血液从心房腔快速流入心室时，可冲击过度充盈心室壁产生振动，形成附加心音，也称为室性奔马律，但由于临床意义不同，应注意鉴别，如表 3-7-5 所示。

表 3-7-5 舒张早期奔马律与生理性第三心音鉴别

	心率	与 S_2 的关系	与体位关系	临床意义
第三心音	<100/分	较近	坐位、立位消失	儿童及青少年、二尖瓣关闭不全
舒张早期奔马律	>100/分	较远	不受影响	严重心肌损害或心功能不全

舒张晚期奔马律：发生较晚，在收缩期之前出现，是由于舒张末期左室压力增高和顺应性降低，左房为克服来自左室的阻力而加强收缩所致，也称为房性奔马律。常见于心肌肥厚性的心脏病如高血压性心脏病、肥厚性心脏病、主动脉瓣狭窄和肺动脉瓣狭窄等，也可见于心肌顺应性降低的疾病，如冠状动脉粥样硬化性心脏病、心肌炎、心肌病等。

重叠奔马律：同时存在舒张早期奔马律和舒张晚期奔马律，听诊为四个音，称为四音律。当舒张早期奔马律的第三心音与舒张晚期奔马律的第四心音相互重叠，称为重叠奔马律。常见于左、右心衰竭伴心动过速时，也可见于风湿热伴有 P-R 期间延长和心动过数的患者。

开瓣音　又称二尖瓣开放拍击音。在第二心音后出现的一个高调而清脆的额外音。由于舒张早期血液自高压力的左房，迅速流入左室，导致弹性尚好的瓣叶迅速开放又突然停止，使瓣叶振动引起的拍击声。见于二尖瓣轻、中度狭窄，瓣膜弹性和活动性较好的患者，一般在胸骨左缘第 3、4 肋间隙与心尖之间最易听到。

2）收缩期额外心音　发生在心脏收缩期的额外心音，临床意义较小。

3）医源性额外心音　主要是应用起搏器和人工瓣膜治疗时，出现的额外心音。

起搏音是发生于第一心音前 0.08 ~0.12 秒，高频、短促。在心尖内侧或胸骨左下缘最清楚。为起搏电极发放的脉冲电流刺激心内膜或心外膜电极附近的神经组织，引起局部肌肉收缩和起搏电极导管在心腔内摆动引起的振动。

人工瓣膜音是在置换人工金属瓣后，产生的瓣膜开关时，撞击金属支架的金属乐音。音调高、响亮、短促。人工二尖瓣关瓣音，在心尖部最响，而开瓣音在胸骨左下缘最明显。人工主动脉瓣开瓣音，在心底及心尖均可听到，而关瓣音，则仅在心尖听到。

（6）心脏杂音　是指除心音和额外心音之外，由心室壁、瓣膜或血管壁振动产生的异常声音。其特点是持续时间较长，性质特异，可与心音分开或连续，甚至掩盖心音。

1）杂音产生的机制　正常人血液在血管内以层流状态向前流动，不产生声音。当瓣膜口狭窄和（或）关闭不全、血流加速或血液黏稠度降低、出现异常分流、血管腔扩大、心腔内漂浮物时，则使血流由层流变为湍流，形成旋涡，撞击心壁、瓣膜、腱索或大血管壁使之振动，在相应部位可听到杂音（图 3-7-8）。

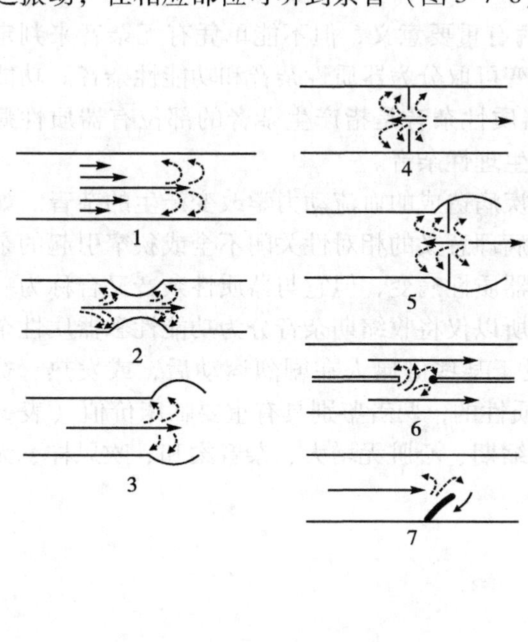

图 3-7-8　杂音产生的机制

1. 血流加速形成旋涡；2. 器质性狭窄；3. 相对性狭窄；4. 器质性关闭不全；5. 相对性关闭不全；6. 异常通路；7. 漂浮物

2）杂音听诊的要点　听诊杂音要注意杂音出现的时期、最响部位、持续时间、性质、传导方向、强度、音调。①部位：指杂音最响部位，一般来说杂音最响部位提示病变所在部位。如杂音在心尖部最响，提示二尖瓣病变；②时期和持续时间：按心动周期的变化分为收缩期、舒张期和连续性杂音3种（图3-7-9）。按杂音在收缩期或舒张期出现的早晚和持续时间长短，进一步分为早期、中期、晚期和全期杂音，收缩期杂音则有器质性和功能性两种。不同时期出现的杂音，常反映不同的病变。同在心尖部听到的杂音，如在收缩期出现，提示二尖瓣关闭不全，在舒张期出现的杂音，则提示二尖瓣狭窄；③性质：吹风样、隆隆样或雷鸣样、叹气样；④传导：判断杂音分布和传导方向。杂音一般沿血流方向传导，也可经周围的组织传导。例如主动脉瓣区杂音可向上传至颈部或沿胸骨左缘向下传至心尖部。二尖瓣区杂音可传至腋下；⑤强度：收缩期杂音的强度一般可分为六级：Ⅰ级　杂音很弱，须仔细听诊才能听到。Ⅱ级　杂音较轻，但放好胸件后较易听到。Ⅲ级　中等强度，但不伴震颤。Ⅳ级　响亮，可伴有震颤。Ⅴ级　非常响亮，胸件部分接触胸壁即可听到，均伴有震颤。Ⅵ级　极响，即使听诊器稍离开胸壁一定距离亦能听到，并伴有震颤。杂音的记录方法：杂音的级别为分子，6级分类法为分母，例如：一个二级杂音，则记为2/6级杂音；⑥与体位和呼吸的关系：如二尖瓣区的舒张期隆隆样杂音，左侧卧位容易听到或更响。

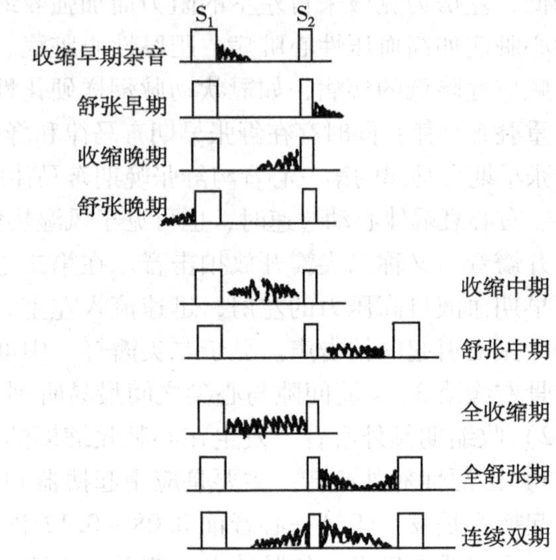

图3-7-9　心脏各时期杂音示意图

3）杂音的临床意义　杂音对判断心血管疾病有重要意义，但不能单凭有无杂音来判定有无心脏病。根据产生杂音的部位有无器质性病变可取分为器质性杂音和功能性杂音。功能性杂音是指产生杂音的部位没有器质性病变，器质性杂音是指产生杂音的部位有器质性病变。根据杂音的临床意义又可分为病理性杂音和生理性杂音。

功能性杂音包括：①生理性杂音；②全身性疾病造成的血流动力学改变产生的杂音。如甲状腺功能亢进使血流速度明显增加；③有心脏病理意义的相对性关闭不全或狭窄引起的杂音，又称为相对性杂音。相对性杂音局部虽然无器质性病变，但它与器质性杂音又合称为病理性杂音。舒张期杂音绝大多数为器质性杂音，所以仅将收缩期杂音分为功能性和器质性杂音。一般认为2/6级以下杂音多为功能性，常见于某些健康人在剧烈运动后，或发热、贫血、甲状腺功能亢进时；3/6级以上杂音多为器质性的，两者鉴别具有重要临床价值（表3-7-6）。生理性杂音必须符合以下条件，仅限于收缩期、心脏无增大、杂音柔和、吹风样、无震颤。

表 3-7-6　生理性杂音与器质性杂音鉴别

鉴别点	生理性	器质性
年龄	儿童、青少年多见	任何年龄
部位	肺动脉瓣或心尖部	任何瓣膜均可以
性质	柔和、吹风样	粗糙、多种性质
持续时间	短促	较长，可占据整个收缩期
强度	2/6 以下	3/6 及以上
震颤	无	3/6 以上常伴有震颤
传导	局限	沿血流方向传导较远而广

根据杂音出现在心动周期的时相与特点，临床常见器质性心脏杂音特点和意义如表 3-7-7 所示。

表 3-7-7 常见器质性心脏杂音特点

时期	病变	最响部位	性质	放射部位
收缩期	二尖瓣关闭不全	心尖区	吹风样	左腋下
	主动脉瓣狭窄	主动脉瓣区	喷射性	颈部
	肺动脉瓣狭窄	肺动脉瓣区	喷射性	上下肋间、左胸部、背部
	室间隔缺损	胸骨左缘 3、4 肋间	粗糙	心前区
舒张期	二尖瓣狭窄	心尖区	隆隆样	无
	主动脉关闭不全	主动脉瓣第二区	叹气样	心尖区
连续性	动脉导管位未闭	胸骨左缘第 2 肋间	机器样	上胸部、肩胛间区

（7）心包摩擦音　正常人无心包摩擦音，当发生心包纤维素性炎症时可产生心包摩擦音，在胸骨左缘 3 ~4 肋间处可闻及。听诊特点是性质粗糙的，似头发在听诊器上摩擦产生的声音，与呼吸无关，屏气时摩擦音仍出现，前倾坐位明显。心包摩擦音多发生在风湿性、结核性心包炎时，亦可见于心肌梗死、尿毒症等引起的纤维素性心包炎。当心包腔有一定积液量时，心包摩擦音消失。

二、血压评估

血压为动脉血压，包括收缩压、舒张压和脉压，是重要的生命体征。收缩压主要取决于心肌收缩力的大小和心搏量的多少，舒张压主要取决于外周血管阻力。心肌收缩力和心搏量减少或外周阻力降低，可使血压下降，相反则升高。

（一）测量方法

临床上一般使用血压计测量血压，具体方法详见《护理学基础》。

（二）血压标准

正常成人血压标准的制定经历了多次改变，主要根据大规模流行病学资料分析获得。

2005 年中国高血压防治指南的血压分类如下：

1．正常血压　收缩压＜120mmHg，舒张压＜80mmHg，脉压 30～40mmHg。

2．正常高值　收缩压 120～139mmHg，舒张压 80～89mmHg。

3．高血压　收缩压≥140mmHg，舒张压≥90mmHg。轻度高血压（1 级），收缩压140～159mmHg，舒张压 90～99mmHg。中度高血压（2 级），收缩压 160～179mmHg，舒张压 100～109mmHg。重度高血压（3 级）收缩压≥180mmHg，舒张压≥110mmHg。单纯收缩期高血压，收缩压≥140mmHg，舒张压＜90mmHg。

（三）血压变动的临床意义

1．高血压　高血压血压测值可受多种因素的影响，如情绪激动、紧张、运动等。若采用标准测量方法，至少三次非同日血压值高于正常标准即可认为有高血压，如果仅收缩压达到标准则称为收缩期高血压。常见于原发性高血压病和继发性高血压如肾脏疾病、肾上腺肿瘤等。

2．低血压　血压＜90/60mmHg 时，称为低血压。常见于休克、急性心肌梗死、心力衰竭、心脏压塞、肺梗死、肾上腺功能减退等，也可见于极度衰弱者。

3．脉压增大和减小　脉压＞40mmHg，称为脉压增大，主要见于主动脉瓣关闭不全、动脉导管未闭、动静脉瘘、甲状腺功能亢进和严重的贫血、老年主动脉硬化等。脉压＜30mmHg 称为脉压减小，主要见于主动脉瓣狭窄、心力衰竭、低血压、心包积液、缩窄性心包炎等。

4．两上肢血压不对称　指两上肢血压相差大于 1.3kPa（10mmHg）主要见于多发性大动脉炎、先天性动脉畸形、血栓性闭塞性动脉炎等。

5．上下肢血压差异常　正常人下肢血压较上肢高 20～40mmHg。如果出现下肢血压等于或低于上肢血压，一般提示相应部位动脉狭窄或闭塞。见于主动脉狭窄、胸腹主动脉型大动脉炎、闭塞性动脉硬化、髂或股动脉栓塞等。

三、周围血管评估

全身血管包括动脉、静脉和毛细血管，在各种疾病中可能有重要改变，因此血管评估有重要价值。

（一）上肢血管

1．甲床和皮肤颜色　主要检查肢端甲床和手的皮肤颜色改变，以了解肢端血液循环状况，并观察有无杵状指。正常人甲床和手的皮肤颜色均匀红润，患有发绀型先天性心脏病的患者甲床和手的皮肤呈紫色，并可有杵状指。

2．皮肤温度　检查肢端温度注意双侧对比。正常情况下对称部位的皮肤温度基本相同，温度差小于两度；如果温度差大于两度，提示温度低的一侧有动脉血流减少。

3．毛细血管搏动征　正常人毛细血管搏动极难看到。当患有主动脉瓣关闭不全、动脉导管未闭、甲状腺功能亢进或重度贫血时，由于脉压增大，可出现毛细血管搏动。检查方法：用手指轻压患者指甲末端，或以玻片轻压患者口唇黏膜，引起局部变白，而在心脏收缩期又变红，这种有规则的红白交替现象即为毛细血管搏动征。

4．血管杂音

（1）静脉杂音 由于静脉压力低，不易出现显著的压力阶差和涡流，故杂音多不明显。在正常儿童或青年，有时在右侧颈静脉上（锁骨上窝）可听到“营营”的静脉杂音，低调、柔和，立位时或头向左转时较为清晰，此可能为颈静脉流入口径较宽的上腔静脉所产生，是生理性的，用手指压迫颈静脉后，杂音即可消失。贫血及其他原因使血流加速时此静脉杂音可更为清晰。此外，肝硬化时，由于门静脉高压引起腹壁侧支循环静脉扩张，在脐周或上腹部也可听到连续性静脉杂音。

（2）动脉杂音 多见于周围动脉，如在甲状腺功能亢进时可在甲状腺部位听到病理性动脉杂音；在动静脉瘘时，可在病变部位听到连续性血管杂音；主动脉瓣狭窄时，可在右侧颈动脉处听到收缩期血管杂音；肾动脉狭窄时，可在腹部脐周、腰背部听到收缩期血管杂音；多发性大动脉炎上肢无脉征型，可在颈部两侧锁骨上及胸锁乳头肌外三角区，听到连续性杂音或收缩期杂音。

5. 脉搏 脉搏为血管检查中不可缺少的重要步骤，通过脉搏可了解患者的全身状况，循环功能及某些血管疾病，在临床诊断中有重要意义。检查脉搏时，必须选择浅表动脉，一般选择桡动脉。检查者手指并拢，以示指、中指和无名指指腹平放在桡动脉近手腕处，仔细感觉脉搏搏动情况。在触诊脉搏时，注意脉率、节律、紧张度、强弱及波形，必要时应两侧对比。

（1）脉率 因年龄、性别不同而异。正常成年人在安静状态下，每分钟 60 ~ 100 次，儿童较快，每分钟 90 次，老年人较慢，每分钟 55 ~ 60 次；女性较男性稍快；日间活动、情绪激动时较快，夜间睡眠时较慢。在某些病理情况下，心律可增加或减慢，如发热、贫血、甲状腺功能亢进、心力衰竭、休克时，脉率加快，而颅内压增高、阻塞性黄疸、高血压、二度以上房室传导阻滞、甲状腺功能低下等，脉率减慢。

此外，应注意脉率是否和心率一致，正常人脉率和心率一致。心房颤动、频发室性期前收缩等心率失常的患者，由于心搏出量明显下降，使周围动脉不能产生搏动，每分钟脉率小于心率称为脉搏短绌。

（2）脉律 脉搏的节律是左心室收缩的反映。正常人脉搏节律是较规则的，儿童、青少年和部分成人可出现窦性心律不齐，即吸气时脉搏加快、呼气时脉搏减慢。这种随呼吸而出现的脉律不齐，一般临床上无意义。但在心律失常时，脉律不整有重要意义。

（3）紧张度和强弱 脉搏紧张度主要与收缩压高低有关。脉搏的强弱与心排出量、脉压和周围血管阻力大小有关。在高热、甲状腺功能亢进、主动脉瓣关闭不全时由于心排出量增加、周围血管阻力减低，脉搏增强而振幅大，称为洪脉或跳脉。在心力衰竭、主动脉瓣狭窄和休克时由于心搏出量减少、周围血管阻力增大，脉搏减弱而振幅低，称为细脉或丝脉。

（4）波形 波形是将血流通过动脉时，动脉内压上升和下降的情况用脉搏示波描记出的曲线，其上升速度与左心室收缩时血流入动脉的速度和主动脉壁的弹性有关，下降的速度与周围血管扩张的程度和主动脉的完整性有关。检查者也可根据脉搏触诊粗略地估计其波形。常见脉搏波形的特征和临床意义如表 3-7-8 所示。

表 3-7-8 常见脉搏波形特征及其临床意义

	波形	临床意义
正常	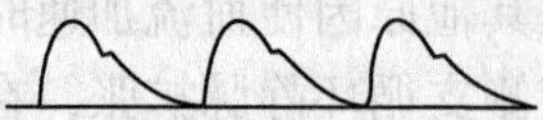	由一升支、波峰和降支构成，降支上有一切迹，轮廓平滑，但无法触及切迹 见于正常人
水冲脉	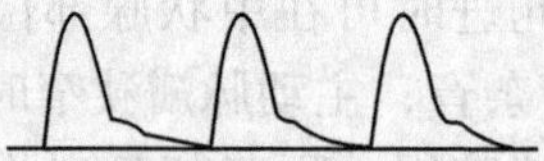	脉搏骤起骤落，犹如潮水。主要由于脉压增大所致 主要见于主动脉瓣关闭不全、甲状腺功能亢进、严重贫血、动脉导管未闭
洪脉	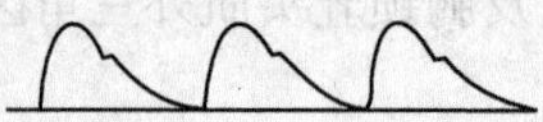	由于心排出量增加、周围血管阻力减低，脉搏增强而振幅大 见于高热、甲状腺功能亢进、主动脉瓣关闭不全
细脉	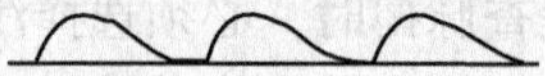	由于心排出量减少、周围血管阻力增大，脉搏减弱而振幅低 见于心力衰竭、主动脉瓣狭窄和休克
重波脉	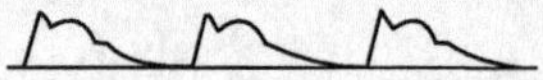	在降支上的切迹加大，在收缩期和舒张期各触及一次脉搏 见于伤寒、长期发热时，周围血管紧张度降低，在颈动脉和股动脉处较易触及
交替脉	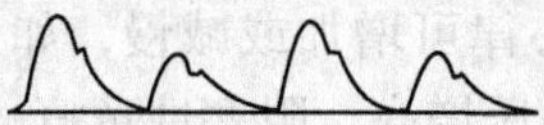	节律正常而强弱交替出现 是左心衰的重要体征。见于高血压性心脏病、急性心肌梗死、主动脉瓣关闭不全等
奇脉	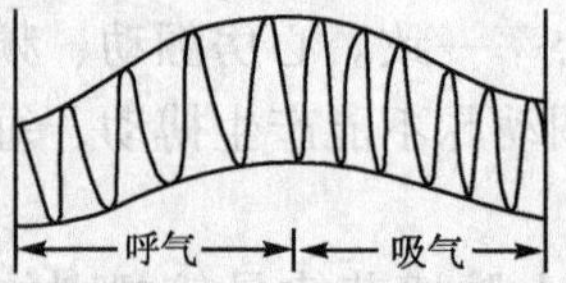	平静吸气时脉搏明显减弱甚至消失。其产生机制是由于左心室血排量减少所致 见于心包积液、缩窄性心包炎、心脏压塞等

6. 弹性　正常人动脉壁光滑、柔软，并有一定弹性。一般检查颞动脉、桡动脉等浅表易触知的动脉。正常动脉用手指压迫时，其远端动脉血管不能触及，如能触到者，提示动脉硬化。

（二）颈部血管

1. 颈动脉　正常人颈动脉搏动较弱，安静时不易看到。当发生主动脉瓣关闭不全、高血压、甲状腺功能亢进或重度贫血时，静息状态下出现颈动脉搏动。

2. 颈静脉　正常人立位或坐位时，颈静脉不显露，平卧时可稍见充盈，充盈的水平仅限于锁骨上缘至下颌角距离的下 2/3 以内。若取 30°～45°的半卧位时静脉充盈度超过正常水平，则为颈静脉曲张（颈静脉怒张），提示静脉压增高，见于右心衰竭，心包积液或上腔静脉综合征。

3. 肝颈静脉回流征　右心衰竭、心包积液时，由于肝淤血，检查者用手持续按压患者右上腹部 30～60 秒，其颈静脉怒张更加明显，即为肝颈静脉回流征阳性。

（三）下肢血管

1. 股动脉　位于腹股沟韧带下方，髂前上棘与耻骨联合的中内1/3交界处。临床上可作为动脉血管造影的主要穿刺部位，以及股静脉采血的主要标志。

2. 足背动脉　位于内外踝连线的中点与第1、2趾间的连线上，位置表浅，较易扪及。但需注意足背动脉变异较多，应仔细检查。

3. 甲床和皮肤颜色、温度　观察方法和内容同上肢。

4. 下肢水肿　主要观察足部有无水肿，检查有无凹陷性水肿。方法：用拇指按压患者双足踝部、胫骨前的皮肤10秒。如局部皮肤迅速回复，则无水肿，如有凹陷则为凹陷性水肿。

5. 下肢静脉曲张　观察下肢静脉有无曲张，必要时评估静脉瓣功能。

四、循环系统常见疾病的主要症状和体征

1. 二尖瓣狭窄　病理解剖变化为瓣膜交界处和基底部炎症水肿，瓣叶广泛的增厚僵硬、粘连，腱索融合、缩短，导致瓣口变形和狭窄。绝大多数是风湿病所引起，极少数为先天性狭窄或老年性二尖瓣环或环下钙化。正常二尖瓣质地柔软，瓣口面积4～6cm^2。当瓣口面积减小为1.5～2.0cm^2时为轻度狭窄；1.0～1.5cm^2时为中度狭窄；<1.0cm时为重度狭窄。二尖瓣狭窄后的主要病理生理改变可分为3期：①代偿期：当瓣口面积减小至2.0cm，舒张期，血流由左心房流人左心室时受限，使得左心房压力异常增高，左心房代偿性扩张和肥厚，以保持正常的心排血量；②左房失代偿：当瓣口面积减小至1.5cm时，左心房压力的进一步升高可引起肺静脉和肺毛细血管压力的升高，继而扩张和淤血，间质性肺水肿，出现呼吸困难；③右心衰竭期：长期肺动脉压增高，右心室肥厚和扩张，可发生右心室衰竭。此时肺动脉压力有所降低，肺循环血流量有所减少，肺淤血得以缓解。

此外，由于左心房扩大，难于维持正常的心电活动，故常发生心房颤动。心率的快速、心房颤动可使肺毛细血管压力上升，易加重肺淤血或诱发肺水肿。

（1）症状　最早出现的症状为劳力性呼吸困难、夜间阵发性呼吸困难，严重时端坐呼吸，极重者可产生肺水肿、咳嗽、咳粉红色泡沫样痰，多于睡眠或活动后加重，可伴有咳痰，痰中带血，咯血，随着病情进展，出现下肢水肿、尿少时，则呼吸困难可减轻。

（2）体征

视诊　①二尖瓣面容，口唇轻度发绀；②起病于儿童期，因右室大，心前区可隆起；③心尖搏动左移及剑突下搏动，提示右室增大。

触诊　①心尖部可触及舒张期震颤，左侧卧位较明显；②右心室肥大时，心尖搏动左移，胸骨左下缘或剑突下可触及右心室收缩期抬举性搏动。

叩诊　心浊音界早期向左扩大，以后也向右扩大，心腰部膨出，呈梨形，提示右室大和肺总动脉扩张。

听诊　①心尖部可闻及较局限低调、隆隆样、舒张中晚期递增性杂音，以左侧卧位，呼吸末及活动后杂音更明显，为二尖瓣狭窄的特征性改变；②心尖部S_1亢进，呈拍击性；③部分患者在胸骨左缘3～4肋间至心尖内上方可闻及高调、短促、清脆的开瓣音，提示瓣膜弹性及活动度尚好，若瓣叶失去弹性则亢进的S_1及开瓣音可消失；④由于肺动脉高

压，可闻及 P_2 亢进伴分裂；⑤如肺动脉扩张，在肺动脉瓣区胸骨左缘 2～3 肋间闻及递减型高调叹气样的舒张早期杂音，深吸气时加强；⑥右室扩大伴三尖瓣关闭不全时，在三尖瓣区可闻收缩期吹风样杂音；⑦出现心房纤颤时，心律绝对不齐，心音强弱不等，脉搏短绌。

2．二尖瓣关闭不全　可分为急性和慢性两种类型。急性常由感染或缺血坏死引起的腱索断裂或乳头肌坏死，可见于感染性心内膜炎、急性心肌梗死、穿通性或闭合性胸外伤及自发性腱索断裂所致；慢性发病者中，多见于风湿热造成的瓣叶损害，亦可见于二尖瓣脱垂、冠心病乳头肌功能失调、老年退行性瓣膜病变等。主要病理改变为一个或两个瓣叶纤维化、增厚、僵硬和缩短，乳头肌和腱索粘连，使瓣膜不能正常关闭。主要病理生理改变是收缩期左心室部分血流反流入左心房，使左心房扩张及肥厚，肺毛细血管扩张，肺静脉淤血，在舒张期左心室充盈量增多，使左心室肥厚和扩大。持续负荷加重，可出现左心衰竭，左心室舒张末期压增高，肺淤血加重，继之，肺动脉压也增高，出现右心室肥厚和右心室衰竭。

（1）症状　二尖瓣关闭不全的早期，肺淤血是间歇性，患者可较长期无症状，一旦出现左心衰竭，如乏力、易疲倦、心悸及呼吸困难，病情则急剧进行恶化。也可合并心房颤动。肺水肿及咯血较二尖瓣狭窄为少见。

（2）体征

视诊　心尖搏动向左下移，提示左室增大。

触诊　心尖搏动有力，可呈抬举性，在重度关闭不全患者可触及收缩期震颤。

叩诊　心浊音界向左下扩大，晚期可向两侧扩大。

听诊　①心尖部可闻及响亮、粗糙、音调较高的3/6级以上的全收缩期递减型吹风样杂音，向左腋下和左肩胛下区传导；② S_1 常减弱，或被杂音掩盖；③可闻及 P_2 亢进伴分裂，吸气时明显；④严重二尖瓣关闭不全者可出现低调的 S_3，由于舒张期大量血液通过，导致相对性二尖瓣狭窄，故心尖区可闻及低调、短促的舒张中期杂音。

3．主动脉瓣狭窄　多种原因所致主动脉半月瓣交界处粘连、融合，或瓣叶纤维化、钙化，使瓣膜开放受限，引起狭窄。主要病因有风湿性、先天性及老年退行性主动脉瓣钙化等。风湿性主动脉瓣狭窄为瓣叶增厚，交界处有粘连，有瓣叶缩短时常伴有关闭不全。正常主动脉口面积为 $3cm^2$，当瓣口面积 $<1cm^2$ 时，左心室排血受阻，左心室压力增加，逐渐引起左心室肥厚。心功能不全出现后，有左心室扩张，顺应性减低，心排出量减少，左心室舒张末期压增高和肺淤血。由于心排血量减少及左心室肥厚，心肌耗氧量增加，活动后，可有心肌缺血、心绞痛、各种心律失常及大脑供血不足。

（1）症状　轻者可多年无症状。严重狭窄者可有晕厥，心绞痛或心力衰竭，少部分病例可发生猝死，系因心肌缺血引起的室颤及心脏骤停。

（2）体征

视诊　心尖搏动增强，位置可向左下移位。

触诊　①心尖搏动有力，可呈抬举性；②胸骨右缘第 2 肋间可触及收缩期震颤；脉搏细弱。

叩诊　心浊音界正常或向左下扩大。

听诊　①胸骨右缘第2肋间可听到粗糙而响亮的3/6以上收缩期喷射性杂音，呈递增递减型，向颈部传导；②A_2减弱，或被杂音掩盖；③S_2反常分裂。

4. 主动脉瓣关闭不全　是多种原因引起主动脉瓣缩短或变形，和（或）主动脉根部扩张，瓣环扩大，瓣叶舒张期不能对合，从而形成关闭不全。风湿性及感染性心内膜炎是产生的较常见病因，其他包括退行性变、马方综合征等。左心室舒张时主动脉瓣不能正常对合完全关闭，造成血液从主动脉反流回左心室，舒张期负荷加强，引起左心室代偿性扩张及肥厚，最终出现左心衰竭。主动脉瓣反流明显时，由于主动脉舒张压下降直接影响冠脉供血可有心绞痛。脉压加大，出现周围血管征。

（1）症状　可长期无症状。若有明显主动脉瓣关闭不全及周围血管体征的患者，可有头颈部搏动感，心悸、头晕、心绞痛等。但是一旦病情加重，可引起左心室功能失代偿，出现左心衰竭，表现为不同程度的呼吸困难等，最后出现肺淤血和肺动脉高压，以至右心衰竭。

（2）体征

视诊　心尖搏动可向左下移位，搏动范围较广。

触诊　心尖搏动向左下移位，呈抬举性波动。

叩诊　心浊音界向左下扩大，而心腰不大，呈靴形。

听诊　①主动脉瓣区或主动脉瓣第二听诊区可闻及叹气样、递减型舒张期杂音，向胸骨左下方及心尖部传导，坐位前倾及呼气末屏住呼吸时更明显；②明显的主动脉瓣关闭不全，由于左室舒张期容量增加，二尖瓣前侧叶处于较高位置可出现相对性二尖瓣狭窄，可在心尖部出现柔和、低调、递增型、舒张早中期隆隆样杂音；③心尖部S_1及A_2减弱。

此外，脉压增大时，可出现周围血管征，如颈动脉搏动、点头运动、水冲脉、枪击音、Duroziez双重杂音、毛细血管搏动征。

5. 心包积液　指心包腔内液体量超过正常（正常心包液为30～50ml）。常常由于感染性（病毒、结核、化脓性等）和非感染性（尿毒症、风湿性、肿瘤性等）因素引起。由于心包腔内液体量增加，心包腔内的压力随之升高，影响心室舒张和静脉回流，心排出量降低出现一系列症状和体征。症状的轻重与积液的绝对量和积液的增加速度有关。大量或急性心包积液量较大时可出现心包填塞。

（1）症状　常见症状心前区闷痛、心悸、呼吸困难、腹胀、水肿等。如大量心包积液压迫邻近器官或组织，可产生干咳、声音嘶哑、呼吸困难等。

（2）体征

视诊　心尖搏动明显减弱或消失。

触诊　心尖搏动弱，不易触到。

叩诊　心浊音界向两侧扩大，并随体位变动，坐位时浊音界心尖部增宽，卧位时心底部增宽。

听诊　少量心包积液，可闻及心包摩擦音。心包积液量增多时，心音轻而远，可闻及心包叩击音。

此外，大量心包积液时，可出现：①颈静脉怒张，深吸气时更明显；②脉压小，脉搏细弱；③可出现奇脉；④左肺下叶因心包积液的挤压出现肺不张，在左肩胛下区语音震颤增强，叩诊为浊音，听诊闻及支气管呼吸音，称 Ewart 征；⑤肝脏明显增大，可伴有腹腔积液，下肢凹陷性水肿。

6. 心力衰竭　是指静脉回流正常的情况下，由于原发的心脏损害引起心排血量减少和心室充盈压升高，临床上以组织血液灌注不足以及肺循环和（或）体循环淤血为主要特征的一种临床综合征，又称充血性心力衰竭。根据临床表现可分为左心衰竭、右心衰竭及全心衰竭。成人充血性心力衰竭的最常见的病因为冠心病、高血压性心脏病、瓣膜病、心肌病和肺心病，其他较常见的病因有心肌炎、肾炎和先天性心脏病。较少见的易被忽视的病因有心包疾病、甲状腺功能亢进与减退、贫血、脚气病、动静脉瘘、心房黏液瘤和其他心脏肿瘤、结缔组织疾病、高原病及少见的内分泌病等。

左心衰竭

（1）症状　①呼吸困难是左心衰竭最主要的症状，可表现为劳力性呼吸困难、端坐呼吸、阵发性夜间呼吸困难；②咳嗽、痰中带血，咳粉红泡沫痰；③倦怠、乏力。

（2）体征主要为肺淤血的体征。

视诊　轻度发绀、呼吸急促、高枕卧位或端坐呼吸。

触诊　可触到交替脉。

叩诊　原有心脏病的体征。

听诊　心率增快，心尖区有舒张期奔马律，P_2 亢进，其中舒张期奔马律是最有诊断价值的指标；两侧肺底细湿啰音，至今仍被认为是左侧心力衰竭的重要体征之一。

右心衰竭

（1）症状　①水肿，以踝部和下肢为著，卧位时水肿见于腰骶部；②由于内脏淤血，上腹胀满、食欲不振、恶心、呕吐及上腹部疼痛。

（2）体征　主要是体循环静脉淤血所致。

视诊　颈静脉怒张，可有周围性发绀，水肿。

触诊　可触及肝大，压痛及肝－颈静脉回流征阳性。踝部和下肢等下垂部位凹陷性水肿，甚至全身水肿。

叩诊　可有胸腔积液和腹腔积液。

听诊　右心室明显扩大可形成功能性三尖瓣关闭不全，产生三尖瓣区收缩期杂音，吸气时杂音增强。心率增快，部分患者可在胸骨左缘相当于右心室表面处听到舒张早期奔马律。

全心衰竭　主要病理变化是肺循环和体循环均有淤血，兼有左右心衰的临床表现，但可以一侧为主。

（姜亚芳）

第八节 腹部评估

关键词

腹部膨隆	abdominal bulge
蛙腹	frog belly
尖腹	apical belly
腹部凹陷	abdominal retraction
舟状腹	scaphoid abdomen
腹壁静脉曲张	abdominal wall varicosis
胃肠型	gastral or intestinal pattern
蠕动波	peristalsis
板状腹	board-like rigidity
揉面感	dough kneading sensation
压痛	tenderness
反跳痛	rebound tenderness
液波震颤	fluid thrill
振水音	succussion splash
移动性浊音	shifting dullness
肠鸣音	borhorygmus
搔弹音	scratch sound

腹部包括腹壁、腹膜腔和腹腔脏器等内容，与消化、泌尿、内分泌、血液、心血管各系统均有关联。腹部检查时视、触、叩、听四种方法皆可用到，但以触诊为最重要，需反复实践才能掌握。

一、腹部的体表标志及分区

（一）体表标志

认识腹部解剖标志有助于描述疼痛、压痛和其他异常发现的部位。常用标志如图 3-8-1 所示。

1. 剑突与腹上角　剑突为胸骨体下部狭而尖的软骨组织（中老年人骨化）。腹上角为两侧肋弓的夹角，顶部为剑突根部，用于判断体型及肝测量。

2. 肋弓下缘　肋弓下缘由 8～10 肋软骨各与上一肋软骨连接构成，为体表腹部上界，常用于腹部分区、肝脾测量及胆囊点定位。

3. 脐　为腹部中心，位于 3～4 腰椎之间，为腹部四区分法、上输尿管点、阑尾点及腰椎穿刺的定位标志。

4. 髂前上棘　髂前上棘为髂嵴前方的突出点，是九区分法及阑尾点的定位标志，也是常用的骨髓穿刺部位。

5. 腹股沟韧带　为腹外斜肌腱膜的游离下缘，附着于髂前上棘与耻骨结节上。两侧腹股沟韧带构成腹部体表的下界。此处为寻找股动、静脉的标志，并为腹股沟疝通过的部位。

6. 腹直肌外缘　当被检查者仰卧抬头抬肩时，腹直肌可明显辨认。腹直肌外缘相当于锁骨中线的延续，常用于胆囊点、季肋点及上、中输尿管点的定位。

7. 腹中线（腹白线）　为前正中线的延续，是腹部四区分法的垂直线，此处易有白线疝。

8. 耻骨联合　耻骨联合是腹中线最下部位的骨性标志，是腹部体表正中面上最低限界，为腹直肌的起始部。

9. 髂嵴　髂嵴为侧腹壁下端的骨性标志，是髂骨的最上部分。两侧髂嵴连线平第 4 腰椎棘突，为腰椎穿刺的定位标志。

10. 脊肋角　脊肋角位于背部，是两侧第 12 肋骨与脊柱组成的夹角，为肾区叩痛的定位标志。

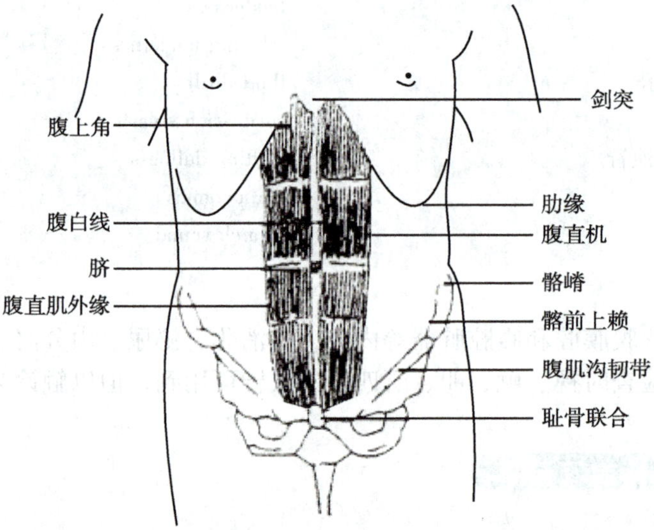

图 3-8-1　腹部体表标志示意图

通常腹部检查的范围是：

前壁：上起肋弓下缘和剑突基底，下至耻骨联合及腹股沟韧带。

侧腹壁：上起第 10 肋或第 11 肋下缘，下至髂嵴。

后腹部：上起第 12 后肋，下至骶骨及骨盆壁。

（二）腹部分区

借助体表标志可将腹部划分为几个区域，以便于检查和记录病变的部位，常用以下分法。

1. 四区法　通过脐作一水平线与腹中线直角相交，将腹部划分为右上腹、左上腹、右下腹、左下腹，如图 3-8-2 所示。各区所包含的重要脏器如下。

（1）右上腹　肝脏、胆囊、十二指肠、胰头、右肾上腺、右肾、部分小肠、结肠肝曲、部分升结肠和横结肠、腹主动脉。

（2）右下腹　盲肠、阑尾、部分升结肠、部分小肠、右输尿管、女性右侧卵巢及输卵管、男性右侧精索。

（3）左上腹　肝左叶、胃、脾、胰腺体部和尾部、左肾上腺、左肾、结肠脾曲、部分横结肠和降结肠、部分小肠、腹主动脉。

（4）左下腹　部分降结肠、乙状结肠、部分小肠、左输尿管、女性左侧卵巢和输卵管、男性左侧精索。

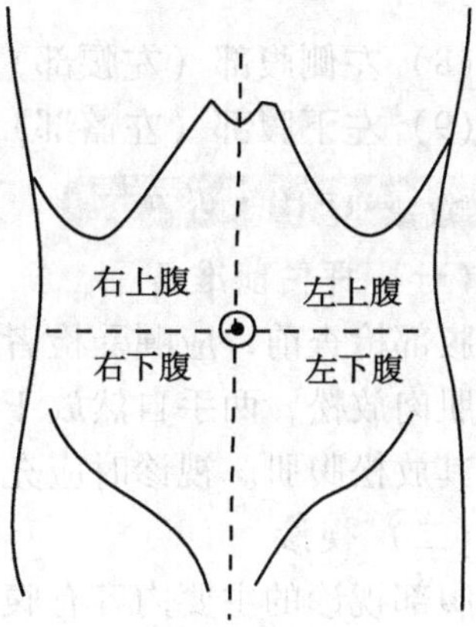

图 3-8-2　腹部的分区（四分法）

2. 九区法　为水平线和两垂直线构成的“井”字形分区。上水平线为两肋弓下缘的连线，下水平线为两髂前上棘的连线，两垂直线为锁骨中线至腹股沟韧带中点的连线，大约相当于腹直肌外缘。次 4 条线将腹部分成 9 个区（图 3-8-3），各区所包含的重要脏器如下。

（1）右上腹部（右季肋区）　肝右叶、胆囊、结肠肝曲、右肾上腺及右肾。

（2）右侧腹部（右腰部）　升结肠、右肾下极、部分空肠。

（3）右下腹部（右髂部）　盲肠、阑尾、回肠下端、女性右侧卵巢及输卵管、男性右侧精索。

（4）上腹部　胃体及幽门区、十二指肠、肝左叶、横结肠、胰头及胰体、腹主动脉。

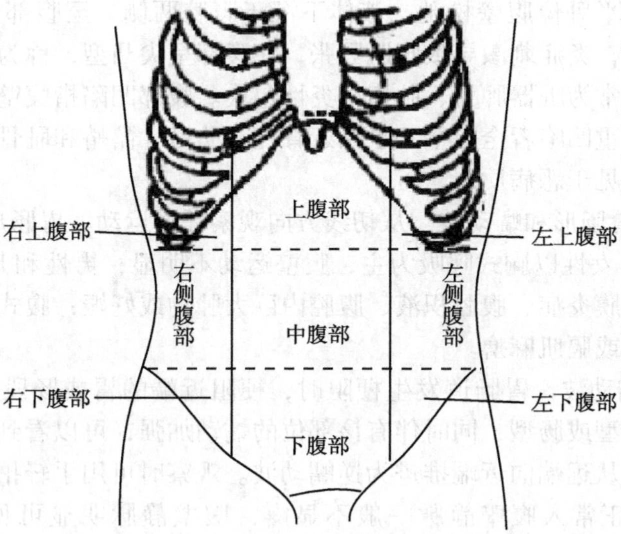

图 3-8-3　腹部的分区（九分法）

（5）中腹部（脐部） 十二指肠下端、小肠、大网膜、肠系膜、输尿管、腹主动脉、餐后胃或下垂胃、横结肠。

（6）下腹部 小肠、输尿管、充盈的膀胱、妊娠子宫。

（7）左上腹部（左季肋区） 胃体及胃底、脾、胰尾、结肠脾曲、左肾上腺及左肾上部。

（8）左侧腹部（左腰部） 降结肠、左肾下极、部分小肠。

（9）左下腹部（左髂部） 乙状结肠、女性左侧卵巢及输卵管、男性左侧精索。

二、腹部评估的方法

（一）评估前准备

腹部检查前，应嘱受检者排空膀胱。受检者取仰卧位，置一小枕于头下，关节弯曲，使腹壁肌肉放松，两手自然放于躯干两侧，不能放在头后。检查者可于受检者进行简单交谈以帮助其放松腹肌。视诊时应充分暴露腹部，从乳房至耻骨联合，对于女性应盖住乳头。

（二）视诊

腹部视诊的主要内容有腹外形、呼吸运动、腹壁静脉、胃肠形及蠕动波，以及腹部的皮疹、疝和腹纹。

1. 腹部外形 观察腹部外形和对称性。根据肋骨至耻骨联合的连线水平判断腹部是否膨胀、平坦或凹陷。

（1）正常腹部外形 正常人平卧时，其腹面大致处于肋缘至耻骨联合平面或略低，称为腹部平坦；肥胖者及小儿腹面可高于肋缘及耻骨平面，称为腹部饱满；消瘦者腹部下凹，称为腹部低平。

（2）异常腹部外形 包括腹部膨隆和腹部凹陷。腹部膨隆是指腹壁明显高于肋骨至耻骨联合的连线水平。全腹膨隆多见于腹腔大量积液、肠梗阻、肠麻痹和腹内巨大包块。当腹腔里有大量积液时，平卧位腹壁松弛，液体下沉于腹腔两侧，至腹部呈扁而宽状，称为蛙腹；结核性腹膜炎时，炎症刺激导致腹肌紧张，使腹部呈尖凸型，称为尖腹，见于非炎症性腹腔积液；局部膨隆常为脏器肿大、肿瘤或炎性包块。腹部凹陷指腹壁明显低于肋骨至耻骨联合的连线水平，严重凹陷者全腹壁几乎贴近脊柱，肋弓、髂嵴和耻骨联合显露，腹外形如舟状，称为舟状腹，见于恶病质。

2. 呼吸运动、胃肠形和蠕动波 从切线方向观察呼吸运动、胃肠形或蠕动波。

（1）呼吸运动 女性以胸式呼吸为主，腹壁运动不明显；男性和儿童以腹式呼吸为主。呼吸运动减弱见于腹膜炎症、腹腔积液、腹腔内巨大肿物或妊娠；腹式呼吸消失见于胃肠穿孔所致的急性腹膜炎或膈肌麻痹。

（2）胃肠型和蠕动波 胃肠道发生梗阻时，梗阻近端的胃或肠段饱满而隆起，可现出各自的轮廓，称为胃型或肠型，同时伴有该部位的蠕动加强，可以看到蠕动波。从近端向远端推进为正蠕动波，从远端向近端推进为逆蠕动波。观察时可用手轻拍腹壁诱发。

3. 腹壁静脉 正常人腹壁静脉一般不显露，腹壁静脉明显可见或迂曲变粗，称为腹壁静脉曲张，常见于门静脉高压或上、下腔静脉回流受阻而有侧支循环形成时（图3-8-4）。

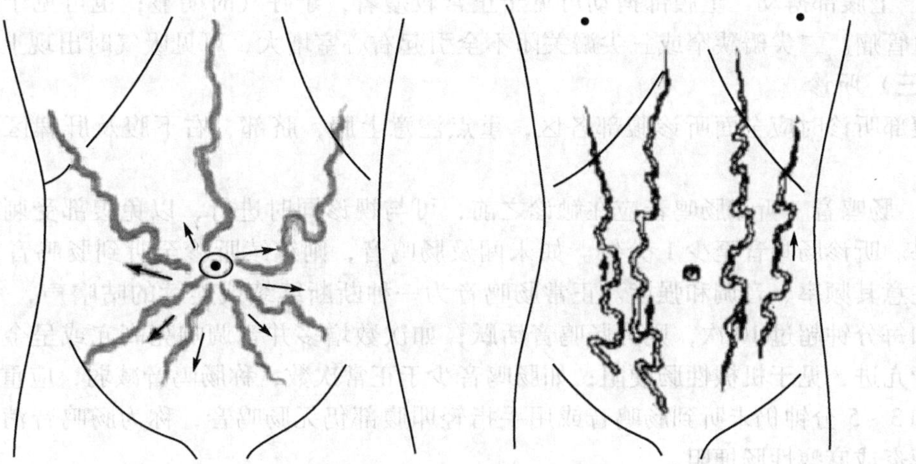

图 3-8-4　腹壁静脉曲张

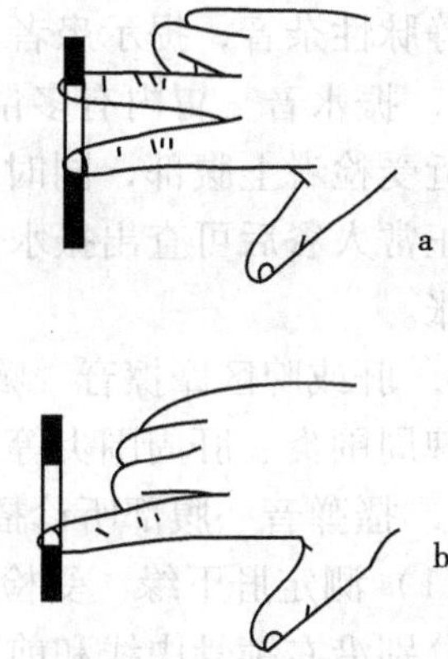

图 3-8-5　血流方向检查

如发现腹壁静脉曲张，应检查其血流方向。以一手示指和中指并列置于一段静脉上，加压后分开两指，排空这段静脉，分别放松一手指，另一手指紧压不动，观察每个方向静脉充盈的时间，充盈迅速的方向就是静脉血流的方向（图 3-8-5）。上腔静脉受阻时血流向下，下腔静脉受阻时血流向上，门静脉高压时血流以脐为中心呈放射状。在有腹壁静脉曲张的患者脐周或上腹部听到静脉性杂音，提示患者门静脉高压有侧支循环形成。

4. 皮疹、色素和腹纹　腹部出现皮疹除考虑皮肤病外，应警惕某些传染病和药物过敏的可能，紫癜或荨麻疹可能成为急性腹痛的病因。腰部、腹股沟部有褐色色素沉着，可见于肾上腺皮质功能减退症。腹纹多分布于下腹部，白纹为腹部真皮裂开所致，见于经产妇和肥胖者；紫纹由皮质醇增多所致，皮质激素使蛋白分解增强和皮下脂肪沉积，紫纹处真皮萎缩变薄，皮下毛细血管丰富，红细胞偏多，氧饱和度偏低，故条纹呈紫色。皮质醇增多症和长期接受激素治疗的患者常在下腹部、臀部、股外侧和肩背部出现紫纹。

5. 瘢痕和疝　腹部瘢痕尤其是手术瘢痕对于疾病的诊断和鉴别有重要意义。如发现腹部有瘢痕，应及时询问原因及是否与目前情况有关。观察疝时应嘱受检者咳嗽，如咳嗽时发现包块，则与疝有关。

6. 体毛分布　观察体毛有无增多、稀少以及是否与性别有关。体毛增多或女性体毛呈男性分布，见于皮质醇增多症；体毛稀少见于黏液性水肿、腺垂体功能减退症和性腺功能减退症。

7. 上腹部搏动　上腹部搏动可见于正常较瘦者，于呼气时明显；也可见于腹主动脉瘤和肝血管瘤。二尖瓣狭窄或三尖瓣关闭不全引起右心室增大，可见吸气时出现上腹部搏动。

（三）听诊

腹部听诊时应全面听诊腹部各区，重点注意上腹，脐部、右下腹及肝脾区。听诊内容如下。

1. 肠鸣音　听诊肠鸣音应在触诊之前，可与视诊同时进行，以免腹部受刺激后影响检查结果。听诊肠鸣音至少1分钟。如未闻及肠鸣音，则继续听诊至听到肠鸣音或至少5分钟，注意其频率、音调和强度。正常肠鸣音为一种断断续续或连续的咕噜声，每分钟4～5次。如每分钟超过10次，则为肠鸣音活跃；如次数增多并音调响亮高亢或呈金属音，则为肠鸣音亢进，见于机械性肠梗阻；如肠鸣音少于正常次数，称肠鸣音减弱，应重点听诊右下腹，如3～5分钟仍未听到肠鸣音或用手指轻叩腹部仍无肠鸣音，称为肠鸣音消失，见于急性腹膜炎或麻痹性肠梗阻。

2. 血管杂音　动脉杂音与低调的心脏杂音相似，静脉性杂音为一种连续性嗡鸣声，无收缩期与舒张期之分。用钟式胸件听诊腹部各区：左右上腹分别听诊左右肾动脉，左右下腹分别听诊左右髂总动脉，沿前正中线听诊腹主动脉。在有腹壁静脉曲张的患者脐周或上腹部听到静脉性杂音，提示患者门静脉高压有侧支循环形成。

3. 振水音　胃内有多量液体及气体存留时，可查出振水音。嘱受检者仰卧，检查者一耳凑近受检者上腹部，同时以冲击触诊法振动胃部，即可听到气液相撞的声音，即为振水音。正常人餐后可查出振水音，如清晨空腹或餐后6小时以上仍有此音，则提示幽门梗阻或胃扩张。

4. 肝或脾区摩擦音　嘱受检者作深呼吸，听诊肝、脾区，如闻及摩擦音则应考虑脾梗死、脾周围炎、肝周围炎等。

5. 搔弹音　腹部听诊搔弹音多用于以下两种情况。

（1）测定肝下缘　受检者取仰卧位，检查者左手持听诊器置于剑突下的肝左叶上，右手指分别沿右锁骨中线和前正中线自脐水平向上轻弹或搔刮腹壁，当声音由轻微而遥远明显增强时，此处位置即为肝下缘。

（2）微量腹腔积液的测定　受检者取肘膝位数分钟，使腹腔积液积聚于脐区，将听诊器置于此处腹壁，检查者以手指在一侧腹壁轻弹，听其声响，然后将手指逐渐移向脐部，边移边弹，至声音突然变响处即为腹水边缘。此方法可查出120ml的游离腹腔积液。

（四）叩诊

腹部叩诊可检查脏器的大小和叩痛、胃肠道有无胀气，腹腔内有无积气、积液和包块等。

1. 腹部叩诊音　以间接叩诊法叩诊腹部四个象限，大部分区域为鼓音，只有肝脾所在部位及两侧腹部近腰肌处叩诊为浊音。

2. 肝脏叩诊

（1）肝界叩诊　受检者平静呼吸，分别沿其右锁骨中线、右腋中线和右肩胛线从肺野内清音区开始向下叩诊至出现浊音，即为肝上界；再从腹部鼓音区向上叩诊至浊音处即为肝下界。正常人肝界为：

右锁骨中线：肝上界在第5肋间，下界在右肋下缘。

右腋中线：肝上界在第7肋间，下界在第10肋骨水平。

右肩胛线：肝上界在第10肋间。

如肝浊音界扩大或缩小即表示肝脏有病变；肝浊音界消失是急性胃肠穿孔的一个重要征象；肝浊音界下移见于肺气肿、气胸等。

（2）拳击叩诊 告诉受检者将做拳击叩诊，然后置一手于肝浊音区上，另一手握拳轻轻叩击该手背，同时观察病人面部表情和疼痛引起的退缩反应，或询问患者有否疼痛，并用同样方法叩击左侧相应部位作比较。肝区叩痛阳性提示肝炎或肝脓肿。

3. 脾脏叩诊 怀疑脾大时作此检查。在左腋中线叩诊最下一个肋间隙，该部位通常是鼓音。然后嘱受检者做深呼吸，如脾脏大，则可出现浊音。

4. 胃泡鼓音区叩诊 在前胸下部左锁骨中线上垂直叩诊，再水平叩诊至腋后线，约呈半圆形。如胃泡鼓音区明显缩小或消失可见于肝、脾大或左侧胸腔积液等。

5. 移动性浊音 怀疑有腹腔积液时作此检查，可查出腹腔内1000ml以上的游离液体。受检者仰卧位，液体浊音可在两侧腹部叩出，标记此浊音与鼓音之分界线；嘱受检者右侧卧位，液体流向右侧，叩诊并标记新的浊音与鼓音分界线，测量两条分界线之间的距离，用厘米表示。然后，受检者左侧卧位，重复检查，并记录浊音区的变化。也可先让受检者仰卧位，首先确定从鼓音变成浊音的部位，然后让受检者侧卧位，检查者保持板指不动再度叩诊，若叩诊音由浊音变成鼓音，即为移动性浊音阳性。

6. 液波震颤 检查者将受检者一只手的尺侧缘压在受检者腹部前正中线上，以阻止腹壁震动的传导。然后，检查者拍击一侧腹部，而另一只手同时在对侧贴于腹壁，如有液体波动冲击手掌的感觉，说明有腹水存在。液波震颤虽然特异性强，但不如移动性浊音敏感，需腹腔积液量达3000ml或更多时才能查出。

7. 脊肋角叩痛 受检者取坐位或侧卧位，检查者用左手掌平放在其脊肋角处，右手用拳叩法叩击左手背，左右两侧对比。如有叩痛应考虑肾脏的炎症、结石或结核。

（五）触诊

触诊是腹部检查的主要方法，前述5种触诊方法均能用到。触诊时，先以全手掌放于腹壁上部，使受检者适应片刻，然后从左下腹开始按逆时针方向轻柔触诊腹的各部。如受检者主诉腹痛，则应由未诉疼痛的部位逐渐移向疼痛部位，边触诊边观察受检者的反应与表情，也可询问有无疼痛。适当与受检者进行交谈并给予安慰使之转移注意力，减少腹肌紧张，便于检查。

浅触诊腹部四个象限，作为常规。主要检查有无腹肌紧张、压痛、肿块等。检查应从轻触开始，然后稍微用力。检查者应用手掌和并拢的手指进行触诊，手臂放松，并使前臂置于水平位。深触诊应用手指掌面使腹壁压陷2cm以上。当腹壁较厚或检查者力气较小时，可用左手置于右手背加压。触诊的内容、方法和注意事项如下：

1. 腹壁紧张度 正常人腹壁有一定张力，但触之柔软、较易压陷，称腹壁柔软。

（1）腹壁紧张度增加 急性腹膜炎时，腹壁紧张度明显增加，甚至强直硬如木板，称为板状腹；结核性腹膜炎时，由于腹膜增厚，肠管肠系膜粘连，故腹壁柔韧而具抵抗力，不易压陷，称揉面感。肿瘤转移至腹膜时，也可出现腹部揉面感。

局部腹肌紧张常因脏器炎症波及腹膜而引起。如左上腹腹肌紧张常见于急性胰腺炎；右上腹腹肌紧张常见于急性胆囊炎；右下腹腹肌紧张常见于急性阑尾炎。

（2）腹壁紧张度减低　触诊时腹壁松软无力失去弹性。常见于大量放腹腔积液后、经产妇、老年体弱和脱水患者，也可见于脊髓损伤和重症肌无力患者。

2. 压痛及反跳痛　正常腹部触诊无压痛。如有压痛，可抓捏腹壁以区分病变来自腹壁或腹腔脏器，还应确定最痛点和压痛的分布（图3-8-6）。阑尾炎早期有上腹部压痛，以后转移至右下腹部；胰腺的炎症或肿瘤可有左上腹部压痛；胆囊压痛常在右季肋部；某些胸部病变如下叶肺炎、胸膜炎、心肌梗死等可在上腹部或肋下出现压痛；而盆腔疾病如膀胱、子宫及附件的炎症、结石、肿瘤等也可在下腹部出现压痛。

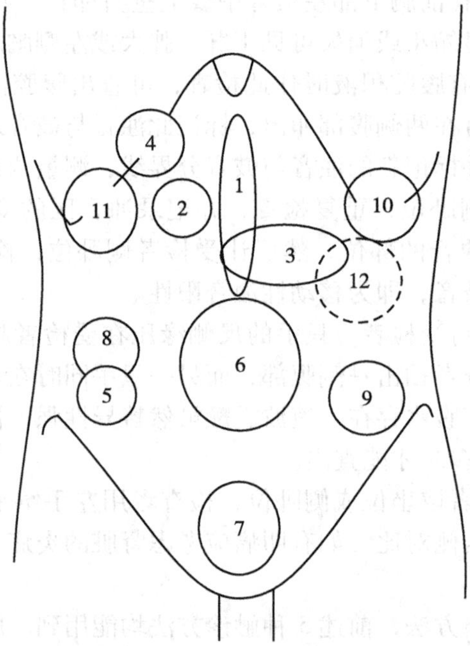

图3-8-6　腹部常见压痛点

1 胃；2 十二指肠；3 胰腺；4 胆囊；5 阑尾；6 小肠；7 膀胱或子宫；8 回盲部；9 乙状结肠；10 脾；11 肝；12 胰腺腰部压痛点

检查反跳痛，于压痛点深触诊，短暂停顿、然后突然松开手指，同时观察受检者面部有无疼痛加剧的表情。可用同样手法检查另一些部位以作比较。如发现反跳痛，说明腹腔脏器病变已累及邻近腹膜，也可见于原发性腹膜炎。

3. 肝脏触诊　检查者在右锁骨中线将右手中间三指并拢，掌指关节伸直，与肋缘大致平行，从髂前上棘水平开始深触诊，同时让受检者深呼吸时，手指压向腹深部，吸气时，手指向前上方缓慢抬起迎触下移的肝缘。若未触及，则逐渐向肋缘方向上移，重复触诊，直至触及肝脏或肋缘。在前正中线上，从脐水平开始，重复上述手法触诊肝脏。也可以用左手托住被检者右腰部，以限制呼吸时的胸廓运动，触诊时左手向上推，使肝下缘紧贴前腹壁，便于触诊。若触及肝脏，则应注意了解以下内容，综合判断其临床意义。

（1）大小　正常人肝脏在肋缘下不能触及。对于体瘦、腹肌松软者，深吸气时可触及肝脏但大小不超过肋缘下 1cm。如超过此标准，但肝脏质软、光滑无压痛，应叩诊肝上界以与肝下移相鉴别。肝上界下移提示肝下移，见于内脏下垂、肺气肿、右侧胸腔大量积液时；肝上界正常或升高则提示肝大，常见于肝炎、肝淤血、脂肪肝、白血病、肝脓肿或肝癌等。肝脏缩小一般不易通过触诊检查出来。

（2）质地　肝脏的质地可分为三级。正常肝质地柔软如口唇；急性肝炎及脂肪肝时肝质地稍韧；慢性肝炎及肝淤血时质韧如鼻尖；肝硬化、肝癌最硬如触前额。肝脓肿或囊肿时触诊有囊性感。

（3）表面状态和边缘　正常肝脏表面光滑，边缘整齐，脂肪肝或肝淤血者边缘圆钝；肝癌患者的肝脏表面可呈结节状或大块状隆起。

（4）压痛　正常肝脏无压痛，肝脓肿、肝炎、肝淤血时可有压痛。

（5）搏动　肿大肝脏压迫腹主动脉，并将腹主动脉的搏动传导到体表，使置于肝脏表面的手被推向上运动，称为单向性或传导性搏动；当三尖瓣关闭不全时，右心室收缩的搏动可通过右心房、下腔静脉而传导至肝，使肝呈扩张性搏动。

4．脾脏触诊　触诊脾脏手法应轻柔。检查者将左手伸过腹部置于受检者左胸廓背面7～10 肋处，将脾从后向前托起，用右手掌平放在其左上腹，与肋弓大概呈垂直方向，以手指弯曲的力量下压腹壁，待吸气时向前迎触脾脏。手法与肝触诊手法类似，但难度较大，需仔细体会和反复练习才能掌握。也可让受检者右侧卧位，再重复上述手法触诊，则比较容易触到。触诊脾脏也应注意其大小、质地、表面、压痛和摩擦感等内容。

正常情况下脾脏不能触及，当肋缘下触及到脾脏时，除脾下移外，均为脾大，脾大的测量方法如图 3-8-7 所示。

第一测量：左锁骨中线左肋缘至脾下缘的距离，以厘米表示。

第二测量：左锁骨中线与左肋缘交点至脾最远点的距离。

第三测量：脾左缘与前正中线的距离。超过前正中线用“＋”表示，未超过前正中线则用“－”表示。轻度脾大时，作第一测量即可。

临床将脾大分为三度。

轻度脾大：深呼吸时脾缘不超过肋下 2cm。见于急慢性肝炎、伤寒、急性疟疾、感染性心内膜炎等。质地较柔软。

中度脾大：脾下缘超过肋下 2cm 至脐水平以上。见于肝硬化、慢性淋巴细胞性白血病、淋巴瘤、系统性红斑狼疮等。质地一般较硬。

高度脾大：脾下缘超过脐水平线或前正中线。表面光滑者见于慢性粒细胞白血病和慢性疟疾等；表面不光滑而有结节者见于淋巴肉瘤。

脾脓肿、脾梗死和脾周围炎患者有明显压痛，后两者还可出现摩擦感。

5．胆囊触诊　检查者右手置于受检者右锁骨中线上（大约相当于右侧腹直肌外缘）肋缘下或肝下界之下，深触诊以检查胆囊有无肿大及压痛。正常时胆囊不能触及，如能触及则

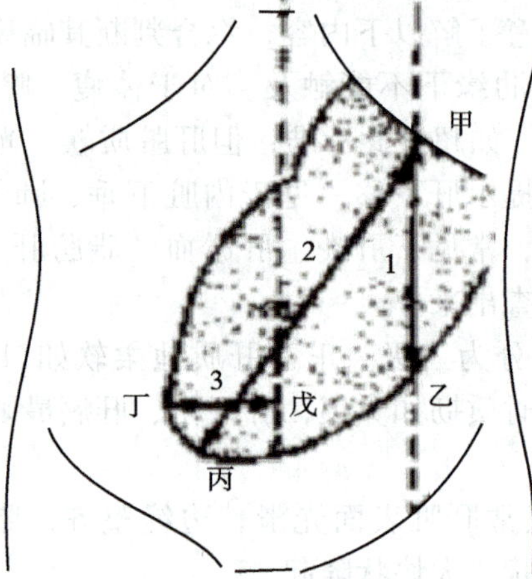

图 3-8-7 脾肿大测量法

1. 第一测量；2. 第二测量；3. 第三测量

提示胆囊肿大。肿大胆囊一般为梨形，卵圆形或布袋形，张力较高，随呼吸上、下移动。如胆囊区发现压痛，检查者应置左手于受检者右侧胸廓下部外侧，拇指向下弯曲压向胆囊点，其余四指置于胸廓下部，嘱受检者深吸气，观察是否由胆囊点压痛而突然停止呼吸运动，面部有无疼痛表情或述说疼痛（图 3-8-8）。如受检者因剧烈疼痛而致吸气中止，称为墨非（Murphy）征阳性，见于急性胆囊炎；胆囊肿大呈囊性感，无压痛，见于壶腹周围癌；胆囊肿大有实性感，见于胆囊结石或胆囊癌；如胆囊明显肿大无压痛，且出现黄疸并进行性加重，为胰头癌压迫胆总管导致梗阻的表现。

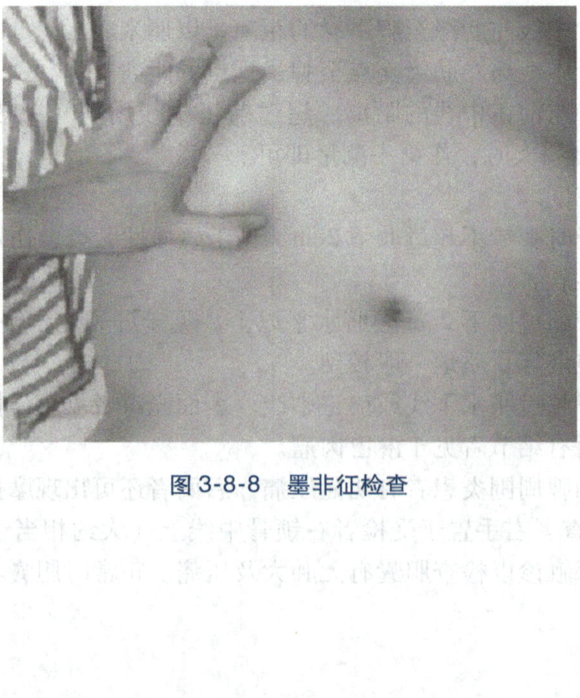

图 3-8-8 墨非征检查

6. 肾脏触诊　多用双手触诊法。受检者可采取卧位或立位，有肾下垂或游走肾时立位较易触到。触诊手法如下：检查者用左手掌托住受检者右腰部向上推起，右手掌平放在右上腹部，手指方向大致与肋缘平行，于吸气时双手夹触肾脏。正常体瘦者可触到肾下极，表面光滑、圆形、随呼吸而略有运动。夹触肾脏时，受检者可出现酸痛、恶心等不适感。触诊左肾时，左手越过受检者前方而托住左腰部，右手掌横置于受检者左上腹部，依前述手法检查。如受检者腹壁较厚或配合不协调，可用冲击触诊法。

当深吸气时能触到1/2以上的肾脏即为肾下垂，但应与肝、脾大相鉴别。肾肿大、质地柔软而富有弹性，且有波动感，见于肾盂积水或积脓；肾脏不规则增大，有囊性感，见于多囊肾；肾肿大，表面不平且质地坚硬，多见于肿瘤。当肾或输尿管有炎症或结石时，腹部相应位置可出现压痛点（图3-8-9）。

(1) 肾压痛点　包括季肋点（前肾点）、肋脊点和肋腰点，这些部位出现压痛则提示肾脏病变，如：肾盂肾炎、肾脓肿或肾结核。

季肋点：相当于肾盂位置。在两侧腹直肌外缘与肋弓交点处。

肋脊点：背部第12肋骨与脊柱的夹角（肋脊角）的顶点。

肋腰点：背部第12肋骨与腰肌外缘的夹角的顶点。

(2) 输尿管压痛点　包括上输尿管和中输尿管点。如有压痛则提示输尿管结石、结核或化脓性炎症。

上输尿管点：脐水平线与腹直肌外缘交点。

中输尿管点：相当于输尿管第二狭窄处，为髂前上棘水平线与腹直肌外缘的交点。

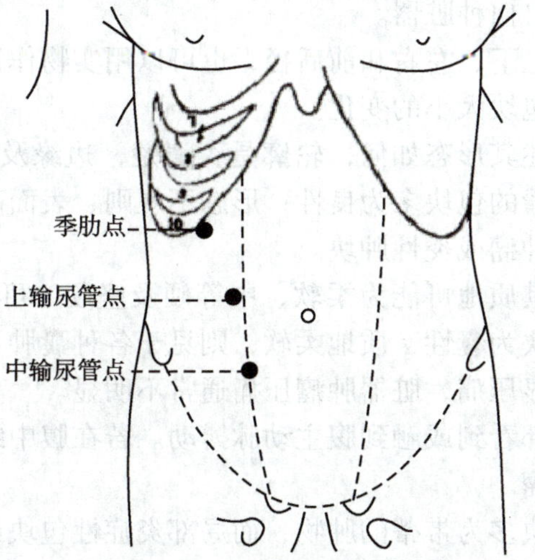

图3-8-9　肾和输尿管压痛点

7. 膀胱触诊　受检者排空膀胱后取仰卧位，检查者以右手自脐开始向耻骨方向触诊。正常膀胱空虚时不能触及，如触到膀胱，多为积尿所致，多见于尿道梗阻，脊髓病和昏迷患者；排尿后仍能触到膀胱可见于慢性炎症或肿瘤。

8．胰腺触诊　胰腺横于上腹部第1、2腰椎水平，正常时不能触及。胰腺病变时触诊可有不同发现：急性胰腺炎时表现为左上腹横行带状压痛及肌紧张，并涉及左腰部；慢性胰腺炎时可触到质硬的横行条索状无移动性肿物；如触及到表面不光滑的坚硬块状，应考虑为胰腺癌。

9．腹部包块　除上述脏器外，腹部还可触及一些包块。触到包块时首先要鉴别是腹腔内正常脏器，还是肿大的或异位的脏器。若为异常包块还应区别是来自何种脏器组织，是否为肿瘤性，是炎症性还是非炎症性，是在腹壁上还是在腹腔内等。正常腹部可触及到以下脏器：

腹主动脉：位于上腹部中线稍偏左处，深压时可触及，有搏动和轻压痛。

横结肠：在部分正常人上腹部可触及一中间下垂的腊肠样横条状物，光滑柔软，滑行触诊时可以推动。

乙状结肠：用滑行触诊法在大多数正常人的左髂部腹股沟韧带上方可触及乙状结肠。为光滑的条索状物，无压痛，可被手推动。如有干结粪便潴留时可触及较粗的结节状条索状包块，可有轻压痛。

盲肠：大多数人在右下腹麦氏点稍内侧可触到盲肠。正常时触之如圆柱状，表面光滑，无压痛，有中度活动性。

腰椎椎体及骶骨岬：形体消瘦及腹壁薄软者，在脐下近中线稍偏右部位可触及第4～5腰椎椎体及骶骨岬，自腹后壁向前突出，具有骨质硬度。

腹部触诊如发现上述脏器之外的其他包块，则应视为异常，具有病理意义。触及病理性包块时，应注意以下各点：

位置：用以推测包块来自何种脏器。

大小：可以用尺测量其上下、左右和前后径，也可以用实物作比喻，如拳头、鸡蛋、核桃、黄豆等。以便动态观察包块大小的变化。

形态：触到包块后应描述其形态如何，轮廓是否清楚，边缘及表面是否光滑或不规则，有否切迹等。圆形且表面光滑的包块多为良性；形态不规则、表面高低不平、质地坚硬且位置固定者，应多考虑为恶性肿瘤或炎性肿块。

质地：若包块为实性，其质地可能为柔软、中等硬及坚硬，可分别见于轻度肿大的肝、脾、炎性包块及肿瘤；若包块为囊性，质地柔软，则见于各种囊肿和脓肿。

压痛：炎性包块均有明显压痛，脏器肿瘤压痛通常不明显。

搏动：消瘦者可在上腹部看到或触到腹主动脉搏动。若在腹中线稍偏左触及膨胀性搏动的肿块，应考虑为腹主动脉瘤。

移动度：移动度大的包块多为带蒂的肿物，而局部炎症性包块或脓肿及腹膜后肿瘤一般不能移动。

此外，还应注意包块与邻近器官的关系以及与腹壁和皮肤的关系等。

（余丽君）

第九节　生殖器直肠、肛门评估

关键词

阴阜	monsveneris
大阴唇	labium majus
小阴唇	labium minus
阴蒂	clitoris
阴道前庭	vaginal vestibule
前庭大腺	major vestibule glands
阴道	vagina
子宫	uterus
输卵管	fallopian tube，oviduct
卵巢	ovary
阴囊	scrotum
阴茎	sparse
睾丸	testis
附睾	epididymis
精囊	seminal vesicle
精索	spermatic cord
前列腺	prostate
直肠	rectum
肛管	anal canal
肛门闭锁	proctatresia
肛裂	anal fissure
痔	hemorrhoid
肛瘘	hedrosyrinx
直肠脱垂	proctoptosis
脱肛	hedrocele

生殖器、直肠和肛门的检查是全面体格评估不可缺少的一部分，正确的检查结果对临床健康评估和治疗具有重要意义。检查前先向受检者解释检查的目的，请受检者排尿以减少不适。男医护人员检查女患者时，须有女医护人员在场。

一、女性生殖系统评估

一般女受检者不作生殖器检查，有适应证或疑有妇产科疾病时，由妇产科医师或助产师进行检查。放置干净床单于检查台，请受检者上检查台，应防止医源性传染，每次检查后更换床单。帮助受检者放好体位（常用膀胱截石位），两腿外展屈膝，置于检查台脚蹬上，检查者应戴无菌手套。

（一）外生殖器

检查者应逐步观察，注意外阴的发育、阴毛的分布、有无阴虱、外阴皮肤的色素、有无炎症、瘢痕、外伤、肿瘤等，注意阴蒂有无肥大。用拇指与示指分开两侧阴唇，暴露前庭望诊，观察尿道口和阴道口。注意尿道口有无红肿、脓性分泌物。未婚妇女处女膜仅有一小孔，已婚妇女可插入两指，经产妇女处女膜仅残留痕迹。注意有无处女膜闭锁。用拇指和示指触诊尿道旁腺和前庭大腺，正常时不能触及或仅黄豆大小，若局部红肿、疼痛或有脓液溢出，见于细菌或真菌感染。

（二）内生殖器

对未婚者一般不作阴道检查。如有必要则需取得患者及有关家属的同意。在行经期及近期阴道手术后患者也不行上述检查，如有必要则需要消毒外阴后进行。

1. 阴道　检查者应注意观察阴道前后壁的颜色，有无充血、溃疡或肿瘤，有无子宫脱垂；注意阴道有无分泌物及其量、颜色与特征。正常阴道分泌物为白色、无臭味；泡沫状或脓性分泌物均提示有阴道炎或宫颈炎。血性分泌物有时为宫颈癌或宫体癌。注意子宫颈的大小、颜色、子宫颈外口的形状、外观是否光滑、有无糜烂、息肉、肿物及分泌物。正常宫颈光滑、粉红色，未产妇外口呈圆形，经产妇呈横裂。检查时应注意有无接触性出血。早孕时宫颈呈蓝色。

2. 子宫、卵巢及子宫旁组织　阴道双合诊应注意宫颈大小、形状、活动度、质地及有无举痛。注意子宫大小、方向、形状、活动度、质地及有无压痛、肿块。检查者手指置于宫颈后方，向上抬举子宫，另一手置于腹部耻骨联合上方，四指掌面平放，向下压腹壁，通过一压一抬，触诊子宫特征。正常子宫位置前倾前屈位。大小长7.5cm，宽4.5cm，厚2.5cm，活动度好，质地中等，无压痛。如子宫均匀增大，质地变软，提示妊娠。任何不对称性子宫增大或结节突起，均提示异常。移动阴道内手指于侧穹隆，另一手于一侧下腹部，触诊双侧卵巢与宫旁组织，注意有无盆腔包块与子宫旁组织增厚。触诊卵巢时应注意大小、形状、活动度、位置及有无压痛。成年女子卵巢约4cm×3cm×1cm，表面光滑、质软、无压痛、可活动，绝经后卵巢萎缩、变硬；增大常见于卵巢囊肿或炎症等。正常子宫旁组织柔软、弹性好、无压痛。

二、男性生殖系统评估

检查时应充分暴露下身，双下肢取外展位，先检查外生殖器，随后检查内生殖器。

（一）外生殖器

检查者应观察外阴皮肤及阴毛的分布和年龄发育的关系，注意有无溃疡、瘢痕、损伤、水肿、结节等。注意阴茎发育与年龄的关系。有无包皮过长、包茎等。观察阴茎龟头及尿道口有无红肿、溃疡、新生物及分泌物等。注意阴囊颜色、皮肤皱褶、有无水肿、有无增厚、静脉曲张、瘘管等。触诊睾丸应注意其大小、形状、质地及有无结节、触痛及肿块。正常附睾呈逗号状附着在睾丸的后外侧，触诊时仅能感到在睾丸上有一个凹凸不平的结构，无压痛及结节。精索由输精管及血管、神经、肌纤维和鞘膜组成，由腹股沟管外口延续至附睾上端。正常柔软、无压痛。

阴囊疝是指肠管或肠系膜等腹腔内器官，经腹股沟下降至阴囊内的腹股沟斜疝。表现为一侧或双侧阴囊肿大，触诊有囊样感，听诊有时可听到肠鸣音。鞘膜积液：阴囊肿大触诊有水囊样感，透光试验阳性。透光试验方法如下：用不透明的纸片卷成圆筒，一端置于肿大的阴囊部位，从纸筒对侧以手电筒照射，观察阴囊透光情况。阴囊疝或睾丸肿瘤则不透光。

（二）内生殖器前列腺和精囊的检查

详见本节直肠与肛门评估。

三、直肠与肛门的评估

直肠与肛门的评估根据需要和具体病情，让患者采取不同的体位。请受检者采取肘膝位即双肘关节屈曲，置于检查台上，胸部尽量靠近检查台，两膝关节屈曲呈直角跪于检查台上，臀部抬高或左侧卧位，右腿向腹部屈曲，左腿伸直，臀部靠近检查台右边。前者适于前列腺、精囊及进行内镜检查，后者适于病重，年老体弱或女性受检者。

直肠与肛门检查结果及病变部位应按时钟方向进行记录，并注明其体位。例如，肘膝位时肛门后正中点位 12 点钟位，前正中点为 6 点钟位，而仰卧的时钟位则与此相反。

（一）视诊

检查者需双手分开两侧臀部，注意观察肛门、肛周、会阴、有无结节、瘘管、肛裂、炎症、皮疹、瘢痕及痔等。常见异常如下：

1. 肛门闭锁与狭窄　肛门闭锁多见于新生儿先天性畸形；肛门狭窄多因感染、外伤或手术引起，常可在肛门周围发现瘢痕。

2. 肛门红肿　肛门周围红肿及压痛，常为肛门周围炎症或脓肿引起。

3. 肛裂　肛裂是肛管齿状线以下深达皮肤全层的纵行及梭形裂口或感染性溃疡，受检者自觉排便时疼痛，排出的粪便表面附有少量鲜血。常可见裂口，触诊时有明显触压痛。

4. 痔　痔是直肠下端黏膜下或肛管边缘皮下的内痔静脉丛或外痔静脉丛扩张和曲张所致的静脉团，包括：①内痔：位于齿状线以上的直肠上静脉曲张所致；②外痔：位于齿状线以下的直肠下静脉曲张所致；③混合痔：齿状线上、下的静脉丛曲张所致。痔多见于成年人，患者常有大便带血、痔块脱出、疼痛或瘙痒感。

5. 肛门直肠瘘　肛门直肠瘘简称肛瘘，是指直肠、肛管与肛门周围皮肤相通的瘘管，多为肛管或直肠周围脓肿或结核所致，不易愈合。检查时可见肛门周围皮肤有瘘管开口，在直肠或肛管内可见瘘管的内口或伴有硬结。

6. 直肠脱垂　直肠脱垂也称为脱肛，是指肛管、直肠甚至乙状结肠下端肠壁，部分或全层向外翻而脱出于肛门外。检查时让受检者取蹲位，观察肛门有无突出物。让受检者屏气做排便动作时在肛门外更易见到紫红色球状突出物，此即直肠部分脱垂；若突出物呈椭圆形块状物，表面有环形皱襞，即为直肠完全脱垂。

（二）触诊

对肛门和直肠的触诊检查简称为肛诊或直肠指诊。方法简便易行，具有重要的诊断价值，不仅能诊断肛门、直肠的疾病，对盆腔疾病的诊断也有帮助。检查者戴手套，在示指尖涂以润滑油（液体石蜡、肥皂液等），用示指指腹轻轻地朝前压外括约肌，嘱受检者作排便动作，在括约肌松弛的间隙中，轻轻地插入手指，并向深部推进。男性受检者还可触诊检查前列腺与精囊，女性则可检查子宫颈、子宫、输卵管等。触诊检查前列腺与精囊时，注意其左、右叶和中间沟等结构，以及前列腺的大小、硬度、外形、表面情况及有无结节、压痛等。触诊直肠时，注意有无压痛及黏膜是否光滑，有无肿块及搏动感。注意括约肌张力。然后以旋转方式退出示指，观察指套尖有无血迹、脓液及分泌物。必要时将指套上的附着物涂片作隐血试验。直肠剧烈触痛，常因肛裂及感染引起；直肠触痛并有波动感见于肛门、直肠周围脓肿；直肠内触及柔软、光滑而有弹性的包块，多为直肠息肉；直肠内触及坚硬凹凸不平的包块，应考虑直肠癌。如果直肠病变病因不明，应进一步作内镜检查。

（姜亚芳）

第十节 脊柱与四肢评估

关键词

脊柱	spine
脊柱后凸	kyphosis
驼背	gibbus
脊柱前凸	lordosis
脊柱侧凸	scoliosis
匙状指	koilonychia
杵状指	acropachy
膝内翻	genua valgum
膝外翻	genua varum
平跖足	flat foot
肌肉萎缩	muscle atrophy
淋巴性水肿	lymphedema
象皮肿	elephantiasis

脊柱和四肢的评估常用视诊与触诊方法，重点观察脊柱弯曲度、有无畸形、活动度及是否受限、有无压痛、叩击痛和四肢关节的形态、肢体位置、运动情况等。

一、脊柱评估

（一）脊柱弯曲度

受检者取直立位，脱下衣服，暴露至臀部，两臂自然下垂，从侧面观察，可清楚地看到四个弯曲部位，即颈椎段稍向前凸，胸椎段稍向后凸，腰椎段明显向前凸，骶椎段明显向后凸，类似S形的生理性弯曲。检查者用手指沿脊椎棘突，以适当的压力从上向下划压，划压后皮肤出现一条红线，以此观察脊柱有无侧弯。正常人脊柱无侧弯。常见的脊柱畸形有以下几种（图3-10-1）。①脊柱侧凸：脊柱向侧方弯曲，常见于脊髓灰质炎后遗症，软骨病及椎间盘脱出等；②脊柱前凸：脊柱向前弯曲，常见于髋关节结核、大量腹腔积液或腹腔内巨大肿瘤等患者；③脊柱后凸：脊柱向后弯曲，俗称“驼背”，常见于椎体结核、肿瘤、骨折及类风湿脊椎炎所致的脊柱强直的患者，也可见于维生素 D 缺乏症，多在儿童期发病，坐位时胸段呈明显均匀性向后弯曲，仰卧位时弯曲消失。

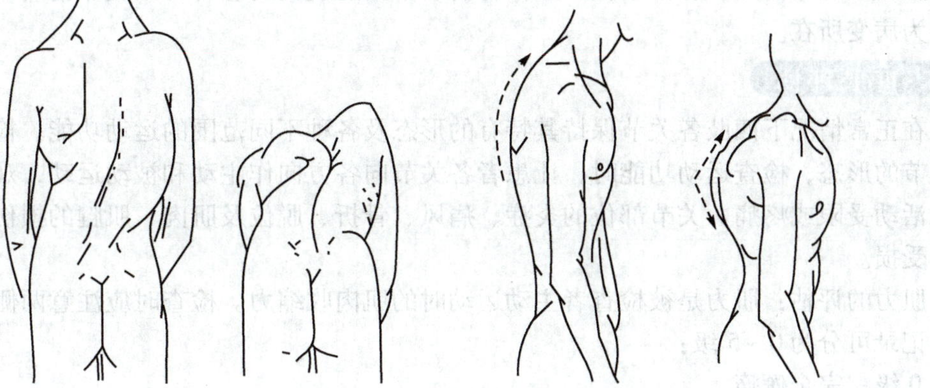

图 3-10-1　常见的脊柱畸形

（二）脊柱活动度

正常人脊柱有一定活动度，但各段的活动度各不相同。通常颈椎和腰椎活动度较大；胸椎活动度较小；骶、尾椎几乎无活动性。

检查时嘱受检者作前屈、后伸、左右侧弯等动作。观察脊柱的活动度。但脊柱有骨折或关节脱位时检查应慎重，尤其是上颈段，要注意避免影响患者呼吸及造成四肢瘫痪。颈椎、腰椎发生外伤、骨折；增生性关节炎；肌肉和韧带劳损；结核或肿瘤破坏骨质等可相应出现颈椎、腰椎活动受限。正常人直立位，在臀部固定的条件下，颈椎和腰椎的活动度如表 3-10-1 所示。

表 3-10-1　颈椎和腰椎活动度范围

	前屈	后伸	左右侧弯	旋转
颈椎	30°～45°	40°～45°	各 40°～45°	60°～80°
腰椎	45°	30°～35°	各 30°	30°～45°

（三）脊柱的压痛和叩击痛

1. 脊柱的压痛　检查脊柱的压痛的方法是受检者取端坐位，身体稍向前倾。检查者以右手拇指自上而下逐个按压脊椎棘突及椎旁肌肉，正常情况下脊柱每个棘突和肌肉无压痛。如受检者患有椎体结核、骨折或椎间盘突出，可有压痛。如棘突或其旁肌肉有压痛提示受检者有腰背肌肉劳损。

2. 脊柱的叩击痛　包括两种检查方法。

（1）直接叩击法　检查者用手指叩击或叩诊锤叩击每个棘突。多用于胸椎和腰椎检查。

（2）间接叩击法　受检者取坐位，检查者将左手置于受检者头顶，右手半握拳用小鱼际肌部位叩击左手，观察受检者的是否出现疼痛表现。

正常人无叩击痛，脊椎结核、腰椎骨折、椎间盘脱出的患者可出现叩击痛。叩击痛的部位多为病变所在。

二、四肢评估

在正常情况下四肢各关节保持其特有的形态及各种不同范围的运动功能。检查者应注意各关节的形态，检查运动功能时，让患者各关节向各方向作主动和被动运动，观察活动度及有无活动受限或疼痛。关节部位的炎症、痛风、骨折、脱位及肌肉、肌腱的损伤均可使关节活动受损。

肌力的评估：肌力是被检查者主动运动时的肌肉收缩力。检查时应注意两侧对比。临床肌力记录可分为0～5级：

0级：完全瘫痪。

Ⅰ级：仅见肌肉收缩，无肢体运动。

Ⅱ级：肢体可平行移动，但不能抬起。

Ⅲ级：肢体能抬离平面，但不能拮抗阻力。

Ⅳ级：能拮抗阻力运动，但肌力有不同程度的减弱。

Ⅴ级：正常肌力。

（一）上肢的检查

应要求受检者脱去上衣，暴露从指端到肩部的全部上肢。检查者应注意观察双上肢的对称性，有无损伤、瘢痕、肌肉萎缩、水肿、肿胀、红肿和淤斑等；各关节形态、活动度及肌力。检查肌力时注意双侧对比。

1. 手　注意手部的形态、大小有无异常。①近指间关节和远指间关节的触诊，检查者用拇指和示指仔细触压指间关节，注意有无关节肿大、疼痛。掌指关节的触诊，患者手掌向下，检查者的拇指放于掌指关节的背侧，示指和中指放于关节的掌侧，逐个检查每一个掌指关节，注意有无疼痛、肿胀；②检查手部关节活动度，要求受检者屈曲近指关节和远指关节做爪状、握拳、拇指碰触小指，而小指保持不动。屈指深肌的检查，检查者将患者的手指维持在伸直位，固定近指关节，再让受检者屈曲远指关节，如屈指深肌腱有损伤，则不能做此动作；③手的肌力检查，让患者用双手分别紧紧握住检查者的双手示指，检查者力图将示指抽出，比较患者双手的握力。

2. 腕部　正常人腕关节由八块腕骨组成，排列成两排。观察有无肿胀和畸形。①腕部触诊：用拇指和示指稍用力逐个扪及腕掌关节，注意有无肿胀、肿块、疼痛及压痛；②腕关节屈曲、伸展功能检查：将受检者的前臂处于前旋位，检查者用一手轻柔地握住其前臂，另一手轻轻地将患者腕关节向下弯曲，正常屈曲度约为80°，再让受检者腕关节轻轻弯向背侧，正常为70°，注意腕关节的活动度的测定常是以腕关节、手和前臂在一条直线上作为0°。腕关节外展和内收功能检查将患者的前臂置于前旋位检查者一手握住起前臂，让患者手向其身体方向活动（内收），然后向离开身体方向活动（外展），正常内收为35°，外展为

25°；③腕部肌力检查，检查者施阻力于受检者手部，让受检者作腕部的屈曲和伸展活动。

3. 肘部 观察肘部形态，当肘关节伸直时，肱骨内外上髁与尺骨鹰嘴位于一直线，屈肘90°时，此三点呈等腰三角形，称肘后三角，有关节脱位时，此三角即呈不等腰三角。肱骨内外上髁位于肱骨下端，当受检者屈肘时较易扪及，若外上髁有压痛时称“网球肘”，当内上髁有压痛时，则称“高尔夫肘”；①肘关节屈曲和伸直功能检查：检查者先查看受检者的双侧肘关节表面情况，然后一手握住一侧肘关节，另一手握住受检者的手掌，将其前臂尽量向肩部。用同样方法检查另一侧肘关节，正常肘关节主动或被动屈曲能达150°。检查者缓慢伸直受检者的前臂，当上肢伸直时，肘关节恰好是过伸位（5～10°）；②前臂肌力检查：让受检者同时屈曲双侧肘关节并抵抗检查者所施的伸肘力量，以检测屈肘肌力；然后抵抗检查者施加的屈肘力量检查受检者双侧的伸肘肌力。

4. 肩部 首先观察双肩是否对称，有无肌肉萎缩，然后检查关节活动度和肌力。①肩关节屈曲、伸展功能检查；让患者尽可能将上肢向前方上抬，并超过头部高度，同样对比对侧情况；让患者尽可能将上肢向后上方活动，正常肩关节前屈约135°，后伸45°。内收肘部可达正中线，内旋90°，外旋30°；②上肢近端肌力（肩关节周围肌力）检查：让检查者两上肢向侧方上举至肩水平，检查者用力将两上肢下压。

（二）常见手部形态异常

1. 匙状甲又称反甲，其特点是指甲中央凹陷，边缘翘起变薄，表面粗糙、干脆有条纹，多见于缺铁性贫血、高原性疾病。

2. 杵状指（趾） 指或趾末端增生，肥厚，增宽、增厚指甲从根部到末端拱形隆起呈杵状称为杵状指，多见于发绀型先天性心脏病、感染性心肌炎、支气管肺癌、支气管扩张、肺脓肿等患者。其发生机制可能与肢体末端慢性缺氧、代谢障碍及中毒性损害有关，缺氧时末端肢体毛细血管增生扩张，因血流丰富软组织增生，末端膨大。

3. 梭状关节 梭状关节为指间关节增生、肿胀呈梭状畸形，为双侧对称病变。见于类风湿性关节炎。早期局部红肿及疼痛，晚期明显强直、活动受限，手腕及手指向尺侧偏斜。

4. 爪形手 爪形手是手指关节呈鸟爪样变形，见于尺神经损伤、进行性肌萎缩、脊髓空洞等。

5. 其他 老年性骨关节炎常有远指骨间关节异常。

（三）下肢的检查

嘱受检者脱去外裤，充分暴露双下肢，检查者应从双下肢腹股沟至足趾观察，注意长度、粗细、对称性、足及趾的形状、甲床、皮肤的颜色及质地、腿部毛发分布、色素沉着。有无皮疹、溃疡、瘢痕、静脉曲张和水肿等。

1. 骨盆和髋部

大转子叩诊：检查者用拳头叩大转子以检查有无叩击痛。正常人无叩击痛。

（1）骨盆挤压和分离试验 检查者将双手置于受检者髂前上棘用力向内积压骨盆，再用力向两侧分离骨盆。正常人骨盆挤压和分离试验无疼痛。在骨盆骨折的患者，轻微挤压或分离骨盆即可引起骨折部位疼痛。

（2）髋关节触诊 触诊前应询问受检者是否有髋关节疼痛或压痛史。真正的髋关节疼痛是感到腹股沟前区疼痛。

（3）髋关节功能检查　①髋关节“4”试验：让受检者屈髋屈膝关节，股外展、外旋，将受检者小腿横置于对侧股上，双腿呈“4”字形（图3-10-2），正常情况下，受检股部可接触床面，髋关节有病变时，则出现活动受限或疼痛；②髋屈曲活动：检查受检者髋屈曲活动时，膝关节必须屈曲，在不损伤受检者的情况下，将膝尽量靠向胸部，观察从髋伸直位至髋屈曲位的活动角度，正常为150°；③髋关节内收、外展活动：将受检者双下肢伸直靠拢，检查者将一侧下肢抬高越过另一侧下肢向对侧活动，正常内收为20～30°，让受检者仰卧，双下肢伸直平放，检查者将一侧下肢外移，远离躯体中线。正常外展为45°；④髋关节内旋、外旋活动：检查者让受检者屈膝屈髋均为90°，一手握住小腿，另一手握住足部向外侧旋转，检查者握住受检者的足部向内旋，正常髋关节外旋为60°，髋关节内旋为45°。

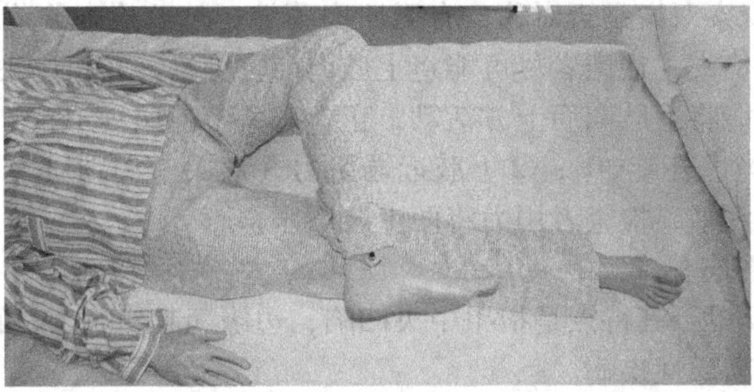

图3-10-2　髋关节“4”试验

（4）髋关节近端肌力检查　让受检者抵抗施加于其股部的阻力屈曲髋关节，同时必须检查对侧肌力并进行对比。

2. 膝部　观察膝部有无肿胀、畸形。

（1）触诊　检查者双手指屈曲置于腘窝部，双手拇指放于膝部肌腱两侧软组织的凹陷部，同时用两拇指触压胫骨内、外侧髁，并逐渐向两侧移动，注意发现压痛及骨表面的不平整感。

（2）浮髌试验　受检者平卧位，下肢伸直放松。检查者左手拇指和其他手指分别固定在肿胀的关节上方两侧并加压，右手的拇指和其他手指分别固定于下方两侧并加压，使关节腔内的积液不能上下流动，然后用右手示指将膑骨连续的向下方按压数次（图3-10-3）。当按压时有髌骨与股骨关节面的碰触感，松开时有髌骨随手浮起感，称为浮髌试验阳性。常见于风湿性关节炎发作期，关节腔积液。如为结核性膝关节腔积液时，由于结核病变破坏关节软骨，并有伴滑膜肉芽组织增生，髌骨和关节面相碰，为柔软感。

（3）膝关节功能检查　屈曲活动，检查者缓慢地尽力屈曲膝关节，正常膝关节可屈曲130°。伸直活动，检查者握住患者的膝和踝关节，从屈曲位尽力伸直膝关节。正常情况下，膝关节能完全伸直，有时可有5～10°的过伸。

（4）下肢远端肌力检查　让患者抵抗检查者作用于小腿的阻力伸直膝关节。

3. 踝与足跟部

（1）触诊　让受检者脱去鞋和袜子，观察踝部有无肿胀和畸形，并按压踝部和跟腱以

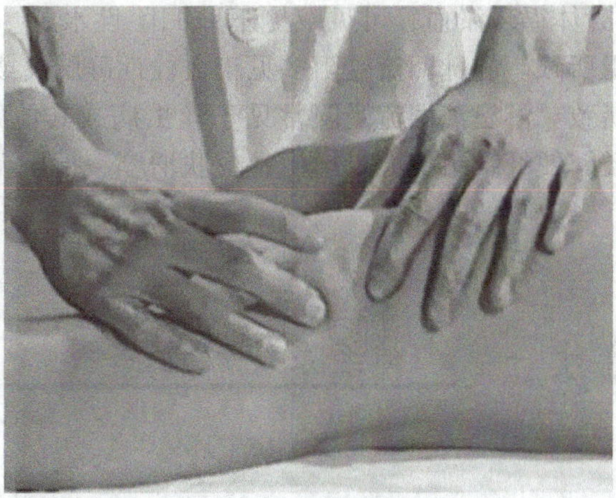

图 3-10-3 浮髌试验

确定有无压痛。

(2) 踝关节功能检查 背屈和跖屈活动：握住受检者的足部并将之向上方和下方推动，正常背屈 20°，跖屈 45°。内翻和外翻：检查者一手握住受检者的踝部，另一手握住受检者的足部并将踝部向左右两侧活动。正常足内翻为 35°，足外翻为 35°。

(3) 足趾的屈曲和伸直检查 检查足趾的活动范围时，让受检者屈曲足趾和伸直足趾。

(4) 足部肌力检查 检查胫骨前肌肌力，让受检者抗阻力背屈踝关节；检查腓肠肌肌力，让受检者抗阻力跖屈踝关节。

(5) 检查下肢水肿 检查者用食指按压受检者踝关节上 10～20cm 处胫骨前皮肤，观察有无凹陷性水肿。

(四) 常见下肢形态异常

1. 膝内、外翻 正常人双脚并拢直立时，两膝及双踝均能靠拢。如双脚的内踝部靠拢时两膝部因双侧胫骨向外侧弯曲而呈“O”形，称膝内翻或“O”形腿畸形。当两膝关节靠近时，两小腿斜向外方呈“X”形弯曲，使两脚的内踝分离，称为膝外翻或“X”形腿畸形。膝内、外翻畸形见于佝偻病和大骨节病。

2. 足内、外翻 多见于先天性畸形及脊髓灰质炎后遗症。正常人当膝关节固定时，足掌可向内翻、外翻各 35°。若足掌部活动受限呈固定性内翻、内收畸形，称为足内翻。足掌部呈固定性外翻、外展，称为足外翻。

3. 关节脱位和骨折 关节脱位后可有肢体位置改变，关节活动受限制。骨折常使肢体变形或缩短，局部因出血等有红肿、压痛。

4. 平跖足 多为先天性异常。直立时，足底变平，足底中部内侧及前足掌、足趾和足跟都着地，称为平跖足或平板脚。

5. 下肢静脉曲张 多见于小腿，主要是下肢浅静脉血液回流障碍或深浅静脉交通支静脉瓣功能不全所致。其特点为静脉如蚯蚓状怒张，弯曲，久立位时更明显。

6. 肌肉萎缩 见于脊髓灰质炎后遗症、偏瘫、周围神经损伤、进行性肌萎缩等疾病。

表现为某一肢体的部分或全部肌肉萎缩。

7. 水肿　右心衰竭时体循环淤血，可见双侧下肢凹陷性水肿。单侧下肢水肿多由于静脉血液和淋巴液回流受阻所致。静脉回流受阻多见于血栓性静脉炎或静脉血管外部受压或肢体偏瘫、神经营养不良所致。淋巴液回流受阻常见于丝虫病或其他原因所致的淋巴管阻塞，扩张、破裂，淋巴液外溢，使纤维组织大量增生，皮肤增厚，指压无凹陷，称淋巴性水肿或象皮肿。

（姜亚芳）

第十一节　神经系统评估

关键词

视力	vision
视野	visual field
蹒跚步态	waddling gait
醉酒步态	drinken man gait
慌张步态	festinating gait
跨阈步态	steppage gait
剪刀式步态	scissors gait
肌力	myodynamia
肌张力	muscular tone
震颤	tremor
共济运动	ataxia
痛觉	analgia
温度觉	thalposis
触觉	touch sensation
反射	reflex

神经系统的评估包括评估大脑功能、脑神经功能、运动功能、感觉功能及神经反射等5个方面，一般由较高层次顺序检查至最低层次。神经系统检查要求准确性很高，因此，检查前应作好充分准备并取得受检者的合作。如果受检者感到紧张，应给予关心并进行解释说明，使其放松；同时，准备好检查所用的工具或物品。

一、大脑功能的评估

大脑功能评估的内容包括一般的外观、行为、语言、意识程度、定向力、记忆力、计算力、判断力、一般知识和抽象了解能力等。评估方法请参考第五章第十九节“意识障碍”。

二、脑神经功能的评估

脑神经共有12对，各对脑神经的功能如表3-11-1所示。其中，嗅神经、视神经和前庭蜗神经属单纯感觉神经；动眼神经、滑车神经、展神经、副神经和舌下神经属单纯运动神经；三叉神经、面神经、舌咽神经和迷走神经是兼有感觉和运动两种功能的混合神经。评估脑神经时应按顺序依次进行，以免造成遗漏。

（一）嗅神经（Ⅰ）

嗅神经的主要功能是嗅觉。检查嗅觉时应选用日常生活中熟悉的气味，如咖啡、茶叶、香皂、酒、醋等，避免使用过于浓烈或刺激性和挥发性过强的物品。

选用3种不同气味的液体，分别装进3个试管或玻璃瓶内，盖紧瓶塞。先检查受检者的鼻道是否通畅，然后测试嗅觉：嘱受检者闭目，堵住一侧鼻孔，将3种测试物分别放于鼻孔前，询问受检者是否嗅到气味后再进一步说出所嗅物品的名称。用同样方法检查另一侧。若受检者无法嗅到气味即为嗅觉缺失；若能嗅到气味但无法辨别，则为嗅觉不良。发现受检者有嗅觉不良或缺失，应该区分是由于鼻腔病变还是嗅神经病变所致，感冒引起的鼻道阻塞是造成嗅觉不良的常见原因；一侧嗅觉减退或消失，应考虑同侧的嗅球、嗅索、嗅丝损害，见于头部创伤、前颅凹占位病变和颅底脑膜结核等；此外，鼻黏膜炎症或萎缩也可引起嗅觉减退。

（二）视神经（Ⅱ）

视神经的检查包括视力、视野和眼底。

1．视力　参考第三章第四节“头、面部评估”。

表3-11-1　12对脑神经的功能略表

脑神经	名称	起源	性质	功能
Ⅰ	嗅神经	嗅球	感觉	嗅觉
Ⅱ	视神经	间脑	感觉	视觉
Ⅲ	动眼神经	中脑	运动	眼外肌运动（向外上、外下、内上）瞳孔收缩（凝聚时、光反射时）眼睑上提
Ⅳ	滑车神经	中脑	运动	眼外肌运动（向内下）Ⅴ 三叉神经 脑桥 运动感觉 咀嚼肌运动面部感觉
Ⅵ	展神经	脑桥	运动	眼外肌运动（向外侧）
Ⅶ	面神经	脑桥	运动	面部表情肌
			感觉	舌前2/3味觉（甜、咸、酸）
Ⅷ	前庭蜗神经	脑桥	感觉	听觉（耳蜗支） 平衡觉（前庭支）
Ⅸ	舌咽神经	延脑	运动	腭垂、软腭部位的运动
			感觉	舌后1/3味觉（苦觉）
Ⅹ	迷走神经	延脑	运动	咽喉部位的运动、心跳、肠蠕动
			感觉	咽部、喉部及内脏的感觉
Ⅺ	副神经	延脑	运动	斜方肌、胸锁乳突肌的运动
Ⅻ	舌下神经	延脑	运动	舌的运动

2．视野　视野是指患者向前平视时所能看到的最大范围。先用手试法测定：受检者背光与检查者对坐，相隔 65～100cm。检查左眼时，受检者闭右眼，检查者闭左眼，对视片刻，保持眼球不动，检查者用手指自上、下、左、右四个方向从外侧向内侧移动，注意手指位置应在检查者与受检者之间，以检查者的视野作为对照来判断受检者视野是否正常。正常的视野范围约为颞侧 90°，鼻侧 60°，上方 60°，下方 70°。如受检者视野变小或异常时应进一步作视野计检查。视神经通路损害可出现多种视野缺损。

3．眼底　见第三章第四节。

（三）动眼神经（Ⅲ）、滑车神经（Ⅳ）和展神经（Ⅵ）

上述 3 对神经支配眼球外肌肉的活动，常作为一个整体检查。动眼神经支配提上睑肌、上直肌、下直肌、内直肌、下斜肌和瞳孔括约肌的运动，功能障碍时表现为瞳孔扩大、眼球外斜视、上睑下垂、对光反射和调节反射消失、眼球上下活动受限和复视等；滑车神经支配眼球的上斜肌，功能障碍时表现为眼球向下向外运动减弱；展神经支配眼球的外直肌，受损时眼球外展障碍和复视。

（四）三叉神经（Ⅴ）

三叉神经具有运动与感觉两种功能，其感觉神经可分为三支，即眼支、上颌支和下颌支，主要负责整个颜面、口腔、鼻腔的躯体感觉；运动神经主要支配颞肌和嚼肌。

1．运动神经检查　检查三叉神经运动功的方法有：①观察受检者张口时下颌有无偏斜，一侧三叉神经运动支损伤的患者张口时，下颌偏向患侧；②嘱受检者咬紧牙关，检查者触摸其嚼肌及颞肌，两侧对比，判断其有无萎缩；③检查者将一手置于受检者的颏下向上用力，嘱受检者作张口动作，以感触其肌力；④嘱受检者用力咬住压舌板，不让检查者抽出，据此判断其肌力。

2．感觉神经检查

（1）触觉　检查者用棉签自内向外轻触受检者前额、鼻部、下颌两侧，对比两侧的感觉差异。

（2）痛觉　用针尖以均匀力度轻刺受检者面部皮肤，两侧对比。

（3）温度觉　分别用装有冷（5～10℃）、热（40～50℃）水的试管进行测试并两侧对比。

（五）面神经（Ⅶ）

面神经也是兼有运动和感觉两种神经纤维的混合神经。其感觉纤维分布于舌前 2/3 处，主管味觉；运动纤维主要支配面部表情肌的运动，也支配泪腺、唾液腺及鼻黏膜和鼻咽腔的腺体以刺激分泌。

1．面部表情的检查　检查时嘱受检者作皱额、闭眼、露齿、鼓腮或吹口哨等动作，观察受检者眼裂、鼻唇沟及口角两侧是否对称。周围性面瘫表现为患侧表情肌运动障碍、额纹消失、鼻唇沟变浅和闭眼障碍；中枢性面瘫表现为健侧下半部分面肌无力、鼻唇沟变浅、口角下垂，而皱额和闭眼无明显影响。

2．味觉检查　嘱被检者伸舌，先用纱布轻拭舌面，然后用棉棒分别沾取糖、醋或盐水，轻轻地抹在舌一侧的前 2/3 区域，让受检者判断是什么味道。每次检查前应用清水漱口。

（六）前庭蜗神经（Ⅷ）

前庭蜗神经可分为耳蜗支和前庭支，耳蜗支主管听觉；前庭支负责平衡与共轭活动。

1. 听力检查　参考第三章第四节。

2. 前庭功能检查　询问受检者是否有眩晕、夜行困难，检查有无眼球震颤。

（七）舌咽神经（Ⅸ）和迷走神经（Ⅹ）

舌咽神经与迷走神经的传导路径非常靠近，几乎无法区分，因此，常将两者合并检查。先询问受检者有无声音嘶哑、吞咽困难和饮水呛咳的表现；然后嘱受检者张口并发“啊”音，观察腭垂是否偏斜，两侧软腭高度是否一致，上抬是否有力。如一侧神经麻痹，发声时软腭和腭垂就会偏向健侧。

（八）副神经（Ⅺ）

观察胸锁乳突肌和斜方肌有无萎缩，有无斜颈及垂肩。检查者将一手置于受检者腮部并嘱受检者把头转向该侧进行抵抗，以测试胸锁乳突肌的肌力；然后将两手置于受检者双肩向下压，嘱受检者作对抗性抬肩动作，以测试斜方肌的肌力。

（九）舌下神经（Ⅻ）

舌下神经主要支配舌部肌肉，控制舌的运动。检查时嘱受检者伸舌，观察有无舌偏斜、舌肌萎缩或震颤等。一侧舌下神经下运动神经元病变时，病侧舌肌可见萎缩及肌震颤，伸舌偏向病侧；一侧舌下神经上运动神经元病变时，无舌肌萎缩及肌震颤，伸舌偏向健侧。

三、运动功能的评估

运动功能大体可分为随意运动和不随意运动两种，前者由锥体束司理，后者由锥体外系和小脑系司理。运动功能的评估是神经系统评估的重点，包括姿势与步态、肌营养、肌力、肌张力、不自主运动和共济运动等6个方面。

（一）姿势与步态

肌力、肌张力、深感觉改变或小脑、锥体外系功能障碍，会出现姿势与步态的改变，常见的步态列举如下：

1. 蹒跚步态　蹒跚步态表现为走路时身体左右摇摆，故又称鸭步。见于进行性肌营养不良或双侧先天性髋关节脱位等。

2. 醉酒步态　醉酒步态表现为行路时身体重心不稳，步态紊乱如醉酒状。见于小脑疾患、酒精或巴比妥中毒。

3. 慌张步态　慌张步态表现为走路时小步前冲，身体前倾，难以止步，见于震颤麻痹患者。

4. 跨阈步态　跨阈步态表现为腓总神经麻痹患者由于患足下垂，行走时必须抬高下肢才能起步。

5. 共济失调步态　共济失调步态表现为站立时双足分开过宽，行走时一脚高抬，骤然垂落，双目下视，摇晃不稳。见于小脑病变或深感觉障碍患者。

6. 剪刀式步态　脑性瘫痪和截瘫患者由于两下肢肌张力增高，尤以内收肌张力增高明显，故移步时下肢内收过度，两腿交叉呈剪刀状。

（二）肌营养

观察受检者的肌肉形态，有无肌萎缩或肌肥大。如怀疑有肌萎缩，应同时测量双侧肢体的周径。

（三）随意运动与肌力

随意运动是指意识支配下的动作，随意运动功能的丧失称为瘫痪。其程度可分为完全性和不完全性瘫痪，其形式可分为单瘫、偏瘫、截瘫和交叉瘫等。

肌力是肢体作某种主动运动时肌肉最大的收缩力。检查时嘱受检者抵抗检查者给予的反向阻力而执行各关节的伸、屈运动，注意两侧对比。对于受检者主诉乏力的部位应重点检查。

（四）肌张力

肌张力是指静息状态下的肌肉紧张度。嘱受检者尽可能放松肢体，触摸其肌肉的硬度，然后被动屈伸各关节以检查肌肉的阻力。

1．肌张力增加　肌张力增高时肌肉变硬，被动活动时阻力增加，有两种表现。

（1）痉挛性　在被动运动开始时阻力较大，终末时突感减弱，称为折刀现象，见于锥体束损害。

（2）强直性　作被动运动时阻力均匀增加，如同弯曲铅管，故称铅管样强直，见于锥体外系损害；如果同时伴有震颤，则可出现齿轮顿挫样感觉，称为齿轮强直。

2．肌张力减弱　触诊时肌肉松软，被动运动时阻力减小，关节过伸，见于脊髓前角细胞病变、周围神经疾病和小脑疾病时。

（五）不随意运动

不随意运动也称不自主运动，是随意肌不自主地收缩所发生的一些无目的的异常动作。常见以下几种表现：

1．震颤　是两组拮抗肌交替收缩所引起的一种肢体摆动。包括以下几种类型。

（1）静止性震颤　静止时震颤明显，主要表现为手指的“搓丸”样动作，伴有肌张力增高，见于震颤麻痹。

（2）老年性震颤　多见于老年动脉硬化患者，常表现为点头或摇头动作，一般不伴有肌张力的改变。

（3）动作性震颤　动作时出现震颤，动作终末时明显，见于小脑疾患。

2．舞蹈样动作　是肢体的一种快速、不规则、无目的、不对称的运动，也可发生在面部如同“作鬼脸”，睡眠时发作较轻或消失。多见于儿童的脑风湿病变。

3．手足搐搦　手足肌肉呈紧张性痉挛，上肢表现为腕部和指掌关节屈曲，手指伸展，拇指内收靠近掌心并与小指相对；下肢表现为踝关节和趾关节屈曲；见于低钙血症和碱中毒。

（六）共济运动

一定肌群在小脑、前庭神经、视神经、深感觉及锥体外系统的调节下完成协调一致的动作，称为共济运动。当上述结构发生病变，协调动作就会出现障碍，称为共济失调。检查方法如下：

1．指鼻试验　嘱受检者充分外展上臂并用示指触自己的鼻尖，以不同速度重复数次，先慢后快，先睁眼后闭眼。正常人动作准确，小脑性共济失调患者睁眼闭眼时均会失误并伴有震颤；感觉性共济失调患者仅睁眼时能完成动作。

2. 指指试验　嘱受检者用示指去碰对面检查者的示指，先睁眼后闭眼，重复几次。正常人能准确完成，若总是偏向一侧，则提示该侧小脑或迷路有病损。

3. 轮替动作　嘱受检者伸直手掌作快速旋前旋后动作并重复数次，观察拮抗肌群的协调动作。共济失调患者动作缓慢、不协调；一侧快速动作障碍则提示该侧小脑半球病变。

4. 跟－膝－胫试验　嘱受检者仰卧，抬起一侧下肢，用脚跟去触及对侧的膝盖并沿着胫骨前皮肤徐徐滑到足背，另一侧方法相同。正常人能准确完成动作而无摇晃、震颤或失误。

5. 闭目站立试验　嘱受检者双脚并拢直立，双手向前平伸。观察受检者在睁眼和闭眼两种情况下是否能够保持直立姿势。闭眼时站立不稳提示双下肢有深感觉障碍；睁眼闭眼均站立不稳提示小脑病变。

四、感觉功能的评估

检查时要求受检者意识清晰、合作，检查者的操作应迅速、有效，以免引起受检者疲劳而影响检查结果。应从感觉最差的部位开始测试，注意双侧比较和远、近段比较，如有感觉障碍，应注意感觉障碍的类型及范围。

（一）浅感觉

浅感觉包括皮肤黏膜的痛觉、触觉和温度觉。

1. 痛觉　嘱受检者闭眼，检查者用针尖轻触受检者躯干及四肢皮肤并询问各处感觉是否相同。检查后记录感觉障碍的类型（正常、过敏、减退、消失）和范围。

2. 触觉　用一支棉签触及受检者的躯干及四肢皮肤，让其说出有无一种轻痒的感觉。触觉障碍见于脊髓后索病损。

3. 温度觉　用一支装满热水（40～50℃）的试管和一支装满冷水（5～10℃）的试管交替接触受检者皮肤，使其回答自身的感受。温度觉障碍见于脊髓丘脑侧束损伤。

（二）深感觉

深感觉包括关节觉、震动觉和深部感觉。

1. 关节觉　是指关节对被动运动的感觉和位置觉。嘱受检者闭眼，检查者轻持受检者的手指或足趾两侧上下移动，让受检者回答是否有指（趾）在动，并答出“向上”或“向下”。

2. 震动觉　用震动的音叉（128Hz）依次放置在受检者的内踝、外踝、腕关节、髂嵴等骨隆起处，询问受检者是否能感觉到震动。

（三）复合感觉

也称皮质感觉，是大脑综合、分析、判断的结果。包括以下内容：

1. 皮肤定位觉　检查者用手指轻触受检者皮肤某处，让受检者用手指出被触位置。障碍者见于皮质病变。

2. 两点辨别觉　检查者用分开的双足规接触受检者的皮肤，如受检者感觉到是两点，则缩短双足规双足间的距离，再接触其皮肤，直到受检者感觉到一个刺激点为止。身体不同部位辨别两点距离的能力是不同的，两点辨别的正常范围见表3-11-2。两点辨别觉障碍见于额叶病变。

表 3-11-2 两点辨别正常范围

部位	舌尖	指尖	足趾	手掌	胸部前臂	背部	上臂股距离
(mm)	1	2.8	3~8	8~12	40	40~70	75

3. 实体辨别觉 嘱受检者闭眼，将铅笔、纽扣、硬币、钥匙等物品置于受检者手中，让其说出物体的名称。

4. 体表图形觉 嘱受检者闭眼并在其皮肤上画出简单图形或写字（如方形、圆形、三角形、阿拉伯数字等），询问受检者能否辨别。如有障碍，提示为丘脑水平以上的病变。

五、神经反射的评估

神经反射包括深反射和浅反射两部分。反射弧是由感受器、传入神经元、中枢、传出神经元和效应器等五部分组成。反射活动通过反射弧的形式完成，并受高级中枢控制。反射弧中任何一个部分发生病变都会使反射活动减弱或消失。如锥体束以上部位发生病变，则会使反射亢进。

（一）浅反射

刺激皮肤或黏膜引起的反应称为浅反射。

1. 角膜反射 参考本章第三节。

2. 腹壁反射 受检者取仰卧位，检查者用一根竹签或火柴杆分别于上部（肋下）、中部（脐部）及下部（腹股沟上）由外向内轻划腹壁皮肤，正常人在受刺激部位可见腹壁肌肉收缩（图 3-11-1）。上部反射消失见于胸髓 7~8 节病损，中部反射消失见于胸髓 9~10 节病损，下部反射消失见于胸髓 11~12 节病损；一侧腹壁反射消失见于同侧锥体束受损；双侧腹壁反射均消失见于昏迷或急腹症患者。此外，肥胖者、老年人和经产妇也可出现腹壁反射的减弱或消失。

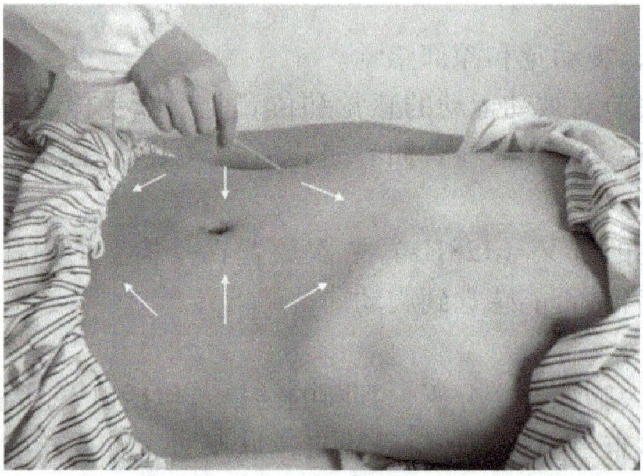

图 3-11-1 检查腹壁反射

3. 提睾反射 受检者取仰卧位，股略外展。检查者用竹签由下向上轻划受检者股内侧皮肤，正常反应是同侧睾丸上提。双侧反射消失见于腰髓 1~2 节病损，一侧反射减弱或消失见于锥体束病损。

（二）深反射

刺激骨膜、肌腱引起的反应称为深反射。

1. 肱二头肌反射　受检者曲肘90°，手掌朝下，检查者左手放受检者肘部并将拇指置于肱二头肌腱上，右手执叩诊锤叩击拇指（图3-11-2），正常反应是前臂屈曲。

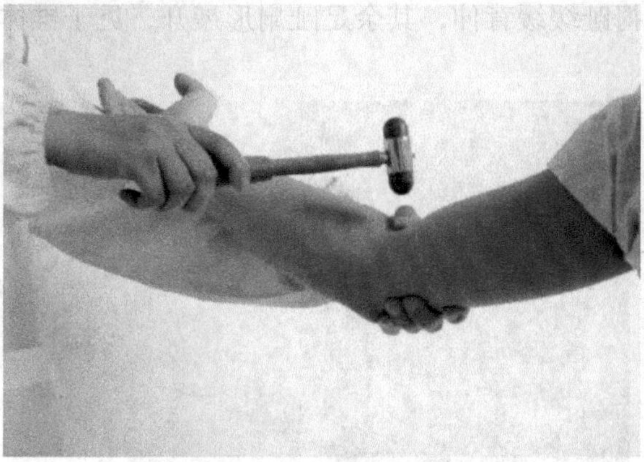

图3-11-2　检查肱二头肌反射

2. 肱三头肌反射　检查者左手托扶受检者屈曲的肘部，右手叩击鹰嘴上方的肱三头肌肌腱，正常反应是前臂伸展。

3. 桡骨膜反射　检查者以左手轻托受检者腕部，右手以叩诊锤轻叩桡骨茎突，正常反应为前臂的旋前和屈曲。

4. 膝反射　坐位检查时，受检者屈膝成90°；卧位检查时，检查者左手从膝后托起受检者的两下肢，用叩诊锤叩击其股四头肌肌腱。正常反应为小腿前伸。

5. 跟腱反射　受检者取仰卧位，部分屈曲并外旋下肢，检查者以左手托住受检者的足掌，使足呈过伸位，右手以叩诊锤叩击跟腱（图3-11-3）。正常反应为足跖屈。

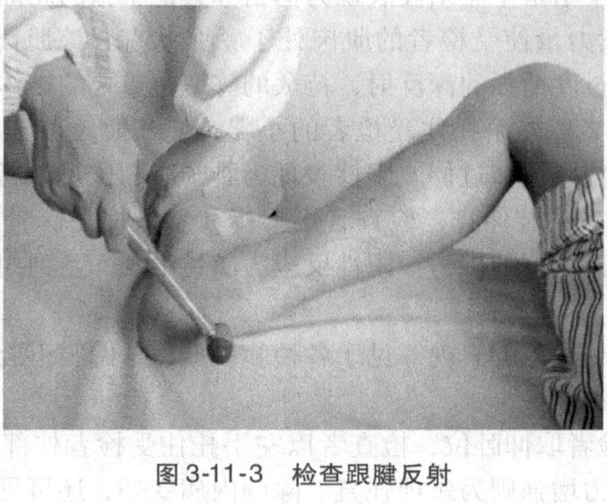

图3-11-3　检查跟腱反射

（三）病理反射

病理反射是指锥体束病损时，失去了对脑干和脊髓的抑制功能，因而产生踝和趾背伸的反射作用。主要包括以下内容：

1. 巴宾斯基征　受检者仰卧，髋及膝关节伸直，检查者左手握住受检者踝部，右手用竹签由后向前划足底外侧至小趾跟部，然后转向内侧（图 3-11-4），正常人反应为足跖屈。巴宾斯基征阳性表现为拇趾缓缓背伸，其余足趾扇形展开，见于锥体束损害。

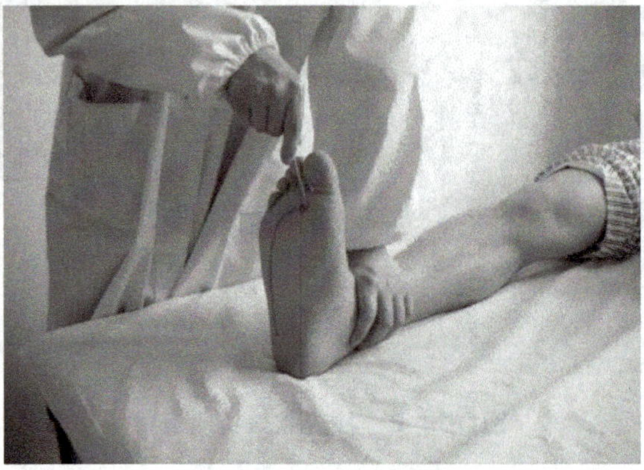

图 3-11-4　检查巴宾斯基征

2. 奥本海默征　检查者用拇指和示指从膝下开始推压受检者胫前皮肤，慢慢滑向踝部。阳性表现及意义同巴宾斯基征。

3. 戈登征　检查者将拇指和其余四指置于受检者腓肠肌上，以适当力量挤压。阳性表现及意义同巴宾斯基征。

4. 夏达克征　用竹签在受检者外踝下方皮肤由后向前轻划。阳性表现及意义同巴宾斯基征。

5. 霍夫曼征　为上肢锥体束征。检查者以示指和中指夹住受检者的中指，稍向上提，用拇指向下弹刮受检者中指指甲。阳性表现为拇指和其他手指的屈曲。

6. 阵挛　用一持续力量使受检者的肌肉处于紧张状态，该肌肉就会发生节律性收缩，称为阵挛。阵挛是一种过度增强的深反射，持久的阵挛是重要的锥体束征。

（1）踝阵挛　检查者以左手托住受检者的小腿，使其髋关节和膝关节微曲，右手抓住受检者足掌前端，用力使踝关节过伸。阳性表现为腓肠肌和比目鱼肌的节律性收缩。

（2）髌阵挛　受检者下肢伸直，检查者用拇指和示指捏住髌骨上缘，用力向远端方向快速推动数次，然后保持适度的推力。阳性反应为髌骨出现一系列向上和向下运动。

（四）脑膜刺激征

脑膜刺激征是脑膜受激惹的表现，见于各种脑膜炎、蛛网膜下腔出血、脑脊液压力增高等。常见的脑膜刺激征有：

1. 颈项强直　受检者取仰卧位，检查者以左手托住受检者枕部作被动屈颈运动，以测试颈肌抵抗力，若抵抗力增强则为颈项强直。除颅内病变外，还可见于颈部关节和肌肉的病变及损伤。

2．克匿格征　嘱受检者仰卧，屈曲髋部和膝部呈90°，然后将其小腿上抬以伸展膝部。正常人膝关节可被伸展至135°以上，阳性表现为伸膝受限，并伴有疼痛和屈肌痉挛。

3．布鲁津斯基征　受检者取仰卧位，双下肢自然伸直，检查者以手托住受检者枕部被动屈曲其头颈，阳性表现为两侧膝关节和髋关节屈曲。

（五）拉塞格征

为坐骨神经根受刺激的表现。检查时嘱受检者仰卧，两下肢伸直，检查者一手置于膝关节上，使下肢保持伸直，另一手将下肢抬起，正常人可抬高70°以上。阳性表现为下肢抬高不到30°即出现由上而下的放射性疼痛。见于坐骨神经痛、腰椎间盘突出等。

（余丽君　姜亚芳）

第四章 心理、社会评估

关键词

心理评估	psychological assessment,
社会评估	social assessment
认知能力	cognition ability
感觉	sensation
知觉	perception
记忆	memory
思维	thinking
计算力	computation ability
理解力	comprehension ability
判断力	judgment ability
语言能力	language ability
定向力	orientation ability
注意	attention
情绪	emotion
情感	feeling
应激	stress
应激源	stressor
生活事件	life events
自我概念	self-concept
自我意识	self-consciousness
自尊	self-esteem
个性	personality
能力	ability
气质	temperament
性格	character
角色	role
价值观	value
信念	belief
信仰	faith
适宜度	adaptation
合作度	partnership
成长度	growth
情感度	affection
亲密度	resolve

第一节　概　述

一、心理、社会评估的内容与目的

健康不仅仅是没有疾病或虚弱，而且是身体、心理和社会适应的完好状态。人的生理、心理及社会功能状态又是密切相关的。因此，心理、社会评估是健康评估的重要内容之一。

（一）心理评估

人的心理现象是自然界最奇妙、最复杂的一种现象。心理学上将它们分为心理过程和个性两部分。心理过程，也称心理活动，包括认知过程、情感过程和意志过程，三者之间是紧密联系、互相制约的，表现为人对客观事物的认知是在情感的调节下，意志的控制下进行的，而随着对客观事物认知的不断深化，也将会促进人的情感更加丰富，意志更加坚定。人们在通过认知、情感和意志反映客观世界的同时，还会形成各种各样的心理特性，造成人与人之间的心理差异。人们在生活过程中所形成的某些稳固而经常出现的心理特性称为个性心理特征，包括气质、性格、能力和兴趣等。由于每个人知识、经验及个性特点不同，不同的人对同一事物会有不同的态度、不同的反映，甚至是同一个人对同一事物，在不同的时间、不同的心理状态下也会有不同的反映。

心理评估作为健康评估的重要组成部分，关注的是与健康有关的心理现象，特别是疾病发展过程中的心理活动。目的在于确定护理对象的个性特点，找出对健康有利和不利的心理活动及可能的原因，以便能够充分发挥和挖掘其积极的心理因素，减轻和消除其不利的心理因素，并为制定有针对性的护理计划提供依据。人们对健康的认识、所采取的行为、患病后的处理以及对诊疗与护理措施的理解等无不与其心理过程和个性心理特征有着千丝万缕的联系。从护理专业的角度来讲，目前心理评估的主要内容包括认知能力、情绪与情感、自我概念、压力与应对、个性特点等。

（二）社会评估

每个人都生活在一定的社会环境中，并时刻与之保持着密切的联系和互动。人是不可能离开社会而独立存在的。社会为个体提供了赖以生存和发展的必然条件。所谓社会，一般是指人们以共同物质生产活动为基础，按照一定的行为规范相互联系而结成的有机总体，其基本的构成要素为自然环境、人口和文化。而文化是指人类创造出来的所有物质和精神财富的总和，包括世界观、人生观、价值观、自然科学和技术、语言和文字等。从规模上来讲，社会可小至一个家庭、一个社区，也可大至一个城市、一个国家。作为社会中的一员，每个人都在一定的社会群体中承担着相应的角色，与他人及周围环境发生着互动，其角色行为必然 受到社会因素的影响和制约。各种社会因素，如家庭、人际关系、经济状况、社会保障体系等，可通过影响人的心理活动和物质基础等，进而影响人的生理、心理及社会健康状况。

社会评估的主要目的是评估个体的角色功能状态（社会适应）以及家庭和社会环境中对其健康有利和不利的因素，以便能够制定相应的护理干预措施，进一步提高护理对象的健康水平。因此，社会评估主要包括对个体的角色、价值观与信念、家庭、环境等方面的评估。

二、心理、社会评估的方法

心理、社会评估主要通过交谈以及在交谈过程中的细心观察进行，必要时可进行相应的检查，或可借助某些测量工具进行评定。

（一）交谈法

也称会谈法、晤谈法等，是通过与被评估者面对面的语言交流，以获得相应的信息，同时可观察其交谈时的行为反应，以补充和验证所获得的资料。交谈法是目前心理、社会评估的主要方法。交谈的形式包括自由式交谈和结构式交谈。前者的气氛比较轻松，被评估者较少受到约束，有更多的机会充分表达自己的想法，但由于谈话内容可能较为松散，需时较多。后者则是根据评估目的预先设定好一定的结构与程序，交谈时按照设定的程序逐一提问，其最大的优点就是节约时间，效率较高。

值得注意的是，交谈技巧、交谈者的主观印象和偏见等都会影响对交谈结果的评价。此外，通过交谈不仅可以达到收集有关资料的目的，同时也是建立良好护患关系的基础。护理对象多因躯体不适而就诊，对于了解其疾病的有关情况能够较好地叙述和配合，而对于涉及其心理、社会方面的情况则可能不愿谈及、不易接受，甚至会产生抵触情绪。因此，在评估过程中，不但要有良好的沟通技巧，更要耐心、细致，不可急于求成。许多心理、社会资料在交谈之初很难准确获得，但常可在今后的护理过程中，随着护理对象对医护人员信任度的增加而逐渐明晰。

（二）观察法

观察法也是心理、社会评估时常用的方法之一。观察法包括自然观察法和控制观察法。自然观察法是在不加控制的自然情景中对护理对象的行为进行观察记录。自然观察法由于不改变观察对象的行为情景，所观察到的行为反应比较真实可靠，但对资料的分析比较较为困难。控制观察法则是在预先设定的一定情景中对护理对象的行为进行观察记录。控制观察法所收集的资料易于分析比较，但由于设计的情景易对观察对象产生影响，不容易反映真实情况。观察法可以对交谈所收集的资料进行补充和验证，弥补交谈时患者不愿谈及、有意回避或掩盖的不足。例如，有的患者表示其家庭关系很好，能够得到家人的关系和帮助。但观察发现，子女却很少来医院探望，即便来医院探望也显得很疏远。

（三）量表评定法

是使用经过信度、效度检验的现成量表，如焦虑量表、抑郁量表、症状量表、医学应对方式、社会支持量表等，对检查对象的心理、社会状况进行的一种定量评定手段。采用量表进行评定时，必须严格按照心理测量规范实施，才能得出科学的结论。

（四）其他

心理活动的变化可以在生理指标等方面有所体现，如血压升高、心率加快、激素水平变化等。因此，相应的身体评估及实验室检查等也可为心理、社会评估提供辅助依据。此外，为了补充或印证被评估者所提供的资料，还可以查阅相关的档案记录以及询问有关的人员等。当怀疑患者可能存在某种心理疾病时，则应请专业人员进行会诊。

第二节 心理评估

一、自我概念

自我概念，也称自我意识 是指人们通过对自己内在和外在特征，以及他人对其反应的感知和体验所形成的对自我的认识与评价，包括身体（生理）自我、社会自我和精神（心理）自我三部分。身体自我是指个体对自己躯体、性别、形象、容貌、健康状况等生理特质的意识。社会自我是指个体对隶属于某一个时代、国家、民族、阶级、阶层以及自己在群体中的地位、名望、受接纳程度，拥有的家庭、亲友、经济和政治地位的意识。心理自我是指个体对自己智能、兴趣、爱好、气质、性格等心理特点的意识。

自尊是指人们尊重自己、维护自己的尊严和人格，不容他人任意侮辱、歧视的一种心理意识和情感体验。自尊源于对自我价值、能力和成就的正确认识和恰当评价，是自我概念在情感上的表现，是自我概念的重要成分。

当疾病、外伤等引起身体功能发生障碍或外表变化时，常可导致自尊下降，甚至自我概念紊乱，如可能觉得自己无能为力、毫无希望、毫无价值或成为他人负担等。此外，精神因素以及精神疾病也是导致自尊下降、自我概念紊乱的常见原因；而自我概念紊乱和自尊下降又会极大影响个体维持和恢复健康的能力。

评估时，应鼓励患者谈出对自己的感觉和看法，同时注意观察患者的非语言性行为以及与他人交往的表现，如有无回避或过于在意自己身体的某部分，不愿与人交往等表现。

二、认知能力

认知是人们认识客观世界，获取知识的心理过程，包括感觉、知觉、记忆、思维、注意等心理活动。对客观事物的正确认知是保持心理健康，接受健康信息和采取健康行为的基础。认知能力自出生后随年龄的增长而逐渐增强，并与受教育程度、生活经历等因素有关，至老年期随着生理功能的减退认知能力也逐渐衰退。此外，疾病、药物、酗酒、吸毒等均可导致认知能力的改变。

（一）感知能力

感觉是当前直接作用于感觉器官的客观事物的个别属性（如大小、声音、气味等）在人脑中的反映。知觉则是当前直接作用于感觉器官的客观事物的整体及其外部相互关系在人脑中的反映。感觉是知觉的基础，感觉越清晰、越丰富，知觉就越完整、越正确。在认识事物的过程中常常是多种感觉器官同时参与，而以知觉的形式直接反映事物。因此，人们常把感觉和知觉联系在一起，统称为感知觉。

感知觉是一切认识活动的开始和知识的源泉，是思维的基础。感知能力的评估包括对视、听、触、嗅、味等感知觉功能状况的评估，注意有无某种感觉的减退或消失，甚至出现错觉、幻觉等。一般通过询问护理对象本人及其家属等即可获得，必要时可进行相关检查。

（二）记忆力

记忆是过去经历的事物在头脑中的再现，是人脑积累经验的功能表现。记忆力评估主要包括短时记忆和长时记忆评估。短时记忆的信息约在 15～20 秒内即可消失。长时记忆的信息保存时间较长，甚至终生不忘。评估短时记忆时，可嘱被评估者重复刚说过的一句话或由5～7个数字组成的数字串。长时记忆，可通过令其回忆当天或前一天所经历的事件等加以评价。

（三）思维能力

思维是人脑对客观现实概括性的、间接的反映，是在感知、记忆的基础上，通过分析、综合、比较等一系列思维过程，并借助语言实现的。思维能力一般可根据护理对象在对有关病情及健康状况的交谈过程中的表现做出初步判断，必要时亦可进行相应的检查。

1．计算力　对疑有计算力障碍者，可通过简单的加减法连续运算进行检查，如可嘱其逐级计算100减7、再减7……

2．理解力　对疑有理解力障碍者，可根据其理解和完成指令动作的准确程度及动作的复杂程度进行判断。评估时可从简单的动作（如嘱其坐起来或躺下等），逐渐到复杂的动作（如嘱其两手手心、手背交替触摸对侧膝盖等）。

3．判断力　是对事物做出评价、评估及决策所必备的能力之一。情绪或情感改变、心身疾病、药物影响等均可导致判断力下降。可根据护理对象对实物属性、事件性质的判断以及决策的可行性等加以评价。

4．语言能力　语言是思维的媒介，也是信息交流的重要工具。因此，语言能力的评估对护理具有重要意义。评估内容包括：①语音、语调、语速及语意的连贯性，注意有无构音困难、音哑、失语、失读、失写等；②思维内容及过程，注意其连贯性及逻辑性，有无怀疑、强迫观念、妄想等。

5．定向力与注意力

（1）定向力　定向力是指一个人对周围环境（时间、地点、人物）及自身状态（姓名、年龄、职业等）的察觉和识别能力。可通过交谈判断患者有无定向力障碍。定向力障碍多是意识障碍的表现，也可见于长期被拘禁或隔绝者。

（2）注意力　注意是心理活动对某种事物的指向和集中，它不是一个独立的心理过程，而是自始至终贯穿于整个心理过程，并在其中起指向作用的心理活动。当人的注意集中于某一事物时，才能充分清晰地感知注意对象，并深入思考和充分揭示其意义和作用，而不被其他事物所干扰。注意可分为被动注意（不随意注意）和主动注意（随意注意）。被动注意是指预先没有目的、也不需要意志努力的注意；主动注意是指由目的并需要意志努力的注意。注意的评估应包括注意的广度、稳定性、注意的分配和转移。注意的广度，也称注意的范围，即同一时间内所注意的对象的数量；注意的稳定性是指注意长时间保持在某事物或活动上的能力；注意的分配是指在同一时间内注意指向不同的对象或活动的能力；注意的转移是指根据新的任务，主动地将注意从一个对象转移到另一个对象上的能力。每个人注意的广度、稳定性、注意的分配和转移都有所差异。注意力的评估也主要通过交谈和观察进行，也可通过某些心理测验而获得。

总之，认知能力的评估除可通过日常的交谈法与观察法进行外，还可借助相应的认知评定量表、脑功能成像、生物学检测等手段。目前有关认知评定量表很多，如简明精神状态量表（MMSE）、长谷川痴呆量表（HDS）、画钟测验、连线测验等。

三、情绪和情感

情绪是人脑对客观事物是否符合自身需要而产生的态度的体验。情感是情绪的高级形式，侧重对社会性需要是否得到满足而出现的态度的反映。情绪与情感一般不严格区分，一般统称为情绪。所谓的态度是以该事物是否满足人的需要为中介的，需要是情绪和情感的基础和源泉。如急切需要治疗的患者，在得到及时有效的治疗后，就会产生愉悦和感激的情绪体验；反之则会产生怨恨、愤怒的情绪。人的各种心理活动都是在一定的情绪背景下进行的。因此，情绪直接影响人的一切行为，并与人的身心健康密切相关。一般来讲，消极的情绪，如愤怒、焦虑、悲伤、痛苦等不仅可使心理活动失衡，而且可引起人体生理、生化变化，导致疾病的发生或加重，特别是心血管系统和消化系统最为敏感。而积极的情绪可使机体各系统、器官的活动保持高水平的协调一致，不仅有利于疾病的康复，而且增强人的体力和精力，提高人的工作效能。

情绪包括内部体验、外部表情及生理反应三方面内容。①内部体验，是指个体在某种情绪状态下所产生的一定感受，可通过个体的自我描述得以反应，如“我感到很伤心”，个人的自我描述是评估情绪状态的重要资料来源；②表情，是情绪可以直接观察的部分，面部表情为主要的表情形式，而眼睛是最能表达情绪的面部器官，根据面部表情的变化可以判断一个人的喜怒哀乐，身体姿态也可反应一个人的情绪状态，又称身段表情，如紧张时往往正襟危坐，此外，一个人说话时的声音及其变化也是情绪的一种表达形式，又称语调表情，值得注意的是，各种表情的含义存在着种族及文化上的差异；③生理反应，是指伴随情绪而产生的躯体生理、生化变化，如呼吸、血压及心率等均可随情绪的改变而发生变化。

健康的情绪应该具有明确的诱因、反应适度、稳定而又灵活、是可以受自我调节和控制的，使人达到良好的适应水平。

评估时，应鼓励患者谈出自己的心境、持续时间、原因、对目前状况的感受以及对未来的看法等。通过患者的自我描述，结合评估者对其语音、语调、外部表情及行为的观察等判断患者目前的情绪状态，尤其是患病等对其情绪的影响，注意有无焦虑、抑郁、失望、沮丧、恐惧、愤怒等。记录时，患者的描述尽量引用其原话。此外，还可借用相应的测评量表进行评定，但应了解所用量表的目的、特点、信度及效度等。临床常用的有：Beck 焦虑量表（BAI）、Zung 的焦虑状态自评量表（SAS）及抑郁状态自评量表（SDS）等。

四、个性

个性在心理学中的含义是指一个人整个的心理面貌，即具有一定倾向性、稳定性的心理特征的总和。个性具有稳定性、整体性、独特性和社会性的特征，主要由个性倾向性、个性心理特征和自我调节系统三部分构成。其中个性心理特征是最能反映人的心理面貌的独特性的部分。个性心理特征主要包括能力、气质和性格。

（一）能力

能力是指人们成功完成某项活动所必需的个性心理特征，包括已经发展成或表现出的实际能力和可能发展的潜在能力。能力又可分为一般能力和特殊能力。一般能力是指完成各种活动都需要的共同能力，如观察力、记忆力、理解力、判断力、语言能力以及操作能力等。特殊能力是指从事某种特殊活动或专业活动所必需的能力。从护理的角度来讲，能力评估主要侧重于护理对象理解以及配合实施护理计划等方面的能力。主要通过其认知能力及肢体活动能力等方面进行判断。

（二）气质

气质是典型的、稳定的心理活动的动力特征。气质具有明显的天赋性，较多的受个体生物因素的制约。尽管有不同的气质类型，但实际上纯粹属于某一类型的人很少，多数是以某种类型特征占优势，其他类型特征兼而有之。不同气质类型都有各自的优缺点。在护理工作中，可考虑不同的气质特点而采取不同的护理干预措施。对气质类型的评估主要是通过观察其行为表现加以判断，如多血质的典型特征为活泼好动、敏捷而不持久、适应性强、注意易转移等。

（三）性格

性格是指个人对客观现实稳定的态度及与之相适应的习惯化的行为方式。性格特征可分为以下四个方面：①态度特征，指对客观事物态度方面的特征，包括对他人、集体、社会的态度特征，对劳动、工作、学习的态度特征，以及对自己的态度特征；②理智特征，指在感知觉、记忆、思维和想象等认知方面的特征；③情绪特征，指在情绪的强度、稳定性、持久性及积极性等方面的性格特征；④意志特征，是指对行为自觉调整控制方面的性格特征。性格的评估主要通过观察和交谈以了解和判断护理对象在上述几个方面中所表现出的性格特征。

五、压力与应对

应激是一个人的平衡状态受到破坏或威胁时进行适应和应对过程。每个人在生活过程中都会遇到各种应激源的刺激而引起应激反应。应激源，即引起应激的刺激物，可以是生物性的，如不适的温度、噪音、微生物侵入等，可以是心理性的，如人际关系紧张、人生受挫等，也可以是社会性的，如战争、经济危机、政治制度变革等。应激反应可以表现为头痛、血压升高、心率加快等生理反应，也可以表现为紧张、焦虑、注意力不集中、回避、敌对、吸烟等心理行为反应。应激源所引起的应激反应还受个体对应激源的认知评价、应对方式、个性心理特征、社会支持等因素的影响。

在医学心理领域，常常将生活事件，即生活中面临的各种问题，作为主要的应激源。一切潜在的应激源只有被人所察觉，并认为是有意义时才会引起应激反应。个体对应激源的认知评价除对应激情景的判断外，还包括对自身在应激情景下的应对手段的认知。应对方式，也成应对策略，是个体为解决应激事件对自身的影响所采取的各种策略。一个人的应对方式与其既往经验、人格特点等因素有关，如有的人常独立面对，而有的人则寻求他人的帮助等。在应对过程中，常用的心理防卫机转有压抑、退化、否认、合理化、升华等。

适度的应激可激活机体功能，使人的体力和智力得到提高，是个体成长所必须的，并对健康有益。若个体应激反应过强、持续时间过长，超过其应对能力则可因过度消耗而出现注意力不集中、感觉混乱、思维能力下降等，严重者可导致疾病。而应对能力与个体的健康状况、以往的应对经验、受教育水平、社会支持系统等有关。疾病往往导致应对能力的下降，同时患病住院又是护理对象必须面对的负性应激事件。因此，了解护理对象近期所经历的应激事件，应激反应，以往的应对方式及其效果等是非常重要的。

评估时应注意询问日常生活中，患者对应激事件的反应、可利用的应对资源、所采取的主要应对方式及其效果等；近期有无重大应激事件，由此而引起的应激反应、所采取的应对措施及其效果、期望达到的帮助等。也可借助心理测量量表，如生活事件量表、医学应对量表等。

第三节 社会评估

一、角色

（一）角色与角色期望

“角色”一词，原本是戏剧中的专门术语，是指演员在戏剧舞台上所扮演的某一特定人物，后被引入社会心理学领域，指个体在社会结构中所处的一定位置，即社会地位的体现。当个体在社会中根据其所处的社会地位履行相应的权利及义务时，也就扮演着相应的角色。而每种角色都是在同与之相关的角色伙伴发生互动关系过程中表现出来的。

角色期望是社会对处于一定社会地位的角色的权利和义务所作的规范，是角色行为赖以产生的依据。当个体在进行互动的过程中，通过角色期望可以预测角色伙伴的反应。角色期望可分为以下 3 个层次：①剧本期望：是指社会系统中的每个位置都有相应的规范，具体说明个体应该怎样行动，人们只有了解和认识社会对角色的这种要求和期望，才能扮演好一定的社会角色，成为一名合格的社会成员；②演员伙伴期望：是指在某种互动情景下由参与互动的其他成员（即角色伙伴）提出的期望和要求，要建立良好的互动关系，就必须了解和协调不同角色伙伴的期望与要求；③观众期望：是指不直接参与互动的观众的有意或无意地暗示的期望。在通常的情况下，上述三个层次的期望是一致的，但有时也会出现冲突。

（二）角色的分类

社会心理学家从不同的角度，根据不同的标准对角色进行各种不同的分类。

根据角色存在的形态不同可分为：

1. 理想角色，也称期望角色，是指社会或团体对某一特定社会角色所设定的理想的规范和公认的行为模式。

2. 领悟角色，是指个体对其所扮演的社会角色的行为模式的理解。

3. 实践角色。是指个体根据自己对角色的理解而在执行角色规范过程中所表现出来的实际行为。

根据角色扮演者受角色规范制约的程度不同，可分为：

1. 规定性角色，也称正式角色，是指其角色规范比较严格其有明确规定的角色。如政府官员、医生、护士、学生、士兵等。

2. 开放性角色，也称非正式角色，是指没有严明的角色规范，个人可以根据自己的理解而较自由地履行角色行为的角色。如父母亲、朋友等。

（三）患者角色与角色适应

患者角色是社会对一个人患病时的权利、义务和行为所做的规范，一般认为可概括为以下几点：

1. 可以脱离或部分脱离日常生活中的其他角色，酌情免去一些原来承担的社会责任和义务。

2. 一般不需为自己患病承担责任，有获得良好照顾的权利。

3. 有积极配合医疗护理、恢复健康的义务。

4. 有享受治疗护理、知情同意、寻求帮助、要求保密等权利。

患者角色可能是暂时的，也可能是长期或永久的，但往往是迫不得已而承担的。而对于患者角色的认识主要是从自己的患病经历或他人的患病经验中获得的。个体不同的社会、经济、文化背景及个性心理特征等都会影响其对患者角色的认识与适应。个体在扮演患者角色的过程中，由于各种原因，不能正确理解和履行社会赋予角色的权利、义务和行为规范，就会出现各种角色适应不良的问题，进而影响疾病的康复过程，甚至加重病情。

患者在角色适应过程中，常见的适应不良有：

1. 角色缺如　表现为不能正视自己的疾病，不承认自己是患者，不能很好地配合治疗与护理。如年轻人容易忽视自己的疾病，而不及时寻求帮助、无视治疗和护理的要求等。

2. 角色强化　表现为对自己的能力表示怀疑、失望，依赖性增强，对承担的其他角色感到不安，或借生病而逃避某些责任、获得某些权利等。

3. 角色消退　是指一个人已适应患者角色，但由于某些原因，需要承担其他角色。如一位尚需继续治疗和护理的患病的母亲，但由于孩子需要照顾，而不得不提前出院。

4. 角色冲突　是指在扮演患者角色过程中，与其所扮演的其他角色在角色期望上发生矛盾，或不同的角色伙伴存在矛盾的期望和要求时，经历的心理和行为上的不协调状态。前者属于角色间冲突，后者属于角色内冲突。一般来讲，对于患者更容易发生的是角色间冲突。

（四）角色功能的评估

主要通过交谈法和观察法评估患者的角色功能状态以及有无角色适应不良等。交谈时可重点了解：病人在日常生活及工作过程中所承担的主要角色有哪些？是否感觉到所承担的角色任务过多、过重或不足？患者自己的角色期望有哪些？他人对患者的角色期望有哪些？患病住院对其角色功能有何影响？所承担的角色有哪些变化？对患者角色的认识如何？能否安于养病、积极配合治疗和护理等？

同时应注意观察患者有无焦虑、抑郁等情绪反应，有无忽略自己和疾病、缺乏对治疗护理的依从性或过于依赖等行为表现。

二、价值观与信念

价值观是人们对事物的好与坏、对与错、行与不行的观点、态度和准则，决定着人对现实的取向和选择。信念是人们对某种现实或观念抱有深刻信任感的精神状态。信念是人们在实践过程中自然形成的一些思考和行动的模式。信仰是人们对某种事物或思想的极度尊崇和信服，并将其作为自己的精神寄托和行为准则，是一个人力量与希望的源泉。人的行为（包括保健行为）均受其价值观与信念的支配。比如，当一个人认识到吸烟有害健康，自己应该远离烟草时，就有可能采取戒烟行为。一个人的健康信念势必会影响其健康管理行为。不同的个体由于其成长过程、种族、所处的社会文化背景等不同，所具有的价值观和信念亦不尽相同。

评估时，可通过询问以下问题来了解护理对象的价值观、信念，尤其是与健康有关的信念，以判断今后可能出现的行为取向及与其健康状况的关系：

一般情况下，什么对您最重要？遇到困难时，您是如何看待的？一般从何处寻求力量和帮助？您认为怎样才算健康？如何才能保持健康？您认为自己目前的健康状况如何？您认为导致您健康状况不佳的主要原因是什么？您希望通过治疗达到怎样的效果？您认为医护人员应给予您怎样的帮助？您有宗教信仰吗？您的宗教信仰对您的饮食、治疗、护理等有何特殊要求？平时您参加哪些宗教活动？患病或住院对您参加宗教活动有何影响？若有影响，您的感受如何？需要哪些帮助？

三、家庭

家庭是以婚姻、血缘或收养关系为基础，密切合作共同生活的小型群体。家庭是人类社会最基本、最普遍、最固定和最持久的社会组织形式。人离不开社会，更离不开家庭。

家庭是不仅为个体提供了衣、食、住、行等日常生活所必须的物质资源，家庭成员之间的感情交往更为个体提供了一个保护和关怀的环境。家庭是个体最主要最直接的支持来源，对个体的身心健康、成长与发展以及疾病的康复等均具有举足轻重的作用。如父母的离、丧或对子女的虐待，均可引起健康问题，老年人可因贫困、丧偶、缺少照顾而产生孤独感、恐惧感。

家庭评估包括：家庭的成员结构；成员间的相互关系与家庭氛围；护理对象在家庭中的角色、地位及其与家人的关系；家庭成员的健康信念、对护理对象健康问题的反应以及因此而给家庭关系带来的影响等。通过上述信息可了解和预测护理对象在家庭中所扮演的角色、所承担的责任对其休养和康复可能带来的影响，以及是否拥有良好的家庭支持系统。

家庭评估主要采用与护理对象及其家人交谈的方式获得，此外可借用有关的量表，如Smilkrstein 设计的家庭功能评估量表。该量表用以测量个人对家庭功能的整体满意度，共五个题目，每个题目代表一种家庭功能，分别为适宜度、合作度、成长度、情感度及亲密度五个方面，简称 APGAR。

四、环境

广义的环境是指人类赖以生存和发展的社会与物质条件的总和。护理界将人的环境分为内环境和外环境。内环境，也称生理心理环境，包括人体的所有组织和系统，以及人的内心世界等。外环境则由自然环境和社会文化环境组成。人的内环境和外环境持续进行着物质和能量的交换和相互作用，使机体能够适应外环境的改变，维持内环境的平衡和稳定。

这里所说的环境是指由自然环境和社会文化环境所组成的外环境。自然环境，包括空气、水、气候等；社会文化环境则包括经济条件、生活方式、人际关系、宗教、文化、社会保障体系等。这些环境因素与人类健康密切相关。环境评估主要包括以下内容：

（一）生活与居住环境

指家庭的居住条件、所在社区的环境。主要评估生活及居住环境中是否存在影响其目前健康状况的因素，社区健身设施、医疗条件，以及护理对象对其生活与居住环境的感受与看法，目前这些环境有无变化等。

（二）职业及工作环境

包括所从事过的工种、工作环境、与工业毒物接触情况及时间、对工作的满意度等，以寻找与其目前健康状况有关和可能有关的因素。

（三）生活方式

是指由经济、文化、政治等因素相互作用所形成的人们在衣、食、住、行、娱乐等方面的社会行为。不同的人，由于自身的经济条件、文化背景及成长经历等不同，有的喜欢素食、有的喜欢大鱼大肉；有的喜欢静坐、有的喜欢运动，其生活方式不尽相同。人的生活方式与健康的关系越来越受到重视。大量的研究显示，许多疾病，如心脑血管疾病、糖尿病、癌症等的发生发展均与不良的生活方式有着密切的关系。改变不良的生活方式在维护健康、预防疾病、促进疾病的康复过程中均具有重要意义。

生活方式的评估主要通过交谈了解被评估者的饮食、起居、日常活动等方面的习惯，以及有无吸烟、酗酒等不良嗜好，以判断其是否存在不良或不恰当的生活习惯以及与其健康状况的关系；同时还应注意评估患病住院对其日常生活习惯的可能影响等。除交谈外，可直接观察被评估者的饮食、睡眠、活动等方面的行为表现。

（四）社交状况

指家庭以外的人际关系及交往情况。人际交往能够提高人们适应环境、适应社会的能力。在交往过程中，人们可以不断认识和完善自己，协调与他人的关系，形成集体意识和归属意识，并从中得到群体的支持和帮助。良好的社会交往可获得良好的社会支持，因而有利于个体的身心健康。社会交往能力标志着一个人的心理健康水平，并与人的性格、经历等有关。一般内向性格的人交往较少，而外向性格的人交往则比较广泛。评估内容包括护理对象与周围人（如朋友、同事、领导等）的人际关系、经常参加的社交活动及所扮演的角色等，以了解其是否存在人际关系紧张、社交障碍等。

（五）经济状况

包括主要的经济来源、收入状况等。经济收入常常是较为敏感的隐私问题，评估时并非要了解其准确的经济收入，而主要是要了解其经济收入能否满足今后的诊疗及护理需要，因求医住院而给家庭可能带来的经济问题及影响，以及护理对象对此所做出的反应等。

（六）文化评估

文化是特定的社会群体在长期的社会活动过程中形成的共有的行为和价值模式，并通过知识、艺术、价值观、信仰、习俗、道德、法律等形式得以表现。不同社会环境中的人们所形成的文化氛围不同。当人们生活在熟悉的文化氛围中，就会产生亲切感，容易得到认同、理解和尊重。反之，则会产生孤独、压抑等情绪体验。评估时，应注意可能存在的文化差异给护理对象带来的影响。

（孙玉梅）

第五章 实验室检查

关键词

实验室检查 laboratory test

实验室检查是运用物理学、化学、生物学、免疫学、遗传学及分子生物学等技术，对人体血液、骨髓、体液、分泌物、排泄物及脱落细胞等进行检验，以获得疾病病因、病理变化、器官功能状态等资料，协助诊断疾病的学科。实验室检查近些年来不断利用医学新成就和其他高科技成果开拓新实验，发展成为多学科交叉的独立学科，又称为检验医学。

实验室检查的出现、成形、发展既是现代西方医学发展的结果，也无处不借助于现代科学技术的新理论、新成果。初期的检查方法简单，结果也十分粗略，主要针对血液、尿液、粪、痰及某些分泌物。19 世纪，由于显微镜的发明，微生物学的发展和细菌培养技术的形成丰富了临床实验检查的内容。20 世纪中叶以后，随着化学、光学、电子学、机械制造业、生物学等学科门类和现代医学的发展，各式自动化仪器和化学、生物学试剂开始大量进入医学实验室，各式自动化仪器逐步替代以往的手工操作，检验的结果更加准确，更加客观。

随着现代科学技术的进步，生物学技术、日益发达的电子技术和计算机在医学检验中得到了广泛应用，促进了实验室诊断技术迅猛发展，不仅使检验项目日益增多，检验方法得到了不断改进和创新，而且检验手段也摆脱了手工单项操作而步入仪器化和自动化阶段，大大提高了检验效率。与此同时，还实现了试剂的商品化，并逐步建立、完善和加强了各项检验项目的质量控制，从而提高了检验结果的准确性和精密度。目前，在对医院进行综合评估时，检验项目开展的数量，检测技术的先进程度及检验结果的准确度等，乃是衡量医疗水平高低的重要指标。医学检验已成为现代医学不可缺少的部分，其目的是通过实验室技术和方法获取人体的信息，从而为临床疾病的诊断、护理、治疗、预防以及医学研究服务。

第一节 血液基本检查

关键词

红细胞计数	red blood cell count，RBC
血红蛋白测定	hemoglobin，Hb
血细胞比容	hematocrit
红细胞平均容积	mean corpuscular volume，MCV
红细胞平均血红蛋白含量	mean corpuscular hemoglobin，MCH
红细胞平均血红蛋白浓度	mean corpuscular hemoglobin concentration，MCHC
红细胞分布宽度	red cell distribution width，RDW
白细胞计数	white blood cell count，WBC
中性粒细胞	neutrophil，N
嗜酸性粒细胞	eosinophil，E
嗜碱性粒细胞	basophil，B
淋巴细胞	lymphocyte，L
单核细胞	monocyte，M
血小板计数	platelet count，Plt
平均血小板体积	mean platelet volume，MPV
血小板分布宽度	platelet distribution width，PDW
血小板比积	plateletcrit，Pct
网织红细胞	reticulocyte

一、红细胞计数和血红蛋白测定

红细胞由骨髓造血干细胞分化而来，历经原始红、早幼红、中幼红、晚幼红和网织红细胞阶段，最后发育为成熟红细胞。幼红细胞均有核，又称有核红细胞。正常血液中一般无幼稚红细胞。红细胞的平均寿命为120天，每天有8%的衰老红细胞在脾脏破坏，健康人红细胞破坏和生成保持动态平衡，故血液中红细胞数量相对恒定。

红细胞计数（RBC）和血红蛋白测定（Hb）均可用血液分析仪或手工单项分别进行测定。

【标本采集】

末梢血或乙二胺四乙酸（EDTA）盐抗凝静脉血。

【参考值】

红细胞计数成年男性：$(4.0\sim5.5)\times10^{12}/L$；成年女性：$(3.5\sim5.0)\times10^{12}/L$；新生儿：$(6.0\sim7.0)\times10^{12}/L$。

血红蛋白：成年男性：120～160g/L；成年女性：110～150g/L；新生儿：170～200g/L。

【临床意义】

（1）生理性变化

1）年龄　新生儿出生前，在宫内长期处在相对性缺氧状态，促红细胞生成素分泌增多，且胎儿骨髓腔内全为红骨髓，因此，造血旺盛，红细胞和血红蛋白高于成人。出生后发生了生理性溶血，于出生后15天逐渐降至正常。儿童期由于生长迅速，红细胞和血红蛋白处在较低的水平，至青春期增高。老年人由于造血功能有所减退，红细胞和血红蛋白略有减少。

2）性别　男性由于雄激素有促进造血的作用，而女性由于月经、生育、哺乳等影响，因此男性红细胞和血红蛋白均高于女性。

3）妊娠　妊娠中晚期，由于血容量明显增多，导致血液稀释而引起生理性贫血。

4）气压　高原居民，由于氧分压低，相对缺氧，体内分泌促红细胞生成素增多，引起红细胞和血红蛋白代偿性增多，海拔每增高1000m，Hb增加约4%，故高原居民RBC和Hb量高于平原居民。

（2）病理性变化

1）红细胞和血红蛋白增高　①相对性增高，又称假性增高，是由于血液浓缩而引起，见于休克、严重吐泻和大面积烧伤引起的脱水，通过输液使血容量得到补充后，红细胞数量及血红蛋白量可恢复正常；②继发性增高，又称代偿性增高，见于肺源性心脏病、先天性心脏病；③原发性增高，见于原因不明的骨髓增生性疾病，如真性红细胞增多症。

2）红细胞和血红蛋白减少　见于各种原因引起的贫血，如①造血物质缺乏所引起的缺铁性贫血和巨幼细胞性贫血；②红细胞丢失过多所引起的失血性贫血；③红细胞破坏增多所引起的溶血性贫血；④骨髓功能衰竭所引起的再生障碍性贫血等。若Hb＜60g/L应根据患者的临床状况考虑输血。

根据血红蛋白减少的程度，将贫血分为四级：

轻度贫血：男性：Hb＜120g/L；女性：Hb＜110g/L；中度贫血：Hb＜90g/L；重度贫血：Hb＜60g/L；极重度贫血：Hb＜30g/L。

3）Hb含量与红细胞数量减少的关系　Hb是红细胞的主要成分，每个红细胞体积一定，其所含Hb也呈一定的量。在急性失血性贫血时，红细胞丢失，Hb也成比例的减少。然而有些贫血，Hb的减少却不成比例，如由缺铁和珠蛋白合成障碍所引起的镰形细胞低血红蛋白性贫血，前者由于造Hb的原料铁减少，后者由于Hb珠蛋白肽链的合成异常，两者都引起Hb合成减少，此时Hb减少较红细胞显著，尤其在贫血的早期更为明显。维生素B_{12}和叶酸缺乏，引起DNA合成障碍，使细胞分裂周期延长，而胞质合成血红蛋白不受影响，造成细胞分裂减少，胞质合成Hb增多。因此，红细胞数量减少较Hb减少显著。

二、血细胞比容（HCT）测定

指抗凝血液在一定条件下，经离心沉淀压紧后，血细胞在全血标本中所占体积的比值。目前可由全自动血液分析仪测定。

【标本采集】

末梢血或肝素、双草酸盐抗凝静脉血。

【参考值】

成年男性：0.42～0.49；成年女性：0.37～0.48；1～3岁：0.35～0.47；新生儿：0.47～0.67。

【临床意义】

HCT 是影响全血黏度的主要因素之一，HCT 增高可致全血黏度增加，严重的黏度增高，可造成黏滞综合征，引起组织血流量不足，造成缺氧和易致血栓形成等后果。凡引起红细胞绝对或相对增高的病因均可引起 HCT 增高，反之则降低，详见红细胞及血红蛋白测定的临床意义。

三、红细胞其他参数测定

利用血液分析仪进行红细胞其他参数测定，包括：

1. MCV　是指血液中每个红细胞的平均体积，以 fl 为单位。

2. MCH　是指血液中每个红细胞血红蛋白的平均含量，以 pg 为单位。

3. MCHC　每升血液中平均所含血红蛋白浓度，以 g/L 为单位。

4. RDW　是反映外周血红细胞体积异质性的参数，即反映红细胞大小是否均匀的一个参数，多数仪器以体积大小的变异系数来表示。

【标本采集】

末梢血或肝素、双草酸盐抗凝静脉血。

【参考值】

MCV：82～92fl；MCH：27～31pg；MCHC：320～360g/L；RDW：11.6%～14.8%。

【临床意义】

(1) 综合分析 MCV，MCH，MCHC 3 个平均值，用于贫血的细胞形态学分类，见表 5-1-1。

表 5-1-1　MCV、MCH、MCHC 形态学分类鉴别表

贫血类型	MCV（fl）	MCH（pg）	MCHC（g/L）	病因
正细胞性贫血	82～92	27～31	320～360	急性失血性贫血、急性溶血性贫血、再生障碍性贫血、白血病等
大细胞性贫血	>92	>31	320～360	缺乏叶酸、维生素 B_{12}、如营养性巨幼细胞贫血和恶性贫血
单纯小细胞性贫血	<82	<27	320～360	慢性感染及中毒引起的继发性贫血等
小细胞低血红蛋白性贫血	<82	<27	<320	慢性失血性贫血、缺铁性贫血等

(2) RDW 的临床应用　①用于贫血的形态学分类，将 RDW 与 MCV 综合分析进行贫血的形态学分类，比传统的 MCV、MCH、MCHC 3 个参数分类更全面，对病因诊断及鉴别诊断具有更大的意义，如部分再生障碍性贫血可呈大细胞贫血改变，巨幼细胞性贫血也可呈全血细胞减少，但前者 RDW 正常，后者 RDW 增高，根据 MCV 与 RDW 将贫血分为以下 6 个类型，见表 5-1-2；②作为缺铁性贫血的筛选试验，据文献报道，RDW 对缺铁性贫血诊断的敏感性达 96%，在早期缺铁无贫血时，RDW 即增高，但特异性不高，即 RDW 增高在诊断缺铁性贫血时，还需要排除其他疾病，如重型 β-珠蛋白生成障碍性贫血、HbH 病，然而 RDW 正常，可排除缺铁性贫血；③作为缺铁性贫血与轻型珠蛋白生成障碍性贫血的鉴别诊

断指标，据文献报道缺铁性贫血10%的RDW增高，而88%的轻型珠蛋白生成障碍性贫血患者RDW正常。

（3）RDW异常，多用于血红蛋白病的诊断。

（4）红细胞体积与血红蛋白综合分析细胞图，可用于贫血的分类。

表5-1-2 MCV与RDW形态学分类表

贫血类型	MCV	RDW	病因
小细胞均一性	减小	正常	轻型珠蛋白生成障碍性贫血、某些继发性贫血
小细胞不均一性	减小	增高	重型β-珠蛋白生成障碍性贫血、缺铁性贫血
正细胞均一性	正常	正常	再障、白血病、急性失血、肾性贫血
正细胞不均一性	正常	增高	同时缺乏Vit B_{12}和铁、血红蛋白病、骨髓纤维化铁粒幼红细胞贫血
大细胞均一性	增高	正常	骨髓增生异常综合征、部分再生障碍性贫血、肝和肾疾病引起的继发性贫血
大细胞不均一性	增高	增高	巨幼细胞性贫血、某些肝病性贫血

四、白细胞计数和分类

人外周血白细胞主要包括中性粒细胞、嗜酸性粒细胞、嗜碱性粒细胞、单核细胞和淋巴细胞等5种，正常人外周血白细胞绝大多数为成熟型，仅有少量杆状核中性粒细胞。一定数量的白细胞是机体抵御病原微生物入侵的主要防线，各种白细胞的形态和生理功能均不相同，对病原微生物的反应也不一样。

【标本采集】

同红细胞计数。

【方法】

显微镜检查或血液分析仪。

（一）白细胞计数

【参考值】

成人：（4～10）$\times 10^9$/L（4000～10000/μl）；新生儿：（15～20）$\times 10^9$/L（15000～20000/μl）；儿童：（5～12）$\times 10^9$/L（5000～12000/μl）

【临床意义】

（1）生理性增加 新生儿、运动、疼痛、月经期、受寒、妊娠、分娩、阵发性心动过速、阳光或紫外线照射、抽搐、恶心呕吐和麻醉等。

（2）病理性增加 类白血病、白血病、急性化脓性细菌感染、急性溶血、急性失血、单核细胞增多症、淋巴细胞增多症、真性红细胞增多症、腮腺炎、病毒性肝炎、淋巴瘤、组织坏死、手术后、肿瘤转移、药物中毒、代谢性酸中毒和过敏等。

（3）减少 伤寒、副伤寒、斑疹伤寒、兔热病、布氏杆菌病、流感、麻疹、风疹、登革热、传染性肝炎（亦可增多）、疟疾、过敏性休克、系统性红斑狼疮、粟粒性结核、败血症、重症细菌感染、恶病质、放射治疗和肿瘤化疗。

（4）造血系统障碍所致减少　恶性贫血、非白血性白血病、再生障碍性贫血、脾功能亢进、Gaucher 病、Felty 综合征、Chediak-Higashi 综合征和阵发性睡眠性血红蛋白尿症等。

（二）白细胞分类

【参考值】

见表 5-1-3。

表 5-1-3　白细胞分类计数

名称	百分数（%）	绝对值（$\times10^9$/L）
中性杆状核粒细胞（N st）	0~5	0.04~0.5
中性分叶核粒细胞（N sg）	50~70	2~7
嗜酸性粒细胞（E）	0.5~5	0.05~0.5
嗜碱性粒细胞（B）	0~1	0~0.1
淋巴细胞（L）	20~40	0.8~4
单核细胞（M）	3~8	0.12~0.8

【临床意义】

见表 5-1-4。

表 5-1-4　白细胞分类改变的临床意义

细胞类别	增多	减少
中性粒细胞（N）	急性化脓性细菌感染、严重的组织损伤、大量血细胞破坏、急性大出血、急性中毒、白血病、骨髓增生性疾病及恶性肿瘤	某些病毒感染、某些革兰阴性杆菌感染、某些原虫感染、血液系统疾病、物理化学因素损伤、单核－吞噬细胞系统功能亢进、自身免疫性疾病
嗜酸性粒细胞（E）	过敏性疾病、寄生虫病、某些皮肤病、某些恶性肿瘤、传染病（猩红热）、某些肾上腺皮质功能低下	长期应用肾上腺皮质激素、ACTH 和肾上腺皮质功能亢进、伤寒、副伤寒初期、大手术、严重烧伤后和传染病极期等应激状态
嗜碱性粒细胞（B）	慢性粒细胞性白血病、嗜碱粒细胞白血病、某些转移癌和骨髓纤维化	无临床意义
淋巴细胞（L）	相对增多：再生障碍性贫血、粒细胞减少或缺乏 绝对增多：病毒感染、淋巴细胞性白血病、急性传染病的恢复期、移植排斥反应	相对减少：急性化脓性感染 绝对减少：应用肾上腺皮质激素、烷化剂等的治疗以及放射线损伤、免疫缺陷性疾病
单核细胞（M）	某些感染（病毒感染、亚急性感染性心内膜炎、活动性肺结核、急性感染的恢复期）、单核细胞性白血病、某些血液病（淋巴瘤、恶性组织细胞瘤等）	无临床意义

五、血小板计数及相关参数检查

（一）血小板计数

【方法】

显微镜下直接计数或采用自动化血细胞分析仪计数。

【参考值】

$(100\sim300)\times10^9/L$。

【临床意义】

（1）生理性变化　正常人每日血小板计数约有6%～10%的波动，晨间较低，午后略高，静脉血较外周血稍高；新生儿较婴儿低，约3个月后达成人水平；月经前较低；妊娠中晚期升高，分娩后1～2天降低；剧烈运动后升高，休息后恢复。

（2）减少　血小板计数低于$100\times10^9/L$称为血小板减少。可见于急性白血病、急性放射病、再生障碍性贫血、免疫性或继发性血小板减少性紫癜、DIC，脾功能亢进和某些药物反应等疾病。

（3）增多　血小板计数高于$400\times10^9/L$称为血小板增多。可见于慢性粒细胞性白血病、真性红细胞增多症、多发性骨髓瘤、恶性肿瘤、急性化脓性感染、急性出血、急性溶血、脾切除术后原发性血小板增多症和贫血等疾病。

（二）血小板相关参数检查

1. 平均血小板体积（MPV）

【方法】

MPV是由多参数血液分析仪在计数血小板的同时，将每个血小板体积记录，经数据处理后计算的每个血小板的平均体积。

【参考值】

MPV：7～11fl。

【临床意义】

MPV的大小与血小板的多少呈非线性负相关，在分析MPV的临床意义时，应结合血小板计数的变化才更具有意义。MPV对研究血小板寿命和转换率、黏附和聚集功能、巨核细胞生成血小板及血小板的成熟等均有一定意义。

（1）鉴别血小板减少的病因　①破坏增多而引起血小板减少时MPV增大；②骨髓受损导致血小板减少时MPV下降；③血小板在周围血分布异常所致血小板减少时，MPV正常。

（2）作为骨髓功能恢复的早期诊断指标　①当骨髓功能衰竭时MPV与血小板数量同时持续下降，骨髓抑制越严重，MPV越小；②当骨髓功能恢复时，MPV增大并先于血小板数量增高。

（3）血栓前状态或血栓性疾病时　MPV常增高，特别在胶原和凝血酶诱导血小板聚集期，并随其聚集速率和程度增加而MPV增加。

（4）作为出血程度的监护指标　有出血倾向者MPV显著低于无出血倾向者，即使是严重血小板下降者，如MPV高于6.4fl，出血发生率亦低。

2. 血小板分布宽度（PDW）和血小板比积（Pct）

【方法】

PDW 是血液分析仪在作血小板计数的同时，测量出每个血小板体积，进行数据处理后，得到的体积异质性参数，以变异系数表示。Pct 是指血小板占全血体积的百分比，可根据：MPV 和 Plt 数经过计算而得到的结果，即 Pct = MPV × Plt。

【参考值】

PDW：14.75%~17.25%；Pct：成人 0.108%~0.282 9/6；儿童 0.221%~0.406%。

【临床意义】

PDW 是反映血小板体积大小是否均匀的参数，与 Pct 一样，单独分析无参考意义，必须与血小板的其他指标结合起来分析才具有诊断价值，如：①慢性淋巴细胞白血病和糖尿病患者 Plt、MPV、Pct、PDW 均正常；②急性髓细胞白血病化疗、巨幼细胞性贫血和恶性贫血等 P1t、MPV 均降低，而 PDW 增高；③慢性粒细胞白血病 Plt、MPV、Pct：PDW 均增高；④脑血管病 PDW 增高。

六、网织红细胞计数

网织红细胞（Ret）是介于幼红细胞和成熟红细胞之间不完全成熟的红细胞。它无核，胞质中还残存有多少不等的核糖体（RNA），经新亚甲蓝或煌焦油蓝等碱性染料活体染色后，RNA 被染成蓝色的网点状结构，故而得名。

【参考值】

成人：0.005%~0.015%；绝对数：(24 ~ 84) × 10^9/L

【临床意义】

Ret 计数是反映骨髓造血功能敏感的指标，对贫血的诊断、鉴别诊断及疗效观察等具有重要意义。

（1）作为评价骨髓造血功能的指标　①网织红细胞增高，>2.5% 提示骨髓造血活跃，见于增生性贫血，尤以溶血性贫血为显著，一般可达 10%~25%，溶血急进期可达 70%；②网织红细胞减少，提示骨髓造血抑制，见于增生不良性贫血，如再生障碍性贫血，尤以急性再障为显著，其绝对值可降至 15 × 10^9/L 以下。当采用放疗和化疗治疗肿瘤时，因可造成骨髓抑制而致网织红细胞减少。

（2）作为贫血疗效观察的指标　①增生性贫血和巨幼细胞贫血经抗贫血治疗有效时，网织红细胞先于 RBC 和 Hb 增多，于治疗 1 ~2 天网织红细胞即见升高，8 ~9 天达高峰，随贫血的好转逐渐恢复正常；②再生障碍性贫血，经一般抗贫血治疗无效，网织红细胞不增高，若有效时则网织红细胞逐渐回升乃至轻微增高。

（姜亚芳　宋春燕）

第二节 血液流变学检测

关键词

血液流变学	hemorheology
红细胞沉降率	erythrocyte sedimentation rate，ESR
全血黏度	blood viscosity
血浆黏度	plasma viscosity

血液流变学是研究血管、血液和有形成分的流动性、变形性、聚集性及相互之间影响和变化规律的学科。

一、红细胞沉降率测定

又称为血沉测定。是指红细胞在一定的条件下沉降的速率，它受多种因素影响：①血浆中各种蛋白的比例改变，如血浆纤维蛋白原或球蛋白增加或清蛋白减少；血沉加快；②红细胞数量和形状：红细胞减少，血沉加快；球型红细胞增多，血沉减慢。虽多种疾病可见血沉增加，但缺乏特异性。

【标本采集】

枸橼酸钠抗凝血，抗凝剂与血液比例为1∶4。

【参考值】

成年男性：0～15mm/1h末；成年女性：0～20mm/1h末。

【临床意义】

（1）血沉增快　见于妊娠期、结核病和风湿病活动期、急性炎症、手术后1周内，明显增快见于风湿性多发性肌炎、成人风湿热、多发性骨髓瘤、各种恶性肿瘤、系统性红斑狼疮、类风湿关节炎和尿毒症等。

（2）血沉减慢　见于红细胞增多症、球形红细胞增多症、脱水、充血性心力衰竭、使用抗炎药物和严重肝功能损害等。

二、血液流变学的其他参数检查

（一）全血黏度测定

全血黏度测定血浆黏度、血细胞比容、红细胞变形和聚集能力、血小板和白细胞等流变学特性的综合表现，它是血液最重要和最基本的流变学参数。

【标本采集】

清晨空腹静脉采血，用肝素或EDTA-K2抗凝，于4小时内测完。

【参考值】

可因仪器型号、测定温度不同和受检者的性别、年龄不同而存在差异，表5-2-1。

表 5-2-1　血液黏度参考值

项目		参考值	
		男性	女性
	全血黏度（mPa. s）		
切	230	3.79～4.88	3.12～4.13
变	46.0	5.19～13.14	4.3～5.50
率	5.75	8.20～13.14	5.69～10.05
	血浆黏度（mPa. s）	1.199～1.1631	
	红细胞比容（%）	42.52～48.44	35.66～44.12
	红细胞刚性指数	0.666～0.890	
	红细胞聚集指数	1.946～2.996	1.584～2.716
	血液还原黏度	7.615～10.535	
	低切变率下血液相对黏度	5.3352～9.598	3.753～6.811

【临床意义】

（1）冠心病与心肌梗死　冠心病的发病与血液黏度升高有关，其增高程度可反映心肌缺血的严重性。血液黏度增高，可能出现在心肌梗死之前，对预防心肌梗死的发生可提供一项前瞻性指标。

（2）原发性高血压　血液黏度增高，主要与红细胞变形性降低有关。

（3）脑血栓形成　血液黏度常增高，其原因可能与红细胞和血小板的聚集性增高、血浆黏度增高、HCT 增高和红细胞变形性降低有关。

（4）血液病

1）红细胞增多症　各种原因所致的继发性红细胞增多症和真性红细胞增多症均可使血液黏度增高。

2）白血病　白血病细胞增多、白血病细胞破坏释放大量核酸，均可致全血黏度和血浆黏度增高。

3）异常免疫球蛋白血症　高球蛋白血症如多发性骨髓瘤、巨球蛋白血症等均可致全血黏度和血浆黏度显著升高。

4）遗传性球形细胞增多症　不稳定血红蛋白病、镰状细胞血红蛋白均可见还原黏度增高，红细胞变形性明显降低。

5）弥散性血管内凝血（DIC）的血液高凝期患者，血液黏度可增高。

（5）恶性肿瘤　肿瘤患者血浆纤维蛋白原及球蛋白增多、红细胞和血小板聚集性增高，使全血黏度增高。肿瘤细胞释放的促凝物质使血液凝固性增高，也是血黏度增高的原因之一。

（6）其他疾病　糖尿病、慢性肝炎、肝硬化、高脂血症、休克等可出现血液黏度增高。风湿性关节炎、肾功能不全、深静脉血栓形成、外科手术后及视网膜动静脉血栓栓塞等均可出现血液黏度有不同程度的增高。

（7）各类贫血、失血时，血细胞比容降低常可致血液黏度降低。

（二）红细胞变形性测定

红细胞的变形性是红细胞重要的生物学特性，其对血液流变学性质有很大的影响。

【参考值】

激光衍射法，磷酸盐缓冲液下：切变率150：DI>35%；切变率200：DI>37%。

【临床意义】

红细胞变形性减低见于：①血液病，例如DIC、HbH和β-珠蛋白生成障碍性贫血；②心血管疾病，例如冠心病、高血压；③其他，例如休克、糖尿病、脑血栓形成、肺心病、肝硬化等疾病。

（姜亚芳）

第三节　出血与血栓性疾病的检查

关键词

毛细血管抵抗力试验	capillary resistance test，CRT
出血时间	bleeding time，BT
血浆vWF抗原测定	von Willebrand factor antigen，vWF：Ag
血小板黏附测定	platelet adhesion test，PADT
血小板聚集试验	platelet aggregation test，PAgT
血块退缩试验	clot retraction test，CRT
血小板聚集功能测定	platelet aggregation test，Pagt
凝血时间	coagulation（clotting）time，CT
活化凝血时间测定	activated coagulation time，ACT
活化部分凝血活酶时间	activated partial thromboplastin time，APTT
凝血因子Ⅷ活性测定（二期法）	factor Ⅷ activity test
血浆凝血酶原时间	plasma prothrombin time，PT
凝血酶原片段1+2的测定	prothrombin fragment，F_{1+2}
纤维蛋白肽A测定	fibrin peptide A test，FPA
血浆复钙时间	plasma recalcification time，PRT
纤维蛋白原检测	fibrinogen test，Fg
抗凝血酶抗原检测	antithrombin antigen，AT
蛋白C活性检测	protein C activity，PC：A
蛋白C抗原检测	protein C antigen，PC：Ag
蛋白S抗原检测	protein S antigen，PS：Ag
组织因子途径抑制物的活性检测	tissue factor pathway inhibitor activity，TFPI
凝血酶时间测定	thrombin time，TT
凝血因子Ⅷ抑制剂检测	factor Ⅷ depressor test
组织纤溶酶原激活物测定	tissue type plasminogen activator，t-PA
纤维蛋白（原）降解产物测定	fibrinogen and fibrin degradation products，FDP

血浆硫酸鱼精蛋白副凝试验（3P 试验）	plasma protamine paracoagulation test，PPPT
血浆 D-二聚体测定	D-dimer test，DD
狼疮抗凝物质检测	lupus anticoagulants test
纤溶酶原的活性检测	plasminogen activity，PLG：A

生理情况下，机体通过自身调节，使止血、凝血与抗凝（包括纤溶）系统维持动态平衡，其意义是使机体既不发生出血，也不引起血栓形成。这一平衡失调受如下因素共同调节：血管因素、血小板的数量和功能、凝血因子的量和活性、抗凝和纤溶系统的活性，此外还受循环抗凝物质的影响。出血与血栓的发生与它们之间平衡的打破有关，如止凝血活性减低或抗凝能力增强，就会使机体处于低凝状态，而引起出血性疾病；反之，如止凝血活性增强，抗凝功能减弱，则导致血栓前状态或血栓性疾病。上述两类疾病的发病机制复杂，其实验室诊断主要从以下方面进行检查。

一、血管因素的检查

（一）毛细血管抵抗力试验

毛细血管抵抗力试验又称毛细血管脆性试验或束臂试验。毛细血管的完整性与其本身的结构、功能及血小板的质、量以及一些液体因素有关。用加压的方法检测新出血点的数目和大小来估计毛细血管的脆性。

【方法】

用血压计的袖带缚在上臂，加压维持在收缩压与舒张压之间（90～100mmHg，12.0～13.3kPa），保持 8 分钟（5～10 分钟），在肘前腋窝下 4cm 处计数直径为 2～2.5cm 圆圈范围内新出血点。

【参考值】

正常男性：<5 点；正常女性及儿童：<10 点。

【临床意义】

阳性见于毛细血管脆性弱，功能不佳或血小板质或量缺陷。

（二）出血时间测定（BT）

是指皮肤微血管经刺伤引起出血到其自然停止所需的时间。BT 的长短取决于早期止血功能的好坏，与毛细血管壁的完整性、血管的舒缩功能、血小板数量和功能及血浆中 vWD 等因素有关。

【方法】

目前推荐使用出血时间测定器法（TBT）测定出血时间。出血时间测定器为双刀片弹簧装置，每片刀片的长 6mm，刺入皮肤深度为 1mm。

【参考值】

TBT 法：4.8～9.0 分钟。

【临床意义】

BT 时间测定，是出血性疾病筛选试验之一。

（1）BT 延长　见于①血小板显著减少，如特发性血小板减少性紫癜（ITP）、白血病、再生障碍性贫血等；②血小板功能异常，如血小板无力症及巨大血小板综合征等；③毛细血管异常，如维生素 C 缺乏症、遗传性出血性毛细血管扩张症；④严重缺乏血浆某些凝血因子；⑤其他：如服用阿司匹林、血浆中抗凝物增多、弥散性血管内凝血（DIC）、低纤维蛋白或无纤维蛋白血症、血管硬化和原发性高血压等。

（2）BT 缩短　见于严重的高凝状态和血栓性疾病，如 DIC 高凝期、心肌梗死、脑血管病变等。

（三）血浆 vWF 抗原（vWF：Ag）测定

vWF 由血管内皮细胞合成，合成后一部分储存于内皮细胞中，一部分释放入血，成为因子Ⅷ：C 的载体。在早期止血过程中，vWF 是血小板黏附于内皮下胶原的黏附蛋白，缺乏则影响血小板的黏附功能。可用抗 vWF 的单克隆抗体测出血浆中 vWF 的含量，用 ELISA 法或火箭电泳法测定。

【参考值】

ELISA 法：78%～137%。

【临床意义】

vWF 含量减低，见于血管性血友病；增高见于血管内皮受损时，内皮中的 vWF 释放入血，如血栓性血小板减少性紫癜（TTP）、缺血性心脑血管病、周围血管病、肾小球疾病、肺部疾病、肝脏疾病、尿毒症、大手术后、妊娠期高血压疾病、糖尿病等。

二、血小板的相关检查

血小板在止血、凝血和促进血栓形成中起重要的作用，其止血促栓功能不仅与血小板的数量有密切关系，而且也取决于其黏附、聚集、释放、促凝活性、血块收缩等功能正常。因此出血性疾病时，当血小板数量不少，则应做其功能检查。当凝血被激活后，还可测定其释放产物及活性物质，以协助血栓性疾病的诊断。

（一）血小板黏附试验（PAdT）

【参考值】

玻球法：男：28.9%～40%；女：34.2%～44.6%。玻璃柱法：53%～70%。

【临床意义】

黏附试验是血小板功能和激活的初筛试验之一。黏附率增高见于血栓前状态与血栓性疾病，如心肌梗死、心绞痛、脑血栓形成、糖尿病和深静脉血栓形成。黏附率降低见于巨大血小板综合征、血小板无力症、尿毒症、肝硬化及服用阿司匹林和双嘧达莫（潘生丁）等药物之后。

（二）血小板聚集试验（PAgT）

【参考值】

不同的仪器、诱聚剂及诱聚剂浓度不同，可有不同的参考值，且还存在实验室之间的差异，下面介绍几种诱聚剂测得的最大聚集率：

ADP：1mmol/L（62.7 ± 16.1）%；肾上腺：0.4 mmol/L（67.8 ± 17.8）%；胶原：3 mmol/L（71.7 ±19.3）%；瑞斯托霉素：1.5 mmol/L（87.5 ±11.4）%。

【临床意义】

聚集试验是测定血小板功能及激活的初筛试验之一，血小板聚集率降低，见于巨大血小板综合征、血小板无力症、低（无）纤维蛋白原血症、肝硬化、尿毒症、感染性心内膜炎、使用血小板抑制药等。血小板聚集率增高，见于高凝状态或血栓形成性疾病、高β脂蛋白血症、糖尿病、口服避孕药、人工瓣膜和吸烟者。

（三）血小板释放功能试验

血小板激活后，即可发生释放反应，释放促血小板聚集及促凝活性物质。通过对血小板释放活性物质的测定，不仅可了解体内止、凝血状态，而且还可协助诊断其他疾病。

1．血浆β血小板球蛋白（β-TG）和血小板第4因子（PF_4）测定　β-TG和PF_4均系血小板被激活后由α颗粒释放而进入血中的活性物质，可作为血小板被激活的诊断指标。用酶联免疫吸附试验（ELISA）测定。

【标本采集】

用装有8号针头的消毒注射器空腹静脉采血，弃去开始2ml，拔去针筒让血液自针头流入装有5%EDTA与血小板活性抑制剂（相当于0.25%终浓度的茶碱）的混合抗凝剂中，抗凝剂与血液之比为1∶9。采血后置冰浴，在4℃离心，分离血浆，并低温保存。

【参考值】

β-TG：<50 μg/L；PF_4：<10μg/L。

【临床意义】

增高于血栓前状态和（或）血栓性疾病，如心肌梗死、脑梗死、妊娠期高血压疾病、糖尿病、尿毒症、DIC、肾病综合征、静脉血栓形成等；减低见于血小板a颗粒缺乏症。β-TG是血小板特有的球蛋白，对血小板激活的特异性强，但标本采集要严格，易受机体代谢和血小板破坏的影响。

2．血浆血栓素B_2（TXB_2）测定　血小板激活后，膜磷脂花生四烯酸（AA）代谢亢进，生成TXA_2，其不稳定，并很快转化为TXB_2，测定血浆中TXB_2含量可反映AA代谢水平，从而反映血小板是否被激活。用ELISA或放射免疫法（RIA）测定。标本采集同β-TG。

【参考值】

ELISA法：28.2～124.4ng/L；RIA法：54.2～217.8ng/L。

【临床意义】

本试验敏感性高，特异性较低。①TXB_2增高：见于血栓性疾病、动脉硬化、糖尿病、恶性肿瘤等；②TXB_2减低：见于先天性花生四烯酸代谢障碍性疾病，或服用阿司匹林类药物后。

（四）血块收缩试验（CRT）

血小板收缩蛋白使血小板伸出伪足，与纤维蛋白网连接而呈向心性收缩，使血块缩小并使血清析出，计算血清量占全血量的百分比，可以反映回缩能力，从而反映血小板功能降低和数量减少的程度。

【标本采集】

静脉采血3ml，不加抗凝剂。

【参考值】

定性试验：37℃0.5～1小时开始收缩，24小时完全收缩；定量试验：37℃1小时血块收缩率为 48%~64%。

【临床意义】

血块退缩不良见于：①血小板显著减少（$<50\times10^9/L$）和血小板功能异常，如血小板无力症；②严重的凝血因子缺乏和凝血功能障碍、纤维蛋白原减少和红细胞增多等。

（五）血小板相关抗体和补体的检测

血小板表面的抗原与包被在微孔板的血小板相关抗体结合，标记辣根过氧化酶的抗人抗体与血小板结合。底物邻苯二胺在辣根过氧化酶作用下生成发色基团，显色强度与结合在血小板表面的抗体量相关，从标准曲线中可得抗体的量。

【参考值】

PAIgG：0~78.8ng/10^7 血小板；PAIgM：0~7ng/10^7 血小板；PAIgA：0~2ng/10^7 血小板；PAC3：0~129ng/10^7 血小板。

【临床意义】

为免疫性血小板减少性紫癜诊断、疗效及预后估计的有用指标。在免疫性血小板减少性紫癜及风湿性疾病中，血小板相关抗体增高。

三、凝血因子检查

对凝血因子的常规检查项目，仅能测出凝血过程中一组凝血因子的异常，可以通过纠正试验来筛选单个因子的异常。实验基本的原理是血浆凝固法，其手段可以采用手工法或血凝仪法。

【标本采集】

静脉采血 2.7ml，注入含 0.3ml 109mmol/L 枸橼酸钠的塑料或硅化试管中。

（一）内源性凝血系统凝血因子的测定

1. 凝血时间测定（CT）　从血液离开血管进入注射器开始计时，直到试管内血液凝固所需要的时间，称凝血时间。本试验反映内源性凝血系统的功能，是内源性凝血系统的筛选试验之一。目前凝血时间测定基本上被活化凝血时间测定所取代。

【参考值】

玻璃试管法：6~12 分钟；硅化试管法：15~32 分钟。

【临床意义】

（1）CT 延长　见于：①内源性凝血途径凝血因子Ⅷ、Ⅸ、Ⅺ等缺乏引起的血友病甲、乙和因子Ⅺ缺乏症；②共同途径中严重的因子Ⅴ、Ⅹ、凝血酶原和纤维蛋白原减少或缺乏，如先天性凝血酶原缺乏、先天性无纤维蛋白原症、重症肝炎和维生素 K 缺乏；③纤溶亢进，血中存在纤维蛋白降解产物（FDP）时，血液处于低凝状态；④血液中存在抗凝物质，如抗因子Ⅷ抗体和用肝素作抗凝治疗时。

（2）CT 缩短　见于血栓前状态和血栓性疾病、DIC 的高凝期。

2. 活化凝血时间测定（ACT）　是内源性凝血途径敏感试验，与 CT 不同之处是向全血内加入了白色陶土－脑磷脂混合液，可达到充分激活因子Ⅻ、Ⅺ，提高了试验的敏感性，可检出Ⅷ：C 水平小于 45% 的血友病。

【参考值】

1.14～2.05分钟。

【临床意义】

同CT。

3．活化部分凝血时间测定（APTT） 是内源性凝血系统较敏感的试验，与CT不同之处是向全血内加入了部分凝血活酶磷脂悬液，在Ca^{2+}作用下观察血浆凝固所需要的时间，是内源性凝血系统的筛选试验之一。

【参考值】

32～43秒

【临床意义】

同CT。

4．简易凝血活酶生成试验（STGT） 用蒸馏水将被检全血稀释，获得了稀释全血溶血液，其中包括了各种血浆凝血因子和红细胞素（代替PF－3），向此液中加入Ca^{2+}后，即有凝血活酶生成，按一定时间将此活化溶血稀释液加入正常基质血浆，测定基质血浆凝固的时间即为STGT时间。STGT是内源性凝血途径较敏感的试验。

【参考值】

11.99±0.72秒；>15秒为异常，表示活酶生成不良。

【临床意义】

本试验主要用于血友病的筛选，STGT延长见于：①血友病甲（缺因子Ⅷ）、血友病乙（缺因子Ⅸ）和因子Ⅺ缺乏症，上述因子的缺乏可引起活酶生成障碍而导致STGT延长，可以通过纠正试验鉴别之；②血中存在抗凝物质；③共同途径中的因子Ⅹ缺乏。

5．凝血因子Ⅷ活性测定（二期法） 根据凝血激酶生成试验的原理，将不同稀释度的因子Ⅷ样品与“试剂混合物”（血清、磷脂、因子Ⅴ）及Ca^{2+}混合保温，此可提供除因子Ⅷ：C外的所有参与凝血激酶生成的因子。在凝血激酶生成达最大量和稳定时，该反应液可使基质血浆中的因子Ⅱ变为凝血酶，后者使纤维蛋白原转变为纤维蛋白而凝固。据此可计算Ⅷ：C的水平。

【参考值】

50%～200%。

【临床意义】

血友病A患者的血浆中因子Ⅷ：C减低，按减低程度分为：重型（小于或等于2%），中型（大于2%，小于5%），轻型（大于5%，小于25%），亚临床型（大于25%，小于45%）；其次见于血管性血友病（1型、3型）和弥散性血管内凝血（DIC）；抗Ⅷ：C抗体所致获得性血友病A较为少见。

6．凝血因子Ⅷ抗原测定 凝血因子Ⅷ抗原（Ⅷ：Ag）是因子Ⅷ：C的抗原成分。免疫火箭电泳法是在含因子Ⅷ：C抗血清的琼脂板中，加入一定量的受检血浆（抗原），在电场作用下，定量的抗原和抗体反应形成火箭样的沉淀峰，此峰高度与抗原浓度成正比，因而可以计算因子Ⅷ：Ag的含量。

【参考值】

96.1%±28.3%。

【临床意义】

(1) 因子Ⅷ Ag 水平增高：与Ⅷ：C 的意义相一致。

(2) 因子Ⅷ Ag 水平减低：主要见于血友病 A 和血管性血友病（von Willebrand disease，vWD）。根据因子Ⅷ：C 和Ⅷ：Ag 结果可将血友病 A 分为两型：①交叉反应物质阴性（CRM－）型占 85%，即因子Ⅷ：C 和Ⅷ：Ag 均减低或缺如；②交叉反应物质阳性（CRM＋）型占 15%，即因子Ⅷ：C 降低或缺如，而Ⅷ：Ag，水平正常或偏高。交叉反应物质阴性（CRM～）表示因子Ⅷ：C 合成量减少，CRM^+ 型表示因子Ⅷ：C 分子结构异常。

(3) 产前诊断 将胎儿镜经腹壁插入孕妇的子宫腔内，抽取胎儿血液，检测胎儿血Ⅷ：C、Ⅷ：Ag 和 vWF：Ag 等指标。根据检测结果可确定胎儿是否为血友病 A 患者。

(二) 血浆凝血酶原时间测定（PT）

PT 测定是外源性凝血途径检查试验，即向受检血浆中加入组织凝血活酶（兔脑浸液）和 Ca^{2+}，启动外源性凝血途径的激活，使血浆发生凝固所需的时间。PT 的长短可反映血浆中凝血酶原、纤维蛋白原、因子Ⅴ、Ⅶ、Ⅹ的水平。

【参考值】

(1) 直接报告患者与正常对照 PT 的秒数 参考值为 11～14 秒，比正常延长 3 秒即有病理意义。

(2) 凝血酶原比率（PTR） 即受检者 PT（s）/正常对照 PT（s），参考值为 1±0.15。

(3) 国际标准化比值（INR） 先求得所用组织凝血活酶的国际敏感度指数（ISI），它是所用组织凝血活酶与已知的 ISI 国际参比品或其他标定过的参比品之间相比较的一个参数，ISI＝1 为好。$INR = PTR^{ISI}$，正常参考值因 ISI 而异。

【临床意义】

(1) PT 延长 见于外源性凝血系统的因子Ⅱ、Ⅴ、Ⅶ、Ⅹ和纤维蛋白原减低，如为先天性上述因子的缺乏，则多为单个因子的缺乏，此种情况少见。临床上以后天获得性上述因子缺乏多见，且为多个因子的缺乏，可见于 DIC、原发性纤溶亢进、维生素 K 缺乏和肝脏疾病。

(2) PT 缩短 见于口服避孕药、高凝状态及血栓性疾病。

(3) 用于抗凝疗法的监控，一般维持 PT 在参考值的 2 倍左右，或 PTR 为 1.3～1.5（最大不能超过 2），INR 为 2.0～3.0 为宜。

(三) 复钙时间（RT）测定

在去 Ca^{2+} 血浆中，重新加入适量的钙，测定内源凝血过程得以重新恢复所需要的时间。

【参考值】

(2.8±0.5) 分钟。

【临床意义】

(1) PR 延长 见于：①因子Ⅷ、Ⅸ和Ⅺ血浆水平减低，如血友病 A、B 及凝血因子Ⅺ缺乏症；因子Ⅷ减少还见于部分血管性血友病患者；②严重的凝血酶原、因子Ⅴ、因子Ⅹ和纤维蛋白原缺乏，如肝脏疾病、阻塞性黄疸、新生儿出血症、肠道灭菌综合征、吸收不良综合征、口服抗凝剂、应用肝素以及纤维蛋白原缺乏血症等；③纤溶活性增强－如继发性、原发性纤溶亢进及循环血液中有纤维蛋白（原）降解产物（FDP）；④血循环中有抗凝物质，如抗因子Ⅷ或Ⅸ抗体，狼疮抗凝物质等。

（2）RT缩短　见于：①高凝状态，如弥散性血管内凝血的高凝血期、促凝物质进入血流以及凝血因子的活性增高等；②血栓性疾病，如心肌梗死、不稳定性心绞痛、脑血管病变、糖尿病伴血管病变、肺梗死、深静脉血栓形成、妊娠期高血压疾病和肾病综合征以及严重的灼伤等。

（四）凝血因子分子标志物的检测

1．凝血酶原片段1+2的测定　以抗F_{1+2}抗体包被酶标板，加入标准品或样品后，再加入过氧化物酶标记的第二抗体，使之与游离F_{1+2}抗原决定簇结合。用硫酸溶液终止H_2O_2与发色基质间的酶促反应，溶液颜色的深浅与样品中F_{1+2}含量成正比。

【参考值】

健康人枸橼酸钠抗凝血浆，F_{1+2}正常范围为0.4～1.1nmol/L（中位数为0.7 nmol/L）。

【临床意义】

（1）升高　见于深静脉血栓形成、肺栓塞、DIC及遗传性蛋白C缺乏症等。

（2）减低　见于口服抗凝剂患者，可作为口服抗凝剂的监测指标。

2．纤维蛋白肽A（FPA）测定　用皂土处理待检血浆以除去纤维蛋白原，含FPA标本先与已知过量的兔抗人FPA抗体结合，部分液体被移至预先包被FPA的酶标板上，上步反应中剩余的未结合FPA抗体可与FPA结合，结合于固相的兔抗人FPA抗体被羊抗兔（带有辣根过氧化物酶）IgG结合，在过氧化氢存在的条件下可以使OPD基质显色，颜色的深浅和FPA含量呈负相关关系。

【参考值】

男性不吸烟者：（1.83±0.61）μg/L；女性不吸烟，未服避孕药者：（2.24±1.04）μg/L。

【临床意义】

纤维蛋白原转变为纤维蛋白的过程中，凝血酶先裂解纤维蛋白原分子的A（α）链的Arg（16）-Gly（17）键，释放出纤维蛋白肽A（FPA_{1-16}），剩下部分称纤维蛋白Ⅰ（FbⅠ）；凝血酶继续裂解纤维蛋白肽B（FPA_{1-14}），剩下部分称纤维蛋白Ⅱ（FbⅡ）。FbⅠ与Ⅱ可以自行聚集成可溶性纤维蛋白单体聚合物，后者在因子XIII的作用下，转变成不溶性、稳定的纤维蛋白。因此，血液中出现FPA表明有凝血酶生成。在恶性肿瘤转移、冠心病、缺血性中风、深静脉血栓形成、弥散性血管内凝血、肺栓塞、肾病综合征、大面积烧伤、尿毒症、系统性红斑狼疮、妊娠晚期、妊娠期高血压疾病、肾小球肾炎时FPA明显增高。

（五）纤维蛋白原检测

Clauss法（凝血酶法）　根据纤维蛋白原与凝血酶作用最终形成纤维蛋白的原理，以国际标准品为参比血浆制作标准曲线，用凝血酶来测定血浆凝固时间，所得凝固时间与血浆中纤维蛋白原浓度呈负相关，从而得到纤维蛋白原的含量。

【参考值】

2～4g/L。

【临床意义】

（1）纤维蛋白原增高（超过4g/L） 见于糖尿病和糖尿病酸中毒、动脉粥样硬化（急性心肌梗死发作期）、急性传染病、结缔组织病、急性肾炎和尿毒症、放射治疗后、灼伤、骨髓瘤、休克、外科大手术后、妊娠晚期和妊娠期高血压疾病、轻型肝炎、败血症、急性感染和恶性肿瘤等。

（2）纤维蛋白原减少（低于2g/L） 见于DIC和原发性纤溶症、重症肝炎和肝硬化等，也见于蛇毒治疗（如抗栓酶、去纤酶）和溶栓治疗（UK，t-PA），故是它们的监测指标之一。

四、抗凝物质的检查

（一）抗凝血酶抗原检测（AT）

将抗AT抗体包被在固相板上，标本中的AT与固相的抗AT抗体相结合，再加入酶标的抗AT抗体，则形成抗体－抗原－酶标抗体的复合物，加入显色基质后，根据发色的深浅来判断标本中的AT含量。

【参考值】

0.29±0.03 g/L。

【临床意义】

（1）遗传性AT缺乏：可分为两型 ①交叉反应物质（cross reaction material，CRM）阴性型CRM^-，即抗原与活性均下降；②CRM^+型，抗原正常，活性下降。遗传性AT缺乏是一种常染色体显性遗传性疾病，本病患病率约1/5000，发病多在10～25岁，患者常在手术、创伤、感染、妊娠或产后发生静脉血栓，并可在多处反复发生血栓。共同表现是对肝素的亲和力降低，从而对丝氨酸蛋白酶的灭活能力明显减弱。

（2）获得性AT缺乏 ①AT合成降低，主要见于肝硬化、重症肝炎、肝癌晚期等，常与疾病严重度相关，可伴发血栓形成；②AT丢失增加，见于肾病综合征；③AT消耗增加，见于血栓前期和血栓性疾病，如心绞痛、心肌梗死、脑血管疾病、弥散性血管内凝血、外科手术后、口服避孕药、深部静脉血栓形成、肺梗死、妊娠期高血压疾病等。已知肝素是AT的辅因子，两者结合后，AT的生物效应，即灭活凝血酶的速率可提高1000～2000倍，但最终抑制丝氨酸蛋白酶的效应还是取决于AT的量。有研究报告，当AT的活性为70%时，肝素的作用约降低65%；当AT的活性为50%时，肝素的作用只有原来的1/5，说明当体内AT活性明显降低时，单纯应用肝素治疗，其疗效受到明显影响。所以当检测发现AT活性低于50%，肝素效应不与预见相一致时，要考虑补充AT。

（3）AT水平增加 在血友病A和血友病B、口服抗凝药物、使用黄体酮类药物时，有报道AT水平增高。

（二）蛋白C活性检测（PC:A）

1. APTT法 由于PC:A具有灭活因子Ⅴa和Ⅷa的作用，从而使APTT延长，其延长的程度与PC:A呈直线关系，由此可计算出PC活性。

【参考值】

100.24%±13.18%

【临床意义】

(1) 先天性 PC 缺陷　患者表现为反复的无明显原因的血栓形成。Ⅰ型者 PC：Ag 含量与活性均降低；Ⅱ型者 PC：Ag 正常，而活性降低。

(2) 获得性 PC 缺陷　弥散性血管内凝血、呼吸窘迫综合征、肝功能不全、手术后及口服双香豆素类抗凝剂均可导致 PC：Ag 减少。

(3) PC：Ag 及活性增加：冠心病、糖尿病、肾病综合征、妊娠后期等常呈代偿性增加。

2. 发色底物法　protac（从蛇毒中提取）是 PC 特异激活剂，激活蛋白 C（APC）作用于特异发色底物（chromozyr-PC：A）释出产色基团对硝基苯胺，显色深浅与 PC：A 呈线性关系。

【参考值】

64%～147%。

【临床意义】

同 PC：A 检测的 APTT 法。

（三）蛋白 C 抗原检测（PC：Ag）

同Ⅷ：Ag 的检测。

【参考值】

102.5% ±20.1%。

【临床意义】

同 PC：A。

（四）蛋白 S 抗原检测（PS：Ag）

蛋白 S 抗原（PS：Ag）检测同Ⅷ：Ag 的检测。血浆总 PS（TPS）包括游离 PS（FPS）和与补体 C_4 结合蛋白结合的 PS（C_4bp-PS）。火箭电泳法在琼脂板上可同时检测 TPS 和 FPS。在待测血浆中加一定量聚乙二醇 6000，则 C_4bp-PS 会沉淀下来，上清部分即为 FPS。

【参考值】

TPS：96.6% ±9.8 %；FPS：100.9% ±11.6 %。

【临床意义】

(1) PS 作为 PC 的辅因子，对因子Ⅴa、Ⅷa 有加速灭活作用，先天性：PS 缺陷者常伴发严重的深静脉血栓。

(2) 获得性 PS 缺乏，见于肝功能障碍、口服双香豆素类抗凝药物。

（五）组织因子途径抑制物的活性检测（TFPI）

发色底物法进行 TFPI 活性检测，可反映 TFPI 对 TF/FⅦa 复合物激活因子Ⅹ（FX）的抑制能力。待测样品用 TF/FⅦa 和 FⅩ温育后，TF/FⅦa 复合物的剩余活性可用 SPECTROZYME® FⅩa 来检测。后者是一种高度特异性的发色底物，仅检测由 FⅩa 裂解出的发色基团对硝基苯胺（pNA）。测定反应液中 pNA 在波长 405nm 处的吸光度值，并与由已知 TFPI 活性制得的标准曲线比较，得出 TFPI 活性。本测试可用终点法或动力法检测。

【参考值】

用枸橼酸钠抗凝人血浆测得 TFPI 含量为 40～70ng/ml（n＝300），活性 0.2U。参比血浆中含 TFPI 约 55ng/ml，或 1U 的 TFPI 活性。

【临床意义】

老年人血浆中 TFPI 含量较高。妊娠时血浆 TFPI 也增高，但胎儿血浆 TFPI 含量较低。先天性 TFPI 缺乏易患血栓形成，然而常见的 TFPI 减少大多数是获得性的。大手术、脓毒血症与 DIC 时可见血浆 TFPI 减少，主要是过分消耗所致。致死性败血症时往往血浆中 TFPI 增多，可能与广泛性血管内皮受损使之释放增加有关。此外，慢性肾衰竭时血中 FF-PI 也增多。

（六）凝血酶时间测定（TT）

向被检血浆中加入标准化凝血酶后，测得的血浆凝固时间称 TT。

【参考值】

16～18 秒，被检血浆比正常延长 3 秒有意义。

【临床意义】

TT 延长见于：①肝素或类肝素物质增多，如重症肝炎、胰腺疾病或用肝素治疗中；②AT 活性增高；③低（无）纤维蛋白血症；④DIC 中晚期 FDP 增多。

（七）复钙交叉试验

在被检血浆中加入 1/10 量正常血浆，若延长的复钙时间被纠正，则表示患者有凝血因子的缺乏。如果未被纠正，表明被检血浆中存在抗凝物质。

【参考值】

向复钙时间延长的待测血浆中加入同体积的正常血浆，复钙时间不能恢复至正常值（2 分 18 秒至 4 分 17 秒），则表示受检血浆中有抗凝物质。

【临床意义】

本试验可以区别复钙时间延长的原因，是血液循环中有无病理性抗凝物质的一项筛选试验。

（八）凝血因子Ⅷ抑制剂检测

将受检血浆与正常人血浆混合，温育一定时间后，检测剩余因子Ⅷ的活性，以 Bethesda 单位来计算抑制物的含量，1 个 Bethesda 单位相当于灭活 50% 因子Ⅷ的量。

【参考值】

正常人体内应无抑制物。

【临床意义】

本法仅限于血友病 A 患者出现抗因子Ⅷ: C 抗体者，对其他原因所致的抗因子Ⅷ: C 抗体者，不甚敏感。

（九）狼疮抗凝物质检测

蝰蛇毒时间法检测。

蝰蛇毒在磷脂和 Ca^{2+} 存在下，直接激活因子Ⅹ，最终形成纤维蛋白，使血液凝固。由于直接激活绕过接触因子和内源性凝血系统的凝血因子，因此当 FⅧ、Ⅸ、Ⅺ、Ⅻ缺陷及其抑制物存在时，该试验不受影响。由于试剂中含特定类型和稀释度的磷脂，使该试验对狼疮抗凝物（LA）检测的敏感性和特异性增强。

【参考值】

各实验室须建立各自的参考值。ACL 3000 血凝仪：28～48 秒，检测值与正常人混合血浆的比值为0.76～1.23（因方法不同而异，仅供参考）。

【临床意义】

如果检测值在实验室建立的正常参考范围内（均值±2SD），提示LA阴性；如大于2SD，提示LA（+）或FⅡ、Ⅴ、Ⅹ缺陷或在抗凝治疗中。用待检血浆与正常人血浆1:1混合后重测蝰蛇毒时间，将检测值除以正常人混合血浆蝰蛇毒时间值，若结果在正常人均值±2SD范围内，说明患者系先天性或获得性因子Ⅱ、Ⅴ或Ⅹ缺乏；若结果超出2SD，说明患者体内存在狼疮抗凝物质。

五、纤维蛋白溶解系统的检查

纤溶是体内主要的抗凝系统，纤溶机制涉及一系列酶促反应。纤溶过程可分为纤溶酶原活化物的激活、纤溶酶原的激活和纤维蛋白降解三个阶段。在此系统中，既有激活物，也有抑制物，生理情况下激活和抑制达动态平衡，若这一平衡被打破，如纤溶亢进可导致出血，反之，纤溶减低则引起血栓形成。

（一）纤溶酶原的抗原和活性检测

1. 纤溶酶原的抗原检测　根据双抗体夹心法原理，即将纯化的纤溶酶原单克隆抗体包被在固相载体上温育，然后加含有抗原的标本，标本中的纤溶酶原抗原与固相载体上的抗体形成复合物。此复合物与辣根过氧化物酶标记的纤溶酶原单克隆抗体起抗原抗体结合反应，形成双抗体夹心免疫复合物，后者可使邻苯二胺基质液呈棕色反应，其反应颜色深浅与标本中纤溶酶原含量成正比关系。

【参考值】

0.22±0.03g/L。

【临床意义】

见纤溶酶原活性检测。

2. 纤溶酶原活性检测　纤溶酶原在过量链激酶的作用下转变为纤溶酶，纤溶酶作用于发色多肽S2251的酰胺键，使发色多肽释放出对硝基苯胺（pNA）而显色，颜色的深浅与纤溶酶的量呈正相关。

【参考值】

85.55%±27.83%。

【临床意义】

纤溶酶原活性减低，表明其激活物的活性增强，见于原发性纤维蛋白溶解、重症肝炎、肝硬化、肝叶切除术、门静脉高压症、肝移植、大手术、前置胎盘、胎盘早剥、肿瘤扩散、严重感染以及弥散性血管内凝血等。

（二）组织纤溶酶原激活物测定（t-PA）

t-PA是纤溶酶原激活物，它活化后能使纤溶酶原生成纤溶酶。

【参考值】

发色底物法：0.3～0.6U/ml；ELISA法：1～12ng/ml。

【临床意义】

（1）t-PA活性或含量增高　见于原发性或继发性纤溶亢进，如DIC。

（2）t-PA 活性或含量降低　见于：①血栓前状态或血栓性疾病，如高脂血症、肥胖症、心肌梗死、动静脉血栓形成及缺血性脑卒中等；②先天性 t-PA 活性缺乏，患者可表现多发性静脉血栓形成。

（三）纤维蛋白（原）降解产物（FDP）测定

本类实验可作为纤溶亢进的确证实验。

1. 血浆硫酸鱼精蛋白副凝试验（3P 试验）　纤溶亢进时，将纤维蛋白（原）降解为 FDP，它与纤维蛋白单体（FbM）形成可溶性复合物，当加入一定浓度的鱼精蛋白后，鱼精蛋白与 FDP 的亲和力比 FbM 强，将 FbM 置换，游离出的 FbM 便可自行聚合为纤维絮状或胶冻状沉淀，此为 3P 试验阳性。

【参考值】

正常人为阴性。

【临床意义】

3P 试验阳性，见于 DIC 的早、中期，对 DIC 的确诊极有意义。此外，在溶栓治疗后呈阳性反应。3P 试验阴性并不能完全排除 DIC，因为 DIC 的晚期（无 X 碎片）可呈阴性反应。可用于原发性纤溶与继发性纤溶的鉴别，前者 3P 试验为阴性，后者为阳性。

2. 血浆 D-二聚体测定　D-二聚体是交联纤维蛋白的特异性降解产物，即只有在血栓形成和 DIC 时才会在血浆中增高，可用 ELISA 法检测。

【参考值】

0～0.256mg/L。

【临床意义】

D-二聚体升高见于：①血栓性疾病，如深静脉血栓、心肌梗死、肺梗死；②D-二聚体是继发性纤溶的特有降解产物，DIC 时增高，并以此可与原发性纤溶亢进鉴别；③D-二聚体增高可作为溶栓治疗有效的观察指标。

（四）血浆纤溶酶原激活物抑制剂-1 抗原检测（PAI-1）

酶联免疫吸附试验，双抗体夹心法。

【参考值】

人血浆中 PAI：Ag 含量为 4～43ng/ml（平均 18±10ng/ml）。

【临床意义】

（1）PAI-1 抗原含量增高　见于深静脉血栓、心肌梗死和败血症等。在正常妊娠后期，PAI-1：Ag 含量可呈 3～6 倍增高。

（2）PAI-1 抗原含量减低　见于原发性和继发性纤溶亢进。

（姜亚芳　乌　力）

第四节 血型与输血

关键词

人白细胞抗原 human leukocyte antigen，HLA
交叉配血 cross matching

血型通常是指红细胞膜上特异性抗原的类型。目前已发现红细胞有 26 个血型系统，400 多种抗原，其中，与临床关系最为密切的是 ABO 血型系统和 Rh 血型系统。血型鉴定是安全输血的前提，对法医学和人类学的研究也有重要的价值。因此，血型不仅用于输血，而且在器官移植、法医学、人类学、肿瘤学和考古学等领域均得到广泛应用。

一、ABO 血型系统及亚型

用已知标准血清鉴定红细胞上所含抗原和已知标准红细胞鉴定被检血清所含抗体，可将 ABO 血型系统分为 A 型、B 型、AB 和 O 型 4 种。人类 ABO 血型系统的遗传是由 A、B 和 O 三个等位基因控制的，A 基因和 B 基因是显性基因，O 基因是隐性基因，故各种血型的基因型分别是 O 型（OO）、A 型（AA，AO）、B 型（BB，BO）和 AB 型（AB）。其抗原抗体分布规律为红细胞上含有某种抗原，血清中就不存在对应的天然抗体，反之血清中存在有某种抗体，红细胞就不存在相应抗原。还应当注意天然抗体是出生后逐渐形成并加强，新生儿抗体效价低，故新生儿血型鉴定应十分小心。ABO 血型系统分型见表 5-4-1。

表 5-4-1 ABO 血型系统分型

血型	红细胞表面的抗原	血清中的抗体
A	A	抗 B
B	B	抗 A
AB	AB	无
O	无	抗 A 及抗 B

ABO 血型系统中重要的亚型是 A 抗原亚型，如 A_1 和 A_2。B 亚型不多见。A_1 亚型的红细胞上具有 A_1 和 A 抗原，其血清中含有 B 抗体；A_2 亚型的红细胞上只有 A 抗原，其血清中含有抗 A_1 抗体和 B 抗体。由于 A 型血分为 A_1 和 A_2 两个亚型，故 AB 型血也分为 A_1B 和 A_2B 两种主要亚型。

二、Rh 血型系统

1. Rh 血型系统　Rh 血型系统的发现在寻找新血型物质的探索中发现，当把恒河猴的红细胞注射入家兔体内，使家兔血清中产生抗恒河猴红细胞的抗体，再用含这种抗体的血清与人的红细胞混合，发现绝大多数人的红细胞可被这种血清凝集，表明这些人的红细胞上具有与恒河猴同样的抗原，称为 Rh 阳性血型；还有极少部分人的红细胞不被这种血清凝集，称为 Rh 阴性血型，这一血型系统即称为 Rh 血型系统。经历了 50 多年的研究，目前对 Rh 血型系统的认识已更新了以往的观念。已知 Rh 血型系统有多种抗原，其中以 D 抗原性最强，故临床上以含 D 抗原为 Rh 阳性，不含 D 抗原为 Rh 阴性。Rh 抗原在人群中的分布有显著的种族差异，白种人中 Rh 阳性占 85%，而阴性可达 15%，我国汉族 D 阳性比率很高，而 D 阴性比例低，后者仅占人群 0.2%~0.4%。我国某些少数民族如塔塔尔族，D 阴性的比例很高。目前在输血时，除进行 ABO 血型鉴定外，还应进行 Rh 血型的鉴定。

2. Rh 血型的特点及其临床的意义　在人血清中不存在抗 Rh 的天然抗体，只有在 Rh 阴性者接受 Rh 阳性的血液后，才会产生抗 Rh 的抗体。这样，Rh 阴性受血者在第一次接受 Rh 阳性输血后，一般不产生明显的输血反应，但在第二次或多次再输入 Rh 阳性血液时，即可发生抗原－抗体反应，输入的 Rh 阳性红细胞凝集而溶血。Rh 系统的抗体主要是 IgG，能透过胎盘。因此当 Rh 阴性的母亲怀有 Rh 阳性的胎儿时，分娩时 Rh 阳性胎儿的少量红细胞可以进入母体，使母体产生抗体，这种抗体透过胎盘进入胎儿的血液，使胎儿的红细胞凝集溶血，造成新生儿溶血严重时可致胎儿死亡。但一般只有在分娩时才有较大量的胎儿红细胞进入母体，而且母体血液中的抗体浓度是缓慢增加的，一般需要数月的时间，所以 Rh 阴性的母亲怀第一胎 Rh 阳性的胎儿时，很少出现新生儿溶血，但当 Rh 阴性母亲再次怀有 Rh 阳性胎儿时，母体血液中的 Rh 抗体则可进入胎儿体内引起新生儿溶血。

三、交叉配血和输血原则

在输血前将受血者红细胞、血清（浆）分别与献血者血清（浆）、红细胞在试管内进行交叉试验叫交叉配血。把受血者血清与献血者血细胞管叫主侧，把受血者血细胞与献血者血清管称次侧。交叉配血的正常结果为同型配血主侧、次侧都不凝集；异型配血即 O 型血输给其他型或 AB 型接受少量 A 型或 B 型时，主侧不凝集，次侧凝集，但都应无溶血。

交叉配血是输血不可缺少的检查步骤，它是安全输血的保证，可起到如下作用：①在交叉配血过程中，可以发现血型鉴定错误，起复查血型的作用；②发现不规则抗体，如 A_1 及 A_2B 中的抗 A_1；③发现其他血型系统的不合，即其他血型抗体；④发现其他非特异性凝集，如冷凝集素。

临床上输血的原则：①输血前除做血型鉴定外，一定还要作交叉配血试验；②强调同型配血；③婴幼儿禁忌异型配血；④大量输血时，还应进行献血员与献血员之间的配血；⑤可根据病情需要选择血液中某一的成分输血，既可保证治疗，又可减少副作用并节约血源。

（姜亚芳）

第五节 尿液检查

关键词

多尿	polyuria
少尿	oliguria
无尿	anuria
尿色素	urochrome
尿胆原	urobilin
血尿	hematuria
血红蛋白尿	hemoglobinuria
脓尿	pyuria
菌尿	bacteriuria
胆红素尿	bilirubinuria
乳糜尿	chyluria
比重	specific gravity
选择性蛋白尿	selective proteinuria
非选择性蛋白尿	non selective proteinuria
葡萄糖尿	glucosuria
酮体	ketone bodies
酮尿	ketonuria
淀粉酶	amylase
镜下脓尿	microscopic pyuria
细胞管型	cellular casts
上皮细胞管型	renal tubular cell casts
红细胞管型	erythrocyte casts
脓细胞管型	pyocyte casts
白细胞管型	leukocyte casts
颗粒管型	granular casts
透明管型	hyaline casts
蜡样管型	waxy casts
α_1-微球蛋白测定	α_1 microglobulin test，α_1-M
β_2-微球蛋白测定	β_2 microglobulin test，β_2-M

尿液是血液经肾小球滤过，肾小管和集合管重吸收及排泌形成的终末代谢产物。尿液的组成和性状除反映泌尿系统情况外，尚可反映机体其他系统的代谢状况，因此尿液的变化，不仅反映泌尿系统的疾病，而且对其他系统疾病的诊断、治疗及预后均有重要意义。

尿液检验主要用于：①协助泌尿系统疾病的诊断、病情及疗效观察，如泌尿系统的炎症、结石、结核及肾衰竭时，尿液成分会发生变化，治疗好转后，尿液检测相应指标也有改善；②协助其他系统疾病的诊断，如糖尿病的尿糖检验、急性胰腺炎的尿淀粉酶检验、黄疸鉴别诊断时的尿三胆检验等；③职业病防治，如重金属中毒引起肾损害时，检验尿液可以协助诊断；④用药的监护，如庆大霉素、卡那霉素、多黏菌素和磺胺药等常可引起肾损害，需在用药前和用药过程中观察尿液的变化，以确保用药安全。

尿液的一般检验包括：①一般性状检查，如尿量、气味、外观、比重、酸碱度等；②化学检查，如尿蛋白、尿糖、尿酮体、尿胆原、尿胆红素等；③尿沉渣（显微镜）检验，如细胞、管型、结晶体等。目前，尿液检验已经基本上被尿液分析仪法所取代，可快速准确打印出检查结果，但尿沉渣镜检不能缺少。

【标本采集】

（一）尿标本采集的注意事项

1. 收集尿液标本时，应使用清洁、干燥的容器，以一次性容器为宜，容器上贴上检验号。

2. 一般检查的尿标本应留取新鲜尿，门诊患者的常规检验可随时留取尿液送检，住院患者最好收取首次空腹晨尿。留取尿时应避免粪便的混入，女性要注意经血、白带等混入，必要时可清洁外阴后留取中段尿送检。

3. 标本留取后应及时送验，以免细菌繁殖及细胞溶解，不能在强光或阳光下照射，避免某些化学物质如尿胆原等因光分解或氧化而减弱。

（二）不同检验目的尿标本的采集

1. 首次晨尿标本　适用于住院患者及怀疑或已经确诊的肾脏疾病患者。

2. 随机尿标本　适用于门，急诊患者的常规化验。

3. 中段尿标本　适用于尿液细菌培养。收集尿标本需无菌操作（可用1:1000苯扎溴铵浸泡过的棉球擦洗外阴部，再进行尿道口消毒，用无菌试管留取中段尿），禁用防腐剂。

4. 定时尿标本　主要用于有形成分和化学成分的测定。日间或夜间尿标本，一般由早晨8时至晚上8时所排的尿为日间标本，晚8时至次晨8时尿液为夜间标本。

5. 24小时尿标本　主要用于测定体内代谢产物。收集标本一般在早晨6时开始，收集前嘱患者排尿弃去，此后的尿液一并保留在容器中，直至次晨6时整。此时不论患者是否有尿意，必须使膀胱排空，将标本混匀，根据测定项目要求取量送验，并在检验单上注明全日总尿量。

（三）尿标本的保存

尿液排出后，如不能立即送验，最好置于冰箱内保存，一般在4℃冰箱可保存6～8小时。在留取标本时间放置较长过程时，如12小时或24小时尿，可加适量防腐剂以延迟内容物的分解。常用的有以下4种。

1. 甲醛　对镜检物质如细胞、管型等可起固定形态作用，但因含有还原性醛基，不适用于尿糖等化学成分的检查，一般用量为0.2～0.5ml/100ml尿。

2. 甲苯　一般用量为0.5～2.0ml/100ml尿，使尿液面形成薄膜，防止细菌发育。用于尿糖、尿蛋白定量测定时留24小时尿标本选用。

3. 浓盐酸　用量为0.5～1.0ml/100ml尿，适用于肾上腺素、去甲肾上腺素、苦杏仁酸、17-羟类固醇与17-酮类固醇等的定量检测。

4. 30%醋酸 用量约10ml/24h尿，适用于醛固酮24小时尿定量。

一、一般性状检验

1. 尿量

【参考值】

正常成人每昼夜尿量常为1000~2000ml。小儿排尿量按ml/kg体重计明显多于成人，婴幼儿约为成人的3倍，学龄前儿童和学龄儿童约为成人的2倍。尿量的多少与饮水量和其他途径所排出的液体量有关。

【临床意义】

(1) 多尿 指成人24小时尿量超过2500ml，小儿24小时尿量超过3000ml。

1) 生理性多尿 见于习惯性多饮、精神紧张、受寒等。

2) 病理性多尿 见于糖尿病、尿崩症、慢性间质性肾炎和肾盂肾炎晚期、急性肾衰竭多尿期、慢性肾衰早期、肾细小动脉硬化、肾移植术后以及营养不良、癔症等。

(2) 少尿或无尿 成人尿量少于400ml/24h（或少于17ml/h），学龄前儿童少于300ml，婴幼儿少于200ml，称为少尿；成人24小时尿量少于100ml，小儿少于30~50ml，称为无尿。见于下列情况：①肾前性：见于严重脱水、休克或电解质紊乱，心力衰竭、肾动脉栓塞及肿瘤压迫等；②肾性：如急性肾小球肾炎、慢性肾炎急性发作、急性肾功能衰竭少尿期及各种慢性疾病所致肾功能衰竭等；③肾后性：因结石、尿路狭窄、肿瘤压迫等引起尿路梗阻或排尿功能障碍所致。

2. 外观 正常人的新鲜尿液呈淡黄色，清澈透明。尿液放置时间长可因盐类析出而混浊。尿液颜色受食物、药物和尿量等影响。

如新鲜尿液发生混浊，应注意：①尿酸盐沉淀：在浓缩的酸性尿液冷却后，可有淡红色的尿酸盐结晶析出，此种沉淀物加热或加碱后皆可溶解；②磷酸盐或碳酸盐沉淀：在碱性或中型尿排出体外后，可有磷酸盐或碳酸盐结晶析出且呈淡灰白色，加酸均可溶解，碳酸盐沉淀遇酸后可产生气泡。

【临床意义】

在病理情况下，尿液颜色和透明度常有以下改变：

(1) 血尿 尿液内含有一定量的红细胞时称血尿。每升尿内含血量超过1ml即可出现淡红色，称肉眼血尿。由于出血量不同可呈淡红色云雾状、洗肉水样或混有血凝块。出血很少时（小于1ml/L）肉眼不能察觉，尿液外观变化不明显，而离心沉淀后进行镜检时每高倍视野平均3个以上的红细胞则称为显微镜下血尿。血尿常见于肾小球肾炎、泌尿系统感染、结石、结核、肿瘤、外伤和血管畸形，亦可见于出血性疾病如血小板减少性紫癜。剧烈运动偶可致一过性血尿。服用抗结核药物利福平可使尿液呈砖红色，应与血尿区别。

(2) 血红蛋白尿及肌红蛋白尿 由于尿中混有血红蛋白或肌红蛋白所致。尿液呈浓茶色或酱油色，镜检无红细胞，隐血试验阳性。血红蛋白尿见于血管内溶血的各种溶血性疾病，如蚕豆病、阵发性睡眠性血红蛋白尿及血型不合的输血反应等。肌红蛋白尿常见于挤压综合征、缺血性肌坏死等。正常人剧烈运动后偶见肌红蛋白尿。

(3) 脓尿和菌尿 如尿内含有大量脓细胞或细菌等炎性渗出物时，排出的新鲜尿即可混浊，呈乳白、灰白或乳黄色。绿脓杆菌感染所致的脓尿呈灰绿色混浊。无论加热或加酸均不能使混浊消失，镜检可见大量白细胞，见于泌尿系统的化脓性炎症如肾盂肾炎和膀胱炎等。

（4）乳糜尿和脂肪尿 从肠道吸收的乳糜液未经正常的淋巴道引流入血而逆流进入尿液所致。外观呈不同程度的乳白色称乳糜尿，如含有较多的血液则称为乳糜血尿，见于丝虫病，少数病例由于结核、肿瘤、胸腹部创伤或某些原因引起的肾周围淋巴循环受阻，如肾盂或输尿管破裂时，淋巴管阻塞而致乳糜液进入尿液。尿中出现脂肪小滴则为脂肪尿。用乙醚抽提后尿色变清可与其他的混浊尿鉴别。脂肪尿见于脂肪挤压损伤、骨折、肾病综合征、肾小管变性等。

（5）胆红素尿 尿内含有大量结合胆红素所致，呈深黄色。见于阻塞性黄疸和肝细胞性黄疸。尿中存在高浓度的维生素 C 或亚硝酸盐时可出现假阴性；使用吩噻嗪类抗精神病药时可出现假阳性。

3. 气味 正常尿液的气味来自尿内的挥发性酸。尿液放置长时间后，因尿素分解可出现氨臭味。

【临床意义】

如尿液新鲜排出时即有氨味，为慢性膀胱炎及慢性尿潴留。在糖尿病酮症酸中毒时，尿液可呈苹果样气味。此外，有些食物如蒜、葱大量进食后亦可使尿液呈特殊气味。

4. 酸碱度 尿液 pH 受食物、药物和多种疾病的影响。可用指示剂法、pH 试纸和 pH 计测定。

【参考值】

酸碱反应正常人的新鲜尿液多呈弱酸性反应，pH 值约 6.5，波动于 4.5～8.0。

【临床意义】

（1）酸度增高 见于进食肉类等高蛋白膳食、服用氯化铵、维生素 C 等酸性药物、酸中毒、高热、糖尿病、痛风等。

（2）碱度增高 见于进食较多蔬菜、服用噻嗪类利尿剂、碳酸氢钠等碱性药物、碱中毒、膀胱炎及肾小管性酸中毒等。注意尿液放置过久尿素分解释放氨可使尿变碱。

（3）药物干预 尿 pH 可作为用药的一个指标，用氯化铵酸化尿液，可促使碱性药物时从尿中排出；而用碳酸氢钠碱化尿液，可促使酸性药物从尿中排出。

5. 比重 指4℃条件下尿液与同体积纯水的重量之比。可用折射仪法、称重法、比重计法测定。尿液比重高低与尿液中可溶性物质含量及尿量有关。连续测定尿比重可初步判断肾小管的浓缩稀释功能。

【参考值】

正常成人随机尿标本的比重为 1.015～1.025，婴幼儿的尿比重偏低，首次空腹晨尿比重一般大于 1.020。

【临床意义】

（1）比重增高 见于出汗过多、脱水、急性肾小球肾炎、肾病综合征、糖尿病等。

（2）比重降低 见于大量饮水、慢性肾小球肾炎、肾小管间质性疾病、慢性肾衰竭、尿崩症等；尿比重固定于 1.010 ±0.003，提示肾丧失浓缩稀释功能，形成低而固定的等渗尿。

二、化学检测

1．蛋白质

【尿蛋白检测方法】

尿蛋白定性检测方法有磺基水杨酸法、加热醋酸法、试纸条法；定量检测方法有双缩脲法、染料结合法等，尿蛋白定性和定量试验有一定的相关性，粗略供参考的相关性是：

定性尿蛋白 ±～+，定量约 0.2～1.0g/24h；

定性尿蛋白 +～++，定量约为 1～2 g/24h；

定性尿蛋白 +++～++++，定量约 >3 g/24h；

【参考值】

正常人肾小球滤液中的蛋白质大部分被近端肾小管重吸收，尿液蛋白质含量甚微，尿蛋白定性试验阴性，定量试验成人 <80 mg/24h 尿液。若尿中蛋白质含量超过 150 mg/24h 尿液，或用定性方法检验呈阳性反应，称为蛋白尿。

【临床意义】

导致蛋白尿的因素较多，可分为：

（1）生理性　系指因剧烈运动（或劳累）、受寒、发热、精神紧张等应激状态、食入较多分子量 7 万以下的蛋白质等原因所致的暂时性蛋白尿，又称功能性蛋白尿。多见于青少年，尿蛋白定性不超过（+），定量不超过 0.5g/24h。

直立性蛋白尿，亦属于生理性蛋白尿，可能系直立时前凸的脊柱压迫左肾静脉导致局部静脉压增高而所致，卧位休息后蛋白尿即消失。此种蛋白尿多发生于瘦高体型的青少年，但应注意随访，部分可能是无症状的肾炎或其他早期肾脏病患者。

（2）病理性　根据尿蛋白的来源又分为：

1）肾小球性蛋白尿　各种原因导致肾小球滤过膜受损通透性增加、电荷屏障破坏，血浆蛋白的滤出量增加，超过了肾小管重吸收能力所致。常见于肾小球肾炎、肾病综合征等原发性肾小球疾病；糖尿病、高血压、系统性红斑狼疮、妊娠期高血压疾病等继发性肾小球疾病。

2）肾小管性蛋白尿　肾小球滤过功能正常，近端肾小管损害，导致肾小管重吸收蛋白质功能障碍所致的蛋白尿。见于肾盂肾炎、间质性肾炎、重金属（如汞、镉、铋）中毒、药物（如庆大霉素、多黏菌素 B、磺胺、解热镇痛药、中药木通等）损害及肾移植术后。

3）混合性蛋白尿　肾小球和肾小管同时受损，见于各种肾脏疾病的晚期和可同时累及肾小球及肾小管的全身性疾病如糖尿病、系统性红斑狼疮等。

4）溢出性蛋白尿　由于血浆中的小分子蛋白质异常增加，经肾小球滤出的蛋白质增多，超过了肾小管重吸收能力而导致的蛋白尿。见于溶血性贫血所致的血红蛋白尿，挤压综合征所致的肌红蛋白尿以及多发性骨髓瘤所致的凝溶蛋白尿等。

5）组织性蛋白尿　肾小管代谢产生的蛋白质、肾组织破坏分解的蛋白质和肾小管受炎症或药物刺激分泌，多为低分子量蛋白尿，以 T-H 糖蛋白为主要成分。

6）假性蛋白尿　由于尿中混有大量血、脓、黏液等成分而导致蛋白定性阳性。一般不伴有肾脏损害，治疗后蛋白尿可消失。见于肾以下的泌尿道疾病如膀胱炎、尿道炎、尿道出血及尿内掺入阴道分泌物时。

2. 葡萄糖　正常人尿液含糖量极少，当血糖浓度超过肾糖阈（8.88mmol/L或160mg/dl），或血糖虽正常但肾糖阈降低，将导致尿中出现大量葡萄糖。

【参考值】

尿糖定性试验为阴性，定量为0.56～5.0mmol/24h尿。

【临床意义】

尿糖定性试验阳性称为糖尿，一般指葡萄糖尿。导致糖尿的因素有：

（1）高血糖性糖尿

1）糖尿病　由糖尿病引起的糖尿最常见。

2）内分泌疾病　如库欣综合征、甲状腺功能亢进、嗜铬细胞瘤、肢端肥大症或巨人症等过量分泌引起血糖升高的激素，出现糖尿。

3）其他　肝硬化、肝功能不全、胰腺炎、胰腺癌等。

（2）血糖正常性糖尿　血糖正常，由于肾小管病变导致葡萄糖的重吸收能力降低，即肾糖阈下降而出现糖尿，又称肾性糖尿。见于慢性肾炎、肾病综合征、间质性肾炎和家族性糖尿症等。

（3）暂时性糖尿

1）饮食性糖尿　食糖过多、输注葡萄糖溶液过快或过多可出现暂时性糖尿。

2）精神性糖尿　精神过度紧张、情绪激动，使交感神经兴奋，肾上腺素分泌增多，引起一过性高血糖，出现糖尿。

3）妊娠性糖尿　正常孕妇发生糖尿者约占15%～25%，尤以妊娠晚期多见。初次妊娠妇女较多次妊娠者尿糖阳性率高。孕妇糖尿与其肾糖阈下降有关。妊娠末期（或哺乳期妇女）乳腺分泌乳糖旺盛，血中乳糖增多，可出现乳糖尿。

4）应激性糖尿　颅脑外伤、脑血管意外和急性心肌梗死时，肾上腺素或胰高血糖素分泌过多，可出现暂时性高血糖和糖尿。

5）新生儿糖尿　新生儿肾小管重吸收功能发育不全所致。

6）药物性糖尿　使用糖皮质激素、茶碱、咖啡因、大剂量阿司匹林等有升高血糖作用的药物所致。

（4）非葡萄糖性糖尿　在大量摄入其他糖类之后，或某些先天性疾病和代谢障碍患者尚可出现其他糖尿，如戊糖尿、果糖尿、半乳糖尿和乳糖尿等。哺乳期妇女可发生乳糖尿，肝功能不全患者可出现果糖尿和（或）半乳糖尿，大量进食水果偶可致果糖尿、戊糖尿等。

若同一尿标本用Benedict法检验尿糖阳性，而用葡萄糖氧化酶法检验阴性，应注意鉴别是否为其他糖尿（或假阳性反应）。

（5）假性糖尿　尿中不少物质具有还原性，如维生素C、尿酸、葡萄糖醛酸以及尿中某些药物如异烟肼、链霉素、水杨酸、阿司匹林等，可使Benedict试剂中氧化高铜还原成氧化低铜，呈阳性反应，此种情况称为假性糖尿。

3. 酮体　酮体是脂肪在肝内分解代谢的中间产物，包括β-羟丁酸、乙酰乙酸和丙酮三种成分。正常人尿中酮体含量极微，定性试验阴性。当糖代谢产生的能量不能满足机体需要时，加速肝对脂肪的氧化分解，酮体产生增加，超过肝外组织的氧化能力，使血中酮体浓度升高（酮血症），尿中酮体含量亦随之增加。尿酮体检验阳性时，称为酮尿。

【参考值】

阴性。

【临床意义】

（1）糖尿病性酮体　常伴有酮症酸中毒，酮尿是糖尿病性昏迷的前期指标，多伴有高糖血症和糖尿。但正在接受苯乙双胍等双胍类药物治疗者，虽然出现酮尿，但血糖、尿糖正常。

（2）非糖尿病性酮体　见于高热、严重呕吐、腹泻、饥饿、过分节食、妊娠剧吐、酒精性肝硬化等。

4. 尿胆红素和尿胆原　结合胆红素从尿中排出为尿胆红素；结合胆红素排入肠道转化为尿胆原，尿胆原与空气接触后变成尿胆素，尿胆红素、尿胆原和尿胆素三者共称为尿三胆。

【参考值】

正常人尿胆红素定性为阴性，定量≤2mg/L；正常人尿胆原定性为阴性或弱阳性，定量≤10mg/L。

【临床意义】

见表 5-5-1。

（1）尿胆红素阳性　见于肝实质性损害、阻塞性黄疸、各种原因引起的胆汁淤积。溶血性黄疸时为阴性。

（2）尿胆红增高　见于溶血性黄疸及肝实质性病变，发热及便秘时亦可出现增高。尿胆原减少见于阻塞性黄疸。

表 5-5-1　尿胆红素与尿胆原对黄疸的鉴别诊断

黄疸类型	尿胆红素	尿胆原	常见临床疾病
肝细胞性黄疸	+	+	急性病毒性肝炎、药物性肝病、肝硬化、肝癌
梗阻性黄疸	+	−	急性胆囊炎、胆石症、急性胰腺炎、胰腺癌
溶血性黄疸	−	+	急性溶血（血型不合的输血）、溶血性疾病

三、尿沉渣显微镜检查

尿沉渣检测是对尿液离心沉淀物中有形成分进行鉴定。标准方法是取 10ml 尿，离心沉淀后取沉淀物制备镜检标本，分别以低倍镜（LP）和高倍镜（HP）计数 10 个视野内各种有形成分（管型则观察 20 个低倍视野）的最低和最高数，管型以低倍镜视野平均数报告，细胞以高倍镜视野平均数报告。现在可用尿液分析仪（试纸条法）及尿沉渣自动分析仪，对尿中某些有形成分进行自动检测。由于尿沉渣镜检可提供很多有用的信息，试纸条法仍不能取代尿沉渣镜检。

临床上各类细胞计数常以 +（>5 个/HP）、++（>10 个/HP）、+++（>15 个/HP）、++++（>20 个/HP）来表示。

1. 红细胞 尿沉渣中不染色的红细胞典型形状为浅黄色双凹盘状。但受 pH、渗透压及红细胞来源的影响，可发生变化。肾小球源性血尿时，红细胞通过肾小球滤过膜时，受到挤压损伤，在肾小管中受到不同 pH 值和渗透压变化的影响，呈多形性改变。若类似外周血中的红细胞，呈双凹盘状，均一性，称为非肾小球源性血尿。

【参考值】

正常人玻片法：平均 0～3 个/HP；定量检查：0～5 个/μl。

【临床意义】

尿沉渣显微镜检查红细胞 >3 个/HP，称为镜下血尿。多形性红细胞 >80% 时，称为肾小球源性血尿，常见于急慢性肾小球肾炎、紫癜性肾炎、狼疮性肾炎等疾病。多形性红细胞 <50% 时，称为非肾小球性血尿，见于尿路感染、肾结石、泌尿系统肿瘤、肾结核、多囊肾等疾病。

2. 白细胞和脓细胞

【参考值】

正常人玻片法：平均 0～5 个/HP；定量检查：0～10 个/μl。

【临床意义】

尿沉渣显微镜检查白细胞 >5 个/HP，称为镜下脓尿。尿液中有大量白细胞，见于泌尿道有炎症，如肾盂肾炎、膀胱炎、尿道炎等。

3. 上皮细胞 尿液中的上皮细胞来自肾至尿道的整个泌尿系统，其中肾小管上皮细胞亦称肾细胞，肾盂、输尿管、膀胱、尿道大部分为移行上皮，近尿道外口段为复层扁平上皮。

【参考值】

尿液中常见有少量尿路的上皮细胞混入，在女性尤多，但明显的上皮细胞增多时表示该细胞的由来部位的组织有病理改变。

【临床意义】

根据尿中细胞类型可判断受损害部位。

（1）小圆上皮细胞 来自肾小管的立方上皮细胞或移行上皮深层，此种细胞在正常尿中见不到，如在尿中出现，常表示肾小管有病，袢急性肾小球肾炎患者，尿中常见此类细胞，成堆出现提示有肾小管坏死。肾移植术后发生排异反应时，可见成片脱落的小圆上皮细胞。

（2）大圆上皮细胞和尾形上皮细胞 主要来自肾盂、输尿管、膀胱和尿道近膀胱处移行上皮组织的表层。正常尿液偶见大圆上皮细胞，当上述部位发生炎症时，尿中大圆上皮细胞增多或成片脱落，并可出现尾形上皮细胞。大量出现应警惕移行上皮细胞癌。

（3）复层扁平上皮细胞 来自膀胱、尿道、阴道的浅层，正常时可见少量。尿中大量出现或片状脱落且伴有白细胞、脓细胞，见于尿道炎。

4. 管型 管型在肾小管中由蛋白质、细胞或碎片在肾小管中凝固而形成圆柱状结构，管型常和蛋白尿同时存在（图 5-5-1）。

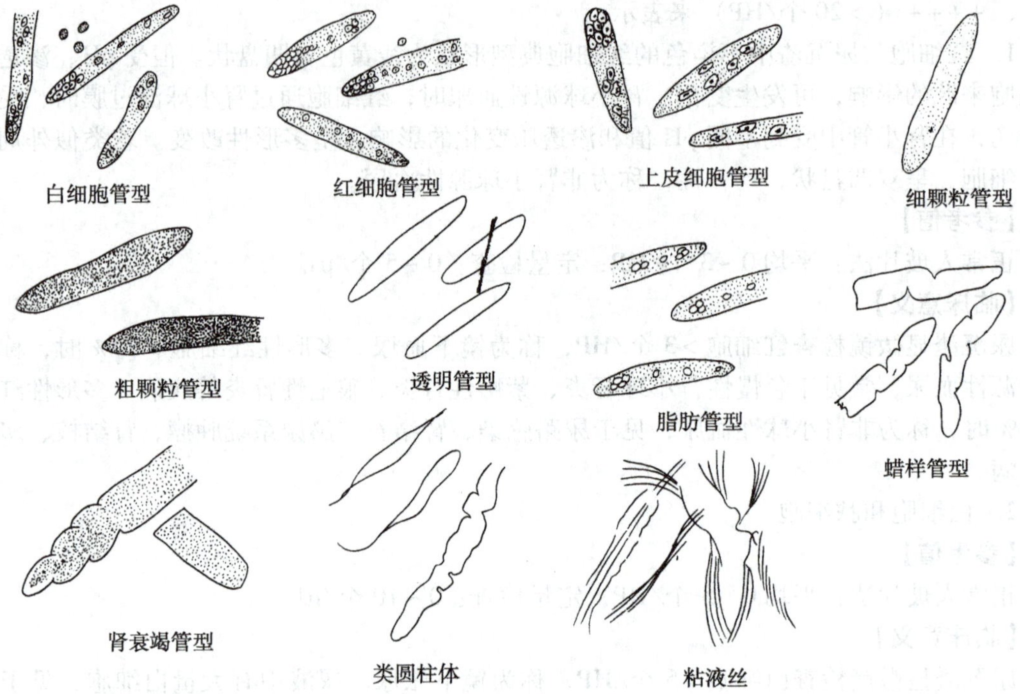

图 5-5-1 尿液中各种管型

【参考值】

正常人尿液中没有管型或偶见。

【临床意义】

尿内有多量管型存在时，为肾脏有病理性改变的指征，其临床意义同肾性蛋白尿，根据其形态可分为以下几种。

(1) 透明管型　正常成人尿液中偶见，12 小时尿液中在 5000 个以下，持续性多量存在时，表示肾脏有疾患。

(2) 颗粒管型　肾实质病变，如见于肾小球肾炎患者的尿中。

(3) 细胞管型　①上皮细胞管型：出现此种管型为肾上皮细胞脱落的指征，可见于肾病、毒素反应、高热、子痫及重金属中毒等；②红细胞管型：表示肾小球、肾小管出血或血液流入肾小管所致，可见于肾小球肾炎、慢性肾炎急性发作，不合适输血的溶血反应等；③脓细胞管型：表示肾脏有化脓情况，可见于肾盂肾炎。

(4) 蜡样管型　提示肾脏长期而严重的病变，见于慢性肾小球肾炎的晚期，肾脏淀粉样变性时亦能找到。

四、尿液常用特殊检查

1. α_1-微球蛋白测定（α_1-M）　α_1-微球蛋白为肝细胞和淋巴细胞产生的一种糖蛋白，分子量 26 000，血浆中 α_1-微球蛋白可以游离或与 IgG、清蛋白结合的两种形式存在。游离

α_1-M可自由通过肾小球，但原尿中 α_1-M 约 99% 被近曲小管上皮细胞胞饮重吸收并分解，仅微量从尿中排泄。

【参考值】

成人尿 α_1-M < 15mg/24h 尿，或 10mg/g 肌酐；血清游离 α_1-M：10 ~ 30mg/L。

【临床意义】

（1）近端肾小管功能损害　尿 α_1-M 升高，是反映各种原因包括肾移植后排斥反应所致的早期近端肾小管功能损伤的特异、敏感指标，其不受恶性肿瘤影响，酸性尿中不会出现假阴性，比 β_2-M 更可靠。

（2）评估肾小球滤过功能　血清 α_1-M 升高提示肾小球滤过功能降低，在 Ccr < 100ml/min 时即出现升高，比血肌酐和 β_2-M 更敏感。如血清和尿中 α_1-M 均升高，提示肾小球滤过功能和肾小管重吸收功能受损。

（3）血清 α_1-M 降低见于严重肝脏病变，如重症肝炎、肝坏死等。

2. 尿 β_2-微球蛋白测定（β_2-M）　β_2-微球蛋白是一种分子量为 11 800 的低分子量蛋白质，为细胞膜上完整组织相容性抗原的一部分，主要由淋巴细胞产生。在人体内 β_2-微球蛋白的浓度相当恒定，容易通过肾小球滤膜，但 99. 9% 由近曲小管以胞饮形式摄取，并在肾小管细胞中降解成氨基酸。β_2-微球蛋白可用放射免疫法或酶标法进行测定。

【参考值】

尿液中 β_2-微球蛋白浓度：< 0. 2mg/L 或 370μg/d。

【临床意义】

（1）肾小管炎症　中毒引起肾小管病变时，肾小管重吸收功能不良，尿液内 β_2-M 排泄增多，故尿液内 β_2-M 增高。相反在肾小球病变为主时，虽然肾小球滤膜增宽，β_2-M 大量滤过，但肾小管重吸收功能良好，尿液内 β_2-M 仍正常或轻度增加。故测定尿 β_2-M 有助于了解肾小球或肾小管病变。

（2）估计某些药物对肾的损害　如应用庆大霉素、多黏菌素或卡那霉素后尿液 β_2-M 明显增高时，应注意停药或换其他药物。

（3）鉴别诊断　如急、慢性肾盂肾炎时，因肾小管受损为主，尿液 β_2-M 增高，而在单纯性膀胱炎时尿液 β_2-M 正常，可作为上或下尿路感染的鉴别。

（4）协助诊断恶性疾病　已知癌细胞、肉瘤细胞等也可产生 β_2-M，故恶性肿瘤时血液及尿液中 β_2-M 含量常增高。

3. 溶菌酶　溶菌酶来自单核细胞、中性粒细胞，是一种能溶解某些细菌的酶类。其分子量为 1. 4 万 ~ 1. 5 万，属小分子蛋白，可自肾小球滤出，90% 以上被肾小管重吸收，正常尿液中很少或无溶菌酶。用一种细菌悬液作为基质，加入待测标本后保温一定时间，如标本中含溶菌酶，则细菌被溶解，细菌悬液浊度下降或变清，可用光电比浊法测其浊度变化，或用平皿法测定其溶菌圈的大小。

【参考值】

血清：4 ~ 20mg/L；尿液：< 3mg/L。

【临床意义】

（1）尿溶菌酶增多见于各种原因所致近端肾小管功能损害，如肾盂肾炎、间质性肾炎、肾移植后排斥反应等。

（2）急性单核细胞白血病、结核病、结节病、克罗恩病等肉芽肿性疾病时，血溶菌酶含量增加，超过肾小管重吸收能力，尿溶菌酶可明显升高。

4. 尿N-乙酰-β-D-氨基葡萄糖苷酶　尿N-乙酰-β-D-氨基葡萄糖苷酶（NAG）是广泛分布在多种组织细胞中的溶酶体水解酶，分子量大（130 000），正常肾小球不能滤过。尿路NAG主要存在于肾小管特别是近端肾小管上皮细胞中，故尿NAG可作为肾小管损伤的标志物。

【参考值】

成人尿NAG活性<30U/L尿，或以尿肌酐校正后<2.37U/mmol肌酐（<21U/g肌酐）。

【临床意义】

尿NAG活性升高是反映肾损伤最敏感的指标之一。各种原因所致肾小管损伤早期即可出现，肾小球肾炎等。肾小球病变亦可观察到尿NAG活性升高，并与病变程度相关。糖尿病肾病、高血压肾病、狼疮性肾炎及氨基苷类抗生素等药物所致肾损害，尿NAG活性升高早于尿微量清蛋白等指标异常。肾移植后排斥反应的前1～3天即可观察到尿NAG活性升高。

5. 尿蛋白聚丙烯酰胺凝胶电泳　又称尿蛋白SDS盘状电泳。在聚丙烯酰胺凝胶柱中各种蛋白质组分别向正极移动，按其分子量大小的顺序彼此分离。将患者尿蛋白定性试验阳性的尿液进行SDS盘状电泳，并与已知分子量的标准蛋白质一起电泳，通过对照比较，可以判断蛋白尿组分的性质与分子量范围。不同类型的肾脏疾病，由于肾小球或肾小管损害、或两者同时受累，尿液中出现以清蛋白为主的血浆蛋白，或分子量小于清蛋白的血浆蛋白，或两者同时存在。

【临床意义】

（1）以肾小管损害为主的疾病，如急性或早期慢性肾盂肾炎、慢性间质性肾炎、重金属及药物引起肾损害等，常出现小分子量蛋白。

（2）以肾小球损害为主的疾病，如急性肾炎、慢性肾炎早期、肾病综合征等，常出现中分子及大分子量蛋白。

（3）整个肾单位受损者，如慢性肾炎晚期、严重间质性肾炎累及肾小球，以及各种病因引起的慢性肾衰竭等，常出现混合性蛋白尿。

6. 尿纤维蛋白降解产物　在泌尿道局部炎症时渗出少量纤维蛋白（原），经局部纤维蛋白溶酶作用后产生纤维蛋白降解产物（FDP），FDP可随尿排出。肾小球病变时，由于肾小球滤过膜通透性改变，FDP碎片亦可出现于尿中。播散性血管内凝血及原发性纤溶性疾病血液中FDP增加，尿液中FDP亦可出现。

【参考值】

正常时尿液内无FDP。

【临床意义】

（1）原发性肾小球疾病时尿内FDP出现并有进行性升高，说明肾脏病变在进行性发展，预后较差。

（2）弥散性血管内凝血及原发性纤溶性疾病时尿液内FDP为阳性。

（3）肾肿瘤时尿液中FDP亦可出现阳性。

7. 尿淀粉酶测定

【标本要求】

新鲜尿液。

【参考值】

Somogyi 法：＜1000U。

【临床意义】

（1）急性胰腺炎时，因胰腺水肿，压迫胰腺导管，致使胰液渗漏于组织间隙，故血和尿的淀粉酶活性均增高。一般于发病后 6～12 小时血清淀粉酶活性即开始升高，持续 3～5 天恢复正常。尿液淀粉酶活性一般于发病 12～24 小时开始增高，由于肾对淀粉酶的清除率增强，因而尿淀粉酶活性可高于血清一倍以上，多数病例持续 3～10 天恢复正常，慢性胰腺炎时，血清和尿淀粉酶活性一般不增高，如急性发作时，可有中等程度的增高。

（2）任何原因所致得胰腺管阻塞时，如胰腺癌、胰腺损伤、急性胆囊炎等，因胰液排出受阻而反溢入血，均可使血和尿淀粉酶活性增高。

（3）尿淀粉酶血症时，血清淀粉酶的活性可持续增高，但由于血中的淀粉酶与一些大分子物质如 IgG、IgA 或糖蛋白等结合成为大分子复合物，不易通过肾，故尿淀粉酶活性不高。

五、尿液自动化仪器检测

尿液自动分析检测仪是尿液检测的自动化仪器，具有操作简单、快捷、检出灵敏度高、重复性好等优点。目前常用的有尿液干化学检测。尿自动化仪器检测常使用 8～11 种检测项目组合试验，各项目及代码、参考值列表（表 5-5-2）如下：

表 5-5-2 尿自动分析仪检测项目、参考值

项目及代码	英文名称	参考范围
酸碱度（pH）	hydrogen concentration	晨　尿：1.015～1.025 随机尿：1.003～1.030
蛋白质（pH）	protein	定性：阴性
葡萄糖（Glu）	glucose	定性：阴性
酮体（Ket）	ketone	定性：阴性
隐血/红细胞（OB/Ery）	occult blood/erythrocyte	定性：阴性
胆红素（Bil）	bilirubin	定性：阴性
尿胆元（Uro）	urobilinogen	定性：阴性 or 弱阳性
亚硝酸盐（Nit）	nitrite	定性：阴性
白细胞（Leu）	leukocyte	定性：阴性
比重（SG）	Specific gravity	晨　尿：1.015～1.025 随机尿：1.003～1.030

（姜亚芳　田芳英）

第六节 肾功能检查

关键词

肾小球滤过率	glomerular filtration rate, GFR
内生肌酐清除率	creatinine clearance rate, Ccr
菊粉清除率	inulin clearance, Cin
血尿素氮	blood urea nitrogen, BUN
肌酐	creatinine
尿酸	uric acid
浓缩稀释试验	concentration dilution test
尿渗量（尿渗透压）	urinary osmolality, Uosm
肾血浆流量	renal plasma flow, RPF
对氨马尿酸盐	paraamino hippurate, PAH

肾脏的主要功能是排泄代谢产物、废物和毒物，调节、维持机体的水、电解质和酸碱平衡。此外还具有内分泌功能，合成和分泌促红细胞生成素、肾素、前列腺素、1，25-二羟骨化醇等多种生物活性物质，对红细胞生成、血压、钙磷代谢等具有调节作用。

一、肾小球功能检查

肾小球的主要功能为滤过作用，反映滤过功能的客观指标为肾小球滤过率（GFR），即单位时间（分）内经肾小球滤出的血浆滤液量。肾对某种物质的清除率系指单位时间（分）内，肾能将多少毫升血浆内的该物质完全清除而言，即清除率。其结果以 ml/min 表示。临床上最常用的清除率试验是内生肌酐清除率（Ccr）测定。

1. 内生肌酐清除率（Ccr）测定　内生肌酐是体内磷酸肌酸（成人体内约含 100g，98%储存于肌肉）释放能量后脱水的代谢产物。在肌肉容积和活动量相对恒定的条件下，其生成量相对稳定。成人以约 1mg/min 的速度产生内源性肌酐，肾也以相似的速度将其排出体外，故在排除外源性肌酐（肉类食物中的肌酐）干扰的条件下，血浆和尿液肌酐含量也相当稳定。肌酐绝大部分经肾小球滤出，几乎不被肾小管排泌和重吸收，故 Ccr 能较好地反映 GFR。

在严格控制饮食条件和肌肉活动相对稳定的情况下，血浆肌酐的生成量和尿的排出量较恒定，其含量大变化主要受内源性肌酐的影响，不被肾小管重吸收，排泌量很少，故肾单位时间内，把若干毫升血浆中的内生肌酐全部清除出去，称为内生肌酐清除率。应用下列公式计算内生肌酐清除率。

每分钟肌酐清除率(ml) = 尿肌酐浓度(μmol/L) × 每分钟尿量(ml)/血浆肌酐浓度(μmol/L)

由于每人肾的大小不尽相同，每分钟排尿能力也有所差异，为排除这种个体差异可进行体表面积的校正。校正清除率 = 实际清除率 × 标准体表面积（1.73m^2）/受试者的体表面积。

【标本采集】

（1）患者连续进食低蛋白饮食 3 天，每日蛋白质应少于 40g，并禁食肉类（无肌酐饮食），避免剧烈运动。

（2）于第 4 天晨 8 时将尿液排净，然后收集 24 小时尿液，并加入甲苯 4～5ml 以防腐。在 4 天内（任何时候均可），采取抗凝血 2～3ml，与 24 小时尿同时送检。

（3）测定尿及血浆中肌酐浓度，并测量 24 小时尿量。

【参考值】

成人 80～120ml/min；新生儿 40～65ml/min（以 1.73m² 体表面积计）。

【临床意义】

（1）Ccr 能敏感地反映肾小球滤过功能有无损害　当肾小球肾炎内生肌酐清除率低到正常值的 50% 以下，但血清尿素氮、肌酐测定仍在正常范围内，故是早期反映肾小球滤过功能的敏感指标。

（2）初步估计肾功能的损害程度　轻度损害 Ccr 在 51～70ml/min；中度损害在 31～50ml/min；小于 30ml/min 为重度损害，慢性肾衰竭患者若清除率 11～20ml/min 为早期肾衰竭；6～10ml/min 为晚期肾衰竭；小于 5ml/min 为终末期肾衰竭。

（3）指导治疗 内生肌酐清除率为 30～40ml/min，应限制蛋白质摄入；内生肌酐清除率为 10～30ml/min 噻嗪类利尿剂治疗常无效；小于 10ml/min 应结合临床透析治疗，对袢利尿剂（如呋塞米、利尿酸钠）的反应也很差。此外，肾衰竭时凡由肾代谢或肾排出的药物也可根据 Ccr 降低的程度来调节用药和决定用药的时间。

2. 血肌酐（Scr）测定　血中的肌酐由外源性和内生性两类组成。机体每天肌酐的生成量是相当恒定的。血中肌酐主要由肾小球滤过排出体外，而肾小管则基本不重吸收且排泄量也较少，在外源性肌酐摄入量稳定的情况下，其血中的浓度取决于肾小球滤过能力，当肾实质受损害时，肾小球滤过率降低，血中肌酐浓度就会上升。测定血中肌酐浓度可作为肾小球滤过功能受损的指标之一。

【标本采集】

抽静脉血后分离血清，或经抗凝后分离血浆。

【参考值】

全血肌酐为 88.4～176.8μmol/L；血清或血浆肌酐，男性 53～106μmol/L，女性 44～97μmol/L。

【临床意义】

（1）血肌酐升高见于各种原因引起的急性、慢性肾衰竭　肾小球疾病早期或轻度损害时，由于肾的储备力和代偿力很强，血肌酐浓度可正常，只有当肾小球滤过功能下降到正常人的 1/3 时，血肌酐才明显上升。因此血肌酐的测定不能代表内生肌酐清除率测定，也不能反映肾早期受损的程度。

（2）肾源性或非肾源性血肌酐增高程度有所不同　如肾衰竭患者是由于肾源性所致，血肌酐常超过 200μmol/L。心力衰竭时血流经肾减少，血肌酐浓度上升不超过 200μmol/L。

（3）血肌酐和尿素氮同时测定更有意义　如两者同时增高，表示肾功能已严重受损。

如仅有尿素氮升高，血肌酐则在正常范围内，则可能为肾外因素引起，如消化道出血或尿路梗阻等。

3. 血尿素氮测定 血尿素氮（BUN）是蛋白质代谢的终末产物，其生成主要受蛋白质摄入量、组织蛋白质分解代谢及肝功能状况影响，主要经肾小球滤过而随尿排出，当肾实质受损害时，肾小球滤过率降低，致使血中浓度增加，可粗略反映肾小球滤过功能。

【标本采集】

抽静脉血后分离血清，或经抗凝后分离血浆。

【参考值】

成人 3.2～7.1mmol/L；婴儿、儿童 1.8～6.5mmol/L。

【临床意义】

血尿素氮增高见于：

（1）肾脏疾病 如慢性肾炎、慢性肾盂肾炎、肾结核和肾肿瘤的晚期等。肾功能轻度受损时，血尿素氮可无变化。当其高于正常值时，说明有效肾单位的60%～70%已受到损害。因此，血尿素氮测定不能作为肾脏疾病的早期功能测定的指标，但对慢性肾衰竭，尤其是尿毒症的诊断有特殊价值。其增高的程度与病情严重性成正比，故对病情判断和预后的估价有重要意义。可根据尿素氮等的测定来判断程度：①肾衰竭代偿期，内生肌酐清除率下降，血肌酐不升高（176.8μmol/L），血尿素氮正常或轻度升高（9mmol/L以下）；②肾衰竭失代偿期，又称氮质血症期（或尿毒症前期），此时内生肌酐清除率下降明显，为50ml/min以下，血肌酐超过176.8μmol/L、血尿素氮超过9mmol/L；③尿毒症期，此时内生肌酐清除率下降至20ml/min以下，血肌酐超过445μmol/L，血尿素氮超过20mmol/L。

（2）肾前或肾后因素引起尿量减少或无尿 如脱水、水肿、腹腔积液、循环功能衰竭、尿路结石或前列腺肿大引起的尿路梗阻等。肾前性少尿时，血肌酐一般升高不明显，肾灌注不足因素纠正后BUN可自行下降。

（3）体内蛋白质分解过多 如急性传染病、上消化道出血、大面积烧伤、大手术后等。虽然血尿素氮增高，此时，其他肾功能实验结果一般均正常。

4. 血清尿酸测定 尿酸是机体内嘌呤代谢的最终产物。血清尿酸一部分与清蛋白结合，其余部分以游离形式存在，尿酸除一小部分由肝分解破坏外，大部分经肾滤过排出，约90%被近端小管重吸收。正常肾排出肌酐较易，而排出尿酸较难。肾病变早期，血中尿酸浓度首先增高，因而有助于早期诊断。

【参考值】

男性 268～488μmol/L，女性 178～387μmol/L。

【临床意义】

血中尿酸增高见于：

（1）肾小球滤过功能损伤时，尿酸排出减少，血尿酸升高且比血尿素氮和血肌酐升高更早出现。

（2）体内尿酸生成异常增加，如痛风、白血病及其他恶性肿瘤。

二、肾小管功能检查

（一）远端肾单位功能试验

远端肾单位包括髓袢、远端肾小管和集合管。这些部位在复杂的神经体液因素调节之下，实现肾对水平衡的调节作用，这一作用主要是通过尿液的浓缩和稀释来体现的。常用检测方法如下：

1. 浓缩稀释试验　肾浓缩和稀释尿液功能主要在远端小管和集合管进行。正常人缺水时，血容量不足，肾小管和集合管对水的重吸收明显增多，使尿液浓缩，比重上升。相反在大量饮水或应用利尿药后，肾小管和集合管对水的重吸收减少，使尿液稀释，比重下降，夜尿增多。在日常或特定的饮食条件下，观察患者的尿量和尿比重的变化，借以判断肾浓缩与稀释功能的方法，称为浓缩稀释试验。为判定远端小管功能敏感的指标。当肾脏病变时，远端小管和集合管受损，对水、钠、氯的重吸收发生改变，髓质部的渗透压梯度遭到破坏，影响尿的浓缩和稀释功能。

【标本采集】

（1）3 小时尿比重试验　患者按正常饮食和活动，上午 8 时排尿弃去，此后每隔 3 小时留尿 1 次，直至此晨 8 时，分装 8 个容器中。分别测量 8 次尿量及比重。

（2）昼夜尿比重试验　试验时正常进食，每餐含水量不超过 600ml，除正常进食外不再饮任何液体，上午 8 时排尿弃去，自上午 10 时、12 时、下午 2、4、6、8 时及次晨 8 时各留尿 1 次，分别准确测定尿量及比重，要注意排尿间隔时间必须准确，尿须排净。

【参考值】

（1）3 小时尿比重试验　白天排尿量应占全日尿量的 2.3 ~ 3.4，其中必有一次尿比重大于 1.025；一次小于 1.003。

（2）昼夜尿比重试验　24 小时尿量为 1000 ~ 2000ml；昼尿量与夜尿量之比为 3 ~ 4∶1，12 小时夜尿量不应超过 750ml，尿液最高比重应在 1.020 以上；最高与最低比重之差，不应少于 0.009。

【临床意义】

（1）夜尿 >750ml 或昼夜尿量比值降低，而尿比重及变化率仍正常，为浓缩功能受损的早期改变，见于间质性肾炎、慢性肾炎、高血压肾病和痛风性肾病早期主要损害肾小管时。若同时伴有夜尿增多及最高尿比重 <1.020 或尿比重差值 <0.009，提示上述疾病所致浓缩稀释功能严重受损。若每次尿比重固定在 1.010 ± 0.003，称为等渗尿，表明肾只有滤过功能而浓缩稀释功能完全丧失。

（2）尿量少而比重增高，固定在 1.018 左右（差值 <0.009），多见于急性肾小球肾炎及其他减少肾小球滤过率的情况，此时原尿生成减少而浓缩稀释功能相对正常。

（3）尿量明显增多而尿比重均低于 1.006，提示尿崩症。

2. 尿渗量（尿渗透压）测定　尿渗量和尿比重都与尿液的溶质总浓度相关，反映肾小管的浓缩稀释功能。然而尿渗量不像比重那样受尿内大分子物质（葡萄糖和蛋白质等）的显著影响，故能更准确地反映肾小管的浓缩稀释功能。同时测定血浆和尿的渗透压可估计肾小管的浓缩功能。

【标本采集】

晚餐后禁水 8～12 小时，留取晨尿约 100ml，收集在清洁干燥的容器中，不加防腐剂。抽静脉血 2ml，用肝素抗凝。

【参考值】

正常人禁饮后尿渗量为 600～1000mOsm/kgH_2O，平均为 800mOsm/kgH_2O；血浆渗量为 275～305mOsm/kgH_2O，平均为 300mOsm/kgH_2O。尿渗量/血浆渗量的比值为 3～4.5：1。

【临床意义】

（1）了解远端肾小管浓缩稀释功能　尿渗量及尿渗量/血浆渗量为反映浓缩稀释功能较可靠的指标，如尿渗量及尿渗量/血浆渗量均正常，则浓缩稀释功能正常。尿渗量及尿渗量/血浆渗量下降，提示浓缩功能受损；如尿渗量/血浆渗量等于或接近 1，称等张尿，提示肾脏浓缩功能接近完全丧失。见于慢性肾盂肾炎、多囊肾、尿酸性肾病等慢性肾间质病变，也可见于慢性肾炎后期、及急、慢性肾衰竭累及肾小管和间质。如尿渗量 <200 mOsm/kgH_2O 或尿渗量/血浆渗量 <1，称低张尿，提示浓缩功能丧失而稀释功能仍存在，如尿崩症。

（2）鉴别肾前性、单纯肾小球性少尿和肾小管性少尿　肾前性（休克、脱水）和单纯性肾小球性（急性肾小球肾炎早期等）少尿者，肾小球滤过率降低而远端肾小管功能相对正常，故尿量少而尿渗量及尿渗量/血浆渗量正常或升高。肾小管坏死所致少尿，尿量少而尿渗量低，接近等张尿。

（二）近端肾小管功能试验

1．对小分子蛋白的重吸收功能　检测尿中小分子蛋白的浓度可间接反映近端肾小管的重吸收功能，如 α_1-M、β_2-M、溶菌酶、FDP 等，详见尿液检验部分。

2．肾小管葡萄糖最大重吸收量（TmG）试验　正常人血中葡萄糖从肾小球滤过后，在近曲小管几乎全部重吸收，机制为近曲小管细胞膜上的蛋白（转运蛋白）与 Na^+ 及葡萄糖三者结合在一起，使葡萄糖重吸收入血。因载体蛋白有一定数量，导致对葡萄糖的转运有一定限度。随血中葡萄糖浓度增加，原尿中葡萄糖浓度超过近端小管对葡萄糖的最大重吸收极限时，尿中将有葡萄糖排出。检测方法较繁琐，需静脉输注葡萄糖，临床多不采用。

【参考值】

正常人的肾小管葡萄糖最大重吸收量（TmG）为 340±18.2mg/min。

【临床意义】

如血糖正常、葡萄糖耐量试验正常而尿糖阳性，称为肾性糖尿，系由于近端肾小管对葡萄糖的重吸收功能减退所致，见于慢性肾炎、肾盂肾炎、间质性肾炎等。

三、肾血流量（RPF）测定

在一定单位时间内流经双侧肾的血流量，称肾血流量。如果血浆中某物质，既可由肾小球滤过同时又可从肾小管排泄，其清除率则为肾小球滤过和肾小管分泌或排泄的综合结果。倘若该物质经过肾循环 1 分钟以后可完全被清除，则该物质的血浆清除率即等于肾 1 分钟内的血浆流量。由于酚红和对氨马尿酸盐（PAH）可从肾小球滤过又从肾小管大量排泄且不被重吸收，一次流经肾组织之后便能完全被清除，故此两种物质的清除率就必然代表单位时间流经肾的血浆量。对氨马尿酸盐的优点多、无害，很少与血浆蛋白结合，不被红细胞所吸附，便于定量，因而临床上多用对氨马尿酸盐清除率来进行肾血流量测定。

1. 对氨马尿酸盐清除试验

【参考值】

RPF 为 600 ~ 800ml/min。

【临床意义】

（1）反映血流动力学改变　肾血管性疾病如肾动脉狭窄、肾静脉血栓、肾动脉畸形可致 RPF 降低。慢性肾小球肾炎时，由于肾血管受损，肾血流量可减低。高血压病的早期，由于血管痉挛、肾动脉硬化，有效血管减少，均可引起肾血流量减少。休克、心力衰竭时，RPF 可一过性明显减低。

（2）协助诊断肾小管病变　如慢性肾盂肾炎 RPF 可不同程度下降。

2. 肾小球滤过分数　根据测得的肾小球滤过率和肾血浆流量，便可推算出肾小球滤过的部分即滤过分数。

【参考值】

滤过分数为 0.18 ~ 0.22。

【临床意义】

（1）增加 原发性高血压或心力衰竭等，由于肾血循环障碍，肾血浆流量减少导致滤过分数增加。

（2）减低 急性肾小球肾炎、慢性肾炎，常由肾小球滤过功能障碍引起滤过分数减低。

四、肾功能试验的选择和应用

由于肾有强大贮备能力，轻度肾损害时，一些试验仍可正常。因此，肾功能检查正常，不能排除肾器质性病变。

判断肾功能检验结果时要注意肾外因素的影响如心力衰竭、休克、水肿、输尿管梗阻、药物等。在评价结果时必须与其他临床资料相结合，进行全面的综合分析，才能作出正确的判断。临床上常用的肾功能选择和应用有：

1. 尿液一般检查对肾脏疾病的早期诊断有重要意义，并且可大致反映肾损害的程度，是所有肾脏疾病必须做的检验项目。此种检查具有简单、方便、快速、经济和实用等优点。

2. 内生肌酐清除率试验能反映肾小球滤过功能和粗略估计有效肾单位的数量。因其操作方法简便，干扰因素较少，敏感性较高，为目前临床最常用的肾功能试验之一，疑有肾小球功能损害时可选用。

3. 尿渗量测定能较为准确地反映远端肾小管功能，对急性肾衰竭的早期诊断和病情变化有较重要价值，疑有肾小管损害时可选用。

4. 浓缩稀释试验主要测定远端肾小管浓缩稀释功能，不能精确反映肾组织损害范围，但方法简便，敏感性尚好，疑有肾小管损害时可选用。

5. 肾小管葡萄糖最大重吸收量试验是近端肾小管的重吸收功能的标准检查方法，但操作复杂、需静脉输注葡萄糖，临床上较少应用。

6. 血清尿素氮和肌酐测定　主要反映肾小球滤过功能，方法简便。但敏感性不高，多在晚期或肾严重损害时才有变化，常用于氮质血症或尿毒症的诊断，一般情况下二者同时测定。在判断时必须排除肾外因素引起的尿素氮和肌酐的增高，同时定期观察动态变化，对判断肾损害的预后有一定意义。

7. 放射性核素检查　可测定两侧肾功能，以及应用^{131}I-OIH 和^{99m}Tc-DTPA 测定有效肾血流量及滤过率，操作简单、精确性高，对了解肾功能意义较大，但需要一定的设备和仪器才能开展。

8. 分肾功能试验　需要分别了解单侧肾脏情况和功能状态时，可通过输尿管插管术，分别收集来自单侧肾的尿液，进行各项尿液检验，称为分肾功能试验。

（姜亚芳　田芳英）

第七节　粪便检查

粪便是食物在体内经消化的最终产物。粪便检查的目的了解消化道及通向肠道的肝、胆、胰等器官有无炎症、梗阻、出血、寄生虫感染等情况。根据粪便的性状和组成了解消化状况，借以粗略地判断胰腺外分泌功能。用粪便隐血检查作为消化道恶性肿瘤的诊断筛选试验。检查粪便中有无致病菌以防治肠道传染病。

标本采集：

1. 粪便标本务求新鲜且不可混入尿液，盛器应洁净干燥，如作细菌学检查，应将标本盛于加盖无菌容器内立即送检。
2. 一般检查留少量粪便即可，如孵化血吸虫毛蚴最好留全部粪便。
3. 制备粪便图片或培养分离病原体时应选其黏液或脓血部分，如无异常所见，则可自粪便表面不同部位、粪便深处及粪端取材。
4. 检查阿米巴滋养体应于排便后立即从脓血性或稀软部分取材图片进行镜检，载玻片应加温。
5. 检查蛲虫卵需用透明薄膜拭子于清晨排便前自肛门周围皱襞处拭取。
6. 无粪便而又必须检查时可经肛门指检或用采便管获取粪便。

一、一般性状检验

粪便标本首先要肉眼观察，常根据大便形状即能初步判断。

1. 量

【参考值】

正常成人每日排便一次，量为 100～300g，随食物种类、用量及消化器官的功能状态而异。

【临床意义】

胃、肠、胰有炎症或功能紊乱时因分泌、渗出及消化吸收不良而粪便量增多。

2. 颜色与性状　正常人的粪便黄褐色、软泥样圆柱状，婴儿粪便呈黄色或金黄色。

【临床意义】

病理情况下可见如下改变：

（1）稀糊状或稀汁样便　因肠蠕动亢进或分泌增多所致，见于各种感染性或非感染性腹泻，尤其是急性肠炎时。大量黄绿色稀汁样便（3000ml 或更多）并含有膜状物时应考虑到假膜性肠炎。艾滋病患者伴发肠道隐孢子虫感染时也可排大量稀水样粪便。

（2）溏便　便呈粥状或粗糙，见于消化不良或慢性胃炎、胃窦潴留时。

（3）米泔样便　呈白色淘米水样，内含黏液片块，量大，见于霍乱、副霍乱患者。

（4）黏液便　正常粪便中的少量黏液因与粪便均匀混合不易查见，一旦有肉眼可见的黏液说明其量增多。小肠炎症时增多的黏液均匀地混于粪便之中；来自结肠病变者因粪便已逐渐成形而不易与粪便混合。来自直肠的黏液附着于硬性粪便表面，单纯的黏液便无色透明、稍黏稠。黏液脓性便则黄白色不透明。

（5）冻状便　肠易激综合征（IBS）患者常于腹部绞痛后排出冻状、膜状或纽带状物，某些慢性患者也可排出类似的粪便。

（6）脓血便　脓腥及脓血便说明下端肠道有病变，常见于痢疾、溃疡性结肠炎、局限性肠炎、结肠或直肠癌。脓或血的多少取决于炎症的类型及其程度，在阿米巴痢疾时，以血为主，呈暗红色稀果酱样；细菌性痢疾则以黏液及脓为主。

（7）鲜血便　因痔疮或肛裂的出血呈鲜红色，前者滴落于排便之后，干裂实则鲜血附着于秘结粪便的表面。

（8）柏油样便　呈暗褐色或黑色，质软富有光泽宛如柏油，乃因上消化道出血，红细胞被胃肠液消化破坏后变为正铁血红素、卟啉及硫化铁，而后者为刺激小肠分泌过多黏液所致。上消化道出血 50～60ml 即可呈暗褐色，隐血试验呈强阳性反应；如见柏油便且持续 2～3天说明出血量至少为 500ml；服用活性炭、铋、铁剂等之后也可排黑便，但无光泽且隐血试验阴性。

（9）白陶土样便　这是胆汁减少或缺如以至粪胆素相应减少所致，主要见于阻塞性黄疸时。行钡餐造影术后可因排出硫酸钡而呈黄白色。

（10）细条状便　经常排细条状或扁条状粪便说明有直肠狭窄，多见于直肠癌。

（11）干结便　粪便呈硬圆球状或羊粪样，有时便条由粪球积成。见于便秘者，尤其多见老年排便无力时。

（12）乳凝块　正常粪便中见有黄白色乳凝块提示脂肪或酪蛋白消化不完全，常见于消化不良时。

3. 气味　正常粪便因含蛋白质分解产物而有臭味。

【临床意义】

患慢性肠炎、胰腺疾病特别是直肠癌溃烂继发感染时有恶臭。

4. 寄生虫体

【参考值】

正常粪便无寄生虫体。

【临床意义】

蛔虫、蛲虫及绦虫等较大虫体或其片断肉眼即可分辨，钩虫虫体需将粪便冲洗过滤后方可见到，服驱虫剂后应检查粪便中有无虫体。

5. 结石

【临床意义】在粪便中可见到胆石、胰石、胃石、粪石等，最多见的是胆石，常见于排石药物或碎石术之后。

二、显微镜检查

（一）细胞

1．白细胞　主要指中性粒细胞

【参考值】

正常粪便中不见或偶见。

【临床意义】

肠炎时一般少于15个/HP，分散，菌痢时可见多量，甚至遍布视野。过敏性肠炎、肠道寄生虫病（尤其是钩虫病及阿米巴痢疾）时，粪便中可见较多的嗜酸性粒细胞。

2．红细胞

【参考值】

正常粪便中无红细胞。

【临床意义】

下消化道炎症（如痢疾、溃疡性结肠炎、结肠癌）或出血时可见红细胞。在阿米巴痢疾粪便中红细胞远多见于白细胞，成堆存在，并有残碎现象，在细菌性痢疾红细胞少于白细胞，分散存在，形态正常。

3．巨噬细胞

【参考值】

正常粪便中不见。

【临床意义】

在细菌性痢疾及直肠炎症时均可见到，胞体较中性粒细胞为大，核形多不规则，胞质常有伪足样突起，常吞有颗粒及细胞碎屑等。

4．肠黏膜上皮细胞

【参考值】

正常粪便中见不到。

【临床意义】

炎症时可见，多呈卵圆形或柱状两端钝圆，常夹杂于白细胞之间，假膜性肠炎的黏膜小块中多见，黏胨性分泌物中大量存在。

5．肿瘤细胞

【参考值】

正常粪便中不见。

【临床意义】

乙状结肠癌、直肠癌患者的血性粪便及时涂片染色可能找到成堆的癌细胞。

（二）食物残渣

【参考值】

正常粪便中偶见或仅可少量。

【临床意义】

（1）淀粉颗粒　一般为同心性线纹的不规则块状物，遇碘液染为黑蓝色，若一部分水解则成红褐色，腹泻者的粪便中易见到，慢性胰腺炎、胰腺功能不全时增多。

（2）脂肪小滴　在肠蠕动亢进，腹泻及胰腺外分泌功能减退时可见增多，尤其是慢性胰腺炎、胰头癌时。前者粪便常有特殊所见：量多，呈泡沫状，灰白色有光泽，具恶臭。镜检时可见较多的脂肪小滴，经苏丹Ⅲ染色呈橘红色或淡黄色。消化吸收不良综合征，脂肪小滴的量更多，且可见较多的脂肪酸结晶。

（3）日常使用的肉类主要是动物的骨骼肌，经蛋白酶消化分解后多消失。大量肉食后可见少许黄色有横纹的纤维片。但在一张盖片不应多于 10 个。肠蠕动亢进、腹泻或蛋白质消化不良时可增多，胰腺外分泌功能减退时，不但肌纤维增多且其纵横纤维均易见，甚至可见肌细胞的核，后者是胰腺功能严重不全的佐证。

（4）结缔组织　为无色或微黄色成束的边缘不清的线条状物，正常粪便中很少见到，在胃疾患而缺乏蛋白酶时可较多出现，常伴随弹力纤维，加入 30% 醋酸后结缔组织膨胀而弹力纤维的形态更为清晰。

（5）植物细胞及植物纤维　其形态多样化，正常粪便中仅可少量，肠蠕动亢进腹泻时增多，严重者肉眼观察时即可见到若干植物纤维成分。

三、化学检查

粪便隐血试验

【参考值】

正常粪便隐血试验阴性。

【临床意义】

粪便潜血检查对消化道出血的诊断有重要价值，在消化性溃疡活动时呈间断阳性，消化道癌症早期（胃癌）阳性率可达 20%，晚期可达 95%，且呈持续阳性。粪便潜血检查还有助于诊断流行性出血热。

四、细菌学检查

粪便中细菌极多，占干重的 1/3，多属于正常菌群。大肠埃希菌、厌氧菌和肠球菌是成人粪便中的主要菌群，产气杆菌、变形杆菌、铜绿假单胞菌多为过路菌。上述细菌出现均无临床意义。肠道致病菌的检查主要通过粪便直接涂片镜检和细菌培养。怀疑假膜性肠炎时涂片革兰染色后镜查可见革兰阴性杆菌减少或消失，而葡萄球菌、念珠菌和艰难芽胞梭菌增多。怀疑肠结核时行耐酸染色后查找其分枝杆菌。粪便结核菌培养有助于确诊。疑为霍乱者主要检查霍乱弧菌，以悬滴法观察其特有形态及运动形式。某些腹泻患者稀汁样粪便涂片时可见多数八叠球菌及人体酵母菌，后者有时酷似白细胞或原虫包囊，可用蒸馏水，代替生理盐水作粪便涂片进行区别，此时人体酵母菌迅速破裂消失，而白细胞及原虫包囊则不易破坏。

（姜亚芳）

第八节 常用肝功能检测

关键词

血清总蛋白	serum total protein，STP
白蛋白	albumin，Alb
球蛋白	globulin，G
前白蛋白	pre-albumin，Pre-Alb
甲状腺素结合前白蛋白	thyroxin binding prealbumin
凝血酶原时间	prothrombin time，PT
活化部分凝血活酶时间测定	activated partial thromboplastin time，APTT
凝血酶时间	thrombin time，TT
血清总胆固醇	total cholesterol，T-Cho
胆固醇酯	cholesterolester，Cho-E
胆汁酸	bile acid，BA
丙氨酸氨基转移酶	alanine aminotransferase，ALT
门冬氨酸氨基转移酶	aspartate aminotransferase，AST
碱性磷酸酶	alkaline phosphatase，ALP
碱性磷酸酶同工酶	isoenzyme of alkaline phosphatase
γ-谷氨酰转移酶	gamma glutamyl transferase，γ-GT/GGT
胆碱酯酶	cholinesterase，ChE
单胺氧化酶	monoamine oxidase，MAO
5′-核苷酸酶	5′-nucleotidase，5′-NT
亮氨酸氨基肽酶	leucine aminopeptidase，LAP
谷氨酸脱氢酶	glutamate dehydrogenase，GLDH/GLD
腺苷脱氨酶	adenosine deaminase，ADA
卵磷脂胆固醇脂肪酰基转移酶	Lecithin-cholesterol acyl transferase，LCAT
直接胆红素	direct bilirubin，D-Bili
总胆红素	total bilirubin，T-Bili
玻璃酸（透明质酸）	hualuronic，HA
靛青绿	indocyanine，ICG

一、蛋白质代谢功能检查

除了γ球蛋白以外的大部分血浆蛋白，如白蛋白、糖蛋白、脂蛋白、多种凝血因子、抗凝因子、纤溶因子及各种转运蛋白等均系肝脏合成，当肝细胞受损时这些血浆蛋白质合成减少，主要是白蛋白减少，导致低白蛋白血症，临床上可出现水肿，甚至出现腹腔积液与胸腔积液。

γ球蛋白主要为免疫球蛋白，由浆细胞产生，当肝脏受损，尤其是慢性炎症时，γ球蛋白生成增加。当患严重肝病时血浆纤维蛋白原、凝血酶原等凝血因子减少，临床上出现皮肤黏膜出血倾向。当肝细胞严重损害时，尿素合成减少，血氨升高，临床上表现为肝性脑病。由于肝脏参与蛋白质的合成代谢与分解代谢，通过检测血浆蛋白含量及蛋白组分、凝血因子含量及血氨浓度检验，可了解肝细胞有无损伤及其损害的严重程度。

（一）血清总蛋白和白蛋白、球蛋白比值测定

【原理】

90%以上的血清总蛋白（STP）和全部的血清白蛋白是由肝脏合成，因此血清总蛋白和清蛋白含量是反映肝脏功能的重要指标。白蛋白是正常血清中的主要蛋白质组成，肝脏每天大约合成120mg/kg，半衰期15～19天，在维持血液胶体渗透压，体内代谢物质转运及营养等方面起着重要作用。总蛋白含量减去白蛋白含量，即为球蛋白（G）含量。球蛋白是多种蛋白质的混合物，其中包括含量较多的免疫球蛋白、补体、多种糖蛋白、金属结合蛋白、多种脂蛋白酶类。球蛋白与机体免疫功能与血浆黏度密切相关。根据白蛋白与球蛋白的量，可计算出白蛋白与球蛋白的比值（A/G）。

【标本】

静脉血3ml，分离血清。

【方法】

双缩脲法测定血清总蛋白；白蛋白测定采用溴甲酚紫法。

【参考值】

血清总蛋白及白蛋白含量与年龄相关，新生儿及婴幼儿稍低，60岁以后约降低2g/L，血清白蛋白占总蛋白量至少达60%，球蛋白不超过40%。在分析血清蛋白检测结果时，应考虑以下因素可影响测定结果：激烈运动后数小时内血清总蛋白可增高4～8g/L；卧位比直立位时总蛋白浓度低3～5g/L；溶血标本中每存在1g/L的血红蛋可引起总蛋白测定值约增加3%；含脂类较多的乳糜标本影响检测准确性，需进行预处理，以排除测定干扰。

正常成人血清总蛋白60～80g/L，白蛋白40～55g/L，球蛋白20～30g/L，A/G为1.5～2.5∶1。

血清总蛋白（双缩脲法）	新生儿	46～70g/L
	7月～1周岁	51～73g/L
	1～2周岁	56～75g/L
	>3周岁	62～76g/L
血清白蛋白（溴甲酚绿）	新生儿	28～44g/L
	<14岁	38～54g/L
	>60岁	34～48g/L

【临床意义】

（1）血清总蛋白及白蛋白增高　主要由于血清水分减少，使单位容积总蛋白浓度增加，而全身总蛋白量并未增加，如各种原因导致的血液浓缩（严重脱水，休克，饮水量不足）、肾上腺皮功能减退等。

（2）血清总蛋白及白蛋白降低　见于①肝细胞损害影响总蛋白与白蛋白合成；常见于肝脏疾病如亚急性重症肝炎、慢性中度性肝炎、肝硬化和肝癌等。白蛋白减少常伴有γ球蛋白增加，白蛋白持续下降，提示肝细胞进行性坏死，预后不良。治疗后如白蛋白回升，提示

肝细胞再生，治疗有效。血清总蛋白 <60g/L 或白蛋白 <25g/L 称为低蛋白血症，临床上常出现严重水肿及胸腹腔积液。②营养不良：如蛋白质摄入不足或消化吸收不良。③蛋白丢失过多：如肾病综合征致大量蛋白尿或严重烧伤或急性大失血等。④消耗增加：见于慢性消耗性疾病，如重症结核或甲状腺功能亢进或恶性肿瘤等。⑤血清水分增加：如水钠潴留或静脉补充过多的晶体溶液。

（3）血清总蛋白及球蛋白增高　当血清总蛋白 >80g/L 或球蛋白 >35g/L，称为高蛋白血症。总蛋白增高主要是因球蛋白增高，其中又以 γ 球蛋白增高为主，常见原因有①慢性肝脏疾病：包括慢性活动性肝炎、肝硬化、慢性酒精性肝病及原发性胆汁性肝硬化等，球蛋白增高程度与肝脏疾病的严重性相关；②M 球蛋白血症：如多发性髓瘤、淋巴瘤及原发性巨球蛋白血症等；③自身免疫性疾病：如系统性红斑狼疮、风湿热及类风湿性关节炎等；④慢性炎症与慢性感染：如结核病、疟疾、黑热病、麻风病及慢性血吸虫病等。

（4）血清球蛋白浓度降低　大多属于合成减少，常见于①生理性减少：小于 3 岁的婴幼儿；②免疫功能抑制：如长期应用免疫抑制剂；③先天性低 γ 球蛋白血症。

（5）A/G 倒置　白蛋白降低和（或）球蛋白增高均可引起 A/G 倒置，见于严重肝功能损伤及 M 蛋白血症，如慢性中度性肝炎、肝硬化、原发性肝癌、多发性骨髓瘤及原发性巨球蛋。

（二）血清蛋白电泳

【原理】

血清蛋白系两性蛋白质，各种血清蛋白的等电点不同，故在 pH8.6 的缓冲液中，由于其带负电荷的多少和相对分子质量的不同，在电场中以不同速度向阳极泳动。在常规醋酸纤维素薄膜或琼脂糖电泳中，按其泳动速度，从阳极端起依次可区分为白蛋白，α_1 球蛋白、α_2 球蛋白、β 球蛋白和 γ 球蛋白五条区带。

【标本】

静脉血 3ml，分离血清。

【方法】

醋酸纤维素薄膜电泳或琼脂糖凝胶电泳。

【参考值】

白蛋白 62%~71%；α_1 球蛋白 3%~4%；α_2 球蛋白 6%~10%；β 球蛋白 7%~11%；γ 球蛋白 9%~18%。

【临床意义】

在严重肝细胞损害或肝硬化时，白蛋白明显减少，γ 球蛋白则分别轻度和明显增加。肝硬化时常见 β 球蛋白与 γ 球蛋白区带连成一片，难以分开，称之 β-γ 桥。肾脏疾病时，白蛋白明显减少，γ 球蛋白轻度减少，而 α_1、α_2、β 球蛋白增加。多发性骨髓瘤患者 γ 球蛋白大量增加，出现 γ 球蛋白血症。

（三）血清前白蛋白测定

【原理】

前白蛋白（PAB）由肝细胞合成，分子量为 62000，比白蛋白小，醋酸纤维素膜电泳向阳极泳动速度较白蛋白快，在电泳图谱上位于白蛋白前方可以看到一条染色很浅的区带。前白蛋白是一种载体蛋白，能与甲状腺素结合，因此又叫甲状腺素结合前白蛋白，并能运输维生素 A。前白蛋白半衰期较其他血浆蛋白短，因此它比白蛋白更能早期反映肝细胞损害。它的血清浓度明显受营养状况及肝功能改变的影响。

【标本】

抽静脉血 3ml，分离血清。

【方法】

放射免疫扩散法、琼脂凝胶电泳法或免疫比浊法测定。

【参考值】

1 岁　100mg/L

1～3 岁　168～281mg，/L

成人　280～360mg/L

【临床意义】

（1）降低　见于营养不良、慢性感染和晚期恶性肿瘤；肝胆系统疾病：包括肝炎和肝硬化、肝癌及胆汁淤积性黄疸。对早期肝炎、急性重症肝炎有特殊诊断价值。

（2）增高　见于 Hodgkin 病。

（四）血氨测定

【原理】

氨是对机体有毒的物质。正常血氨主要来自肠道细菌产氨（每日约 4g），其次为肾脏泌氨和肌肉组织产氨。解除产氨的机制主要靠肝内尿素合成。当肝硬化肝功能严重不全时，肝清除氨的能力降低，加之门－腔静脉短路，使肠道吸收的氨不经肝脏，直接进入体循环可造成高氨血症，引起肝昏迷。

【标本】

静脉血 2ml，采用草酸钾或肝素或 EDTA 抗凝，放入冰瓶送检。

【方法】

扩散法，离子交换法，氨选择电极法和酶法。

【参考值】

谷氨酸脱氢酶法 11～35μmol/L。

【临床意义】

（1）升高　①生理性增高见于进食高蛋白饮食或运动后；②病理性增高见于严重肝损害（如肝硬化、肝癌和重症肝炎等）、上消化道出血、尿毒症及肝外门脉系统分流形成。

（2）降低　低蛋白饮食、贫血。

（五）血浆凝血因子测定

人体的凝血因子，几乎都是产自肝。凝血因子的半衰期与白蛋白相比，其半衰期要短得多，因此血中凝血因子水平能敏锐地反映肝功能。特别是因子Ⅶ，它的半衰期最短（5～6 小时），故在肝脏疾患时采用有关凝血因子的检查作为过筛试验。这些以因子Ⅶ为首的维生素 K 依赖性凝血因子（Ⅱ、Ⅶ、Ⅸ、Ⅹ），半衰期都较短，在肝功能受损的初期，它们的降低都很明显。在阻塞性黄疸时，维生素 K 的吸收发生障碍，或因使用维生素 K 拮抗剂，可产生无凝血活性的蛋白质，即因维生素 K 缺乏或拮抗剂诱导产生的蛋白质（PIVKA），此种蛋白还对正常凝血因子起抑制作用。PIVKA 中的 PIVK-Ⅱ即异常凝血酶原。最近发现有 40%～50%肝细胞癌患者出现 PIVK-Ⅱ，它是继 AFP 之后对肝细胞癌特异性很高的一种肿瘤标志物。

纤维蛋白原的大部分也是在肝中合成，且其合成的潜力很大，因此除非为严重的肝实质损害，多数情况下不见纤维蛋白原降低。即使有纤维蛋白原降低，也应排除消耗性降低和原发性纤溶因子Ⅴ、Ⅺ、Ⅻ，前激肽释放酶和高分子激肽原等，在重症肝实质损害时也降低，特别是当凝血因子Ⅴ降低至 40%或以下时预后不良。由于凝血因子Ⅷ在肝外亦能生成，在肝病时多为正常或偶有升高，这可能是对肝内生成凝血因子减少的一种代偿反应。此外，凝血因子Ⅷ和纤维蛋白原一样，是一种急性期反应蛋白，它的增多还和组织的破坏及炎症等因素有关。

在肝疾患时，通常进行的过筛试验为：

1. 凝血酶原时间（PT）测定　在待检血浆中加入 Ca^{2+} 和组织因子（组织凝血活酶），观测血浆的凝固时间。它反映血浆因子Ⅱ、Ⅴ、Ⅶ、Ⅹ含量，其灵敏度稍差，但能判断肝病预后。正常参考范围大致为：11～14 秒。PT 延长是肝硬化失代偿期的特征，也是诊断胆汁酸淤积，肝脏合成维生素 K 依赖因子Ⅱ、Ⅴ、Ⅶ、Ⅹ是否减少的重要实验室检查。在暴发性肝炎时，如 PT 延长、纤维蛋白原及血小板都降低，则可诊断为 DIC。

2. 活化部分凝血活酶时间（APTT）测定　在受检血浆中加人接触因子激活剂、部分磷脂和 Ca^{2+} 后，观察其凝血时间。正常参考范围为 30～42 秒。严重肝病时，因子Ⅸ、Ⅹ、Ⅺ、Ⅻ合成减少，致使 APTT 延长；维生素 K 缺乏时，因子Ⅸ、Ⅹ不能激活，APTT 亦可延长。

3. 凝血酶时间（TT）测定　于受检血浆中加入“标准化”凝血酶试剂，测定开始出现纤维蛋白丝所需时间。正常参考范围为 16～18 秒。TT 延长主要反映血浆纤维蛋白原含量减少或结构异常和 FDP 的存在，因子Ⅶ、Ⅸ、Ⅹ也有影响。肝硬化或急性暴发性肝功能衰竭合并 DIC 时，TT 是一个常用的检测手段。

4. 肝促凝血酶原试验（HPT）　HPT 能反映因子Ⅱ、Ⅶ、Ⅹ的综合活性，试验灵敏度高，但由于其灵敏度太高，故与预后相关性较差。

5. 抗凝血酶Ⅲ（AT-Ⅲ）测定　AT-Ⅲ主要在肝脏合成，70%～80%凝血酶由其灭活，它与凝血酶形成 1:1 共价复合物而抑制凝血酶。严重肝病时 AT-Ⅲ活性明显降低，合并 DIC 时降低更显著。

二、脂类代谢功能检查

（一）血清总胆固醇

【原理】

内源性胆固醇 80%是由肝脏合成，血浆中卵磷脂胆固醇脂肪酰基转移酶（LCAT）全部由肝脏合成，在 LCAT 作用下，卵磷脂的脂肪酰转移到胆固醇羟基上，生成胆固醇酯。当肝细胞损伤时，胆固醇及 LCAT 合成减少，由于 LCAT 的减少或缺乏，导致胆固醇酯的含量减少。

【标本】

静脉血 3ml，分离血清。

【方法】

有机溶剂提取化学比色法和酶法。

【参考值范围】

总胆固醇 2.9 ~6.0mmol/L

胆固醇酯 2.34 ~3.38mmol/L

胆固醇酯：游离胆固醇 =3∶1

【临床意义】

(1) 肝细胞受损时，LCAT 合成减少，胆固醇的酯化障碍，血中胆固醇酯减少；在肝细胞严重损害如肝硬化、暴发性肝功能衰竭时，血中总胆固醇亦降低。

(2) 胆汁淤积时，由于胆汁排出受阻而反流入血，血中出现阻塞性脂蛋白 X，同时肝合成固醇能力增加，血中总胆固醇增加，其中以游离胆固醇增加为主。胆固醇酯与游离胆固醇比降低。

(3) 营养不良及甲状腺功能亢进症患者，血中总胆固醇减少。

(二) 阻塞性脂蛋白 X 测定

【原理】

当胆道阻塞、胆汁淤积时，由于胆汁排泄受阻，胆汁内的磷脂逆流入血，血中出现大颗粒脂蛋白，称为阻塞性脂蛋白 X（LP-X），它是一种异常的低密度脂蛋白。

【参考值范围】

正常血清中 LP-X 为阴性。

【临床意义】

1. 胆汁淤积性黄疸的诊断　血清 LP-X 阳性有助于胆汁淤积性黄疸的诊断。

2. 肝内、外阻塞的鉴别诊断　LP-X 的定量与胆汁淤积程度相关，肝外阻塞比肝内阻塞引起胆汁淤积程度严重，一般认为其含量 >2000mg/L 时提示肝外胆道阻塞。

(三) 胆汁酸测定

【原理】

胆汁酸（BA）在肝脏中由胆固醇合成，随胆汁分泌入肠道，经肠道细菌分解后由小肠重吸收，经门静脉入肝，被肝细胞摄取，少量进入血液循环，因此胆汁酸测定能反映肝细胞合成、摄取及分泌功能，并与胆道排泄功能有关。它对肝胆系统疾病诊断的灵敏度和特异性高于其他指标。空腹或餐后 2 小时胆汁酸的测定，对反映肝胆系统疾病更为灵敏。

【标本】

静脉血 3ml，分离血清。

【方法】

气相 – 液相色谱法，高压液相色谱法，标记免疫分析法，测定血清胆汁酸的组分和含量的酶法。

【参考值范围】

总胆汁酸（酶法）　0 ~10μmol/L

胆酸（气 – 液相色谱法）　0.08 ~0.91μmol/L

鹅脱氧胆酸（气-液相色谱法） 0~1.61/μmol/L
甘氨胆酸（气-液相色谱法） 0.05~1.0μmol/L
脱氧胆酸（气-液相色谱法） 0.23~0.89μmol/L

【临床意义】

胆汁酸增高见于：①肝细胞损害，如急性肝炎、慢性活动性肝炎、肝硬化、肝癌、乙醇肝及中毒性肝病；②胆道梗阻，如肝内、肝外的胆管梗阻；③门脉分流，肠道中次级胆汁酸经分流的门脉系统直接进入体循环；④进食后血清胆汁酸可一过性增高，此为生理现象。

三、血清酶及同工酶检查

肝脏是人体中含酶最丰富的器官，酶蛋白含量约占肝总蛋白含量的2/3。肝细胞中所含酶种类已知约数百种，在全身物质代谢及生物转化中都起重要作用，但常用于临床诊断不过10余种。有些酶具有一定组织特异性，测定血清中某些酶的活性或含量可用于诊断肝胆疾病。有些酶存在于肝细胞内，当肝细胞损伤时细胞内的酶释放入血流，使血清中的这些酶活性升高，如丙氨酸氨基转移酶（ALT）、天门冬氨酸氨基转移酶（AST）、醛缩酶、乳酸脱氢酶（LDH）。有些酶是由肝细胞合成，当患肝病时，这些酶活性降低，如凝血酶。一些凝血因子Ⅱ、Ⅶ、Ⅸ、Ⅹ合成需维生素K参与，而维生素K在肠道的吸收依赖于胆汁中的胆汁酸盐，故当胆汁淤积时这些酶因子合成不足。肝脏和某些组织合成的酶释放到血液中，从胆汁中排出，当胆道阻塞时，其排泄受阻，致使血清中这些酶的活性升高，如碱性磷酸酶（ALP）、γ-谷氨酰转肽酶（γ-GT）。有些酶活性与肝纤维组织增生有关，当肝脏纤维化时，血清中这些酶活性增高，如单胺氧化酶（MAO），Ⅲ型前胶原肽（PⅢP）、透明质酸（HA）、脯氨酰羟化酶（PH）等。因此，血清中的这些酶活性变化能反应肝脏的病理状态，是肝脏病实验室检查中最活跃的一个领域。

同工酶是指具有相同催化活性，但分子结构、理化性质及免疫学反应等都不相同的一组酶，因此又称同工异构酶。这些酶存在于人体不同组织，或在同一组织、同一细胞的不同亚细胞结构内。因此同工酶测定可提高酶学检查对肝胆系统疾病诊断及鉴别诊断的特异性。

（一）血清氨基转移酶及其同工酶测定

1. 血清氨基转移酶　简称转氨酶，是一组催化氨基酸与α-酮酸之间的氨基转移反应的酶类，用于肝功能检查主要是丙氨酸氨基转移酶（ALT）和天门冬氨酸氨基转移酶（AST）。在氨基转移时他们都是以磷酸吡哆醛（维生素B6）和磷酸吡哆胺为其辅酶，ALT催化L-丙氨酸与α-酮戊二酸之间的氨基转移反应，生成L-谷氨酸和丙酮酸，AST催化L-门冬氨酸与α-酮戊二酸之间的氨基转移反应，生成L-谷氨酸和草酰乙酸。ALT主要分布在肝脏，其次是骨骼肌、肾脏、心肌等组织中；AST主要分布在心肌，其次在肝脏、骨骼肌和肾脏组织中。在肝细胞中，ALT主要存在于非线粒体中，而大约80%的AST存在于线粒体内。因此，ALT与AST均为非特异性细胞内功能酶酶学检查，正常时血清的含量很低，但当肝细胞受损时，肝细胞膜通透性增加，胞浆内的ALT与AST释放入血浆，致使血清ALT与AST的酶活性升高，在中等度肝细胞损伤时，ALT释放率远大于AST；此外ALT与AST的血浆半衰期分别为47小时和17小时，因此ALT测定反应肝细胞损伤的灵敏度较AST为高。但在严重肝细胞损伤时，线粒体膜亦损伤，可导致线粒体内AST的释放，血清中AST/ALT比值升高。

【标本】

静脉血 3ml，分离血清。

【方法】

采用终点法（Karmen 法）和速率法。

【参考值】

终点法（Karmen 法）	速率法
ALT 5 ~ 25 卡门单位	10 ~ 40U/L
AST 8 ~ 28 卡门单位	10 ~ 40U/L
ALT/AST ≤1	

【临床意义】

（1）急性病毒性肝炎 ALT 与 AST 均显著升高，可达正常上限的 50 倍，甚至 100 倍，但 ALT 升高更明显，ALT/AST >1，是诊断病毒性肝炎重要检测手段。在肝炎病毒感染后 1 ~ 2周，转氨酶达高峰，在第 3 周到第 5 周逐渐下降，ALT/AST 比值逐渐恢复正常。在急性肝炎恢复期，如转氨酶活性不能降至正常或再上升，提示急性病毒性肝炎转为慢性。急性重症肝炎时，病程初期转氨酶升高，以 AST 升高显著，当病情恶化时，黄疸进行性加深，但酶活性反而降低，即出现“胆酶分离”现象，提示肝细胞严重坏死，预后不佳。

（2）慢性病毒性肝炎 转氨酶轻度上升（100 ~ 200U）或正常，ALT/AST >1，若 AST 升高较 ALT 显著，即 ALT/AST <1，提示慢性肝炎可能进入活动期。

（3）酒精性肝病、药物性肝炎、脂肪肝、肝癌等非病毒性肝病 转氨酶轻度升高或正常，且 ALT/AST <1。酒精性肝病 AST 显著升高，ALT 可正常，可能因为酒精具有线粒体毒性及酒精抑制吡哆醛活性有关。

（4）肝硬化 转氨酶活性取决于肝细胞进行性坏死程度，终末期肝硬化转氨酶活性正常或降低。

（5）肝内外胆汁淤积 转氨酶活性通常正常或轻度上升。

（6）急性心肌梗死 梗死后 6 ~ 8 小时，AST 增高，18 ~ 24 小时达高峰，其值可达参考值上限的 4 ~ 10 倍，与心肌坏死范围和程度有关，4 ~ 5 天后恢复，若再次增高提示梗死范围扩大或新的梗死发生。

（7）其他疾病 如骨骼肌疾病（皮肌炎、进行性肌萎缩）、肺梗死、肾梗死、胰梗死、休克及传染性单核细胞增多症，转氨酶轻度升高。

2. AST 同工酶

【原理】

在肝细胞中有两种 AST 同工酶，存在于胞浆组分者称为上清液 AST（ASTs）；存在于线粒体中者称为线粒体 AST（ASTm）。正常血清中大部分为 ASTs，ASTm 仅占 10% 以下；当肝细胞受到轻度损害，线粒体未遭破坏，血清中 ASTs 漏出增加，而 ASTm 正常。如肝细胞严重损害，线粒体遭到破坏，此时血清中 ASTm 升高，因此 ASTm 升高表明肝细胞坏死严重。

【标本】

静脉血 3ml，分离血清。

【方法】

比色法（金氏法）和连续监测法。

【临床意义】

轻、中度急性肝炎，血清中 AST 轻度升高，其中以 ASTs 上升为主，ASTm 正常；重症肝炎、暴发性肝炎、酒精性肝病时血清中 ASTm 升高；氟烷性肝炎、Reye 综合征、妊娠脂肪肝、肝动脉栓塞术后及心肌梗死时 ASTm 也升高。

（二）碱性磷酸酶及其同工酶测定

1．碱性磷酸酶（ALP）

【原理】ALP 在碱性环境中能水解磷酸酯产生磷酸。ALP 主要分布在肝脏、骨骼、肾、肠及胎盘中，血清中 ALP 以游离的形式存在，极少量与脂蛋白、免疫球蛋白形成复合物，于血清中大部分 ALP 来源于肝脏与骨骼，因此常作为肝脏疾病的检查指标之一，胆道疾病时可能由于 ALP 生成增加而排泄减少，引起血清中 ALP 升高。

【参考值】

金氏法：成人 3～13 金氏单位，儿童 5～28 金氏单位；连续监测法：成人 29～90U/L（37℃），儿童 50～350U/L（37℃）。

【临床意义】

ALP 测定常作为肝胆疾病和骨骼疾病的临床辅助诊断指标。阻塞性黄疸、急慢性黄疸性肝炎、肝癌等均可引起血清 ALP 活力不同程度的升高，其中以癌性梗阻 ALP 升高最明显，尤其肝癌更为显著。各种骨骼疾病如佝偻病、纤维性骨病、成骨不全症、骨转移癌和骨折修复愈合期等由于骨损伤或病变使成骨细胞内高浓度的 ALP 释放入血，引起血清 ALP 升高。

2．碱性磷酸酶同工酶

【原理】

碱性磷酸酶同工酶可根据琼脂凝胶电泳分析、热抑制反应（56°C，15 分钟）及其抗原性不同区分为 6 种（ALP1-ALP6）：根据其来源不同，ALP2、ALP3、ALP4、ALP5 分别称为肝型、骨型、胎盘型和小肠型，ALP1 是细胞膜组分和 ALP2 的复合物，ALP6 是 IgG 和 ALP2 的复合物。

【参考值】

①正常人血清中以 ALP2 为主，占总 ALP 的 90%，出现少量 ALP3；②发育中儿童 ALP3 增多，占总 ALP 的 60% 以上；③妊娠晚期 ALP4 增多，占总 ALP 的 40% 至 65%；④血型为 B 型和 O 型者可有微量 ALP5。

【临床意义】

（1）在胆汁淤积性黄疸，尤其是癌性梗阻时，100% 出现 ALP1，且 ALP1 > ALP2。

（2）急性肝炎时，ALP2 明显增加，ALP1 轻度增加，且 ALP1 < ALP2。

（3）80% 以上的肝硬化患者，ALP5 明显增加，可达总 ALP 40% 以上。但不出现 ALP1。

（三）γ-谷氨酰转移酶及其同工酶测定

1．γ-谷氨酰转移酶

【原理】

γ-谷氨酰转移酶（GGT），它是催化谷胱甘肽上 γ-谷氨酰基转移到另一个肽或另一个氨基酸上的酶。GGT 主要存在于细胞膜和微粒体上，参与谷胱甘肽的代谢。肾脏、肝脏和胰腺含量丰富，但血清中 GGT 主要来自肝胆系统。GGT 在肝脏中广泛分布于肝细胞的毛细胆管一侧和整个胆管系统，因此当肝内合成亢进或胆汁排出受阻时，血清中 GGT 增高。

【参考值】

硝基苯酚速率法（37℃）：<50U/L。

【临床意义】

（1）胆道阻塞性疾病　原发性胆汁性肝硬化、硬化性胆管炎等所致的慢性胆汁淤积，肝癌时由于肝内阻塞，诱使肝细胞产生多量 GGT，同时癌细胞也合成 GGT，均可使 GGT 明显升高，可达参考值上限的 10 倍以上。此时 GGT、ALP、5'-核苷酸酶（5'-NT）、亮氨酸氨基肽酶（LAP）及血清胆红素呈平行增加。

（2）急、慢性病毒性肝炎、肝硬化、急性肝炎时，GGT 呈中等度升高；慢性肝炎、肝硬化的非活动期，酶活性正常，若 GGT 持续升高，提示病变活动或病情恶化。

（3）急、慢性酒精性肝炎、药物性肝炎　GGT 可呈明显或中度以上升高（300～1000U/L），ALT 和 AST 仅轻度增高，甚至正常。酗酒者当其戒酒后 GGT 可随之下降。

（4）其他脂肪肝、胰腺炎、胰腺肿瘤、前列腺肿瘤等 GGT 亦可轻度增高。

2. GGT 同工酶　血清中 GGT 同工酶有三种形式，包括 GGT1、GGT2 和 GGT3，目前仍缺少理想测定方法。GGT1 以高分子质量形式存在于正常血清、胆管阻塞及恶性浸润性肝病中。GGT2 以中分子质量形式由两种成分组成，主要成分存在于肝脏疾病中，据报道 GGT2 对肝癌的敏感性与特异性均较高，在 AFP 阴性肝癌中其阳性率为 86.4%；若与 AFP 联合检测使肝癌诊断正确率达 94.4%，另一种成分存在于胆道阻塞性疾病。GGT3 为低分子质量复合物，尚无重要意义。也有人认为 GGT 的这些不同形式是蛋白质翻译后的变体，而非通常意义上的同工酶。

（四）血清乳酸脱氢酶测定

见临床常用生物化学检查的同项测定。

（五）血清胆碱酯酶测定

人和动物的胆碱酯酶（ChE）有两类，一类为真胆碱酯酶（AChE），分布于红细胞和脑灰质等组织中。另一类是拟胆碱酯酶（PChE），由肝细胞合成而分泌入血。

【标本】

静脉血 3ml，分离血清。

【方法】

比色法和连续监测法。

【参考值】

比色法：血清 ChE 30～80 U/ml。

【临床意义】

血清 ChE 测定主要用于估计肝脏的储备能力和肝病的预后。肝细胞受损时血清 ChE 降低。

（六）血清单胺氧化酶测定

单胺氧化酶（MAO）大致分为两类：一类存在于肝、肾等组织的线粒体中，以黄素腺嘌呤二核苷酸（FAD）为辅酶，参与儿茶酚胺的分解代谢。另一类存在与结缔组织，是一种细胞外酶，无 FAD 而含有磷酸吡哆醛，催化原胶原分子通过醛醇缩合或醛胺缩合形成侧－侧共价桥联的关键，与肝脏组织的纤维化密切相关。

【标本】

静脉血 3ml，分离血清。

【方法】

伊藤法和中野法。

【参考值】

伊藤法 <30U；中野法 23～49U。

【临床意义】

血清中的 MAO 主要来自结缔组织。肝硬化时 70%～80% 患者血清 MAO 可增高至参考值的 3～4 倍，肝癌伴有肝硬化时也明显增加。急性肝炎时 MAO 大多正常或轻度上升，而急性大量肝细胞坏死则可因线粒体中另一类 MAO 进入血液而致活性增高，慢性肝炎仅在活动期才见增高，故临床上测定血清 MAO 主要用于肝硬化的辅助诊断。

（七）血清 5′核苷酸测定

又称为 5′-核苷酸磷酸水解酶测定。5′-核苷酸酶（5′-nucleotidase，5′-NT）催化 5′-核苷酸磷酸盐水解成核苷酸和磷酸，它广泛存在与肝脏和各种组织中。虽然肝外某些器官中的 5′-NT 含量比肝胆系统更多，但血清 5′-NT 活性升高常见于肝胆疾病患者，其诊断特异性优于 ALP 而灵敏度则不及 ALP。

【标本】

静脉血 3ml，分离血清。

【方法】

比色法和酶偶联连续监测法。

【参考值】

比色法：2～17U/L（37℃）；连续监测法：0～11 U/L（37℃）。儿童稍低。

【临床意义】

血清 5′-NT 测定的临床意义基本上与 ALP 相似，其主要优点是诊断特异性较高，不受骨骼疾病、妊娠及年龄的影响。血清中此酶活力增高主要见于肝胆系统疾病，如阻塞性黄疸、原发性肝癌和转移性肝癌等。

（八）血清亮氨酸氨基肽酶测定

又称为氨肽酶测定，亮氨酸氨基肽酶（LAP）是存在于细胞内的各种氨肽酶的一种，它广泛分布于人体各组织，以肝脏、胆管系统、小肠黏膜中的含量较丰富。

【标本】

静脉血 3ml，分离血清。

【方法】

荧光光度法和分光光度连续监测法。

【参考值】

15～40 U/L（37℃）。

【临床意义】

血清 LAP 测定的临床意义与 γ-GT 大致相同。肝炎和肝硬化时呈轻度或中度增高，阻塞性黄疸则明显增高。正常妊娠后期亦增高，发生严重先兆子痫时则明显增高，而骨骼疾病时正常。此外，LAP 对胰腺癌的诊断有一定价值，不论癌肿在胰头或胰尾，血清中此酶均见增高。

（九）血谷氨酸脱氢酶测定

谷氨酸脱氢酶（GLDH 或 GDH）是一类线粒体酶，肝脏中此酶含量最高，尤以中央静脉周围的肝细胞更为丰富，故血清 GLDH 增高可作为肝小叶中央区坏死的指标。红细胞内也有该酶存在。

【标本】

静脉血 3ml，分离血清。

【方法】

分光光度连续监测法。

【参考值】

成人男性：≤40U/L；成人女性：≤30U/L。

【临床意义】

GLDH 在所有肝胆疾病时均可发生异常，且在各种疾病之间无明显差异，只有当四氯化碳中毒，引起肝小叶中央区坏死时，GLDH 明显增高，其上升倍数可超过转氨酶，致使转氨酶/GLDH 比值明显降低；而在病毒性肝炎时，血清转氨酶的上升高于 GLDH，故比值上升。

（十）血清腺苷脱氨酶测定

腺苷脱氨酶（ADA）催化腺嘌呤核苷酸水解，产生次黄嘌呤核苷和氨。该酶是在胆管疾病时相应降低，而在慢性肝脏疾病时相应增高的少数血清酶之一。在 30 岁前该酶活性与年龄呈负相关。

【标本】

静脉血 3ml，分离血清。

【方法】

比色法和酶偶联连续监测法。

【参考值】

儿童：连续监测法：11～26U/L；成人：连续监测法 106～150U/L。

【临床意义】

肝炎、肝硬化、血色素沉着病、风湿热、伤寒发热、痛风、中幼粒细胞性白血病、结核、自身免疫性疾病等均可引起血清 ADA 增高。

四、胆红素代谢功能检查

（一）血清总胆红素测定

【原理】

血清中胆红素与偶氮染料发生重氮化反应有快相与慢相两期，前者为可溶性结合胆红素，后者为不溶解的非结合胆红素。应用 Jendrassik-Grof 方法，使用茶碱和甲醇作为溶剂，以保证血清中结合与非结合胆红素完全被溶解，并与重氮盐试剂起快速反应，即为血清中的总胆红素（serun total bilirubin，STB）。

【参考值】

新生儿：0～1 天 34～103μmol/L；1～2 天 103～171/μmoL/L；3～5 天 68～137μmol/L；成人：3.4～17.1μmol/L。

【临床意义】

（1）判断有无黄疸、黄疸程度及演变过程　当 STB>17.1μmol/L，但<34.2μmol/L 时为隐性黄疸或亚临床黄疸；34.2～171μmol/L 为轻度黄疸，171～342μmol/L 为中度黄疸，>342μmol/L 为重度黄疸。在病程中检测可以判断疗效和指导治疗。

（2）根据黄疸程度推断黄疸病因　溶血性黄疸通常<85.5 μmol/L，肝细胞黄疸为 17.1～171μmol/L，不完全性梗阻性黄疸为 171～265μmol/L，完全性梗阻性黄疸通常>342mμmol/L。

（3）根据总胆红素，结合及非结合胆红素程度判断黄疸类型　若 STB 增高伴非结合胆红素明显增高提示为溶血性黄疸，总胆红素增高伴结合胆红素明显升高为胆汁淤积性黄疸，三者均增高为肝细胞性黄疸。

（二）血清结合胆红素与非结合胆红素测定

【原理】

血清中不加溶解剂，当血清与重氮盐试剂混合后快速发生颜色改变，在 1 分钟时测得的胆红素即为结合胆红素（CB）。总胆红素减去结合胆红素即为非结合胆红素（UCB）。

【参考值】

结合胆红素 0.6～8μmol/L；非结合胆红素 1.7～10.2μmol/L。

【临床意义】

根据结合胆红素与总胆红素比值，可鉴别黄疸类型，如 CB/STB<20% 提示为溶血性黄疸，20%～50% 之间常为肝细胞性黄疸，比值>50% 为胆汁淤积性黄疸。结合胆红素测定可有助于某些肝胆疾病的早期诊断。肝炎的黄疸前期、无黄疸型肝炎、失代偿期肝硬化、肝癌等，30%～50% 患者表现为 CB 增加，而 STB 正常。

（三）尿内胆红素检查

【原理】

非结合胆红素不能透过肾小球屏障，故不能在尿中出现；结合胆红素为水溶性，能够透过肾小球基底膜在尿中出现。正常成年人尿中含有微量胆红素，大约为 3.4μmol/L，通常的检验方法不能被发现，当血中结合胆红素浓度超过肾阈（34mmol/L）时，结合胆红素可自尿中排出。采用加氧法检查，胆红素被氧化为胆绿素而使尿呈绿色；若用重氮反应法检查，胆红素成为重氮胆红素，尿呈紫色。

【参考值】

正常人为阴性反应。

【临床意义】

尿胆红素试验阳性提示血中结合胆红素增加，见于：①胆汁排泄受阻肝外胆管阻塞，如胆石症、胆管肿瘤、胰头癌等；肝内小胆管压力升高如门脉周围炎症、肝纤维化，或因肝细胞肿胀等；②肝细胞损害病毒性肝炎，药物或中毒性肝炎，急性酒精肝炎；③黄疸鉴别诊断肝细胞性及梗阻性黄疸尿内胆红素阳性，而溶血性黄疸则为阴性，先天性黄疸中 Dubin-Johnson 和 Rotor 综合征尿内胆红素阳性，而 Gilbert 和 Crigler-Najjar 综合征则为阴性；④碱中毒时胆红素分泌增加，可出现尿胆红素试验阳性。

（四）尿中尿胆原检查

【原理】

在胆红素肠肝循环过程中，仅有极少量尿胆原逸入血液循环，从肾脏排出。尿中尿胆原为无色不稳定物质，可与苯甲醛发生醛化反应，生成紫红色化合物，从而可进行定性和定量检查。

【参考值范围】

定量 0.84～4.2μmol/（L·24h）；定性 阴性或弱阳性。

【临床意义】

尿内尿胆原在生理情况下仅有微量，但受进食和尿液酸碱度的影响，在餐后或碱性尿中，由于肾小管对尿胆原重吸收减少和肠道尿胆原生成增加，故尿中尿胆原稍增加；相反在酸性尿中则减少。若晨尿稀释 4 倍以上仍呈阳性，则为尿胆原增多。

（1）尿胆原增多 见于①肝细胞受损，如病毒性肝炎，药物或中毒性肝损害及某些门脉性肝硬化患者；②循环中红细胞破坏增加及红细胞前体细胞在骨髓内破坏增加，如溶血性贫血及巨幼细胞贫血；③内出血时由于胆红素生成增加，尿胆原排出随之增加，充血性心力衰竭伴肝淤血时，影响胆汁中尿胆原转运及再分泌，进入血中的尿胆原增加；④其他如肠梗阻、顽固性便秘，使肠道对尿胆原回吸收增加，使尿中尿胆原排出增加。

（2）尿胆原减少或缺如 见于①胆道梗阻，如胆石症、胆管肿瘤、胰头癌、Vater 壶腹癌等，完全梗阻时尿胆原缺如，不完全梗阻时则减少，同时伴有尿胆红素增加；②新生儿及长期服用广谱抗生素时，由于肠道细菌缺乏或受到药物抑制，使尿胆原生成减少。临床通过血中结合胆红素、非结合胆红素测定及尿内尿胆红素、尿胆原的检查对黄疸诊断。

五、肝脏染料排泄功能检查

（一）靛青绿排泄试验

靛青绿（ICG）是一种进入人体后可通过肝脏直接由胆汁迅速排出的无毒色素。经静脉注入后，ICG 在血中与血浆蛋白质（大部分为脂蛋白）结合，运送到肝脏时，几乎全部被肝细胞摄取，不经任何结合逐渐随胆汁排出，故它是一种单纯的肝脏排泄功能检查，主要反映肝细胞摄取和排泄色素的功能。

【标本要求】

静脉注射靛青绿 5mg/kg（体重），注射完毕后立即计算时间，15min 后准时采静脉血 3ml，凝固后离心分离血清。

【方法】

采用近红外线分光光度计。

【参考值】

ICG 滞留率小于 10%。

【临床意义】

ICG 排泄试验与肝小叶间质系统的病变（纤维化和假小叶形成）相关。慢性肝炎活动期、肝硬化时显著滞留。急性肝炎时亦可出现滞留，恢复期该试验较早恢复正常。

六、其他检查

（一）血清Ⅲ型前胶原肽测定

血清Ⅲ型前胶原肽测定又称为前胶原Ⅲ型多肽（PⅢP）测定。Ⅲ型前胶原肽是Ⅲ型前胶原经氨基端内切酶作用脱下的一段多肽，其相对分子量约4.2KD，由130个氨基酸残基组成。完整的PⅢP含有三条肽键，键内和键间由二硫键和非共价键连接。近年研究表明，血清PⅢP是反映早期肝纤维化程度的良好指标。

【标本要求】

抽静脉血3ml，凝固后离心分离血清。

【方法】

放射免疫法和发光免疫法。

【参考值】

大于150ng/L为异常。

【临床意义】

血清PⅢP含量可作为反映慢性肝病纤维化活动和程度的指标。慢性活动性肝炎、酒精性肝硬化、原发性胆汁性肝硬化患者血清PⅢP均可显著增高。活动性肝纤维化患者显著高于正常人，且其升高幅度与组织病理学评定的纤维化活动程度相平行。定期随访血清PⅢP含量能用来判断慢性肝病的预后，持续升高提示肝纤维化进展，肝硬化形成，恢复正常提示病情缓解。此外，血清PⅢP测定可作为观察抗纤维化药疗效的指标。

（二）血清透明质酸测定

透明质酸（HA）是人体细胞外间质的主要成分之一，有间质细胞合成经淋巴系统入血。在血中的半衰期仅2～5分钟，大部分被肝脏内皮细胞摄取后降解。由于主要在肝脏内代谢，肝病患者，尤其是肝硬化患者出现HA代谢障碍，血中HA显著增高。因此，血清HA测定是肝脏病变的一个良好指标。

【标本】

静脉血3ml，分离血清。

【方法】

比色法，酶比色法，放射免疫法。

【参考值】

30～40mg/L。

【临床意义】

血清HA在急性肝炎和慢迁肝炎轻度升高，慢性活动性肝炎时显著升高，肝纤维化和肝硬化时重度增高。在肝脏损害时，一方面肝间质成纤维细胞增生；另一方面肝内皮细胞同时受损，导致其数量减少和功能下降，对血中HA的摄取和降解障碍。因而血清HA是目前反映肝脏病变程度及纤维化程度比较灵敏、可靠的生化指标之一。

（寇明先）

第九节 病毒性肝炎标志物检测

关键词

甲型肝炎病毒	hepatitis A virus，HAV
乙型肝炎病毒	hepatitis B virus，HBV
丙型肝炎病毒	hepatitis C virus，HCV
丁型肝炎病毒	hepatitis D virus，HDV
戊型肝炎病毒	hepatitis E virus，HEV
乙型肝炎病毒表面抗原	hepatitis B virus surface antigen，HBsAg
乙型肝炎病毒表面抗体	hepatitis B virus surface antibody，抗-HBs
乙型肝炎病毒 e 抗原	hepatitis B virus e antigen，HBeAg
乙型肝炎病毒 e 抗体	hepatitis B virus e antigen，抗-HBe
乙型肝炎病毒核心抗体	hepatitis B virus core antibody，抗-HBc

病毒性肝炎主要有 5 型，即甲型（HA）、乙型（HB）、丙型（HC）、丁型（HD）和戊型（HE），它们分别由甲型肝炎病毒（HAV）、乙型肝炎病毒（HBV）、丙型肝炎病毒（HCV）、丁型肝炎病毒（HDV）和戊型肝炎病毒（HEV）所引起。肝炎病毒标志物主要包括各型肝炎病毒相关抗原、抗体及核酸。目前常用的检测方法有：针对抗原或抗体的酶联免疫法（EIA，ELISA）、放射免疫法（RIA）、血细胞凝集法（RPHA，PHA）；针对核酸的斑点杂交法和聚合酶链反应法（PCR）等。

一、甲型肝炎病毒标志物检测

（一）甲型肝炎病毒抗原和 RNA 测定

【参考值】

ELISA 和 RIA 法阴性。

【临床意义】

①HAV Ag 阳性：见于 70.6%~87.5% 的甲肝患者，HAV Ag 于发病前两周可从粪中排出，粪便中 HAV 或 HAV 抗原检测可作为急性感染证据；②HAV-RNA 阳性：对早期诊断具有特异性，可检测粪便排毒情况和污染的水源与食物，利于及时监测与预防甲肝。

（二）甲型肝炎病毒抗体测定

【参考值】

ELISA 法 IgM 和 IgA 均阴性，IgG 阳性可见于感染后的人群。

【临床意义】

IgM 阳性是特异性早期诊断指标，提示 HAV 感染期；IgG 阳性出现于恢复期且持久存在，是获得免疫力的标志，提示既往感染，可作为流行病学调查的指标。

二、乙型肝炎病毒标志物检测

（一）乙型肝炎病毒表面抗原测定

乙型肝炎病毒表面抗原（HBsAg）是HBV中Dane颗粒外层成分。或过剩的球形或管形颗粒。

【参考值】

ELISA法阴性；RIA法阴性；反向间接血凝法（RPHA）阴性（滴度<1∶8）。

【临床意义】

阳性见于急性乙肝潜伏期；发病后3个月不转阴，则易发展成慢性乙型肝炎或肝硬化。携带者HBsAg也呈阳性。HBsAg本身不具传染性，但因其常与HBV同时存在，常作为传染性标志之一。

（二）乙型肝炎病毒表面抗体测定

乙型肝炎病毒表面抗体（抗-HBs）对HBsAg有一定中和作用。

【参考值】

ELISA和RIA法阴性。

【临床意义】

抗-HBs是保护性抗体，提示机体有一定免疫力，一般在发病后3～6个月才出现，可持续多年。注射过乙型肝炎疫苗或抗-HBs免疫球蛋白者，抗-HBs可呈现阳性反应。

（三）乙型肝炎病毒e抗原测定

乙型肝炎病毒e抗原（hepatitis HBeAg）为一种可溶性蛋白质，游离存在于血中。

【参考值】

ELISA和RIA法阴性。

【临床意义】

HBeAg阳性表明乙型肝炎处于活动期，提示HBV在体内复制，传染性较强；HBeAg持续阳性，表明肝细胞损害较重，且可转为慢性乙型肝炎或肝硬化。如转为阴性，且病毒核酸检测亦为阴性，提示病毒停止复制。

（四）乙型肝炎病毒e抗体测定

乙型肝炎病毒e抗体（抗-HBe）常继HBeAg后出现于血液中。

【参考值】

ELISA和RIA法阴性。

【临床意义】

抗-HBe阳性表示大部分乙肝病毒被消除，复制减少，传染性减低。但在Pre C基因发生变异时，由于变异株的免疫逃逸作用，即使抗-HBe阳性，病毒仍大量复制，因此须同时检测HBV DNA，以全面了解病毒复制情况。

（五）乙型肝炎病毒核心抗原测定

乙型肝炎病毒核心抗原（HBcAg）一般情况下在血清中不易检测到游离态。

【参考值】

ELISA和RIA法阴性。

【临床意义】

HBcAg 阳性，提示患者血清中有感染性的 HBV 存在，其含量较多，表示复制活跃，传染性强，预后较差。

（六）乙型肝炎病毒核心抗体测定

乙型肝炎病毒核心抗体（抗-HBc）可分为 IgM 和 IgG。

1. 抗-HBc 总抗体

【参考值】

ELISA 和 RIA 法阴性。

【临床意义】

抗-HBc 总抗体主要反映的是抗-Hbc IgG，其检出率比 HBsAg 更敏感，可作为 HBsAg 阴性的 HBV 感染的敏感指标；也可用作乙型肝炎疫苗和血液制品的安全性鉴定和献血员的筛选。抗-HBc IgG 对机体无保护作用，其阳性可持续数十年甚至终身。

2. 抗-HBc IgM 测定

【参考值】

ELISA 法阴性；RIA 法阴性。

【临床意义】

IgM 既是乙型肝炎近期感染指标，也是 HBV 在体内持续复制的指标，并提示患者血液有传染性；IgM 转阴，预示乙型肝炎逐渐恢复；抗-HBc IgM 转阳，预示乙型肝炎复发。

3. 抗-HBc IgG 测定

【参考值】

ELISA 和 RIA 法阴性。

【临床意义】

IgG 是在发病后 1 个月左右升高，可持续终身。它是 HBV 既往感染的指标，不是早期诊断指标，常用于乙型肝炎流行病学调查。

（七）乙型肝炎病毒表面抗原蛋白前 S2 抗原和前 S2 抗体测定

乙型肝炎病毒前 S2（Pre. S2）是 HBV 表面蛋白成分，为 HBV 侵入肝细胞的主要结构成分；其抗体前 S2（抗 Pre. S2）是 HBV 的中和抗体。

【参考值】

ELISA 或 RIA 法均阴性。

【临床意义】

Pre-S2 阳性提示 HBV 复制异常活跃，有传染性；抗 Pre-S2 阳性见于乙肝急性期及恢复早期，提示 HBV 已被清除，预后较好。

（八）乙型肝炎病毒 DNA 测定

乙型肝炎病毒 DNA（HBV-DNA）是乙型肝炎的直接诊断证据。

【参考值】

斑点杂交试验和 PCR 法阴性。

【临床意义】

DNA 阳性是诊断乙型肝炎的佐证，表明 HBV 复制及有传染性。

三、丙型肝炎病毒标志物检测

丙型肝炎病毒（HCV）为单正链 RNA 病毒。临床上诊断 HCV 感染的主要依据为正股 HCV-RNA 及抗-HCV IgM 和抗-HCV IgG 测定。

（一）丙型肝炎病毒 RNA 测定

【参考值】

斑点杂交试验和 RT-PCR 法阴性。

【临床意义】

有助于 HCV 感染的早期诊断：HCV-RNA 阳性提示 HCV 复制活跃，传染性强；转阴提示 HCV 复制受抑，预后较好。连续观察 HCV-RNA，结合抗-HCV 的动态变化，可作为丙肝的预后判断和干扰素等药物疗效的评价指标。

（二）丙型肝炎病毒抗体 IgM 和 IgG 测定

【参考值】

ELISA 和 RIA 法均阴性。

【临床意义】

IgM 主要用于早期诊断，持续阳性常可作为转为慢性肝炎的指标，或提示病毒持续存在并复制；IgG 阳性表明已有 HCV 感染，但不能作为感染的早期指标。

四、丁型肝炎病毒标志物检测

丁型肝炎病毒（HDV）是一种缺陷病毒，需 HBV 或其他嗜肝病毒的辅助才能复制为完整病毒体。

（一）丁型肝炎病毒抗原和抗体测定

【参考值】

IFA、RIA 和 ELISA 法均阴性。

【临床意义】

抗原检测：HDVAg 出现较早，但仅持续 1～2 周。HDVAg 与 HBsAg 同时阳性，表示丁型和乙型肝炎病毒同时感染，患者可迅速发展为慢性或急性重症肝炎。抗体检测：①IgG 阳性：只能在 HBsAg 阳性的血清中测得，是诊断丁型肝炎的可靠指标，即使 HDV 感染终至后仍可保持多年；②IgM 出现较早，一般持续 2～20 周，可用于丁型肝炎早期诊断。

（二）丁型肝炎病毒 RNA 测定

【参考值】

RT-PCR 法阴性。

【临床意义】

HDV-RNA 阳性可明确诊断为丁型肝炎。

五、戊型肝炎病毒标志物检测

戊型肝炎病毒（HEV）的诊断主要是用 RT-PCR 法检测血清 HEV RNA 和用 ELISA 法检测血清抗-HEV IgG 和 IgM。

（一）戊型肝炎病毒抗体测定

【参考值】

ELISA 法为阴性。

【临床意义】

IgM 阳性的持续时间较短，可作为急性感染的诊断指标；凡戊型肝炎恢复期 IgG 效价超过或等于急性期4 倍者，提示 HEV 新近感染，有临床诊断意义。

（二）戊型肝炎病毒 RNA 测定

【参考值】

RT-PCR 法为阴性。

【临床意义】

①早期诊断感染；②对抗体检测结果进行确证；③判断患者排毒期限；④分子流行病学研究。

（寇明先 宋春燕）

第十节 临床常用免疫学检测

关键词

免疫球蛋白	immunoglobulin，Ig
免疫球蛋白 G	immunoglobulin G，IgG
免疫球蛋白 A	immunoglobulin A，IgA
免疫球蛋白 M	immunoglobulin M，IgM
免疫球蛋白 E	immunoglobulin E，IgE
M 蛋白	M protein
补体 C	complement，C
补体 C1q	complement，C1q
补体 C3	complement，C3
补体 C4	complement，C4
补体旁路途径	alternative pathway，AP
B 因子	factor B，BF
传统途径	classical pathway，CP
循环免疫复合物	circulating immunocomplex，CIC
聚乙二醇	polyethylene glycol，PEG
自然杀伤细胞	natural killer，NK 细胞
类风湿因子	rheumatoid factor，RF
抗核抗体	antinuclear antibody，ANA
抗平滑肌抗体	antismooth muscle antibody，ASMA
可提取性核抗原	extractable nuclear antigen，ENA
抗甲状腺球蛋白	thyroid globulin，TG

一、血清免疫球蛋白测定

免疫球蛋白（Ig）存在于血液、体液、外分泌液及某些细胞（如淋巴细胞）膜上。根据重链恒定区差异可将免疫球蛋白分为5类，即IgG、IgA、IgM、IgD和IgE。

【标本】

血清、尿、脑脊髓液、唾液、泪液等。

【方法】

免疫单扩散法。

【参考值】

IgG 7.6～16.6g/L；IgA 0.71～3.35g/L；IgM 0.48～2.12g/L；IgD 0.01～0.04g/L；IgE 0.001～0.009g/L。

【临床意义】

（1）免疫球蛋白含量降低见于各种先天性和获得性体液免疫缺陷病，长期应用免疫抑制剂者。

（2）免疫球蛋白含量增高

1）多克隆性增高如慢性感染、慢性肝病、系统性红斑狼疮、类风湿性关节炎或淋巴瘤等。

2）单克隆性增高如多发性骨髓瘤、巨球蛋白血症。骨髓瘤可分别见到IgG、IgA、IgD和IgE增高，血清蛋白电泳时出现一个基底较窄而浓密的异常“M”带，多见于γ球蛋白区；巨球蛋白血症可见IgM增高；过敏性疾病、寄生虫病等可见IgE增高。

二、血清补体测定

补体系统是存在与人和脊椎动物体液中的一组具有酶活性的球蛋白，至少有30余种蛋白成分。补体测定可分为总补体溶血活性测定和单一补体成分的测定。

（一）总补体活性测定

以溶血素（抗体）致敏的绵羊红细胞（抗原抗体复合物）激活待测血清中的补体经典途径，最终导致绵羊红细胞溶解。溶血程度与补体溶血活性呈正相关，为S型曲线，故一般以50%溶血作为终点（CH50），较为灵敏准确。

【标本】

血清。

【方法】

试管法。

【参考值】

50～100U/ml。

【临床意义】

（1）活性减低　见于急慢性肾小球肾炎、系统性红斑狼疮和自身免疫性溶血性贫血等免疫复合物性疾病，常呈低补体血症。

（2）活性增高　见于急性炎症、组织损伤和某些恶性肿瘤。

（二）补体旁路溶血活性测定

补体旁路途径（AP）的活化，参与的补体成分包括C3、C5～C9、B、D和P因子等。用EDTA（乙二醇α-双氨基乙基醚四乙酸）螯合样品中的Ca^{2+}，可阻断传统补体途径。补体活性与溶血程度之间的关系以50%溶血作为终点。

【标本】

血浆。

【方法】

试管法。

【参考值】

0.10~0.40g/L。

【临床意义】

显著增高见于某些自身免疫性疾病、肾病综合征、慢性肾炎、恶性肿瘤等；降低则见于肝硬化、慢性活动性肝炎、急性肾炎等疾病。

（三）补体C3测定

C3在补体系统的各组分中含量最高，是补体的传统途径、旁路途径及甘露聚糖结合凝集素途径的枢纽。

【标本】

血浆。

【方法】

单向免疫扩散法。

【参考值】

0.55~1.5g/L。

【临床意义】

（1）C3增高常见于各种急性炎症，它作为急性时相反应物质而增高，可超过正常人的1倍或更多。某些恶性肿瘤患者血清C3亦见增高。

（2）70%以上的急性肾小球肾炎患者（病程在6周以内者）可见血清C3减低，故C3含量测定有助于对本病的诊断，尤其是对一些轻型、不典型的急性肾炎可依此作出诊断。

（3）链球菌感染后肾炎患者85%以上病例血清C3下降，而病毒性肾炎患者则85%以上病例血清C3含量正常，故测定C3有助于急性肾炎的分型。

（4）约78%狼疮性肾炎患者的血清中C3含量减低。病情完全控制后，含量恢复正常，故C3测定不仅有助于诊断，还可用于判断疗效。

（四）补体C4测定

【标本】

血浆。

【方法】

单向免疫扩散法。

【参考值】

0.553±0.109g/L。

【临床意义】

（1）C4含量升高见于风湿热的急性期、结节性动脉周围炎、心肌梗死和各种类型的关节炎。

（2）C4 含量降低见于自身免疫性慢性活动性肝炎、系统性红斑狼疮、多发性硬化症、类风湿性关节炎、I 亚急性硬化性脑炎等。在系统性红斑狼疮，补体经两条途径激活，C4 含量常显著下降。狼疮性肾炎较非狼疮性肾炎 C4 含量下降显著。

（五）补体 C1q 测定

C1q 是组成补体 C1 的亚单位，C1 是由 1 个 C1q 分子、2 个 C1r 分子和 2 个 C1s 分子组成。

【标本】

血浆。

【方法】

单向免疫扩散法。

【参考值】

0.197±0.04g/L。

【临床意义】

（1）血清 C1q 含量显著增加见于骨髓炎、类风湿关节炎、痛风及活动期过敏性紫癜患者。

（2）血清 C1q 含量降低见于活动性混合性结缔组织病。

（六）B 因子测定　B 因子是一种不耐热的 β 球蛋白，B 因子是参与补体旁路活化途径中的一个重要成分。

【标本】

血浆。

【方法】

单向免疫扩散法或火箭免疫电泳法。

【参考值】

0.10～0.40g/L。

【临床意义】

同补体旁路途径溶血活性检测。增高见于某些自身免疫性疾病、肾病综合征、慢性肾炎、恶性肿瘤；减低见于肝病、急性肾小球肾炎以及自身免疫性溶血性贫血。

（七）C3 裂解产物测定

C3 裂解产物是补体活化时 C3 被 C3 转化酶裂解而形成的重要的生物活性片段。C3 被裂解为 C3a 和 C3b 两个片段，后者又进一步裂解为 C3c、C3d 等小的生物活性片段。C3 裂解产物检测能动态分析补体系统的活化与疾病的关系。

【标本】

血浆。

【方法】

单向免疫扩散法或火箭免疫电泳法测定。

【参考值】

C3c 小于 94mg/L。

【临床意义】

无论血清水平是否正常，活化分段增多表示有补体的活化。C3 含量降低，活化分段正常表明合成减少；C3 含量正常，活化分段增多提示合成和分解增加同时存在。活化分段增高常见于系统性红斑狼疮、类风湿关节炎、肾脏疾病和寄生虫感染等。

三、循环免疫复合物测定

循环免疫复合物（CIC）实际上是体内游离抗原与抗体相结合的产物，复合物可分大、中、小三类。大复合物（大于 19S）可被吞噬细胞吞噬去除，小于 19S 复合物从小便排出；只有 19S 复合物与疾病有关。

【标本】

血清。

【方法】

聚乙二醇法。

【参考值】

高于正常对照值 +2SD 或 A 值≥0.12。

【临床意义】

循环免疫复合物与许多疾病有关，如自身免疫复合物（自身抗原与自身抗体）、传染免疫复合物（传染因子与抗体）、肿瘤免疫复合物、移植免疫复合物、变态反应复合物等。测定各种复合物有两大类方法，一是测总复合物，二是测特异性复合物，即用测定复合物中的特异抗原方法，如乙肝复合物是将复合物测定后，经洗涤再测其中的 HBsAg、HBeAg 等。

四、淋巴细胞功能检查

人类淋巴细胞根据其功能、膜表面特征可分为 T、B、NK 和 NKT 细胞。由于其特征不同可以应用相应的方法进行检查。

（一）常用 T 淋巴细胞检查

1. T 细胞花环形成试验　又称为红细胞玫瑰花环形成试验、E 玫瑰花环形成试验（ERFT）。T 淋巴细胞表面有绵羊红细胞（SRBC）受体，可与 SRBC 形成花环样细胞，用于检测 T 细胞的数量及判断细胞免疫水平。由于检测时形成花环的时间不同（立即、30 分钟及 2 小时），又可分为活性花环形成细胞（EaRFC）试验、稳定花环形成细胞（EsRFC）试验及总花环形成细胞（EtRFC）试验。

【标本】

静脉血（抗凝）。

【方法】

均为镜下图象显示，计数花环形成细胞占淋巴细胞的比例。

【参考值】

EtRFC 64.4 ±6.7%；EaRFC 23.6 ±3.5%；EsRFC 3.3 ±2.6%。

【临床意义】

（1）E 花环值降低见于免疫缺陷性疾病，如肿瘤、免疫性疾病、某些病毒感染等。

（2）E 花环值增高见于甲状腺功能亢进、甲状腺炎、重症肌无力及慢性活动性或迁延性肝炎等。

2. T淋巴细胞转化试验　T淋巴细胞在体外培养过程中受到有丝分裂原如植物血凝素（PHA）刺激，可转化为体积较大的母细胞，部分细胞发生有丝分裂。计数淋巴细胞及母细胞化的细胞共500个，可求得转化的百分率，此种转化率可反映细胞免疫功能。也可用^{3}H-TdR参入法，及液体闪烁仪测定淋巴细胞的脉冲数/分（cpm）值，判断细胞增生程度，从而反映T细胞的免疫功能。

【标本要求】

静脉血肝素抗凝。

【方法】

细胞形态法：以转化细胞百分率表示；参入法：以cpm刺激后增加值表示。

【参考值】

60.1±7.6%；^{3}H-TdR参入法为刺激指数（SI）=实验组cpm均值/对照组cpm均值，正常SI<2。

【临床意义】

同T细胞花环试验。

3. T淋巴细胞亚群测定　T淋巴细胞根据功能不同，分为杀伤性T细胞、辅助性T细胞及调节性T细胞。根据其表达CD分子的不同分为$CD4^+$T细胞和$CD8^+$T细胞。

【标本】

静脉血肝素抗凝。

【方法】

荧光显微镜法：以某一类型的阳性细胞数表示；酶免疫测定法：以吸光度（A）表示；流式细胞仪法：以亚群的阳性细胞率表示。

【参考值】

辅助性T细胞（$CD4^+$T）参考值约41%±2%，杀伤性T细胞亚群（$CD8^+$T）约22%±1%，CD4/CD8 1.7~2.2之间。

【临床意义】

（1）CD4在恶性肿瘤、遗传性免疫缺陷、AIDS、应用免疫抑制剂（如环孢素）等皆可降低。CD8增多见于自身免疫性疾病，如SLE及慢性肝炎等。

（2）CD4/CD8比值更能反映免疫调节变化，肿瘤、自身免疫性疾病、传染病（尤以病毒感染）、变态反应等皆会出现比值的变化。

（3）CD4/CD8比值还可用来监测器官移植的排斥反应，若移植后的比值较移植前明显增加，预示可能发生排异反应。

（二）常用B淋巴细胞检查

1. 红细胞花环形成试验　B淋巴细胞表面带有膜表面免疫球蛋白、Fc及补体受体。用鸡或羊红细胞，经相应的抗红细胞抗体（EA）致敏后，当与B淋巴细胞混合时，抗红细胞抗体分子的Fc段与B细胞表面的Fc受体相结合而形成花环样细胞，称为EA-花环形成细胞（EA-RFC）。如在EA致敏红细胞中再加入补体，与B淋巴细胞表面的补体受体结合，则形成EAC花环形成细胞（EAC-RFC）。B淋巴细胞表面还具有吸附小白鼠红细胞的受体，能与小白鼠红细胞结合，形成鼠红细胞花环（M-RFC），主要结合于带有IgM受体的B淋巴细胞上，多为未成熟的 B 细胞。

【标本】

静脉血肝素抗凝。

【方法】

均为镜下图像显示，计数花环形成细胞占淋巴细胞的比例。

【参考值】

EA-RFC、EAC-RFC 为 8%～12%；M-RFC 为 8.5±2.8%。

【临床意义】

（1）免疫缺陷疾病时 M-RFC 降低明显，EA-RFC、EAC-RFC 亦降低。

（2）慢性淋巴细胞性白血病、毛细胞白血病时，M-RFC、EA-RFC、EAC-RFC 均显著增高。

2. 酵母菌花环试验　B 细胞膜上有 C3b 受体，将酵母菌吸附 AB 型血清或自身血清后，与 B 淋巴细胞反应，两者比例适合的条件下，B 细胞可通过 C3b 致敏的酵母菌形成酵母菌花环。

【标本】

静脉血肝素抗凝。

【方法】

同红细胞花环试验。

【参考值】

AB 型血清为 11.6±4.3%，自身血清 11.1±3.6%。

【临床意义】

同红细胞花环试验。

3. 细胞膜表面免疫球蛋白（SmIg）测定　用荧光素标记的羊抗人 IgM、IgG、IgA、IgE 和 IgD 抗体，分别与活性淋巴细胞反应，以上抗体可与淋巴细胞表面的特异标志 IgM、IgG、IgA、IgD 及 IgE 相结合。在荧光显微镜下可看到细胞膜呈荧光（绿色）的细胞，即为 SmIg 阳性细胞，求出各类细胞的百分数。其总和为血液中 B 淋巴细胞的百分数。

【标本】

肝素抗凝外周静脉血。

【方法】

荧光显微镜法，计阳性细胞数。

【参考值】

SmIg 阳性细胞为 21%。SmIgG 为 7.1%；SmIgM 为 8.9%；SmIgA 为 2.2%；SmIgD 为 6.2%；SmIgE 为 0.9%。

【临床意义】

同红细胞花环试验。巨球蛋白血症 SmIgM 阳性细胞可高达 78%。

（三）自然杀伤（NK）细胞功能测定

NK 细胞介导天然免疫应答，无抗原特异性，它不依赖抗体和补体，即能直接杀伤多种肿瘤细胞，特别是造血系统肿瘤细胞以及受病毒感染的细胞等。它的活性与机体抗感染、抗肿瘤及免疫调节有关。

【标本】

肝素抗凝外周静脉血。

【方法】

有^{51}Cr释放法和比色法两种。前者用γ计数仪测定，以cpm表示。后者用比色计测定，用吸光度（A）表示。

【参考值】

自然释放率<10%~15%；自然杀伤率47.6%~76.8%；^{51}Cr利用率为6.5%~47.8%。

【临床意义】

（1）NK细胞活性降低见于肿瘤、细胞免疫功能低下、慢性活动性肝炎、免疫抑制治疗后、巨细胞病毒感染后等。

（2）NK细胞活性增高见于病毒感染，尤其是疱疹病毒感染后。

五、自身抗体测定

（一）类风湿因子测定

类风湿因子（RF）是一种自身抗体，主要存在于类风湿性关节炎患者的血清和关节液中，它是一种抗变性IgG的抗体，可与IgGFc段结合。

【标本】

血清。

【方法】

致敏乳胶凝集试验。

【参考值】

阴性。

【临床意义】

（1）未经治疗的类风湿关节炎患者其阳性率为80%，且效价在1:160以上。临床上动态观察滴定度多少，可作为病变活动及药物治疗后疗效的评价。

（2）其他风湿性疾病如SLE阳性率为20%~50%；硬皮病与皮肌炎阳性率为10%~24%，效价较低。

（二）抗核抗体测定

抗核抗体（ANA）是结缔组织病的诊断指标之一。结缔组织病属自身免疫性疾病，ANA是一种自身抗体，它是血清中存在的一类与自身组织细胞的细胞核发生反应的自身抗体的总称。

【标本】

血清。

【方法】

间接荧光抗体法，蛋白印迹法。

【参考值】

阴性。

【临床意义】

（1）在未经治疗的 SLE 患者阳性率可达 96%，效价一般均 >1∶16，大都在 1∶128 ~ 1∶2048。

（2）类风湿性关节炎、皮肌炎、系统性硬化病、干燥综合征、慢性肝炎也可出现阳性反应，但效价均较低。

（三）抗平滑肌抗体测定

抗平滑肌抗体（ASMA）是一种主要存在于狼疮性肝炎患者血清中的一种自身抗体。

【标本】

血清。

【方法】

间接荧光抗体法。

【参考值】

正常为阴性，效价 >1∶10 为阳性。

【临床意义】

ASMA 阳性主要见于自身免疫性肝炎（狼疮性肝炎），阳性率可达 80%；急性病毒性肝炎可出现 70% 的阳性率，但一般在发病第一周出现，3 个月后 ASMA 即消失。

（四）抗 ENA 抗体测定

抗 ENA 抗体是针对核内可提取性核抗原（ENA）的一种自身抗体，有 10 余种，主要为抗核糖核蛋白（RNP）抗体和抗酸性核蛋白（Sm）抗体。待检血清与 ENA 进行对流免疫电泳后，根据沉淀线有无及其性质，判定有无抗 ENA 抗体。

【标本】

血清。

【方法】

对流免疫电泳法，蛋白印迹法。

【参考值】

阴性。

【临床意义】

抗 Sm 抗体主要见于 SLE 及其重叠综合征。抗 Sm（+）的 SLE 患者常伴 Raynaud 现象、肾脏病变及低补体血症，示预后不良。抗 RNP 抗体见于多种风湿性疾病患者，SLE、系统性硬化病、皮肌炎等。混合性结缔组织病患者的阳性率通常可达 95%，且效价甚高。

（五）抗双股 DNA（ds-DNA）抗体测定

抗 ds-DNA 的靶抗原是细胞核中 DNA 的双股螺旋结构，这种抗体是 SLE 的活动性标志，也常见于狼疮性肾炎。

【标本要求】

血清。

【方法】

间接荧光法。

【参考值】

间接荧光法为阴性。

【临床意义】

抗 ds-DNA 抗体对 SLE 诊断的价值较大，阳性率可达 90% 以上。结合临床表现对诊断、指导治疗和判断预后有一定意义。其他风湿性疾病、慢性活动性肝炎也可检出阳性。SLE 阳性率较高。

（六）抗甲状腺球蛋白（ATG）的检查

抗甲状腺球蛋白抗体是桥本甲状腺炎、甲状腺功能亢进症患者血清中的一种自身抗体，检测此种抗体有助于临床诊断。

【标本】

血清。

【方法】

间接血凝法或 ELISA 法或 RIA 法。

【参考值】

间接血凝法：≤1∶32 为阴性；ELISA 法：待测血清与对照血清之比≥2∶1 为阳性；RIA 法：>30% 为阳性。

【临床意义】

（1）桥本甲状腺炎 ATG 检出度高达 80%，在 Grave 病阳性率为 35%~40%。

（2）40 岁以上妇女抗 ATG 检出率可高达 18%。

（3）肝脏疾病、重症肌无力症、糖尿病等可见抗体滴度增高，分析结果需密切结合临床来判断。

（寇明先　宋春燕）

第十一节　感染常用的免疫检测

关键词

试验乳胶凝集试验	latex agglutination test, LAT
肥大反应	Widal reaction, WR
抗链球菌溶血素“O”	anti-streptolysin “O”, ASO
C 反应蛋白	C-reactive protein, CRP
冷球蛋白	cryoglobulin, Cg
快速血浆反应素试验	rapid plasma reagin test, RPRt
不加热血清反应试验	unheated serum reagin test, USR
性传播疾病	sexually transmitted disease, STD
性病研究实验室实验	venereal disease research laboratory test, VDRL
人类免疫缺陷病毒	human immunodeficiency virus, HIV
艾滋病	acquired immunodeficiency syndrome, AIDS

一、伤寒、副伤寒血清学诊断

（一）肥达（Widal）试验

伤寒、副伤寒患者发病1周后，血清中出现特异性抗体，并逐渐升高，第4周达到高峰，以后又逐渐下降。因此，用伤寒沙门菌H（鞭毛）抗原和O（菌体）抗原，以及甲、乙、丙副伤寒沙门菌液做抗原，测定患者血清中的特异性抗体及其效价变化，作为伤寒、副伤寒的辅助诊断。

【方法】

凝集反应（临床血清学检验的标本均为抽静脉血3ml，凝后离心分离血清）。

【参考值】

以血清稀释度（凝集效价）报告。

参考值：正常值：H＜1∶160，O＜1∶80，甲＜1∶80，乙＜1∶80，丙＜1∶80。

【临床意义】

（1）抗体产生需一定时间，伤寒杆菌感染后第1周时仅10%为阳性（TH效价上升），第2周上升为60%～70%，第4周时可达90%阳性。应注意动态变化，定期检查患者血清凝集价，如患者O与H凝集价同时上升超过参考值以上，则结合临床表现可作出诊断。

（2）如肥达试验阴性反应，临床上表现为伤寒病时，应注意分析有无早期已进行药物治疗或应用免疫抑制剂等。

（二）酶联免疫（ELISA）试验

以伤寒杆菌脂多糖为抗原，检查患者血清中IgM抗体，有利于早期诊断。

【方法】

间接法。

【参考值】

正常人为阴性或效价在1∶20以下。

【临床意义】

（1）患者发病1周后抗伤寒杆菌脂多糖IgM抗体滴度明显升高，动态观察效价进行性升高，有利于早期诊断，此时肥达试验大多为阴性。

（2）以ELISA法测定患者血清中的抗Vi（virulence）抗体，即用高纯度的伤寒杆菌Vi抗原包被反应板，抗原抗体效价在1∶20以上，诊断为慢性伤寒带菌者。

（三）胶乳凝集试验（LAT）

患者感染伤寒杆菌后，因伤寒杆菌入血繁殖、溶破，患者血清、尿液中可出现伤寒杆菌可溶性抗原。用现成的沙门菌抗血清致敏胶乳，与患者血清或尿液中的伤寒杆菌可溶性抗原反应，可发生凝集沉淀。

【方法】

胶乳凝集法。

【参考值】

阴性。

【临床意义】

伤寒沙门菌感染者，血清、尿液可呈现阳性反应。患者发热 7～10 天即可获得阳性结果，因此有早期诊断价值。

二、斑疹伤寒凝集试验

又称为 Weil-Felix 试验。斑疹伤寒、斑点热、恙虫病等立克次体与变形杆菌 OX19、OX2 和 OXk 有共同抗原，因而利用变形杆菌作抗原可检查立克次体病患者血清中的抗体。

【方法】

凝集试验。

【参考值】

正常人多为阴性或凝集价 <1:40。

【临床意义】

（1）反应凝集价在发病后 1～10 天出现，至数月后基本消失。应结合临床观察其动态变化，如凝集价 >1:40 且逐渐升高，则诊断意义较大。

（2）流行性斑疹伤寒 OX19 升高；恙虫病 OXk 升高，斑点热 OX19 及 OX2 同时升高。

三、布氏杆菌病血清反应

将患者血清倍比稀释后，与牛型布氏杆菌制备的诊断菌液，在生理盐水介质中进行凝集反应，如凝集价明显升高或动态上升有助于布氏杆菌病的诊断。

【方法】

凝集试验。

【参考值】

正常人多为阴性或凝集价小于 1:40。

【临床意义】

（1）急性感染后 2 周血清才出现特异性抗体，3～5 周时可升高至 1:160 以上，说明有布氏杆菌感染。

（2）伤寒、斑疹伤寒、霍乱以及霍乱疫苗注射者的血清与布氏杆菌液可呈交叉反应，但其凝集效价较低。

四、抗链球菌溶血素“O”测定

A 组溶血素链球菌感染机体后，能产生多种酶和毒素。毒素之一为溶血素，可溶解红细胞、杀伤白细胞和血小板。溶血素有“O”及“S”两种，“O”溶血素有抗原性，能刺激机体产生抗链球菌溶血素“O”抗体（ASO），检测 ASO 有助于临床诊断。

【方法】

溶血法，胶乳凝集法，ELISA 法。

【参考值】

大于 500 单位或大于 1:400。

【临床意义】

（1）由于 A 组溶血性链球菌感染相当常见，故正常人也有一定量的 ASO 产生，一般在 1:400 以下。

（2）增高多见于急性咽炎、扁桃体炎等上呼吸道感染、儿童多发，冬春季多见。

（3）增高还见于皮肤及软组织感染，如脓疱病、新生儿脐部感染等。

（4）A 组溶血性链球菌所致的败血症、菌血症以及心内膜炎、脑膜炎、产褥热等疾患，ASO 均可增高。

（5）风湿性心肌炎、心包炎、风湿性关节炎及急性肾小球肾炎时 ASO 效价也可增加。

五、C 反应蛋白测定

C 反应蛋白（CRP）是一种能与肺炎球菌 C 多糖体反应的急性时相反应蛋白，能激活补体，促进吞噬和其他的免疫调控作用。血清 CRP 是急性时相反应灵敏的指标。

【方法】

单向免疫扩散法或胶乳法或 ELISA 法。

【参考值】

定性试验阴性；免疫扩散法 <10mg/L 血清。

【临床意义】

（1）各种化脓性炎症、组织坏死（心肌梗死、严重创伤、烧伤等）、恶性肿瘤、风湿性疾病等，CRP 增高。

（2）风湿热急性期及活动时，CRP 含量可高达 200mg/L，病情好转逐渐下降到正常。

六、嗜异性凝集试验

又称为 Paul-Bunnell 试验。嗜异性凝集试验是用直接凝集试验的方法检测嗜异性抗体。传染性单核细胞增多症系由 EB 病毒感染所致，本病患者血清中经常出现一种能凝集异种动物（如绵羊）红细胞的抗体，称为 IgM 嗜异性抗体，检测它可以辅助诊断本病。

【方法】

红细胞凝集试验。

【参考值】

正常人多为阴性或凝集价 <1∶8。

【临床意义】

（1）传染性单核细胞增多症于发病后 1 周即可出现 IgM 嗜异性抗体，2～3 周达高峰，结合临床表现凝集效价较高可确诊本病。

（2）本试验为一种非特异性试验，血清病、Hodgkin 病等可出现高凝集效价。但经豚鼠肾组织（富含 Forssman 抗原）吸收处理后，其效价下降可以鉴别。

七、冷凝集素试验

原发性非典型肺炎由肺炎支原体引起，其血清中常含有冷红细胞凝集素（冷凝集素），它能与自身红细胞或“O”型红细胞于 0～4℃ 条件下起凝集反应。根据此原理进行测定，即 0～4℃ 发生凝集反应，37℃ 呈可逆性散开，以协助诊断本病。

【方法】

“O”型或红细胞凝集试验。

【参考值】

正常人呈阴性反应，或效价 <1∶10。

【临床意义】

（1）5%的支原体肺炎于发病第2周血清中冷凝集素效价达1∶32或更高；4周达高峰。动态观察逐渐增加更有诊断意义。

（2）流行性感冒、传染性单核细胞增多症等也可呈阳性反应，但效价较低。

八、冷球蛋白的检查

冷球蛋白（CG）是血清中的异种免疫球蛋白，它在4℃时沉淀，30℃易聚合，37℃又能溶解。冷球蛋白有两种类型，即单株型和混合型。

【标本】

血清，取血清全过程必须保温，以防止冷球蛋白聚合贴在管壁，或与红细胞同时去除。

【方法】

4℃放置3天以后测沉淀物或测其属于何种免疫球蛋白。

【参考值】

定性阴性；定量<80mg/L。

【临床意义】

（1）SLE患者血清中15%~35%可出现冷球蛋白，常可提示疾病有活动性。

（2）多发性骨髓瘤及巨球蛋白血症、淋巴细胞白血病伴冷球蛋白增高时易出现肢端青紫，常为阳性反应。

（3）在某些疾病伴周围血管损害和具有肢端青紫的患者，冷球蛋白试验常阳性，若其冷球蛋白为IgG或IgM，则常有类风湿因子活性增高，也可能为产生症状的原因。

九、流行性出血热血清学检查

用人肺癌传代H549细胞感染朝鲜出血热病毒，取出细胞株，应用患者血清中IgG抗体（经适当稀释后）滴加于玻片，经37℃温育、冲洗处理后，在加荧光标记的IgG第二抗体后，再经温育、冲洗处理后封片。用荧光显微镜进行观察，出现黄绿色荧光者为阳性。

【方法】

荧光法。

【参考值】

正常人为阴性。

【临床意义】

（1）于感染出血热病毒后2周，患者血清处理过的细胞株内50%~70%的细胞呈均匀黄绿色荧光，定位于胞质中。如用恢复期血清检测则阳性率可达95%。

（2）若第二抗体为荧光标记的IgM抗体，则在发病后仅3~6天即可呈阳性反应，对早期诊断有意义。

十、梅毒血清学检查

梅毒的血清学检查可分为非特异性梅毒螺旋体抗体血清试验和特异性梅毒螺旋体抗体血清试验两种。

（一）非特异性梅毒螺旋体抗体试验

非特异性梅毒螺旋体抗体试验包括快速血浆反应素试验（RPR）、性病研究实验室试验（VDRL）、不加热血清反应试验（USR）等试验。这类试验的抗原成分为心磷脂、磷脂酰胆碱和胆固醇的混悬液，可检测抗心磷脂抗体（反应素）。

【方法】

血清学沉淀反应法。

【参考值】

正常人不出现凝集。

【临床意义】

非特异性梅毒螺旋体抗体试验具有较高的敏感性和一定的特异性。除用于梅毒初筛外，还可用于抗梅毒治疗效果的监察或随访是否梅毒复发和再感染的指征。此外，VDRL 是唯一用于检测脑脊液的血清学试验。上述试验应注意试验出现生物学假阳性及“前带现象”。

（二）梅毒螺旋体血清学试验

梅毒螺旋体血清学试验是以梅毒螺旋体为抗原的特异性试验，如梅毒螺旋体血球凝集试验（TPHA）、荧光密螺旋体抗体吸收试验（FTA-ABS）等。试验是检测标本中是否存在抗梅毒螺旋体的特异性抗体。

【方法】

血清学沉淀反应法。

【参考值】

正常人阴性。

【临床意义】

梅毒螺旋体抗原血清学试验。具有较高的敏感性和特异性，常被作为梅毒诊断的证实试验，一旦试验呈阳性反应，即使经过治疗，也终生不会转为阴性。因此，不能作为疗效观察和随访的指征。对一期梅毒 FTA-ABS 敏感性优于 TPHA。

十一、艾滋病的血清学检查

人类免疫缺陷病毒（HIV）是获得性免疫缺陷综合征（AIDS，俗称艾滋病）的病原体，有Ⅰ型和Ⅱ型之分。感染 HIV 后，血液中最先出现 HIV 抗原并随即消失，数月后出现 IgG 抗体且持续终身。因此，HIV 感染主要以检测抗体为主。HIV 感染诊断要求十分准确，血清抗体检测分为初筛试验和确诊试验两种。

（一）HIV 感染的初筛试验

【方法】

斑点免疫渗滤法、ELISA。

【注意事项】

第一次检测的阳性标本一定要重复检测，以避免发现假阳性。初筛阳性的血清必须送经卫生部门批准确认的实验室进一步确诊。确诊阳性的方可报告 HIV 感染阳性。

【临床意义】

初筛试验灵敏度高，特异性不是太高，有少量假阳性。因此初筛试验阳性标本必须进一步作确诊试验证实。

（三）HIV 感染的确诊试验

【方法】

蛋白印迹法。

【注意事项】

蛋白印迹法很容易出现可疑结果，应根据带形出现情况和抗体阳性可能性的大小综合判断和处理。值得注意的是，只有经卫生部门批准确认的实验室才能确诊试验和出具书面报告。

【临床意义】

经确证试验确定为阳性的血清标本是属 HIV 感染。

（寇明先　宋春燕）

第十二节　肿瘤标志物检测

关键词

癌胚抗原	carcino-embryonic antigen，CEA
甲胎蛋白	alpha-fetoprotein，AFP
前列腺特异性抗原	prostate specific antigen，PSA
癌抗原 125	cancer antigen 125，CA125
癌抗原 50	cancer antigen 50，CA50
癌抗原 19-9	cancer antigen 19-9，CA19-9
碱性磷酸酶	alkaline phosphatase，ALP
神经元特异性烯醇化酶	neuron-specific enolase，NSE
乳酸脱氢酶	lactate dehydrogenase，LDH
醛缩酶	aldolase，Ald
α-L-岩藻糖苷酶	α-L-fucosidase，α-FUC
铁蛋白	ferritin，Ft
本周蛋白	Bence Jones protein
类黏蛋白	orosomucoid
α_1-酸性糖蛋白	α_1-acid glycoprotein，α_1-AGP
铜蓝蛋白	ceruloplasmin，CER
α_1-蛋白酶抑制剂	α_1-proteinase inhibitor，α_1-PI
α_1-抗胰蛋白酶	α_1-antitrypsin，α_1-AT

一、血清肿瘤相关抗原检测

（一）癌胚抗原测定

癌胚抗原（CEA）是具有人类胚胎抗原决定簇的酸性糖蛋白，它是一种肿瘤相关抗原，一些良性及恶性肿瘤及非肿瘤性疾病血清中都可见升高。正常人群中部分严重吸烟者亦可见轻度增高。

【标本】

抽静脉血 2ml，凝后离心分离血清。

【方法】

放射免疫分析法及免疫放射分析（IRMA）法。

【参考值】

放射免疫分析法为小于 15μg/L，免疫放射分析法为小于 5μg/L。

【临床意义】

CEA 在消化道肿瘤有较高阳性检出率，依次为结直肠、胃、胰、肝、胆管癌肿；肺、乳腺及泌尿生殖系统恶性肿瘤阳性率亦较高。血清 CEA 水平动态观察可有助于疗效观察、残留病灶检出、预后判断及复发诊断，术前 CEA 升高应定期复查，可按术后 6 周第一次复查，3 年内每 3 个月一次，3～5 年内每半年一次，5 年后每年一次，若发现升高，提示复发或转移。血清 CEA 升高出现在症状及体征前 3～12 个月。慢性结肠炎、结直肠息肉、萎缩性胃炎、肝硬化、胰腺炎等 CEA 可轻度升高，但动态观察呈稳定低水平者以良性疾病可能性大。

（二）甲胎蛋白测定

甲胎蛋白（AFP）是胎儿早期发育期的一种糖蛋白，主要由胎儿肝脏、卵黄囊合成，AFP 可经胎盘进入孕妇体内，故孕妇血清有较高含量。胎儿出生后 AFP 即迅速降至成人水平。成人血清 AFP 重新升高，提示有患肝细胞癌及生殖腺胚胎癌可能。

【标本】

抽静脉血 2ml，凝后离心分离血清。

【方法】

琼脂双扩散法，放射免疫分析法及免疫放射分析法等。

【参考值】

正常值 < 25μg/L。

【临床意义】

系原发性肝细胞癌较特异的诊断方法，对早期诊断有重要意义，诊断阈值为大于 300μg/L；AFP 含量动态观察有助于对原发性肝细胞癌的疗效估价、预后判断及复发诊断；肝病（急、慢性肝炎，迁延性肝炎及肝硬化等）患者可呈低水平升高，并随病情好转而下降。恶性畸胎瘤及睾丸、卵巢胚胎性肿瘤时也可明显升高；部分胃癌伴肝转移患者 AFP 也可增高。

（三）前列腺特异性抗原测定

前列腺特异性抗原（PSA）是由前列腺上皮细胞内浆小泡产生的糖蛋白，仅存在于前列腺腺泡、管道上皮及精液中，故正常男性血清含有极低水平，在前列腺癌患者血清 PSA 明显升高。PSA 具有严格的器官定位及细胞类型特异性。

【标本】

抽静脉血 2ml，凝后离心分离血清。

【方法】

免疫放射分析法，化学发光分析法。

【参考值】

正常值 < 4μg/L。

【临床意义】

血清 PSA 测定是前列腺癌早期诊断有价值的试验，血清中 PSA > 10μg/L 可作为诊断参考；定期随访 PSA 有助于前列腺癌治疗疗效、复发及转移的判断，也是对转移性骨肿瘤寻找原发病灶的重要鉴别诊断指标。

良性前列腺增生患者血清 PSA 亦可升高，其水平与前列腺体积及患者年龄有关，大多数小于 20μg/L。

前列腺直肠指检、尿道内器械检查、腔内 B 超可使血清 PSA 水平一过性升高，临床采血时应避免上述因素。

（四）癌抗原 125 测定

又称为糖类抗原 CA-125 测定。CA-125 是用卵巢浆液性乳头状囊腺癌细胞系 OVCA433 免疫 BALB/c 小鼠，并与骨髓瘤杂交获得的一株单克隆抗体所识别的抗原，是一种高分子糖蛋白的肿瘤相关抗原，在正常人上皮组织上仅微量存在，并不存在于正常卵巢中。

【标本】

血清 2ml。

【方法】

固相免疫放射分析法。

【参考值】

为小于 3.5 万 U/L。

【临床意义】

血清 CA-125 对卵巢上皮癌的早期诊断、疗效监测和肿瘤复发有较高特异性诊断率，对其他妇科恶性肿瘤和子宫内膜癌、子宫肉瘤、输卵管癌及宫颈癌等有辅助诊断价值。胃肠道恶性肿瘤、肺癌、乳腺癌亦可见 CA-125 升高。

血清 CA-125 水平与卵巢功能关系密切，含量随月经周期有轻度变化。妊娠及子宫内膜异位症等良性疾病血清 CA-125 水平亦可升高，但多不大于 10 万 U/L。

肝硬化失代偿者血清 CA-125 明显升高。

（五）癌抗原-50 测定

又称为糖类抗原 CA-50 测定。CA-50 是从结肠癌 Colo-205 细胞株经杂交瘤技术获得的单克隆抗体可识别的抗原，是一种糖类抗原，主要由唾液酸糖脂及唾液酸糖蛋白组成，是一种肿瘤相关抗原。它在血型阴性及阳性的肿瘤患者中都可检出，故 CA-50 诊断肿瘤比 CA19-9 有更广识别谱。

【标本】

血清。

【方法】

固相免疫放射分析法（IRMA），免疫化学发光分析法。

【参考值】

0～20 万 U/L，以 20 万 U/L 为界限值。

【临床意义】

CA-50 测定对胰腺、肝、肺、结直肠及卵巢肿瘤的诊断有较高价值，分别与 AFP、

CEA、CA72-4 等联合测定可提高上皮类恶性肿瘤的阳性检出率。用它作动态观察含量变化对癌肿的疗效及预后判断、复发检测是个有用指标。

CA-50 对恶性胸、腹腔积液有较高阳性检出率，故对良性、恶性胸、腹腔积液的鉴别诊断有应用价值。慢性活动性肝病、迁延性肝炎及肝硬化患者，血清 CA-50 可明显升高。

（六）癌抗原 19-9 测定　又称为糖类抗原 CA19-9 测定。CA19-9 是从人结肠癌 SW116 细胞系中分离获得，属神经节苷脂，其生化特性与 Lewis 血型物质有关，是存在于肿瘤患者血清呈类黏蛋白的糖蛋白成分，系胃肠道恶性肿瘤的一种相关抗原。

【标本】

抽静脉血 2ml，凝后离心分离血清。

【方法】

固相免疫放射分析法。

【参考值】

健康人血清 CA19～9 95% 范围上限为 2.6 万 U/L，99% 范围上限为 3.7 万 U/L。在人群中 Lewis 血型阴性者约占 5%，他们不能产生 CA19-9。因此，判断 CA19-9 结果时应排除此可能。

【临床意义】

血清 CA19-9 测定有助于胃肠道恶性肿瘤（胰腺癌、胃癌、肝癌、结肠直肠癌等）的诊断，尤对胰腺癌有较高的灵敏度及特异性。连续监测 CA19-9 对病情进展、手术疗效、预后估价及复发的及早发现都有重要价值。此外，对消化道恶性疾病鉴别诊断（如胰腺癌与胰腺炎、胃癌与胃溃疡）亦有一定价值。如与 CEA 及 CA72-4 联合测定对胃癌诊断符合率可达 85%。

二、肿瘤标志酶检测

（一）血清碱性磷酸酶测定

标本、方法、参考值及临床意义见肝功能检查中的酶学检查。肝占位性病变时，血清碱性磷酸酶（ALP）呈中度或显著增高，尤以肝癌更为显著。组织化学法提示，占位病变处的 ALP 活性低下，而周围正常组织中 ALP 的活性明显增高，其主要原因是病变周围组织的胆管受压，导致该部分肝细胞合成 ALP 亢进和排泄障碍。癌源性 ALP 具有耐热性（加热 56℃不失活）。曾发现在某些恶性肿瘤患者中出现胎盘型 ALP 同工酶的变种，分别被命名为 Regan 酶和 Nagao 酶。

（二）血清谷氨酰转肽酶测定

有关内容见肝功能检查中的酶学检查。

（三）血清神经元特异性烯醇化酶测定

血清神经元特异性烯醇化酶（NSE）是参与糖酵解途径的烯醇化酶的一种，存在于神经组织和神经内分泌组织中。它被发现在与神经内分泌组织起源有关的肿瘤中，特别在小细胞肺癌（SCLC）中有过量的 NSE 表达，导致 SCLC 患者血清中明显增高。

【标本】

抽静脉血 3ml，凝后离心分离血清。

【方法】

放射免疫分析法，酶联免疫分析法。

【参考值】

≤15μg/L。

【临床意义】

SCLC 患者血清 NSE 明显增高，其诊断灵敏度达 80%，特异性 80%～90%，故可作为 SCLC 高特异性和高灵敏度的肿瘤标志物。

血清 NSE 水平与疗效相关，故可用作临床监测疗效。此外，NSE 也是儿童常见肿瘤之一的神经母细胞瘤的标志物，测定血清 NSE 对该病的早期诊断具有较高的价值，其诊断灵敏度高达 90% 以上。

（四）血清乳酸脱氢酶及其同工酶测定

乳酸脱氢酶（LDH）是具有肿瘤标志作用的糖酵解酶类之一，由 H 和 M 两种亚基组成，组成 LDH1、LDH2、LDH3、LDH4 及 LDH5 五种同工酶。血清 LDH 总活性测定对恶性肿瘤的诊断并无重要临床价值，因为不同器官的恶性肿瘤患者血清中 LDH 总活性增高出现的频率差别极大，可达 20%～70%，而且不少非恶性肿瘤患者血清中也可有该酶活性的明显增高，癌组织中的 LDH 同工酶有相对较高诊断价值，故 LDH 同工酶谱分析较有临床意义（见临床常用生物化学检查的同项测定）。

【标本】

血清。

【方法】

比色法和连续监测法，LDH 同工酶采用琼脂糖凝胶电泳法或醋酸纤膜电泳法。

【参考值】

见临床常用生物化学检查的同项测定。

【临床意义】

当组织发生恶变时，肿瘤患者血清中 LDH5 活性明显增高。LDH5/LDH1 比值增高常有助于恶性肿瘤的诊断，但缺乏组织特异性。一般来说癌症患者血清 LDH 越高，预后越差。

（五）血清醛缩酶测定

血清醛缩酶（Ald）是糖酵解的关键酶之一，存在于机体各种细胞内，以骨骼肌浓度最高。现已证实 Ald 有 A（肌肉型）、B（肝脏型）及 C（神经组织型）三种同工酶。组织发生癌变后，肿瘤患者血清中常以 A 型 Ald 增高为主，这可能是 A 型 Ald 与胎儿型者相似有关。

【标本】

抽静脉血 3ml，凝后离心分离血清。

【方法】

比色法和分光光度连续监测法。

【参考值】

1.0～7.5U/L（分光光度连续监测法，30℃）。

【临床意义】

约 70% 的胃肠道癌肿患者、75% 有肝内肿瘤转移灶的患者和 62% 肺癌患者均可见血清

Ald 增高，且其增高的程度与肿瘤大小呈正相关。但该酶对肿瘤不具有特异性，活性增高也见于许多非肿瘤患者，特别是肝脏、肌病患者。

（六）血清 α-L-岩藻糖苷酶测定

血清 α-L-岩藻糖苷酶（AFU）是一种溶酶体酸性水解酶，广泛分布于人体组织细胞、血液和体液中，参与体内糖蛋白、糖脂和寡糖的代谢。α-FUC 活性在原发性肝癌患者血清中增高，是原发性肝癌的一种新的肿瘤标志物。

【标本】

血清。

【方法】

连续监测法，酶联免疫分析法。

【参考值】

234～414μmol/L。

【临床意义】

原发性肝癌患者血清 AFU 显著高于其他各类疾病（包括良恶性肿瘤），其增高原因可能是多种因素综合作用的结果。血清 AFU 的动态观察，对判断肝癌治疗效果、估计预后和预报复发有重要意义。血清 AFU 在某些转移性肝癌、肺癌、乳腺癌、卵巢癌、子宫癌患者也可增高，甚至在某些非肿瘤性疾病如肝硬化、慢性肝炎和消化道出血等也有轻度增高。AFU 与 AFP 同时测定有较好的互补作用，可提高原发性肝癌的诊断率。

三、其他肿瘤标志物的检测

（一）血清铁蛋白测定

血清铁蛋白（Ft）起源于网状内皮系统。它的外壳为蛋白质（载铁蛋白），其中空的核心部分可含有不同的铁。血清 Ft 是反映机体铁储存的敏感指标，也被建议作为许多肿瘤恶性程度的非特异性诊断的指标。近年来用等电聚焦电泳技术证明，Ft 具有多种类型，肿瘤所分泌的 Ft 显然不同于正常 Ft，很可能为肿瘤所特有。

【标本】

血清。

【方法】

放射免疫法，酶免疫分析法。

【参考值】

成人：男性 20～250μg/L；女性：10～120μg/L。

【临床意义】

血清 Ft 在铁超载时（血色素沉着症和某些肝脏疾病）明显增加。如血清 Ft 低于 10μg/L，几乎可以肯定有铁缺乏。由其他原因引起的贫血包括再生障碍性贫血、铁粒幼红细胞贫血和慢性溶血性贫血时血清 Ft 增高。多种恶性肿瘤患者包括急性白血病、霍奇金病、肝癌、结肠癌、胰腺癌等，血清 Ft 明显增高，但缺乏器官特异性。有人认为血清 Ft 检测可作为前述肿瘤患者病情及治疗效果的监测指标。肿瘤有转移时，其含量明显增高，对化疗或放疗敏感患者 Ft 有下降趋势，反之则继续上升。

（二）尿本周蛋白检查

又称为凝溶蛋白检查或 Ig 轻链检查。本周蛋白是一种单克隆游离 Ig 轻链，是异常浆细胞过多增生时，轻链产生过剩所致。该蛋白质的特征是具有特殊的热沉淀性质，即加热 45～60℃出现凝固沉淀，继续加热至 85～100℃时沉淀物再溶解，冷至 45～60℃时，沉淀又出现。

【标本要求】

留取晨尿或 24 小时尿。

【方法】

热沉淀法，电泳法，免疫电泳法。

【参考值】

阴性。

【临床意义】

一般认为当浆细胞恶性增生时，可有过多的 Ig 轻链产生，致使过多的轻链从尿中排出。约 50% 的多发性骨髓瘤患者及约 15% 的巨球蛋白血症患者，其尿中可出现本周蛋白。此外，肾淀粉样变、慢性肾盂肾炎及恶性淋巴瘤患者等尿中亦可出现本周蛋白。

（三）血清 α_1-酸性糖蛋白测定

α_1-酸性糖蛋白（α_1-AGP）是一类糖蛋白，含糖约 45%，包括己糖、己糖胺和唾液酸。早期认为肝脏是合成 α_1-AGP 的唯一器官，现已发现某些肿瘤细胞亦可合成。α_1-AGP 是主要的急性时相反应蛋白之一，在急性炎症时增高。

【标本】

抽静脉血 3ml，凝后离心分离血清。

【方法】

免疫扩散法和免疫比浊法。

【参考值】

0.50～1.50g/L。

【临床意义】

α_1-AGP 测定主要作为急性时相反应的指标。在风湿病、恶性肿瘤及心肌梗死患者亦常增高，并可作为肿瘤复发，特别是乳腺、肺肿瘤复发的指标。在营养不良、严重肝细胞损害等情况下降低。

（四）血清 M 蛋白测定

血清 M 蛋白测定又称为单克隆免疫球蛋白测定，它是由单一克隆 B 细胞增生产生的具有相同结构和电泳迁移率的免疫球蛋白分子及其分子片段。1948 年 Gutman 首先使用 M 蛋白这个术语，并认为它是某些恶性肿瘤，如骨髓瘤、巨球蛋白血症和恶性淋巴瘤等的标志物。

【标本】

血清

【方法】

血清蛋白电泳法、免疫扩散法、免疫比浊法和免疫电泳等方法。

【参考值】

正常人一般无 M 蛋白。

【临床意义】

检测到 M 蛋白可提示下列六种单克隆免疫球蛋白增生病：①多发性骨髓瘤，以 IgG 型最多见，其次为 IgA。IgD、IgE 型较罕见。亦有 IgM 型的少数报道；②巨球蛋白血症，又称 Waldenstrom 症，系血中存在大量单克隆 IgM 所致；③重链病，血中出现大量无免疫功能的 Ig 片段重链，包括 γ、α 和 μ 三种重链型；④轻链病，血和尿中含有大量单克隆游离轻链；⑤半分子病，系由一条重链和一条轻链组成的单克隆 Ig 片段，现已发现 IgG 和 IgA 两种半分子病；⑥7S IgG 病，为恶性 M 蛋白，其临床表现同多发性骨髓瘤。

（五）血清铜蓝蛋白测定

铜蓝蛋白（CER）是一种含铜 α_2 的糖蛋白，每分子含 6～7 个铜原子，含糖约 10%，由于含铜而呈蓝色。具有氧化酶活性，可催化 Fe^{2+} 氧化为 Fe^{3+}。在血循环中 CER 可视为铜的没有毒性的代谢库。细胞可以利用 CER 分子中的铜来合成含铜的酶蛋白，包括单胺氧化酶、抗坏血酸氧化酶等。CER 也是一种急性时相反应蛋白。在血循环中的 CER 具有抗氧化作用，以防止组织中脂质过氧化物和自由基的生成，特别在炎症时具有重要意义。

【标本要求】

血清。

【方法】

比色法，免疫扩散法，免疫比浊法。

【参考值】

150～600mg/L。

【临床意义】

血清 CER 在感染、创伤和肿瘤时增加，但后者缺乏组织特异性。临床血清 CER 定量测定对于 Wilson 病（肝豆状核变性）的诊断最有用，其表现为血清 CER 含量明显降低，同时伴有血浆可透析铜的含量增加。血清 CER 在营养不良、严重肝病和肾病综合征亦往往下降。妇女妊娠期及口服避孕药时其含量明显增加。

（六）血清 α_1-抗胰蛋白酶测定

又称为 α1-蛋白酶抑制剂（α1-PI）测定。α_1-抗胰蛋白酶（α1-AT）是对蛋白酶具有抑制作用的一种急性时相反应蛋白。在醋酸纤维素膜或琼脂糖电泳中泳动于 α_1 区带，是该区带的主要组分。作为蛋白酶的抑制剂，它不仅作用于胰蛋白酶，同时也作用于糜蛋白酶、尿激酶、肾素、胶原酶、弹性蛋白酶、纤溶酶和凝血酶等多种蛋白质水解酶。α1-AT 约占血清中抑制蛋白酶活性的 90% 左右。α1-AT 的抑制作用有明显的 pH 依赖性，其最大活性处于中性或弱碱性，当 pH4.5 时活性基本丧失，这一特性具有重要的生理意义。

【标本】

血清。

【方法】

免疫扩散法和免疫比浊法。

【参考值】

0.78～200g/L。

【临床意义】

当妊娠及接受雌激素治疗、炎症或肿瘤等疾病刺激时，血清 α1-AT 可显著增高（为参考值的 2～3 倍）。低水平血清 α1-AT 可发现于胎儿呼吸窘迫综合征。α1-AT 缺乏症与遗传缺陷有关，常伴有年轻时（20～30 岁）出现的肺气肿。这是由于 α1-AT 缺乏时，蛋白水解酶过分地作用于肺泡壁的弹力纤维而导致肺气肿的产生。严重的 α1-AT 缺乏还与童年期肝硬化有关，其机制未明。

（寇明先）

第十三节 临床常用生物化学检测

关键词

钾	kalium
高钾血症	hyperkalemia
低钾血症	hypokalemia
钠	sodium
氯化物	chloride
钙	calcium
磷	phosphorum
铁	iron，ferrum
总铁结合力	total iron binding capacity，TIBC
转铁蛋白	transferrin
铁蛋白	ferritin
脱铁铁蛋白（去铁蛋白）	apoferritin
二亚硫酸铁	dithionite iron
去铁敏	desferrioxamine
镁	magnesium
锌	zinc
铜	cuprum
铜蓝蛋白	ceruloplasmin
肝铜蛋白	hepatocuprein
脑铜蛋白	cerebrocuprein
血铜蛋白	erythrocuprein
总胆固醇	total cholesterol
甘油三酯	triglycerides
脂蛋白	lipoprotein
乳糜微粒	chylomicron，CM
极低密度脂蛋白	very low density lipoprotein，VLDL

低密度脂蛋白	low density lipoprotein，LDL
高密度脂蛋白	high density lipoprotein，HDL
高脂蛋白血症	hyperlipoproteinemia，HLP
肌酸激酶	creatine kinade，CK
同工酶	isoenzyme
乳酸脱氢酶	lactic dehydrogenase，LDH
糖化血红蛋白	glycosylated hemoglobin，GHb
糖化血清蛋白	glycosylated serum protein，GSP
血糖	blood suger，BS
葡萄糖耐量试验	glucose tolerance test
胰岛素	insulin
胰高血糖素	pancreatic glucogon，PG
血清 C 肽	serum C-peptide

一、血清钾测定

人体钾是维持细胞生理活动的主要阳离子，是保持机体正常渗透压及酸碱平衡，参与糖及蛋白质代谢，保证神经肌肉的正常功能所必需。钾离子大部分存在于细胞内，少量存在于细胞外液（约为细胞内的 1/20），且浓度较恒定。

人体内的钾盐主要来源于食物，一般膳食每日可供给钾 2～4g，可提供足够生理所需。从食物摄入的钾 90% 以上短时间内在肠道被吸收，吸收入血液的钾在 4 小时内即有 90% 从肾排出体外。血清钾测定实为细胞外液钾离子测定，但体内的钾离子经常不断地在细胞内与体液之间相互交换，以保持动态平衡。因此，血清钾浓度的高低，在一定程度上也可间接反映细胞内钾离子的水平。

临床常用生物化学检查的血标本均为静脉血 3ml 放入标本管中，凝固后离心分离血清。

【参考值】

成人 4. 1～5. 6mmol/L；儿童 3. 4～4. 7mmol/L。

【临床意义】

（1）血清钾增高　血清钾高于 5. 6mmol/L 称为高钾血症。常见原因有：

1）急性肾功能衰竭　由于肾功能严重受损、尿少或尿闭，体内的钾不能经肾排出体外；同时因肾组织细胞受破坏，致使细胞内的钾离子大量进入细胞外液，使血清钾升高。

2）肾上腺皮质功能减退　肾排泄钾的功能主要由肾上腺皮质激素调节，当肾上腺皮质功能减退时，肾上腺皮质激素分泌减少，使肾排钾能力降低，排钠增多，故血钾升高而血钠降低。

3）严重溶血或组织损伤　此时红细胞或肌肉组织内钾大量释放至细胞外液，使血清钾升高。

4）急性酸中毒或组织缺氧　此时细胞内大量钾离子转移到细胞外液。

5）食入或注射大量钾盐　超过肾排钾能力，尤其是肾排钾功能降低时更易发生高钾血症。

6）其他醛固酮缺乏或长期应用抗醛固酮利尿剂及家族性高血钾性周期性麻痹等，均可使血钾升高。

（2）血清钾降低　血清钾低于3.5mmol/L称为低钾血症。其原因如下：

1）钾盐摄入不足长期低钾饮食、禁食或厌食等。

2）钾丢失过多常见于：①严重呕吐、腹泻或胃肠减压；②大量应用排钾利尿剂（如有机汞或氯噻嗪类）及肾上腺皮质激素；③肾上腺皮质功能亢进或醛固酮增多症；④某些慢性消耗性疾病（如恶性肿瘤），由于细胞分解过多，大量钾从尿液排出；⑤代谢性碱中毒时肾排钾增多；⑥大量出汗也可经皮肤丢钾，使血清钾降低。

3）钾在体内分布异常有时体内并非真正缺钾，只是分布异常而使血清钾降低。常见于：①心力衰竭、肾性水肿或大量输入无钾盐液体，细胞外液被稀释，血清钾降低；②大量应用胰岛素促使葡萄糖被利用或形成糖原时，细胞外钾大量移入细胞内以保持细胞内、外的相对平衡，结果使血清钾降低；③急性碱中毒时细胞外液的钾急剧转入细胞内，引起低钾血症；④家族性周期性麻痹患者，发作时细胞外钾可转入细胞内，发生低钾血症。

4）棉籽油低钾麻痹症，近年来发现一种低血钾麻痹症，在产棉区较多见，且在同一地区多人同时发病。其特点是血清钾明显降低，四肢肌肉弛缓性麻痹，严重时呼吸肌麻痹。病因可能与食用粗制的生棉籽油有关，发病机制尚未完全清楚。

二、血清钠测定

人体内的总钠量为60～100g，45～50mmol/kg。其中44%存在于细胞外液，47%存在骨骼中，约10%在细胞内液中。人体内的钠分为交换钠和不可交换钠两种形式，可交换钠占65%～75%（男性高于女性），细胞内、外钠都可交换，骨骼中的钠只有可交换；不可交换钠存在于骨骼的磷酸钙结晶中。机体内的钠主要来源于食物中的钠盐，经肠道吸收入血液，是细胞外液中含量最多的阳离子。血清钠多以氯化钠的形式存在，其主要功能在于保持细胞外液容量、维持渗透压及酸碱平衡，并具有维持肌肉、神经正常应激性的作用。钠盐约95%经肾排出体外。正常情况下从食物所摄取的钠远远超过生理需要量，一般不会缺乏，多余者随尿液排出。

【参考值】

135～145mmol/L。

【临床意义】

（1）血清钠增高临床较少见，过多地输入含钠盐的液体可使血清钠升高，也可见于肾上腺皮质功能亢进、腺垂体肿瘤、原发性醛固酮增多症、脑外伤或脑血管意外等。

（2）血清钠降低常见于以下原因：

1）严重呕吐、腹泻或胃肠造瘘后，使消化液丢失过多，引起血钠降低。

2）慢性肾炎并发尿毒症或糖尿病酮症所致酸中毒及慢性肾上腺皮质功能减退时，均可有大量钠从尿液排出，降低血清钠浓度。

3）大量应用有机汞、氯噻嗪类或呋塞米等排钠利尿剂，使大量钠离子随尿液排出，特别是在长期限制钠盐心力衰竭或肾脏疾病患者，更易引起低血钠。

4）大面积烧伤时血浆大量外渗而丢钠过多；广泛性炎症如大叶肺炎时，肺泡内渗出物亦含大量钠离子，引起血清钠降低。

5）大量放腹腔积液或出汗过多，亦可丢钠使血钠降低。

值得注意的是血清钠含量的高低与机体内总钠量的增减并不完全成比例，因为机体内总钠量增加时（除某些脑部病变所致的血清钠升高外），几乎都同时伴有水潴留，血钠被稀释，血清钠浓度并非一定升高，但可有水肿。同样，机体内钠总量减少，可通过神经垂体激素的调节作用，使肾小管对水的重吸收减少，大量水从肾脏排出，血清钠相对浓缩，仍保持在正常水平。

三、血氯测定

氯化物主要来源于饮食中的食盐，经肠道吸收入血液，经肾随尿液排出体外。氯离子在细胞内、外均有分布，但细胞内含量仅为细胞外的一半，是血浆内主要的阴离子。其主要功能有：①调节机体的酸碱平衡、渗透压及水电平衡；②参与胃液中胃酸的生成。血浆中的氯离子主要是氯化钠，而红细胞内的氯化物以氯化钾为主。

【参考值】

98～106mmol/L。

【临床意义】

（1）血清氯化物增高

1）急性或慢性肾小球肾炎所致的肾功能衰竭及尿道、输尿管梗阻或心力衰竭时，肾排泄氯化物减少，使血清氯化物升高。

2）氯化钠摄入量过多，如食入或静脉输入过量的氯化钠等。

3）过度换气所致的呼吸性碱中毒，如癔病或某些药物刺激呼吸中枢等。

（2）血清氯化物降低

1）严重呕吐、腹泻或胃肠造瘘时，丢失大量含氯的胃肠液、胰液、胆汁等。

2）慢性肾上腺皮质功能减退、肾衰竭或严重的糖尿病患者，排尿液过多而丢失大量氯化物。

3）长期应用某些利尿剂如氯噻嗪类及汞利尿剂，以及大量出汗等，均可丢失过多氯离子。

4）长期饥饿或无盐饮食等亦可使氯摄入不足。

低钠血症时常伴有低氯血症，如无呕吐或其他过多丢氯的原因时，血清氯浓度降低多为水的稀释所致。急性肾功能衰竭时，低氯血症若不伴有严重的碱中毒，一般无重要临床意义。

四、血钙测定

饮食中的钙主要在小肠上段被吸收入血液，其吸收量的多少，依赖于钙在肠道内的溶解度。凡能降低肠道内 pH 值的因素，均能使钙盐在肠道内溶解度升高，有利于钙的吸收。反之，食物中含碱过多、胃酸缺乏等使肠道 pH 值增高，或含有较多难溶性钙盐，均不利于钙离子的吸收。另外，小肠吸收不良或脂肪消化不良时也影响钙在肠道的吸收，维生素 D 可促进钙在小肠内的吸收。由于受溶解度的限制，食入的钙有 40%～50% 被吸收入血液。钙主要从粪便（70%～90%）和尿液（10%～30%）排出体外。

人体内的钙约 99% 以上以磷酸钙或碳酸钙的形式存在于骨骼中，血液中钙含量甚少，不及总钙的1%。血液中的钙约有50%与白蛋白结合，不能透过毛细血管壁进入组织间液，称为非扩散型钙；其余50%呈离子状态，能透过毛细血管壁进入组织间液称为扩散型钙。血清钙是指扩散型钙和非扩散型钙的总和（通常血浆钙无法测定，因制备血浆时钙已被除区），但临床上由于血清钙异常引起症状时，多由扩散型钙的变化所致。非扩散型钙虽不具有特殊生理效应，但它与钙离子之间处于动态平衡。当血液的pH值降低时非扩散型钙解离，钙离子浓度升高；反之，血液pH值升高时，钙解离度下降，钙离子浓度降低。钙的代谢主要受维生素D及甲状旁腺激素的影响。

钙离子的主要生理功能：①降低神经肌肉的兴奋性，血清钙升高则兴奋性减弱；②维持心肌及其传导系统的兴奋性和节律性，当血清钙增加时心肌及其传导系统的兴奋性增强；③参与肌肉的收缩功能及正常的传导神经冲动功能；④激活酯酶及磷酸化酶；⑤是参与凝血过程的必需物质。

【参考值】

①总钙：2.25～2.58mmol/L。②离子钙：1.10～1.34mmol/L

【临床意义】

（1）血清钙降低临床较多见，可发生于：①甲状旁腺功能减退；②维生素缺乏症；③婴儿手足搐搦症及骨质软化症；④钙或维生素摄取不足或吸收不良，如长期低钙饮食、腹泻、阻塞性黄疸、急性坏死性胰腺炎或妊娠后期等；⑤肾脏疾病，如慢性肾炎累及肾小管时影响钙的回吸收使血钙降低；⑥代谢性碱中毒时游离钙减少，肾小管回吸收钙减少；⑦低蛋白血症，如恶性肿瘤、严重肝病、黑热病及各种原因所致的大量蛋白尿等，均可使血清白蛋白减少而致血清钙降低，但扩散型钙可正常或只轻微降低，故临床上无低血钙的症状。

（2）血清钙增高可见于：①甲状旁腺功能亢进，因甲状旁腺激素可使骨盐溶解，释放入血，并促进肾小管对钙的重吸收；②骨肿瘤，如多发性骨髓瘤或骨转移癌等；③急性骨萎缩，如骨折后及肢体麻痹等；④大量应用维生素治疗；⑤血液内二氧化碳张力增加的疾病，如肺气肿、慢性肺功能衰竭等。

五、血清磷测定

饮食中磷在小肠内被吸收，肠内pH值低时有利于磷吸收，而某些金属离子（如钙、镁、铁等）与磷酸结合成不溶性的磷酸盐则阻碍吸收。磷的排泄是以磷酸盐的形式经肾及肠道排出，其中肾排泄量约占66%。成人体内磷的总量为400～800g，其中70%～80%沉积于骨骼中，其余大部分构成软组织成分，只有小部分存在于体液中。血液内的磷主要有两种形式，一种为有机磷，如细胞内的磷酸酯、类脂质及核酸中所含的磷等。有机磷与各种物质的代谢有密切关系。血清内无机磷的含量与钙有一定关系，两者的浓度的乘积为一常数（以mg/dl浓度计算，乘积等于40），故血清磷降低则血清钙按比例升高，磷升高则钙降低。此关系对成骨作用极为重要，如钙、磷乘积过低即可发生佝偻病或软骨病等。

磷在体内具有重要生理功能：①可参与糖、脂类及氨基酸的代谢；②有些磷酸化合物（如磷酸腺苷等）亦可是转运能量的物质；③血中磷酸盐又是调节酸碱平衡的重要缓冲体系之一；④是骨盐的主要成分，参与骨骼及牙齿的组成。

【参考值】

成人 0.97～1.61mmol/L；儿童 1.29～1.94mmol/L。

【临床意义】

（1）生理性变化 生理情况下血磷含量也可有轻度变动，如夏季因紫外线影响可较冬季稍高。糖代谢旺盛（如进食糖过多等）时，磷酸盐一方面参与糖代谢磷酸化过程，另外在贮存能量的过程中转变为高能磷酸键，故血清无机磷含量可降低，但禁糖饮食 4～5 小时后即可恢复正常水平。食入或注射大量维生素 D 或者重体力劳动后血清磷也可升高。正常妊娠妇女磷可降低。

（2）病理性变化

1）血清磷降低常见于甲状旁腺功能亢进、佝偻病活动期、骨质软化症及糖尿病等。

2）血清磷增高常见于甲状旁腺功能减退、多发性骨髓瘤、骨折愈合期、Addison 病、肾衰竭并发酸中毒、急性肝坏死、粒细胞白血病等。

六、血清铁和总铁结合力测定

铁是人体必需的微量元素之一，食物中的非血红素铁盐多为高价铁（Fe^{3+}），在肠腔内先游离并还原为低价铁（Fe^{2+}），再被肠黏膜吸收后氧化为高价铁。血红素铁多为可溶性铁，较易于肠黏膜吸收。正常情况下铁的排泄量很少，主要是由肾排泄，亦可经粪便、汗液及毛发脱落或脱落细胞等排泄。

成人体内的铁总量为 3～5g，从生理功能上分为两部分。一部分是正在执行生理功能的铁，包括血红蛋白内的铁，占 65%～80%，是血红素分子的核心；组织内铁约占 5%，是肌红蛋白、细胞色素系统及细胞内过氧化氢酶、过氧化物酶等的组成成分；血液中的转运铁含量甚微，仅占 0.15%。铁在呼吸和生物氧化过程中起着重要作用，并参与氧及二氧化碳的运转过程。通常情况下人体内的铁可反复利用。另一部分是暂不行使生理功能的贮存铁，约占 25%，主要以铁蛋白和含铁血黄素的形式贮存于肝、脾及骨髓等组织的单核－巨噬细胞。

血液中的铁能与一种特殊蛋白结合（即转铁蛋白）结合，进行铁的转运。正常情况下血清（浆）铁仅能与 1/3 的转铁蛋白结合，能与 100ml 血清中全部转铁蛋白结合的最大铁量（饱和铁）称为总铁结合力。大约 2/3 的转铁蛋白未与铁结合，未与铁结合的转铁蛋白称为未饱和铁结合力，其数值等于总铁结合力减去血清铁。

【参考值】

血清铁 14.3～26.9μmol/L（80～150μg/dl）；总铁结合力：

男性 44.6～69.3μmol/L（249～387μg/dl），女性 35.5～76.8μmol/L（204～429μg/dl）。

【临床意义】

血清铁及总铁结合力的高低受铁的吸收、贮存和利用等因素的影响，在不同疾病时也可有相应的变化。

（1）血清铁降低常见于缺铁性贫血、慢性失血或恶性肿瘤、慢性感染、肝硬化等；也可见于饮食中长期缺铁或铁的吸收障碍，如胃酸缺乏、胃大部切除后、脂肪泻等。

（2）血清铁增高见于再生障碍性贫血、溶血性贫血、急性肝炎（因转铁蛋白合成及铁贮存障碍）、铅中毒（血红蛋白合成障碍）等。

（3）血清铁降低而总铁结合力增高提示缺铁；血清铁及总铁结合力均增高，提示慢性感染、肾脏疾病或肝硬化的可能；贫血患者若血清铁升高而总铁结合力降低，则为血红蛋白合成障碍。

七、血清转铁蛋白测定

转铁蛋白是一种能结合三价铁的糖蛋白，主要由肝细胞和巨噬细胞合成，分布于血浆、细胞外液、淋巴液及脑脊液等，少量附着于接受铁的细胞膜上。机体内有转铁蛋白受体，是跨膜的糖蛋白，具有识别和结合转铁蛋白的能力。每毫克转铁蛋白可结合 1.25mg 铁。正常情况下有 1/3 的转铁蛋白与绝大部分的血浆铁结合，结合后被转运至需铁组织再将铁释放，转铁蛋白自身结构不变，转铁蛋白是铁的转运和传递者，对铁的利用尤其是对细胞及网织红细胞利用铁起着重要作用。血清铁与总铁结合力的百分比称为转铁蛋白饱和度。

【参考值】

转铁蛋白：2～4g/L（0.2～0.4g/dl）（琼脂扩散法）；转铁蛋白饱和度：0.33～0.35（33%～35%）。

【临床意义】

（1）转铁蛋白增高妊娠中、晚期及口服避孕药，反复出血、铁缺乏等，尤其是缺铁性贫血，均可使转铁蛋白升高。

（2）转铁蛋白降低遗传性转铁蛋白低下症、营养不良、严重蛋白质缺乏、腹泻、肾病综合征、溶血性贫血、类风湿性关节炎、心肌梗死、某些炎症及恶病质等，可使转铁蛋白含量降低。

（3）转铁蛋白饱和度降低最常见于缺铁性贫血及红细胞增多症等。

八、血清铁蛋白测定

铁蛋白由一个蛋白质外壳和一个铁核心构成。蛋白质外壳即为去铁蛋白，去铁蛋白外壳有 24 个亚基组成，表面高低不平，外壳内部形成 4 个囊腔状结构。外壳所包围的是一个较大的空腔，这是铁核心所在。空腔通过外壳的 6 条管道与壳外相通，铁离子（Fe^{2+}）先氧化成高铁，再通过管道进入去铁蛋白的内腔，形成高铁胶状分子团，即铁蛋白。铁核心主要由三价铁形成的复合物及含水氧化高铁磷酸复合物构成，其外部形态恰与外壳的囊腔吻合。铁蛋白的铁核心一般含 2500～3000 个铁原子，最多可容纳 4500 个铁原子，具有强大的结合铁和贮备铁的能力，以维持体内铁的供应和血红蛋白的相对稳定性。

实验证明钙离子可以加速铁与铁蛋白的结合；还原剂、维生素 C、连二亚硫酸铁、半胱氨酸、二羟基乙酸醇及去铁敏等均有助于铁从铁蛋白中释放。

肝是合成铁蛋白和含铁蛋白最多的场所。肝所含的铁 50% 以上以铁蛋白形式存在。肝又是清除铁蛋白的器官，其清除率为 5～10 分钟。目前多用 ^{125}I 标记铁蛋白与抗铁蛋白血清发生竞争结合的放射免疫法（药盒）测定血清铁蛋白。

【参考值】

男性 15～200μg/L（15～200ng/ml）；女性 12～150μg/L（12～150ng/ml）。

【临床意义】

（1）增高常见于：①急性粒细胞白血病或单核细胞白血病未缓解期；②急性感染或炎症；③肝脏疾病或心肌梗死早期；④淋巴瘤；⑤肝癌及乳腺癌晚期；⑥原发性血红蛋白病或

含铁血黄素沉着症及过多输血等。

（2）降低见于缺铁性贫血、营养不良或肝脏疾病晚期。

九、血清镁测定

镁是细胞内液中含量占第二位的阳离子。成人体内含镁总量为 20～30g，平均 24g（1mol），其中 50%～80% 以磷酸盐、碳酸盐及氟化物的形式组成骨盐，存在于骨骼中。血浆镁含量甚少，骨骼肌、肝、心、脑、肾等组织内含镁量为血浆的 6～10 倍；脑脊液内镁的含量也高于血浆。血浆内的镁约 2/3 呈游离状态，其余与蛋白质或氨基酸结合。而细胞内的镁只有 1/3 呈游离状态，不易逸出细胞。镁多从食物摄取经小肠吸收入血，由肾排出体外。镁的生理功能包括：①有激活酶的作用，如碱性磷酸酶、胆碱酯酶及某些肽酶等；②是骨骼的组成成分；③对神经肌肉的兴奋性有抑制作用（与钙离子协同）。

【参考值】

0.8～1.2mmol/L（2～3mg/dl）。

【临床意义】

（1）血清镁增高　高于 1.2mmol/L 为高血镁，临床较少见，可发生于：①影响肾小球滤过率的疾病均可使血镁滞留而升高，如急性肾小球肾炎或肾衰竭等；②甲状腺功能减退或甲状旁腺功能减低、艾迪生病及未治疗的糖尿病酮症酸中毒等；③镁剂治疗后或过量者；④多发性骨髓瘤、严重脱水、关节炎等。高血镁与高血钙同样有镇静作用，对神经系统及呼吸、心脏传导系统均有抑制作用，产生嗜睡和肌肉无力等症状。

（2）血清镁降低　低于 0.8mmol/L 为低血镁，常见病因：①摄入量不足，如长期禁食等；②失镁过多，如严重呕吐、腹泻、小肠吸收不良综合征、脂肪泻及手术后肠道瘘管等；③随尿液排镁过多，如应用利尿剂、急性肾衰竭多尿期、肾小管酸中毒等；④慢性酒精中毒时抑制对镁的重吸收；⑤甲状旁腺功能亢进时尿镁、尿钙排泄量增多可使血镁降低，但甲状旁腺功能降低时由于甲状旁腺激素减少，镁离子由细胞外液转入细胞内，亦可使血镁降低；⑥血液透析或腹膜透析；⑦其他，如原发性醛固酮增多症、急性胰腺炎、肝硬化晚期、妊娠中毒症、肾病综合征及长期应用肾上腺皮质激素等。血镁降低后能增强神经肌肉的兴奋性，低于 0.16～0.76mmol/L 时，血钙正常仍可发生肌肉震颤、手足搐搦、反射亢进及听觉、视觉过敏反应甚至谵妄、幻觉及精神分裂等表现。此时用镁治疗可使症状缓解，补充钙剂无效甚至加重。

十、血清锌测定

锌是人类维持生命所必需的微量元素之一，正常成人体内含锌约 40mmol（2.6g），锌在肠道被肠黏膜细胞吸收后与蛋白质结合进入血液。锌主要由粪便排出。锌具有重要的生理功能包括：①是多种酶的必要成分，如红细胞的碳酸酐酶、碱性磷酸酶、醇脱氢酶、羧肽酶、醛缩酶、DNA 和 RNA 合成酶等，是以上各酶催化活性所必需，亦对维持酶的结构起着重要作用；②锌能与膜蛋白的巯基、羧基、磷脂的磷酸根及糖蛋白中唾液酸的羧基结合，从而稳定膜结构和防止膜脂类过氧化；③锌也可抑制结合于细胞膜上的酶的活性，如各种 ATP 酶、磷脂酶 A2 等。

【参考值】

7.65～22.95μmol/L（50～150μg/dl）。

【临床意义】

（1）增高　见于锌中毒、甲状腺功能亢进等。

（2）降低　见于严重急性组织损伤（如烧伤）、发热、营养不良、生殖功能减退症、急性传染病、慢性肝损害（如酒精性肝硬化）、肾衰竭及皮质激素治疗等。锌缺乏时儿童可出现生长停滞、发育不良及伤口愈合迟缓。缺锌时唾液中缺乏味多肽，味多肽是味蕾正常所必需，故缺锌时嗅觉和味觉可丧失。

十一、血清铜测定

铜亦属机体必需的微量元素，成人体内总量为100mg（2mmol）左右，多者可达150mg。铜主要自小肠上部吸收随胆汁排出体外。血循环中的铜不及总量的10%。血浆中的铜有两种形式，一种是以游离形式与白蛋白呈疏松地结合状态，约占血铜的5%；另一种是与球蛋白牢固地结合为铜蓝蛋白，亦称铜氧化酶，约占血铜的95%。体内的铜主要分布于肝，其次是肾与脑组织。铜蛋白主要包括肝中肝铜蛋白、脑组织中的脑铜蛋白和红细胞中的血铜蛋白等。铜在体内具有特殊生理功能包括：①铜蓝蛋白能使二价铁离子氧化成三价铁，三价铁容易与转铁蛋白结合，有利于铁的转运及运输铁穿过肠壁，使铁与铁蛋白结合，并促使铁从贮藏组织中释放出来，故铜在铁的代谢中起着重要作用；②铜是血红蛋白合成的催化剂；③参与多种酶的合成，如细胞色素氧化酶、过氧化氢酶、赖氨酰氧化酶、络氨酸酶等，并能维持其活性。

【参考值】

血清铜　男11.0～22.0μmol/L（70～140μg/dl）；女：12.6～23.6μmol/L。

【临床意义】

（1）增高

1）肝内、外胆汁淤滞，如肝硬化、肝转移癌或其他恶性肿瘤等，血清铜及铜蓝蛋白均升高。

2）各种感染、白血病、贫血、心肌梗死及淋巴瘤等。

3）风湿病、甲状腺功能亢进、妊娠或注射雌性激素等。

（2）降低

1）肝豆状核变性时血清总铜量及铜蓝蛋白均降低，但与铜试剂呈直接反应的血清铜则相对增高。

2）营养不良、小肠吸收不良综合征、肾病综合征及烧伤等所致的低蛋白血症均可使血清铜降低。

十二、血清总胆固醇测定

总胆固醇包括游离胆固醇和胆固醇脂。胆固醇脂由胆固醇与脂肪酸结合而成，此结合作用主要在肝进行。人体约含胆固醇140g，广泛分布于全身各组织中，大约1/4分布于脑和神经组织中。血液中的胆固醇仅有10%～20%是直接从蛋、奶及肉类食物中摄取，其余部分主要由机体自身合成，肝是合成和贮存胆固醇的主要器官，肾上腺、脾、心、肾、性腺、脑组织及动脉壁亦可合成一定量的胆固醇。胆固醇主要经胆汁随粪便排出体外。

胆固醇是合成胆汁酸、肾上腺皮质激素、性激素及维生素等生理活性物质的重要原料，也是构成细胞膜的主要成分。胆固醇为两性分子，对保证细胞膜的正常状态与功能起着重要作用。

【参考值】

成人：胆固醇 2.86 ~ 5.98mmol/L（110 ~ 230mg/dl）（胆固醇脂占 60% ~ 80%）；儿童：胆固醇 3.12 ~ 5.2mmol/L（120 ~ 200mg/dl）。

【临床意义】

血清中总胆固醇的浓度可作为脂类代谢的指标，但脂类代谢又常与糖类及激素的代谢密切相关，故在其他物质代谢异常时亦可影响血清总胆固醇的浓度。

（1）增高

1）甲状腺功能减退、动脉硬化、冠状动脉粥样硬化性心脏病及高脂血症等。

2）糖尿病患者，特别是并发糖尿病昏迷时几乎都有总胆固醇升高。

3）慢性肾炎肾病期、肾病综合征、类脂性肾病等。

4）胆总管阻塞（如结石、肿瘤）时，总胆固醇增高且伴有黄疸，但胆固醇与总胆固醇的比值仍正常。

5）长期高脂饮食、精神紧张或妊娠期，总胆固醇也可升高。

（2）降低

1）严重的肝脏疾病患者，如急性肝坏死或肝硬化时，血清总胆固醇降低，胆固醇脂与总胆固醇比值也降低。

2）严重的贫血患者，如再生障碍性贫血、溶血性贫血、缺铁性贫血等，因骨髓及红细胞合成胆固醇的功能受到影响，血清总胆固醇降低。

（3）甲状腺功能亢进或严重营养不良时，总胆固醇降低。

十三、血清三酰甘油测定

三酰甘油又称三酸甘油酯、甘油三酯，是机体贮存能量的形式。肝、脂肪组织及小肠是合成三酰甘油的主要场所，以肝合成能力最强。正常人空腹时三酰甘油仅占总脂的 1/4，主要存在于前 β-脂蛋白和乳糜微粒中，直接参与胆固醇及胆固醇脂的合成。三酰甘油与血栓形成密切相关，对动脉硬化和冠状动脉硬化性心脏病等心、脑血管栓塞性疾病的发生有一定影响。

【参考值】

0.22 ~ 1.21mmol/L（20 ~ 110mg/dl）（随年龄而升高）。

【临床意义】

三酰甘油升高是动脉粥样硬化发生的重要因素之一，三酰甘油还可使血液凝固性增强，并抑制纤维蛋白溶解，促进血栓形成，故与冠状动脉硬化性心脏病的发生有极密切的关系，约有 80% 的心肌梗死患者三酰甘油升高。三酰甘油增高还可见于原发性高脂血症、动脉硬化症、肥胖症、阻塞性黄疸、糖尿病、严重贫血、肾病综合征、甲状腺功能减退及长期饥饿或高脂饮食等。大量饮酒后亦可使三酰甘油假性升高。

十四、血清脂蛋白测定

血液中的脂类除游离脂肪酸与白蛋白结合外，其余均与球蛋白结合成为脂蛋白复合物，脂蛋白主要由蛋白质、甘油三酯、磷脂、胆固醇及其酯组成。各种脂蛋白因所含脂类及蛋白质的量不同，其密度、颗粒大小、表面电荷、电泳行为及免疫性均有不同，目前常用电泳法及超速离心法将脂蛋白分为四类。

（1）乳糜微粒（CM）是颗粒最大、密度最小、分子量最大的一类脂蛋白，是富含有三酰甘油的脂肪颗粒。主要来源于含脂肪的食物，是在消化过程中由肠黏膜形成的外源性脂蛋白，但当食用大量糖类食物时内源性三酰甘油也可进入乳糜微粒。乳糜微粒是转运外源性三酰甘油及胆固醇脂的主要形式。正常人空腹 12 小时后血浆中无或含很少乳糜微粒，电泳时不出现乳糜微粒。含量增多时电泳法仍留在原点；超速离心法漂浮在最上面，并使血浆呈乳状混浊或乳白色。如在冰箱（4℃）放置一夜（冷却试验或称乳糜微粒试验）则乳糜微粒全部漂浮在食管上部成为很浓的奶油层样白色带。

（2）极低密度脂蛋白（VLDL）也称内源性脂蛋白，相当电泳分离的前 β-脂蛋白，是内源性三酰甘油的重要运输形式。含三酰甘油量仅次于乳糜微粒，而含胆固醇量较乳糜微粒多。VLDL 主要在肝内由糖及脂肪酸、磷脂、胆固醇等合成，分子量较乳糜微粒小，密度也较高，电泳时能离开原点运动，走在 β-脂蛋白前面。正常人占脂蛋白的 13%～25%。血浆中若无乳糜微粒而 VLDL 含量增加，则反映血浆内三酰甘油或胆固醇增高。VLDL 常在禁食状态及肥胖、饮酒或大量进食糖类饮食时合成增加，血浆浓度升高。血浆浓度增高可使血浆呈乳浊状，因其分子量仍较大，不能上浮，故在冰箱过夜时血清呈半乳状均匀浑悬而无奶油样上浮的白色层。

（3）低密度脂蛋白（LDL）由 VLDL 转变而来，也是转运肝合成的内源性胆固醇的主要形式，肝又是降解 LDL 的主要器官，50% LDL 由肝降解。LDL 电泳时泳动位置类似 β 球蛋白，故亦称 β-脂蛋白，是人体内最主要的脂蛋白，占血清总脂蛋白的 50%～60%。LDL 内含脂质较多（约 80%），其中含胆固醇 50%，磷脂 25%，三酰甘油 5%，故在脂肪代谢紊乱时 LDL 可明显升高。正常 LDL 血清浓度一般在 7g/L 以下。

（4）高密度脂蛋白（HDL）是颗粒较小的一类脂蛋白，电泳时泳动于 α-球蛋白位置上，故亦称 α-脂蛋白。其功能之一是运输内源性胆固醇，血清中 25% 左右的胆固醇来于 HDL。根据密度大小 HDL 又分为 HDL1、HDL2 及 HDL3。HDL1 仅在摄取高胆固醇膳食时才在血中出现，正常人血浆中主要含 HDL2 及 HDL3。

【参考值】

乳糜微粒：阴性。

HDL：1.03～2.07mmol/L。

LDL：≤3.12mmol/L。

【临床意义】

血脂高于正常值上限即为高脂血症。由于血脂在血中以脂蛋白形式运输，血脂升高后运输血脂的脂蛋白必然也相应地升高，实际上高脂血症也是高脂蛋白血症。

十五、血清肌酸激酶及其同工酶测定

肌酸激酶（CK）主要分布于骨骼肌和心肌内，其次是脑组织和平滑肌等。CK 的同工异构酶称为同工酶，它们具有相同的生物活性。但在结构上存在着一定差异，理化和免疫反应也有不同。正常人血清内仅含有少量 CK，在某些疾病时其含量可增多。分析其同工酶的不同类型对判断血清 CK 升高的组织来源有重要价值。根据电泳的移动速率不同，将血清 CK 同工酶分成3 种不同亚型：①快速移动部分或称脑型同工酶（BB），其电泳移动率类似白蛋白；②中速移动部分由 M 和 B 单体结合而成，亦称混合型同工酶（BM 或 MB），其电泳移动率类似 α2 或 β 球蛋白；③慢速移动部分或称肌型同工酶（MM），其电泳移动度类似 γ 球蛋白。

【参考值】

（1）无机磷法：0 ~ 2000U/L（0 ~ 200U/dl）；比色法：男性 5.5 ~ 7.5U/L（0.55 ~ 7.5U/dl），女性 14.5 ~ 40U/L（1.45 ~ 4.0U/dl）。

（2）CK 同工酶 MB <0.05（5%）；MM 0.94 ~ 0.96（94 ~ 96%）；BB 极少或无。

【临床意义】

（1）增高急性心肌梗死时血清 CK 显著升高，一般在 12 ~ 24 小时达高峰，2 ~ 4 天后降至正常水平，其升高幅度比天门冬氨酸基转移酶（AST）和乳酸脱氢酶都大。对心肌缺血和心内膜下心肌梗死的诊断比其他酶灵敏度高。进行性肌营养不良发作期、病毒性心肌炎、多发性肌炎、肌肉损伤或手术后、酒精中毒及甲状腺功能减退症、肺梗死、脑血管疾病或低体温等血清 CK 均可升高。

（2）降低较少见，甲状腺功能亢进症时血清 CK 可降低。

（3）同工酶变化心肌梗死时血清中可发现 MB 和 MM 两种类型的同工酶，但 MB 型在梗死后 12 ~ 36 小时更易查出，常在 1 ~ 4 天后消失。脑血管疾病、肌营养不良、骨骼肌损伤、手术后酒精或巴比妥中毒、肝豆状核变性、肺部疾病等，多以 MM 型升高为主，其中半数以上患者可检出 MB 型同工酶，而无 BB 型同工酶。

十六、血清乳酸脱氢酶测定

乳酸脱氢酶（LD）是一种糖酵解酶，广泛存在于机体的各种组织中，其中以心肌、骨骼肌和肾脏含量最丰富，其次为肝脏、脾脏、胰腺、肺脏和肿瘤组织，红细胞中 LD 含量也极为丰富。由于 LD 几乎存在于人体各组织中，所以 LD 对疾病诊断具有较高的灵敏度，但特异性较差。

【参考值】

①连续检测法：104 ~ 245U/L；②速率法：95 ~ 200U/L。

【临床意义】

（1）心脏疾病　AMI 时 LD 活性增高较 CK、CK-MB 增高出现晚（8 ~ 18 小时开始增高），24 ~ 72 小时达到峰值，持续 6 ~ 10 天。如果 AMI 病程中 LD 持续增高或再次增高，提示梗死面积扩大或再次出现梗死。

（2）肝脏疾病　急性病毒性肝炎、肝硬化、阻塞性黄疸，以及心力衰竭和心包炎时的肝淤血、慢性活动性肝炎等 LD 显著增高。

（3）恶性肿瘤　恶性淋巴瘤、肺癌、结肠癌、乳腺癌、胃癌、宫颈癌等 LD 均明显增高。由于 LD 的特异性较低，可用于观察有无组织器官损伤。所以，在化疗过程中及时检测 LD，用以观察组织损伤情况。

（4）其他　贫血、肺梗死、骨骼肌损伤、进行性肌营养不良、休克、肾脏病等 LD 均明显增高。

十七、乳酸脱氢酶同工酶测定

LD是由H亚基（心型）和M亚基（肌型）组成的四聚体，根据亚基组合不同形成5种同工酶：即LD1（H4）、LD2（H3M）、LD3（H2M2）、LD4（HM3）和LD5（M4）。其中LD1、LD2主要来自心肌，LD3主要来自肺、脾组织，LD4、LD5主要来自肝脏，其次为骨骼肌。由于LD同工酶的组织分布特点，其检测具有病变组织定位作用，且其意义较LD更大。

【参考值】

①LD1：(32.7±4.60)%；②LD2：(45.10±3.53)%；③LD3：(18.50±2.96)%；④LD4：(2.90±0.89)%；⑤LD5 (0.85±0.55)%；⑥LD1/LD2：<0.7。

【临床意义】

（1）AMI　AMI发病后12～24小时有50%的患者，48小时有80%的患者LD1、LD2明显增高，且LD1增高更明显，LD1/LD2>1.0。当AMI患者LD1/LD2增高，且伴有LD5增高，其预后较仅有LD1/LD2增高者为差，且LD5增高提示心力衰竭伴有肝脏淤血或肝衰竭。

（2）肝脏疾病　肝脏实质性损伤，如病毒性肝炎、肝硬化、原发性肝癌时，LD，升高，且LD5>LD4，而胆管梗阻但未累及肝细胞时，LD4>LD5。恶性肿瘤肝转移时LD4、LD，均增高。

（3）肿瘤　由于恶性肿瘤细胞坏死引起LD增高，且肿瘤生长速度与LD增高程度有一定关系。大多数恶性肿瘤患者以LD5、LD4、LD3增高为主，且其阳性率LD5>LD4>LD3。生殖细胞恶性肿瘤和肾脏肿瘤则以LD1、LD2增高为主。白血病患者以LID3、LD4增高为主。

（4）其他　骨骼肌疾病血清LD5>LD4；肌萎缩早期LD5升高，晚期LD1、LD2也可增高；肺部疾病患者LD3可增高；恶性贫血LD极度增高，且LD1>LD2。

十八、糖化血红蛋白测定

【检验目的】

糖化血红蛋白（GHb）是血红蛋白与葡萄糖进行的非酶促反应的产物，由于糖基化过程非常缓慢，一旦生成不再解离，且不受血糖浓度的暂时波动而变化，是糖尿病诊断及病情长期控制的一项具有重要意义的客观指标。

【标本】

静脉血2ml，肝素抗凝。

【参考值】

5%～8%。

【临床意义】

（1）增高见于糖尿病。血糖控制后GHb下降比血糖尿糖晚3～4周，可用于评价糖尿病的控制程度。

（2）筛选糖尿病和预测血管并发症。

十九、糖化血清蛋白测定

糖化血清蛋白（GSP）是血清中的葡萄糖与蛋白质分子发生的非酶促糖化反应产物，可反应过去1～2周的平均血糖的浓度，不受患者生理因素影响，根据测定结果能反映糖尿病近期治疗效果。

【标本】

静脉血2ml。

【参考值】

1.9±0.25mmol/L。

【临床意义】

增高见于糖尿病。

二十、空腹血糖测定

空腹血糖测定又称为血葡萄糖测定。血糖是血液中的葡萄糖。正常人血糖浓度保持相对恒定。肝脏在糖的分解、合成代谢和糖类的相互转化上均起着十分重要的作用。它通过肝糖原的生成与分解、糖的氧化分解、糖异生和将其他单糖转化为葡萄糖等以维持血糖恒定。当肝细胞损害（尤其是肝炎）时，由于肝内糖代谢酶系的变化可导致血糖异常。

【标本】

血清3ml。

【方法】

邻甲苯胺法和葡萄糖氧化酶法。

【参考值】

成人：3.9～5.8mmol/L；大于60岁：4.4～6.4mmol/L。

【临床意义】

严重肝病患者由于肝脏贮存糖原及糖异生等功能低下，不能有效调节血糖平衡，可引起血糖降低。血糖浓度超过6.6mmol/L称高血糖症。引起高血糖的原因很多，临床上最重要的高血糖症见于糖尿病，其特征是血糖浓度持续升高。

二十一、酮体测定

酮体包括乙酰乙酸、β-羟丁酸和丙酮，是脂肪酸分解代谢的中间产物，酮体产生于肝脏，经血液运送至肝外组织氧化成二氧化碳和水。当糖代谢发生障碍时，脂肪酸分解代谢增加，一旦酮体产生超过肝外组织利用速度，即可引起血中酮体堆积，称为酮血症。过多的酮体从尿中排出称为酮尿。

【标本】

抽静脉血3ml，凝固后离心分离血清或置抗凝管中分离血浆。

【方法】

化学比色法、酶法。

【参考值】

0.03～0.30mmol/L（以乙酰乙酸计）或阴性。

【临床意义】

某些慢性肝细胞损害时，由于糖代谢障碍，糖的利用减少，脂肪分解增加，导致酮体生成过多，产生酮血症。此外，禁食过久、妊娠毒血症时血酮体也可增加。重症糖尿病患者血酮体常增加并可导致酮症酸中毒。

二十二、血清丙酮酸测定

丙酮酸是糖分解代谢的中间产物。经无氧酵解途径在 LDH 的催化下加氢还原成乳酸。经有氧氧化途径，丙酮酸则氧化脱羧生成乙酰辅酶 A，参与三羧酸循环，彻底分解为二氧化碳和水。当肝细胞中三羧酸循环运转不佳时，可引起血中丙酮酸升高。

【标本】

抽静脉血 2ml，立即注入预先定量的冰冷蛋白沉淀剂的试管中。

【方法】

LDH 分光光度法。

【参考值】

小于 0. 1mmol/L。

【临床意义】

严重肝细胞损害，特别发生在肝昏迷时，血中丙酮酸显著上升。此外，各种原因引起的组织严重缺氧也可引起血中丙酮酸和乳酸增加。血液丙酮酸的测定主要用于维生素 B1 缺乏症的辅助诊断。

二十三、葡萄糖耐量试验

正常人口服或注射一定量葡萄糖后血糖暂时升高，并刺激胰岛素的分泌增多，促使大量葡萄糖合成糖原加以贮存，在短时间内血糖即可降至空腹水平，此现象称为耐糖现象。当内分泌失调或其他因素引起糖代谢紊乱时，口服或注射一定量葡萄糖则血糖急剧升高，经久不能恢复空腹水平；或血糖升高不明显，但短时间内不能降至原来的水平者，称为耐糖异常（耐量降低）。此试验常用于了解和观察糖代谢功能是否健全。临床上对空腹血糖正常或稍高，偶有尿糖、糖尿病症状又不明显的隐匿型糖尿病患者，常用葡萄糖耐量试验来明确诊断。但空腹血糖明显增高者不宜作此试验。一般多采用口服葡萄糖 100g（也可静脉注射 50% 葡萄糖 50ml）或进食 100g 馒头后，于 0. 5 小时，1 小时，2 小时及 3 小时各静脉取血及留尿液一次，并在服糖前取空腹（空腹 10～16 小时）血及留尿液以作对照。即刻测定各份标本的血糖或尿糖。在作试验前 8 小时禁止吸烟、饮酒及咖啡，口渴时可以饮水。试验过程中注意休息，避免剧烈活动及精神紧张。

【参考值】

空腹血糖低于 6. 7mmol/L（120mg/dl），口服糖或馒头后 0. 5～1 小时血糖上升达高峰，一般在 7. 8～9. 0mmol/L（140～160mg/dl）之间；2 小时降至空腹水平。静脉注射法血糖高峰出现于注射后 0. 5 小时，多在 11. 2～14mmol/L（200～250mg/dl）之间，1. 5 小时后降至空腹水平以下，2 小时恢复注射前水平。各次尿糖均为阴性。

【临床意义】

（1）隐匿型糖尿病患者空腹血糖正常或稍高，口服糖后血糖急剧升高常超过 10. 1mmol/L，且高峰提前，2 小时后不能降至正常水平，呈糖耐量减低现象，尿糖为阳性。

（2）甲状腺功能亢进、腺垂体功能亢进或肾上腺皮质功能亢进或慢性胰腺炎患者，常显示糖耐量减低，尿糖阳性。

（3）肝原性低血糖患者空腹血糖低于正常，口服糖后血糖高峰前提超过正常，2 小时后不能降至正常水平，服糖后尿糖亦为阳性。

（4）胰岛 B 细胞瘤患者空腹血糖降低，服糖后血糖上升不明显，2 小时后仍处于低水平，耐量曲线呈低平状态，显示糖耐量增高。

（5）功能性低血糖患者空腹血糖正常，服糖后血糖高峰亦在正常范围，但服糖后 2～3 小时左右可发生低血糖反应。

甲磺丁脲试验：

甲磺丁脲，即 D860，具有刺激胰腺 β 细胞分泌胰岛素作用。该试验用于糖尿病的诊断。

【标本】

试验前禁食 8 小时，空腹抽血一次，口服甲磺丁脲和碳酸氢钠各 2g，服药后 30 分钟、60 分钟、120 分钟、180 分钟各抽血一次。

【参考值】

30～60 分钟时血糖下降至空腹时的 50%～60%，90～120 分钟时恢复正常。

【临床意义】

糖尿病患者在 30～60 分钟时血糖仅下降至空腹时的 80%～90%。胰岛 β 细胞瘤患者在 30～60 分钟时血糖下降至空腹时的 40% 以下，持续时间大于 2 小时，常诱发低血糖症。

二十四、血清胰岛素测定及胰岛素释放试验

胰岛素（insulin）是胰岛 β 细胞分泌的激素，对糖、脂肪、蛋白质及水、电解质的代谢均有重要作用。胰岛素的分泌主要是受血糖浓度的控制。在生理情况下血糖与胰岛素的血浆浓度变化曲线基本平行，但在糖尿病或其他因素所致的胰岛 β 细胞功能障碍时，两者的变化曲线可发生分离现象。胰岛素释放试验就是血清胰岛素与葡萄糖耐量试验并行测定，观察葡萄糖与胰岛素的浓度，判断 β 细胞合成和释放胰岛素的潜在功能，用于糖尿病的早期诊断及分型诊断。

【标本】

静脉血 2ml，避免溶血。如作胰岛素释放试验，则标本要求同葡萄糖耐量试验。

【参考值】

放射免疫法，空腹胰岛素 5～20mU/L（5～20μU/ml）。胰岛素（μU/ml）与血糖（mg/dl）比值<0.3。

【临床意义】

（1）空腹血清胰岛素增高见于重度糖尿病（轻度糖尿病接近正常值），肢端肥大症，库欣综合征等。

（2）空腹血清胰岛素降低见于 1 型糖尿病，嗜铬细胞瘤、醛固酮增多症、垂体功能低下。

（3）胰岛素释放试验

1）正常人葡萄糖耐量试验后 30～60 分钟时出现一个胰岛素的峰值，然后逐渐下降，3

小时后两者均降至空腹水平。

2）糖尿病的患者 90～120 分钟时出现一个明显低于正常人的峰值；继发性糖尿病如肝硬化、急性肝炎、肾上腺皮质激素治疗、肥胖者和甲状腺功能亢进患者 90～120 分钟时出现一个明显高于正常人的峰值。

3）糖尿病的分型诊断胰岛素依赖型（1 型）糖尿病患者空腹胰岛素降低，口服糖后仍很低，呈低平曲线，胰岛素与血糖的比值也明显降低。非胰岛素依赖型（2 型）糖尿病患者空腹胰岛素水平可正常、稍低或稍高，服糖后呈延迟释放，与血糖的比值也降低。

4）空腹血糖降低，血浆胰岛素/血糖比值大于 0.4，提示高胰岛素血症或胰岛素瘤。

二十五、血浆胰高血糖素测定

胰高血糖素（PG）是胰岛 α 细胞分泌的二十九肽，其分泌受胰岛素、高血糖的抑制和低血糖的刺激。具有与胰岛素拮抗的作用。胰高血糖素测定也是诊断胰腺功能的指标之一。

【标本】

静脉血 2ml，EDTA-Na^{2+}抗凝，冰浴送检。

【参考值】

放射免疫分析法：7.75～62.56pmol/L（27～218ng/L）。

【临床意义】

（1）胰高血糖素增高见于糖尿病、胰高血糖素瘤、肢端肥大症、库欣综合征、甲状腺功能低下、急性胰腺炎、肝硬化、肾功能不全等。

（2）胰高血糖素减低见于胰高血糖素缺乏，慢性胰腺炎、腺垂体功能减退和艾迪生病等。

二十六、血清 C 肽测定

血清 C 肽（C-peptide）是胰岛素产生过程中分离出来的产物，血浆内 C 肽与胰岛素的浓度变化曲线基本平行。测定血液中 C 肽水平，可反应胰岛 β 细胞活动功能，结合血糖和胰岛素释放试验，同时测定各份血标本的 C 肽浓度，因 C 肽测定不像胰岛素那样易受血中外源性胰岛素及抗胰岛素抗体的干扰，所以更能准确地反映 β 细胞的贮备能力，并间接反映患者自身产生胰岛素的量，有助于糖尿病的分型和指导胰岛素治疗。

【标本】

空腹静脉血 2ml。

【参考值】

空腹 C 肽：0.3～1.3nmol/L。

【临床意义】

（1）血清 C 肽增高见于胰岛细胞瘤、胰岛素抵抗状态、肝肾衰竭或排泄受阻时。

（2）血清 C 肽减低见于 1 型糖尿病。

（3）鉴别低血糖的原因　糖尿病伴胰岛细胞瘤，血中胰岛素及 C 肽均升高；外源性胰岛素过量，血中胰岛素升高，而 C 肽降低；胰岛素瘤术后 C 肽仍升高，提示肿瘤未完全切除或复发和功能性转移。

（4）糖尿病分型　1 型糖尿病空腹血清胰岛素和 C 肽低于正常，口服葡萄糖后无高峰；

2 型糖尿病空腹血清胰岛素和 C 肽可正常或稍高，刺激后高峰延迟出现。

（5）胰岛素治疗　C 肽如不太低，对试验餐有一定反应能力，说明胰岛细胞有一定的储备能力。

（寇明先　李　红）

第十四节　内分泌激素检测

关键词

促肾上腺皮质激素	adrenocorticotropic hormone，ACTH
促卵泡激素	follicle stimulating hormone，FSH
黄体生成素	luteinizing hormone，LH
促甲状腺激素	thyrotropin，thyroid stimulating hormone，TSH
催乳素	prolactin，PRL
人绒毛膜促性腺素	human chorionic gonadotropin，HCG
促甲状腺激素释放激素	thyrotropin releasing hormone，TRH
生长激素	growth hormone，GH
抗利尿激素	antidiuretic hormone，ADH
总甲状腺素	total thyroxine，TT_4
总甲状腺三碘原氨酸	total triiodothyronine，TT_3
血清游离 T_3、T_4	free T_3 and free T_4，FT_3、FT_4
反三碘甲腺原氨酸	reverse triiodothyronine，r T_3
甲状腺素结合球蛋白	thyroid binding globulin，TBG
甲状旁腺素	parathyroid hormone，PTH
降钙素	calcitonin，CT
17-酮类固醇	17-ketosteroid，17-KS
17-羟皮质类固醇	17-hydroxycorticosteroid，17-OHC
皮质醇	cortisol
醛固酮	aldosterone，ALD
儿茶酚胺	catecholamine
睾酮	progesterone
双氢睾酮	dihydrotestosterone，DTH
孕酮	progesterone
肾素－血管紧张素	renin-angiotensin
前列腺素	prostaglandin，PG
血栓烷 A_2	thromboxane，TX A_2
前列环素	prostacyclin，PGI_2

一、垂体功能检查

（一）促肾上腺皮质激素测定

促肾上腺皮质激素（ACTH）由脑垂体的 ACTH 细胞分泌，主要生理作用是促进肾上腺糖皮质激素的合成与分泌，诱导蛋白质的合成，促进类固醇的合成等。因此，测定 ACTH 有助于鉴别诊断垂体肾上腺疾病。

【标本】

用塑料注射器抽取非抗凝血，置于 4℃塑料管中立即送检。血浆 ACTH 水平呈昼夜节律变化，早晨最高，午夜最低，应激时分泌增多。如观察 ACTH 分泌节律可于当天早晨 8 点、下午 4 点及夜间 12 点抽血。抽血时间要准确，并在检验单上明确标明。

【参考值】

放射免疫分析法：①上午 8 时：25～100ng/L；②下午 6 时：10～80ng/L。

【临床意义】

（1）ACTH 增高　常见于烧伤、手术、低血糖等严重应激状态；异位性 ACTH 综合征；原发性肾上腺功能不全；垂体腺瘤所致的肾上腺皮质功能亢进。

（2）ACTH 降低　常见于肾上腺皮质肿瘤、腺垂体功能受损、大量糖皮质激素治疗时等。

（二）促卵泡激素测定

促卵泡激素（FSH）由腺垂体 FSH 细胞分泌，促进女性卵泡成熟及分泌雌激素，促进男性精液生成。FSH 测定有助于了解下丘脑－垂体－性腺功能。

【标本】

静脉血 2ml。

【参考值】

放射免疫分析法：一般成年男性＜20IU/L；女性卵泡期＜20IU/L，黄体期＜13IU/L，排卵期 14～32IU/L，绝经期＞40IU/L。

【临床意义】

（1）FSH 升高见于原发性闭经、原发性性腺功能减退、早期腺垂体功能亢进和 Turner 综合征等。

（2）FSH 降低见于接受雌激素或孕酮治疗、继发性性腺功能减退、希恩综合征、晚期垂体功能低下及正常妊娠。服用避孕药的妇女血清 FSH 轻微下降。

（三）黄体生成素测定

黄体生成素（LH）是腺垂体分泌的促性腺激素之一，可促进女性排卵、黄体生成以及促进黄体分泌雌激素和孕激素，也可促进男性分泌雄激素。通过 LH 测定可预测排卵、确定受精时间，鉴别男性性功能低下，与 FSH 同时测定还能有效地鉴别卵巢或垂体、下丘脑性闭经。

【标本】

遵医嘱按指定的日期抽非抗凝静脉血 2ml。

【参考值】

成年男性 <25U/L；女性卵泡期 <38U/L；黄体期 <25U/L；排卵期 50～150U/L；绝经期 >21U/L。

【临床意义】

（1）黄体生成素增高多囊卵巢综合征、Turner 综合征及原发性性腺功能低下等。

（2）黄体生成素降低见于长期服用避孕药者，LH <5U/L 提示卵巢功能衰竭。

（四）促甲状腺激素测定

促甲状腺激素（TSH）是在下丘脑分泌的促甲状腺素释放激素（TRH）的调节下，垂体前叶细胞分泌的调节甲状腺功能的主要激素，主要功能是促进甲状腺激素的合成和分泌。TSH 测定是诊断原发性甲状腺功能减退最灵敏的指标，可用于了解垂体 TSH 储备功能、甲状腺功能亢进或原发性甲状腺功能减退的治疗效果的观察等。

【标本】

静脉血 2ml，避免溶血。

【参考值】

放射免疫分析法：2～10mU/L（110～150μU/ml）。

【临床意义】

（1）TSH 增高见于原发性甲状腺功能减低症、单纯性甲状腺肿、腺垂体功能亢进症或局限性垂体腺瘤等，亚急性甲状腺炎或慢性淋巴细胞性甲状腺炎。

（2）TSH 降低见于腺垂体功能减低及继发性甲状腺功能减低症；甲状腺功能亢进时由于过多的甲状腺激素对垂体分泌 TSH 的负反馈作用，也可使 TSH 降低。

（五）血清催乳素测定

催乳素（PRL）是腺垂体催乳素细胞合成和分泌的激素，主要作用是促进乳腺生长、发育及分泌乳汁，抑制促性腺激素，参与月经调节作用。检测 PRL 可发现下丘脑及垂体病变。

【标本】

晨 7～8 时抽静脉血 2ml（避开排卵期）。

【参考值】

非妊娠妇女卵泡期 <23μg/L；黄体期 5～40μg/L，绝经期 3～20μg/L，成年男性 <15μg/L（1μg/L = 23mIU/L）。

【临床意义】

（1）新生儿期、妊娠期、吸吮乳头可致催乳素生理性升高。

（2）PRL 的升高见于垂体肿瘤、肢端肥大症、原发性甲状腺功能减低、卵巢肿瘤术后、恶性肿瘤异位性分泌，如支气管肺癌、卵巢癌和绒毛膜上皮癌等。

（3）某些药物如氯丙嗪、利舍平、口服避孕药、大量雌激素等也可导致 PRL 的升高。

（六）人绒毛膜促性腺素 β 亚基测定

人绒毛膜促性腺素（HCG）由胎盘滋养层合体细胞合成分泌，它含有 α 和 β 亚基，β-HCG 在检测中能把交叉反应降低到最低程度，提高测试的特异性和准确度。HCG 测定常用于早期妊娠、绒毛膜上皮细胞癌和葡萄胎的诊断。

【参考值】

放射免疫分析法：HCG <3.1μg/L（1ng = 1mIU）。

【临床意义】

(1) 正常育龄妇女 >5μg/L 提示早孕，但如果妊娠最初的 6~8 周 β-HCG 不能以每天 66% 的速度递增，应考虑异位妊娠或先兆流产的可能。

(2) 绒毛膜上皮癌、葡萄胎以及生殖系统的恶性肿瘤 HCG 可见升高。

(七) 促甲状腺素释放激素兴奋试验

促甲状腺激素释放激素（TRH）是下丘脑分泌的神经激素，可通过垂体门脉系统刺激 TSH 的合成与释放。本试验通过注射 TRH 后观察血清 TSH 水平变化，了解垂体对 TSH 的储备功能及下丘脑-垂体-甲状腺轴的功能状态，诊断和鉴别诊断甲状腺功能亢进症与甲状腺功能减退症等。

【标本】

本试验无需禁食或空腹。试验前停用甲状腺素、抗甲状腺素、雌激素、皮质激素、左旋多巴等药物。清晨给受试者快速静脉推注稀释于 1ml 生理盐水的 TRH250μg，分别于注射前及注射后 0.5 小时、1 小时、2 小时各抽血 2ml 送检。

【参考值】

TRH 兴奋试验反应分为 5 型：

(1) 正常反应 TSH 为 10~40μU/ml，高峰时间 30 分钟。

(2) 活跃反应 TSH >40μU/ml。

(3) 低弱反应 TSH <10μU/ml。

(4) 无反应 TSH <2μU/ml。

(5) 延迟反应 TSH 的高峰值出现在 30 分钟以后。

【临床意义】

(1) 活跃性反应有助于早期诊断原发性甲状腺功能减退。

(2) 低弱或无反应是甲状腺功能亢进者的特殊反应，也是鉴别垂体性继发性甲状腺功能减退的依据。

(3) 下丘脑性继发性甲状腺功能减退呈正常或延迟反应。

(八) 生长激素测定

生长激素（GH）由腺垂体 GH 细胞分泌，是一种调节物质代谢的重要激素，有促进生长、影响蛋白质、糖、脂肪代谢的作用。GH 测定是肢端肥大症特异性的诊断方法，对垂体瘤诊断及治疗评价也有重要意义。

【标本】

清晨醒后卧床采静脉血 2ml。

【参考值】

放射免疫分析法：成人　男：<2μg/L；女：<10μg/L。

【临床意义】

(1) 生长激素增高见于肢端肥大症、巨人症、严重营养不良，使用某些药物如胰岛素、精氨酸等。活动、休息、睡眠、蛋白餐后、应激、饥饿等情况下生理性升高。

(2) 生长激素减低见于侏儒症、腺垂体功能减退、希恩综合征等。另外，高血糖，皮质醇增多症，应用糖皮质激素也可使 GH 减低。

（九）抗利尿激素测定

抗利尿激素（ADH）又称血管升压素，由下丘脑视上核神经元产生，其分泌受渗透压、血容量、血压、药物、疼痛、创伤、情绪刺激等影响。其主要作用为增强肾远曲小管和集合管对水的重吸收，维持血浆渗透压，维持体液容积，增加血压，降低内脏血流量及门静脉压。

【标本】

用 EDTA 抗凝血浆。

【参考值】

ADH 在血浆中是游离的，浓度差异大，一般为 1. 4 ~5. 6pmol/L。

【临床意义】

（1）抗利尿激素增高见于垂体功能减退症、肾性尿崩症、某些恶性肿瘤、神经系统疾病等。

（2）抗利尿激素减低见于垂体性尿崩症。

二、甲状腺功能检查

（一）血清总甲状腺素测定

甲状腺素是由甲状腺滤泡细胞合成及分泌的，受 TSH 调节。总甲状腺素（TT_4）是血中游离型 T_4 和结合型 T_4 的总称。TT_4 测定是甲状腺功能测定的基本方法。

【标本】

血清，测试前停用避孕药、雌激素、雄激素、苯妥英钠等药物。

【参考值】

成人 65 ~156nmol/L（5 ~12μg/dl）。

【临床意义】

引起血中甲状腺激素含量变化的病变较多，临床常见者有：

（1）血清总甲状腺素增高　见于弥漫性或结节性毒性甲状腺肿伴功能亢进、亚急性甲状腺炎、局限性垂体小腺瘤及急性肝炎、妊娠、新生儿或应用雌激素、碘化物治疗等。

（2）血清总甲状腺素降低　见于甲状腺功能减低症、腺垂体功能减低症等。

（二）血清总甲状腺三碘原氨酸测定

总甲状腺三碘原氨酸（TT_3）也是由甲状腺滤泡细胞合成及分泌的，由 T_4 脱碘后生成，受 TRH 及 TSH 调节。血清内 T_4 浓度为 T_3 的 50 ~80 倍，T_3 生物活性（产热能的活力）则为 T_4 的 5 ~10 倍，故当 T_4 转为 T_3 后能更有效地发挥生理作用。一般情况下，甲状腺功能亢进时两者均升高，甲状腺功能减低时两者均降低，但 TT_3 测定对于诊断早期甲状腺功能亢进和轻型甲状腺功能亢进更为敏感，是诊断 T_3 型甲状腺功能亢进症的特异性检测。

【标本】

不抗凝静脉血 2ml，测试前停用避孕药、雌激素、雄激素、苯妥英钠等药物。

【参考值】

成人：1. 7 ~2. 3nmol/L（110 ~150ng/dl）。

【临床意义】

（1）TT_3 增高　见于甲状腺功能亢进患者，尤其是甲状腺功能亢进早期或复发期的患者，TT_3 升高早于 TT_4 升高。地方性甲状腺肿 T_3 升高。

（2）TT_3 减低　见于甲状腺功能减低患者 TT_3 降低，但不如 TT_4 敏感；也见于长期营养不良、禁食或全身性重症、肝硬化等。

（三）血清游离 T_3、T_4 测定

【检验目的】

血液中的 T_3、T_4 有两种形式存在，一种是与蛋白质（主要是甲状腺结合球蛋白，TBG）结合，为结合型 T_3、T_4 一种是呈游离状态。两型可互相转化，两型之和为 TT_3、TT_4。血清游离 T_3、T_4（free T_3 and free T_4，FT_3、FT_4）更易进入细胞发挥生物效应，测定时不受血液中甲状腺素结合球蛋白变化的影响，对了解甲状腺功能比 TT_3、TT_4 更有意义。

【标本】

不抗凝静脉血 2ml，测试前停用避孕药、雌激素、雄激素、苯妥英钠等药物。

【参考值】

（1）FT_3　6.0～11.4pmol/L（3.9～7.4pg/ml）。

（2）FT_4　26～39pmol/L（2.0～3.0ng/dl）。

【临床意义】

（1）FT_3、FT_4 增高　见于甲状腺功能亢进。

（2）FT_3、FT_4 减低　见于甲状腺功能减低。

（四）血清反三碘甲腺原氨酸测定

反三碘甲腺原氨酸（rT_3）主要由 T_4 在外周组织转变而成，对 T_3、T_4 体内代谢及甲状腺水平有调节作用。在生理情况下 rT_3 在血中含量甚少，生物活性也很低。但在某些重病或饥饿等情况下，T_4 转为 T_3 受阻而转为 rT_3 的量增多，与 T_3 浓度呈相反变化，这是机体为了避免过度代谢消耗，应付紧急时刻出现的一种保护性反应，也是甲状腺激素代谢的自我调控机制。测定 rT_3 不仅能反映甲状腺功能，还反映外周甲状腺代谢的情况，对评价非甲状腺疾病的严重程度有参考价值。

【标本】

不抗凝静脉血 2ml，测试前停用避孕药、雌激素、雄激素、苯妥英钠等药物。

【参考值】

0.2～0.8nmol/L。

【临床意义】

（1）血清中 rT_3 浓度男女间无差别，儿童至 40 岁之间随年龄增长呈下降趋势，40 岁以上随年龄增长而呈上升趋势。

（2）甲状腺功能亢进时 rT_3 升高，且比 T_3、T_4 灵敏。

（3）抗甲状腺药物治疗时 rT_3 下降较 T_3 缓慢，当 rT_3、T_3 都正常表示用药适当；当 rT_3 及 T_4 均低于正常时则表示药物过量。

（4）甲状腺功能减低时 rT_3 浓度降低，对轻型或亚临床型甲状腺功能减低症的诊断准确性优于 T_3T_4。

(5) 甲状腺功能减低症用甲状腺激素替代治疗时，若 rT_3、T_3 正常提示用药量得当，若两者均升高而 T_4 正常或偏高，则提示用药量过大。替代治疗后激素的恢复顺序依次为 T_3、rT_3、T_4、TSH。

(6) 非甲状腺疾病，如急性心肌梗死、肝硬化、糖尿病、尿毒症、脑血管病变及胃癌等，rT_3 也可升高，且 T_3/rT_3 比值降低。

(五) 血清甲状腺素结合球蛋白测定

甲状腺素结合球蛋白（TBG）是血清中结合甲状腺激素的主要蛋白质，其测定有助于正确评价甲状腺的功能。

【标本】

不抗凝静脉血 2ml，测试前停用避孕药、雌激素、雄激素、泼尼松、苯妥英钠等药物。

【参考值】

成人 15～34mg/L。

【临床意义】

(1) 甲状腺素结合球蛋白增高见于甲状腺功能减低、肝脏疾病、风湿病等。

(2) 甲状腺素结合球蛋白减低见于甲状腺功能亢进、肢端肥大症等。

三、甲状旁腺功能检查

(一) 血清甲状旁腺素测定

甲状旁腺素（PTH）由甲状旁腺的主细胞分泌，是体内维持血钙正常浓度的主要激素，血清钙浓度和 PTH 呈负相关。血清甲状旁腺素测定，结合血钙的浓度，有助于了解甲状旁腺的功能。

【标本】

静脉血 2ml。

【参考值】

当血钙水平为 2.1～2.75mmol/L 时，血清 PTH 参考值为 0.4～1.4mg/L（C-PTH）。

【临床意义】

(1) 甲状旁腺素增高　见于甲状旁腺功能亢进，维生素 D 代谢障碍，闭经后骨质疏松症。

(2) 甲状旁腺素减低　见于甲状旁腺功能减低，恶性肿瘤骨转移等。

(二) 血清降钙素

降钙素（CT）由甲状腺 C 细胞产生，具有抑制骨钙释放、肠道对钙磷的吸收以及肾小管对钙磷的重新吸收，从而减低血钙和磷的浓度。血清降钙素的测试结果对甲状腺原位髓样癌有特异性诊断价值。

【标本】

静脉血 2ml。

【参考值】

一般成人 <100ng/L。

【临床意义】

（1）降钙素增高见于甲状腺原位髓样癌、肺癌、乳腺癌、消化道恶性肿瘤异位、慢性肾功能衰竭等。

（2）降钙素减低见于老年妇女，甲状腺全切的患者血清测不到降钙素。

四、肾上腺皮质功能检查

（一）尿17-酮类固醇测定

17-酮类固醇（17-KS）主要是肾上腺皮质激素及雄性激素的代谢产物。尿内17-KS含量高低在女性或儿童反映肾上腺皮质功能；在成年男性则反映肾上腺皮质或睾丸的功能状态。

【标本】

留24小时尿加浓盐酸5ml防腐，记总量，混匀，取30～50ml送检。试验前停用促肾上腺皮质激素至少5天，禁食咖啡、茶、青菜及中药等有色食物，测定前3天禁用B族维生素、氯丙嗪、甲丙氨酯、睾酮、副醛、碘化物、奎宁、降压药、磺胺类、解热镇痛和抗癫痫等药物。避免各种应激状态，如外伤、发热等。

【参考值】

比色法：男性34.7～69.4μmol/24h（10～20mg/24h）；女性17.5～52.5μmol/24h（5～15mg/24h）。

【临床意义】

1. 尿17-硐增高　见于肾上腺皮质功能亢进，如库欣综合征、肾上腺皮质癌、睾丸肿瘤、异位ACTH综合征，女子多毛症，男性性早熟等。

2. 类固醇减低　见于肾上腺皮质功能减退、腺垂体功能减退、睾丸功能减退、甲状腺功能减退等；肝肾疾病、严重贫血、结核、糖尿病等慢性消耗性疾病。

（二）尿17-羟皮质类固醇测定

17-羟皮质类固醇（17-OHCS）为肾上腺皮质所分泌的激素，其尿中排出量可反应肾上腺皮质的功能。

【标本】

留24h尿加浓盐酸5ml防腐，记总量，混匀，取30～50ml送检。试验前停用促肾上腺皮质激素至少5天，禁食咖啡、茶、青菜及中药等有色食物，测定前3天禁用B族维生素、氯丙嗪、甲丙氨酯、睾酮、副醛、碘化物、奎宁、降压药、磺胺类、解热镇痛和抗癫痫等药物。避免各种应激状态，如外伤、发热等。

【参考值】

比色法：男性13.8～41.4μmol/24h（5～15mg/24h）；女性11～27.6μmol/24h（4～10mg/24h）。

【临床意义】

（1）尿17-羟皮质类固醇增高　见于肾上腺皮质增生引起的功能亢进如库欣综合征、肾上腺变态综合征及腺垂体功能亢进等，肾上腺皮质肿瘤，肥胖症，甲状腺功能亢进，大量的激素治疗过程中，严重的应激反应等。

（2）尿17-羟皮质类固醇减低　见于肾上腺皮质功能减退，如艾迪生（Addison）病；腺垂体功能低下，甲状腺功能低下，全身消耗性疾病如结核、肝病等。

（三）血清和尿液皮质醇测定

皮质醇是肾上腺合成的一种类固醇激素，受促肾上腺皮质激素的调控，对人体糖、脂肪及蛋白质的代谢有重要影响。皮质醇进入血液后大部分与血中的皮质类固醇结合球蛋白及白蛋白等结合，游离的皮质醇极少，只有当血中皮质醇大量增加时才出现游离型皮质醇。正常人的血清皮质醇有昼夜节律的变化，而24小时尿游离皮质醇的测定可以更准确的反应肾上腺皮质功能的状态，尤其是库欣综合征的筛查检验，因此二者结合诊断价值最大。

【标本】

（1）上午8时空腹或下午4时取静脉血2ml，不抗凝。

（2）留24小时尿，用洁净储尿瓶预置6mol/L的盐酸10ml防腐，晨6时排尿弃去，留尿至次日晨末次倒入为止，记尿总量，混匀，取20ml送检。

【参考值】

（1）血浆总皮质醇的分泌有明显的昼夜周期性变化，故其血浆浓度也有相应的昼夜周期性波动。上午8时含量最高，以后逐渐降低，夜间12时至次日2时最低。

8am：442±276nmol/L（16±10μg/dl）；4pm：221±116nmol/L（8±6μg/dl）。

（2）尿游离皮质醇206.9±44.1nmol/24h（75±16μg/24h）。

【临床意义】

（1）血浆总皮质醇增高　见于肾上腺皮质功能亢进时，如库欣综合征，皮质醇增高且失去昼夜变化规律；双侧肾上腺皮质增生或肿瘤（多为恶性肿瘤），异位ACTH肿瘤，腺垂体功能亢进等；单纯性肥胖；手术、创伤、心肌梗死等各种应激状态时可暂时性升高；与皮质醇结合的蛋白质增多时，如妊娠或用雌激素治疗等。

（2）血浆总皮质醇减低　见于原发性或继发性肾上腺皮质功能减低，如艾迪生病，肾上腺结核等，腺垂体功能减退症、甲状腺功能减退症、全身消耗性疾病。某些药物影响，如苯妥英钠、水杨酸等。肝硬化患者血清皮质醇升高，而尿游离皮质醇减少。

（四）肾上腺皮质激素兴奋试验

ACTH能兴奋肾上腺皮质，刺激其分泌。ACTH兴奋试验是利用外源性ACTH直接兴奋肾上腺皮质，测定血中皮质醇或尿中的17-OHCS、17-KS含量，以测定肾上腺皮质储备功能。它是诊断肾上腺皮质功能的重要诊断方法之一。

【标本】

试前1天留24小时尿查17-OHCS、17-KS作对照。试验日上午8时起，ACTH-25U溶于5%葡萄糖液500ml内，维持静脉滴注8小时，连续3天。滴注前后各抽血一次，作嗜酸性粒细胞计数，同时留24小时尿测17-OHCS、17-KS含量，抽血测皮质醇，过敏体质者试验前作皮肤过敏试验。

【参考值】

正常人试验第一日平均增高41.4μmol，日平均增高69.0μmol或自注射前的基值增高1~3及3~5倍。

【临床意义】

（1）无反应　见于重度原发性肾上腺皮质功能减退。

（2）低度反应　见于轻度早期原发性肾上腺皮质功能减退。

（3）延迟反应 继发性肾上腺皮质功能减退。

（五）地塞米松抑制试验

地塞米松是一种合成的糖皮质激素，对下丘脑释放促肾上腺皮质释放激素及垂体释放ACTH有强大的负反馈抑制作用。该试验的目的就是检验下丘脑－垂体－肾上腺轴的功能是否能被糖皮质激素负反馈作用所抑制，以诊断皮质醇增多症及病因鉴定。

【标本】

（1）小剂量抑制法 每8小时口服地塞米松0.75mg，连服2天。于试验前日、试验日留24小时尿测17-OHCS或于上午8时抽血测皮质醇。

（2）大剂量抑制法 用于小剂量不能抑制时，每6小时口服地塞米松2mg，连服2天。于试验前日、试验日留24小时尿测17-OHCS或于上午8时抽血测皮质醇。

（3）口服1mg抑制法 于晚上11时一次口服地塞米松1mg，服药当日晨及次日晨上午8时抽血测皮质醇或收集上午7时～12时（5h）尿测17-OHCS。

（4）口服8mg抑制法 于晚上11时一次口服地塞米松8mg，服药当日晨及次日晨上午8时抽血测皮质醇。

发热、感染、创伤、出血、手术、过度兴奋紧张、月经期和服用肾上腺皮质激素类药物不可作此试验。一次口服法简单易行，诊断符合率达95%。

【参考值】

正常人尿17-OHCS可被抑制到0～8.26μmol，为对照值的50%以下；血清皮质醇绝对值小于110nmol/L（4μg/dl）或为对照值的50%以下。

【临床意义】

（1）受抑制 小剂量抑制法，肥胖症可受抑制，皮质醇增多症不受抑制或轻度受抑制。

（2）不受抑制 皮质醇增多症、皮质癌肿或异位性癌肿引起皮质激素增高患者。

（六）血浆、尿醛固酮测定

醛固酮（ALD）是肾上腺皮质的球状带细胞所分泌的盐皮质类固醇，调节人体的水、电解质平衡，是维持人类生命不可缺少的物质。醛固酮的测定用于鉴别原发性和继发性醛固酮增多症等。其分泌有昼夜节律，受体位、运动及钾的摄入等因素影响。

【标本】

（1）血浆醛固酮测定取静脉血2ml，肝素抗凝。卧位时晨6～8时起床前采血；立位时起床后3小时采血。

（2）尿醛固酮测定留24小时尿。

试验前停用利尿剂、庆大霉素、口服避孕药、肝素等药物。正常摄盐量，检验申请单上应注明普通饮食或低钠饮食。

【参考值】

（1）血浆醛固酮普通饮食。卧位（晨6时）：27.7～138.5pmol/L（1～5ng/dl）；立位（上午8时）：138.5～415pmol/L（5～15ng/dl）；卧位（中午12时）：0～69.3pmol/L（0～2.5ng/dl）。

（2）尿醛固酮成人普通饮食，尿钠在200mmol/24h情况下，2.7～44.3nmol/24h。

【临床意义】

（1）醛固酮增高 见于原发性醛固酮增多症；继发性醛固酮增多，如心力衰竭、肾病综合征或梗阻性肾病及多胎妊娠等；也可见于肝硬化、手术、创伤、高血压、甲状腺功能亢进或长期低钠饮食等。某些产科病变也可引起醛固酮增多，如流产、妊娠子痫、胎儿宫内死亡、恶性葡萄胎、无脑畸形妊娠期、长期口服避孕药等。

（2）醛固酮降低　见于肾上腺皮质功能减低（如 Addison 病）、高钠饮食及自主神经紊乱、服用某些药物如利舍平、普萘洛尔、甲基多巴等。

五、肾上腺髓质功能检查

（一）尿儿茶酚胺及其代谢产物“VMA”测定

儿茶酚胺是肾上腺素的代谢产物，经肾脏随尿液排泄。3-甲氨基-4-羟苦杏仁酸（3-methyoxy-4-hydroxymandelic，VMA）是儿茶酚胺的代谢产物。尿内儿茶酚胺及 VMA 测定对高血压型嗜铬细胞瘤患者具有重要诊断价值。

【标本】

棕色瓶留 24 小时尿加 5ml 浓盐酸，VMA 在室温下不稳定，收集期间尿液最好贮存于 4℃冰箱。试验前 3 天禁食咖啡、茶、巧克力、茄子、西红柿、香蕉、柠檬汁、核桃、柑橘等食物；停服肾上腺素、组胺、水杨酸、胰岛素、降压药、四环素、核黄素（维生素 B2）等药物。

【参考值】

荧光法：儿茶酚胺 81. 9 ~109. 2nmol/24h（以肾上腺素为标准）；比色法：VMA 定量一般为 5. 05 ~25. 25μmol/24h（1 ~5mg/24h），最高不超过 10mg/24h。

【临床意义】

尿儿茶酚胺及其代谢物升高　见于嗜铬细胞瘤、儿童神经母细胞瘤、神经节细胞瘤。嗜铬细胞瘤患者儿茶酚胺含量在发作间歇期可正常或轻度升高，故应反复多次测定以免漏诊。

六、性腺功能检查

（一）血浆睾酮测定

睾酮是重要的一种雄激素，男性青春期开始分泌增加，50 岁以后随年龄增长而下降，女性卵巢和肾上腺髓质也有少量分泌。睾酮主要功能是促进精子形成及成熟，刺激生殖器及性器官的生长发育，促进蛋白质合成、促进骨髓增厚、钙盐沉积等。睾酮测定是性腺功能及其他内分泌功能失调诊断的依据。

【标本】

静脉血 2ml，置于血清管或肝素抗凝管。

【参考值】

男性青春期后期：100 ~200ng/L；成人：300 ~1000μg/L。女性青春后期：100 ~200ng/L；成人：200 ~800ng/L。

【临床意义】

（1）血浆睾酮增高　见于睾丸间质细胞瘤、先天性肾上腺皮质增生症、肾上腺肿瘤、皮质醇增多症、真性性早熟、女性多囊性卵巢综合征、Turner 综合征等。

（2）血浆睾酮减低　见于男性性功能减退、原发性睾丸发育不全、睾丸炎、垂体功能减退、甲状腺功能减退、性腺功能减退、系统性红斑狼疮、骨质疏松症、慢性肾功能不全等。

七、胃肠激素和前列腺素测定

（一）肾素-血管紧张素测定

肾素-血管紧张素系统主要由肾素、血管紧张素等具有生物活性的物质组成。肾素为肾小球旁细胞分泌的一种蛋白水解酶，能将血管紧张素原分解成有活性的血管紧张素Ⅰ（ATⅠ），具有血管收缩作用，使血压上升；ATⅠ在血管紧张素转换酶的作用下转变为血管紧张素Ⅱ（ATⅡ），其生物活性明显增强，促进肾上腺皮质分泌醛固酮，使水、钠潴留，提高血容量。肾素活性对调节与维持机体血压、血容量和水盐平衡的相对稳定性起重要的作用。肾素的活性是以生成ATⅠ及ATⅡ的速率来表示。血浆肾素的测定常在高血压的分型中应用。

【标本】

取静脉血5ml，加入0.3mol/LEDTA-Na20.05ml，0.4mol/L 8-羟基喹啉0.05ml，0.32mol/L二羟基丙醇0.025ml的专用抗凝管，注明饮食及体位情况。

【参考值】

ATⅠ、ATⅡ值受年龄、体位、饮食等因素影响。

成人普食、立位：ATⅠ2.97±1.02ng/(ml·h)，ATⅡ 85.3±30ng/L。

低钠、立位：ATⅠ4.62±3.49ng/(ml·h)，ATⅡ92.5±28.2ng/L。

【临床意义】

（1）血浆肾素活性增高　见于高肾素型高血压，肾上腺皮质功能减退、肾素瘤等。

（2）血浆肾素降低　见于低肾素型高血压、原发性醛固酮增多症、肾上腺肿瘤等。

（二）促胃液素（血清胃泌素）测定

促胃液素是胃窦和小肠上部G细胞分泌的胃肠激素，具有促进胃液分泌、营养胃肠道黏膜和胰腺、促进胃、小肠、结肠和胆囊的收缩并增加食管下端括约肌张力的作用。血清促胃液素测定对促胃液素瘤的诊断有重要意义。

【标本】

空腹静脉血2ml。

【参考值】

小于100ng/L。

【临床意义】

增高：促胃液素瘤、胃窦细胞增生、十二指肠溃疡、萎缩性胃炎、甲状腺功能亢进、肾衰竭以及大肠癌等。

（三）前列腺素测定

前列腺素（PG）是脂肪酸花生四烯酸合成的一组化合物，其中血栓烷 A_2（TX A_2）具有很强的促血小板聚集和收缩血管的生物活性，但极不稳定，很快转变为无生物活性而稳定的 TXB_2。前列环素（PGI_2）具有与 TXA_2 相反的生物活性，其稳定的代谢物为6-酮-$PGF_1\alpha$。前列腺素具有多种多样的生物活性，其测定在临床上有一定的应用价值。

【参考值】

放射免疫法：血浆 TXB_2 154.5±83.8ng/L，6-酮-$PGF_1\alpha$ 为259.7±102.1ng/L，TXB_2/6-酮-$PGF_1\alpha$ 比值平均为0.59。

【临床意义】

（1）TXB_2 增加 6-酮-$PGF_1\alpha$ 减少　见于原发型高血压、心绞痛、心肌梗死、糖尿病伴血管病变、妊娠等。

（2）TXB_2 及 6-酮-$PGF_1\alpha$ 均减少　见于先天性血小板花生四烯酸代谢缺陷，服用阿司匹林等非甾体类抗炎药物后等。

（寇明先　李　红）

第十五节　痰液检查

关键词

痰　sputum

痰是气管、支气管和肺泡所产生的分泌物。正常情况下分泌物甚少，当呼吸道黏膜受刺激时，分泌物增多，则有痰液咳出。在病理情况下，如肺部炎症、肿瘤及寄生虫病时，痰量明显增加，而且有性状的变化，主要由黏液和炎性渗出物所组成，且呈不透明样。

一、检验目的及标本要求

【检验目的】

（1）辅助诊断某些呼吸道疾病，如支气管哮喘、支气管扩张、慢性支气管炎等。

（2）确诊慢性呼吸系统疾病，如通过痰结核菌的确诊是否为肺结核及是否排菌；肺部感染性疾病的病原学诊断；肺癌患者通过脱落细胞学检查可帮助确诊等。

（3）观察疗效和预后，如痰量和性状变化等提示治疗效果及其预后。

【标本要求】

（1）一般检查应以清晨第一口痰为宜，采集前患者应先漱口，然后深吸气用力咳出气管深处的痰液，盛于清洁容器内立即送检。

（2）细菌培养，应先用朵贝尔溶液漱口，痰液要求新鲜，用无菌容器留取后及时送检。

（3）漂浮或浓集结核分枝杆菌检查，需留 12～24 小时痰液送检，无需加防腐剂。

（4）测量 24 小时痰量和观察其性状应将痰液留在带刻度的无色广口瓶内，可加入少许石炭酸防腐。

（5）细胞学检查，最好收集上午 9～10 时的痰液，每次咳痰 5～6 口，总量 5ml 左右，并立即固定送检，以防细胞变性。

【注意事项】

（1）采集标本前，应向患者解释痰液检查的目的、方法和痰液要求，并教导患者咳痰，以取得患者合作和得到合乎标准的痰液标本。

（2）采集时先嘱患者将口内唾液吐出，并用力将咽喉分泌物咳出弃掉。若患者进食不久，还应先刷牙，以免食物残渣混入痰液内，再嘱患者从气管深处用力咳嗽。

（3）注意检查患者所咳出的物质是痰液还是唾液。痰液一般较黏稠，可牵拉成丝；唾液则稀薄如水且无黏性。

（4）幼儿痰液收集困难时，可用消毒棉拭子刺激其喉部，引起咳嗽发射，再用棉拭子刮取标本。

（5）对痰少而咳不出来的患者，应鼓励患者咳嗽。可先漱口，然后在室内外做深呼吸或适当运动，以引发咳嗽。

（6）必要时，可应用超声雾化吸入法、改变体位引流、支气管擦拭法或胸壁叩击法等收集标本。

（7）观察患者反应，如有呼吸加快，面色发绀的现象，应立即让其停止咳嗽并给予氧气吸入。待患者休息片刻后再行标本采集。

（8）标本采集后要及时送检。作结核分枝杆菌或真菌培养的痰液如不能立即送检，应放入冰箱储存，以防杂菌生长。

二、检查内容及临床意义

（一）性状检查

1．量　正常人一般无痰或仅少量泡沫痰或黏液样痰。当呼吸道有病变时，痰量可增多，大量痰液提示肺内有慢性炎症或空腔性化脓性病变，如支气管扩张、肺脓肿、慢性支气管炎等。在病程中如痰量逐渐减少，表示病情好转；反之表示病情有所发展。

2．颜色　正常人咳出少量痰液为无色或灰白色，病理情况下可有下列变化：

（1）红色或棕红色　表示血痰，由血和血红蛋白所致，见于肺结核、肺癌、支气管扩张、肺吸虫病等。鲜红血丝痰常见于初期肺结核或病灶扩散时；粉红浆液泡沫痰为急性肺水肿特征。铁锈色多由于血红蛋白变性所致，见于肺炎、肺梗死等。

（2）黄色或黄绿色　因含有大量脓细胞所致，见于支气管扩张、慢性支气管炎、干酪性肺炎等。

（3）棕褐色　见于阿米巴肺脓肿、慢性充血性心脏病淤血时。

（4）烂桃样　肺的坏死组织所致，见于肺吸虫病。

（5）灰黑色　吸入大量尘埃或长期吸烟所致，见于煤矿工人、锅炉工人或大量吸烟者的痰液。

3．气味　正常新鲜痰液无特殊气味。血性痰液呈血腥味，见于肺结核、肺癌等；肺脓肿、支气管扩张伴厌氧菌感染时，有恶臭；晚期肺癌患者的痰液可有特殊腥臭味。

4．性状

（1）黏液性痰　为气管及支气管黏膜分泌物，黏稠、无色透明或略呈灰白色，见于支气管炎、支气管哮喘、肺炎早期。

（2）浆液性痰　是肺部淤血时，毛细血管内液体渗入肺泡所致。稀薄而有泡沫，若混有血液常呈粉红色，见于急性肺水肿、肺淤血。

（3）脓性痰　为细菌感染所致，主要成分是脓细胞。呈黄色、黄绿色或黄褐色的脓状。若混有黏液称黏液脓性痰，静置后可分三层称分层痰，上层为泡沫黏液，中层为浆液，下层为脓液及坏死组织，见于支气管扩张、肺脓肿、脓胸、空洞性肺结核等。

（4）血性痰　由血和血红蛋白所致，呈红色，见于肺结核、肺癌等。

（5）混合性痰　有上述两种或三种痰混合而成，如黏液脓性痰、浆液黏液痰等。

（二）显微镜检查

1．直接涂片检查　用竹签挑取痰中脓性或带血部分，于载玻片上涂匀，加盖玻片后镜检。

（1）白细胞和上皮细胞　正常人痰中可见少量白细胞。如大量出现，且以中性粒细胞为主时，常见于呼吸道化脓性炎症。慢性阻塞性肺疾病继发感染时，可见大量来自气管、支气管的柱状上皮细胞和杯状细胞；过敏性支气管炎、嗜酸性粒细胞增多症、支气管哮喘患者的痰液中可见大量嗜酸性粒细胞。

（2）红细胞　正常人痰中无红细胞。红细胞增多，见于各种原因所致的气管、支气管和肺出血，如肺结核、肺癌。

（3）肺泡巨噬细胞　是由吞噬细胞吞噬色素颗粒后形成。心力衰竭细胞为吞噬含铁血黄素而形成，见于心力衰竭所致肺淤血的患者。大量吸入烟尘者可见同时碳粒的碳沫细胞。

（4）寄生虫和虫卵　肺吸虫病患者痰中可见肺吸虫卵，阿米巴肺脓肿患者痰中可见阿米巴滋养体。

（5）其他

1）弹力纤维　见于肺组织有破坏性病变时，如肺脓肿、肺癌、空洞性肺结核等。

2）夏科－雷登（charchot-leyden）结晶　见于支气管哮喘或肺寄生虫者。

3）库施曼（Curschmans）螺旋体　见于支气管哮喘、支气管炎等。

4）放线菌块　为黄色小粒，类似硫磺颗粒，镜下可见中心部分有放射状排列的真菌颗粒。见于放线菌病。

2．染色涂片　痰涂片染色后能清楚地显示细胞结构，有利识别和分类，临床应用价值较大。

（1）革兰染色用于检查葡萄球菌、肺炎球菌、白喉杆菌、铜绿假单胞菌等。

（2）瑞氏染色用于检查肺癌细胞，对肺癌的确诊有重要意义。

（3）抗酸染色用于检查结核分枝杆菌。

（姜亚芳　杨芳宇）

第十六节　脑脊液检查

关键词

脑脊液　　cerebrospinal fluid，CSF

脑脊液为无色透明液体，主要由侧脑室脉络丛产生，包含在脑室和蛛网膜下腔内，具有保护脑和脊髓、维持渗压平衡、清除代谢产物、调节颅内压等作用。正常情况下，血脑屏障对血浆中各种物质的通过具有选择性，但当脑组织及脑膜等神经系统有病变时，其通透性增加，使脑脊液的理化性质发生变化。因此，通过脑脊液检查对神经系统疾病的诊断、疗效观察和预后判断等均有重要意义。

一、适应证、禁忌证、标本采集方法及注意事项

【适应证】

（1）有脑膜刺激征等中枢神经系统阳性体征，为进一步确定诊断。

（2）全身系统性疾病疑有侵犯中枢神经系统时，如白血病并发脑膜白血病者。

（3）有剧烈头痛、昏迷、抽搐或瘫痪等症状而原因未明，且无腰椎穿刺禁忌证者。

（4）疑有颅内出血，且不能做头颅 CT 检查或不能与脑膜炎鉴别时。

（5）拟作椎管内药液注射者。

（6）颅脑手术的术前检查。

（7）脊髓造影者。

【禁忌证】

（1）凡疑有颅内压升高者必须做眼底检查，如有明显视盘水肿或有脑疝先兆者，禁忌穿刺。

（2）凡患者处于休克、衰竭、濒危状态以及局部皮肤有炎症、颅后窝有占位性病变或伴有脑干症状者均禁忌穿刺。

【标本采集方法】

脑脊液由临床医师进行腰椎穿刺，当蛛网膜下腔有梗阻时，可做小脑延髓池穿刺。穿刺后应先做压力测定，必要时做动力试验。然后将脑脊液按需要分装在 3 只无菌试管中，每只 1 ~ 2ml。第 1 管作细菌学检查；第 2 管作一般性状和化学检查；第 3 管作细胞计数和分类。

【注意事项】

（1）首先要向患者和家属解释整个腰椎穿刺过程及临床意义，以消除患者的恐惧心理。

（2）采集好标本的试管，要做好标记，以避免混淆。

（3）抽完脑脊液后，让患者去枕平卧于床上休息 4 ~ 6 小时，并严密观察病情，注意生命体征和瞳孔的变化，如发现头痛、颈痛、精神萎靡、瞳孔不等大、意识障碍加重，应考虑发生脑疝的可能，并积极采取脱水、降颅压等措施。

（4）标本收集后应立即送检，以免久置后细胞破坏，葡萄糖分解或形成凝集块等影响检查。

（5）心、肺功能不全的患者，在做充分的腰椎穿刺体位（过于屈曲）时，有发生心脏与呼吸骤停的危险，因此操作中要密切观察。

二、检查内容及临床意义

（一）一般性状检查

1. 压力　正常人侧卧压力为 0.69 ~ 1.76kPa（70 ~ 180mmH_2O），超过 1.938kPa 即表示颅压增高，常见于脑膜炎、脑实质炎症或颅内肿瘤。

2. 颜色　正常人脑脊液为无色透明液体。

（1）红色　多因出血所致，见于脑室或蛛网膜下腔的新鲜出血，或穿刺时损伤血管所致。前者三管脑脊液均为程度相同的红色，后者仅第一管为红色，以后各管无红色。

（2）黄色　脑脊液呈黄色称为黄变症，见于脑实质和脑膜的陈旧性出血以及因脊髓肿瘤、脑膜炎、蛛网膜下腔梗阻所致的脑脊液浓缩。

（3）乳白色或灰白色　见于急性化脓性脑膜炎。

（4）其他　脑脊液呈棕色或黑色，见于脑膜黑色素瘤；绿色，可见于铜绿假单胞菌性脑膜炎。

3. 透明度　正常脑脊液清晰透明。如含较多细胞或细菌，可呈乳白色混浊，如细胞数极度增加时，可呈脓样，见于急性化脓性脑膜炎；如细胞数中度增加，可呈毛玻璃样，常见于结核性脑膜炎；如细胞数轻度增加，则脑脊液仍清晰透明或微浊，见于病毒性脑膜炎。

4. 凝固性　正常脑脊液静置24小时不出现凝块。化脓性脑膜炎时，因纤维蛋白和细胞增多，脑脊液静置1～2小时后形成明显凝块；结核性脑膜炎时，脑脊液静置12～24小时后，表面有纤维薄膜形成。

（二）化学检查

1. 蛋白质检查　正常脑脊液的蛋白质含量极微，其中绝大部分为白蛋白。病理状态下，脑脊液中蛋白质可有不同程度增加，且多为球蛋白。

（1）蛋白定性试验　脑脊液中的球蛋白与苯酚结合，形成不溶性的蛋白盐沉淀。

【正常值】

正常人为阴性反应。

【临床意义】

阳性反应见于急性脑膜炎、结核性脑膜炎、神经梅毒、多发性硬化症、多发性神经根炎、肿瘤等。

（2）蛋白定量试验　脑脊液中蛋白可与生物碱形成不溶性蛋白盐，可用比浊法或双缩脲法定量。

【正常值】

正常为0.20～0.45g/L。

【临床意义】

各种感染性脑炎、脑膜炎的蛋白含量明显增高，脑出血、蛛网膜下腔梗阻、脑肿瘤时，脑脊液的蛋白含量也可出现不同程度的增高。

2. 葡萄糖定量　脑脊液的葡萄糖量约为血糖的60%，且受血糖浓度，血－脑屏障的通透性及脑脊液中糖酵解的速度影响。

【正常值】

正常为2.5～4.5mmol/L（45～80mg/dl）。

【临床意义】

（1）糖含量显著减少　见于急性化脓性脑膜炎、结核性脑膜炎、隐球菌性脑膜炎；轻度减少见于梅毒性脑膜炎、肉样瘤病；病毒性脑膜炎则多为正常。

（2）糖含量增加　见于乙型脑炎、急性脊髓灰质炎。此外，糖尿病及尿毒症、脑瘤等引起脑压增高时糖含量也增加。

3. 氯化物定量　脑脊液氯化物含量较血液高1/3，其含量变动对中枢神经系统疾病有诊断意义。

【正常值】

正常为120～130mmol/L（700～760mg/dl）（以氯化钠计）。

【临床意义】

细菌性脑膜炎时可降低、结核性脑膜炎时可明显降低，血氯降低时亦可降低；病毒性脑膜炎时可正常。

（三）显微镜检查

1. 白细胞计数及分类

【正常值】

成人为（0~8）$\times 10^6$/L，儿童为（0~15）$\times 10^6$/L。

【临床意义】

（1）白细胞　白细胞增多是中枢神经系统炎症的重要指标。中性粒细胞增多见于化脓性脑膜炎、流行性脑脊髓膜炎及结核性脑膜炎的急性期；淋巴细胞增多见于结核性脑膜炎、病毒性脑炎、真菌性脑膜炎等。

（2）红细胞　正常脑脊液一般无红细胞，在蛛网膜下腔出血或腰椎穿刺损伤血管时，可有大量的红细胞出现。

（3）肿瘤细胞检查　脑脊液中查到肿瘤细胞和白血病细胞，对中枢神经恶性肿瘤和脑膜白血病的诊断有重要意义。

（四）细菌学检查

（1）病原体检查　正常脑脊液中无细菌，病理情况下如细菌性脑膜炎等可发现病原菌。

1）病原体培养　直接涂片查不到病原体，又高度怀疑有中枢神经系统炎症时，应做培养检查。

2）原虫和真菌检查　弓形虫病可在脑脊液中找到弓形虫；隐球菌性脑膜炎可用墨汁染色找到其包囊。

常见脑和脑膜疾病的脑脊液特点见表 5-16-1。

表 5-16-1　常见脑和脑膜疾病的脑脊液特点

	压力（kPa）	外观	蛋白质（g/L）	葡萄糖 mmol/L	氯化物 mmol/L	细胞及分类 $\times 10^6$/L	细菌
正常人	0.69~1.76	透明	0.20~0.45	2.5~4.5	120~130	0~8 淋巴细胞为主	（-）
化脓性脑膜炎	↑↑↑	混浊、凝块	↑↑↑	↓↓↓	↓	>1000 中性粒细胞为主	（+）
结核性脑膜炎	↑↑	毛玻璃样静置有薄膜	↑↑	↓↓	↓↓	数十至数百淋巴细胞为主	（+）
病毒性脑膜炎	↑	无色或微浊	↑	正常或↑	正常	数十至数百淋巴细胞为主	（-）
脑室及蛛网膜下腔出血	↑	血性	↑	↑	正常	增加红细胞为主	（-）

（姜亚芳　杨芳宇）

第十七节　浆膜腔积液检查

关键词

浆膜腔积液	serous membrane fluid
漏出液	transudate
渗出液	exudate

人体的胸腔、腹腔、心包腔及关节腔等统称为浆膜腔。正常时，腔内有少量液体，主要起润滑作用，某些疾病可导致腔内液体增多，称为浆膜腔积液。不同原因引起的浆膜腔积液，其性质也不相同，可分为漏出液和渗出液两类。前者为非炎性积液，主要由毛细血管有效滤过压升高以及淋巴回流障碍所引起，常见于肾病综合征、肝硬化、慢性充血性心力衰竭、肿瘤及丝虫病等；后者为炎性积液，主要由微血管壁通透性升高所引起，见于各种感染和非感染性炎症，也可见于恶性肿瘤。因此，浆膜腔积液的检查对于寻找疾病的原因，了解病情的进展以及指导疾病的治疗，均有很大帮助。

一、标本的采集及要求

无菌条件下行浆膜腔穿刺抽取积液，根据所需检查的项目，分别置于相应的无菌容器内。为避免凝块形成，细胞发生变形、破坏而影响结果，可在供显微镜检查的标本中加入106mmol/L枸橼酸钠抗凝剂，标本与抗凝剂比例为10∶1。

二、一般性状检查

（一）颜色

渗出液多为深黄色，但随病因不同也可呈其他颜色。例如，血性渗出液表现为鲜红或暗红色，多见于创伤、恶性肿瘤、结核病等；脓性渗出液呈黄色或绿色，见于葡萄球菌、肺炎球菌、铜绿假单胞菌等各种化脓性细菌感染；乳糜性渗出液呈乳白色，多因胸导管或大乳糜管阻塞、破裂或受压所致，见于纵隔肿瘤、淋巴结核、丝虫感染等所致的胸、腹腔积液。漏出液多为淡黄色。

（二）透明度

漏出液多为透明，渗出液因含较多的细胞或细菌成分而出现不同程度的混浊。

（三）比重

漏出液的比重低于1.018，渗出液的比重高于1.018。

（四）凝固性

漏出液一般不凝固，渗出液因含较多纤维蛋白原及组织细胞碎解产物，故易发生凝固。

三、显微镜检查

（一）细胞计数

漏出液细胞数常低于 100×10^6/L，渗出液细胞数常高于 500×10^6/L。

（二）细胞分类

漏出液中主要为间皮细胞及淋巴细胞，渗出液可因病因不同而出现多种不同种类的细胞。细胞分类检查可提示以下情况：

1. 以中性粒细胞为主　多见于急性化脓性感染或结核性感染早期。
2. 以淋巴细胞为主　见于各种慢性感染，如结核，结缔组织病。
3. 嗜酸性粒细胞增多　常见于过敏性疾病或寄生虫病。
4. 发现肿瘤细胞　浆膜腔积液中检出肿瘤细胞，是诊断原发性或转移性肿瘤的重要依据。

四、化学检查

（一）黏蛋白定性试验

黏蛋白是浆膜上皮受炎症刺激后所产生，故渗出液呈阳性反应。而漏出液则为阴性反应。

（二）蛋白定量试验

漏出液蛋白总量多在25g/L以下，渗出液蛋白总量多在30g/L以上。

（三）葡萄糖测定

漏出液中葡萄糖含量与血糖近似，为3.9～6.1mmol/L，渗出液中的葡萄糖可被某些细菌分解而减少。化脓性胸膜炎患者，其胸腔积液中葡萄糖含量减少最明显，常低于1.12mmol/L；结核性胸膜炎患者积液中葡萄糖含量也明显减少，约半数病例可低于3.30mmol/L；癌性胸腔积液中葡萄糖含量减少不明显，但当癌细胞广泛浸润胸膜时，胸腔积液中葡萄糖含量可降低至1.68～3.30mmol/L。

五、酶活性测定

浆膜腔积液中含有多种酶，具有诊断价值的有以下几种：

（一）乳酸脱氢酶（LDH）

漏出液中LDH活性与正常血清相近，渗出液中LDH活性有不同程度的增高，约为正常血清的2.5～30倍，尤以化脓性积液增高最显著，其次为癌性积液，结核性积液中LDH略高于正常血清。

（二）淀粉酶

肺腺癌患者胸腔积液中淀粉酶活性多高于300U/L，各型胰腺炎或胰腺癌患者腹腔积液中淀粉酶活性可达正常血清的3倍，且持续时间延长。

（三）溶菌酶（LZM）

脓性积液中LZM活性最高，结核性积液次之，其他性质积液中LZM活性一般低于10mg/L。结核性胸膜炎患者胸腔积液中LZM的活性多大于30mg/L，且与血清LZM的比值大于1。

（四）腺苷脱氨酶（ADA）

测定方法与血清 ADA 测定相同，主要用于鉴别结核和非结核性浆膜腔积液。结核性积液中 ADA 活性明显增高，可达 80U/L 或以上，非结核性积液中 ADA 增高不明显。

六、细菌学检查

将浆膜腔积液沉淀后涂片染色，显微镜下查找病原菌，或进行细菌培养，必要时可进行动物接种。

（余丽君）

第十八节　血液气体分析

关键词

二氧化碳分压	partial pressure of CO_2，PCO_2
实际碳酸氢盐	actual bicarbonate，AB
标准碳酸氢盐	standard bicarbonate，SB
缓冲碱	buffer base，BB
碱剩余	base excess，BE
血氧分压	partial pressure of oxygen in blood，PO_2
血氧饱和度	saturation oxygen，sO_2
血氧含量	total oxygen content，ctO_2
阴离子间隙	anion gap，AG

血液气体是指血液中所含的氧气和二氧化碳，简称血气。血气分析是指通过血气分析仪直接测量血液酸碱度（pH）、氧分压（PO_2）、二氧化碳分压（PCO_2）三项指标，利用公式推算出其他指标，由此对机体酸碱平衡及呼吸、氧化功能进行判断的分析技术。

【标本采集】 血气分析标本一般用动脉血。采血部位多为桡动脉、肱动脉和股动脉，严格隔离空气，在安静状态下采集肝素抗凝血立即送检；吸氧者，病情允许应停吸氧三十分钟，如条件不允许应标明给氧浓度与流量。

1. 动脉血 pH　习惯上采用 H^+ 浓度的负对数来表示溶液的酸碱度，称为 pH 值。动脉血 pH 用血气分析仪采用电极法直接测量。

【参考值】 正常人动脉血 pH 为 7.35～7.45，平均为 7.40。

【临床意义】 动脉血 pH 值是判断酸碱平衡调节中机体代偿程度最重要的指标，它反映体内吸收性和代谢性调节综合作用的结果。当 pH 小于 7.35 酸中毒。pH7.1～7.3 之间是严重的失代偿性酸中毒。当 pH 高于 7.45，称为失代偿性碱中毒。

pH 值应用的局限性：①pH 在正常值范围时也不能排除酸碱平衡紊乱的可能性，可能还存在代偿性酸碱平衡紊乱或复合性酸碱失衡；②单凭 pH 值不能区别是代谢性还是呼吸性酸碱平衡紊乱。

2. 动脉血二氧化碳分压（$PaCO_2$） 动脉血二氧化碳分压是血浆中物理溶解状态的 CO_2 分子产生的张力。

【参考值】 正常值为 33 ~46mmHg（4.39 ~6.23kPa），平均值为 40 mmHg（5.32kPa）。

【临床意义】 动脉血二氧化碳分压代表酸碱平衡失调中的呼吸因素，它的改变可直接影响血液 pH 值的改变。$PaCO_2$ 的升高或降低，有原发性和继发性两种原因所致。

（1）判断肺泡通气状态：$PaCO_2$ 升高提示肺通气不足，CO_2 潴留。$PaCO_2$ 降低提示肺通气过度，CO_2 呼出过多。

（2）判断呼吸性酸碱失衡的性质。$PaCO_2$ 大于 50 mmHg（6.65 kPa）提示体内有呼吸性酸中毒或代偿后代谢性碱中毒；$PaCO_2$ 小于 35 mmHg（4.65kPa）CO_2 过多呼出，提示呼吸性碱中毒或代偿后代谢性酸中毒。

3. 标准碳酸氢盐（SB）和实际碳酸氢盐（AB） 标准碳酸氢盐是全血在标准条件下，即温度为 37℃、一个标准大气压，$PaCO_2$ 为 40 mmHg（5.32kPa）、血红蛋白氧饱和度为 100%，所测得的血浆 HCO_3^- 含量。实际碳酸氢盐是指隔绝空气的血液标本，在实际 $PaCO_2$ 和血氧饱和度条件下所测得的 HCO_3^- 含量。

【参考值】 正常情况下 SB = AB，正常值为 22 ~27mmol/L，平均值为 24mmol/L。

【临床意义】 当机体发生代谢性酸碱失衡时，由于缓冲作用，体内较多的固定酸或固定碱可使 HCO_3^- 浓度随之改变。因此，AB 是体内代谢性酸碱失衡的重要指标，但其含量也受呼吸因素改变的影响。

SB 的增减反映代谢因素。SB 减少为代谢性酸中毒，SB 升高为代谢性碱中毒。SB 作为代谢变化的较好指标，但不能表明体内 HCO_3^- 的实际量，酸碱失衡诊断上应把 AB 与 SB 两个指标结合起来分析，才更有参考价值。

AB 与 SB 的差值反映了呼吸因素对酸碱平衡的影响。

（1）AB 与 SB 两者皆正常，为酸碱平衡正常。

（2）AB 和 SB 两者均低于正常，说明有代谢性酸中毒失代偿或代偿后的慢性呼吸性碱中毒。

（3）AB 和 SB 两者均高于正常，说明有代谢性碱中毒失代偿或代偿后的慢性呼吸性酸中毒。

（4）AB 增加而且 AB 大于 SB，说明通气不足，有 CO_2 潴留，见于呼吸性酸中毒或代偿后的代谢性碱中毒。

（5）AB 减少而且 AB 小于 SB，说明通气过度，CO_2 排出过多，见于呼吸性碱中毒或代偿后的代谢性酸中毒。

4. 缓冲碱（BB） 缓冲碱是指血液中所有具有缓冲作用的碱性物质的总和，也就是血液中所有具有缓冲作用的负离子的总和，包括 HCO_3^-、Hb^-、Pr^- 等，通常以氧饱和的全血在标准条件下来测定。

【参考值】 正常值为 45 ~52 mmol/L，平均值为 48 mmol/L。

【临床意义】 BB 是反映代谢因素的指标，代谢性酸中毒时减少，代谢性碱中毒时增高。

5. 碱剩余（BE）　碱剩余是指在标准条件下，即温度为37℃、一个标准大气压，$PaCO_2$ 为40 mmHg（5.32kPa）、血红蛋白氧饱和度为100%，用酸或碱将1L血液的pH等于调整至7.40，所需酸或碱的量就是BE。如用酸滴定，说明受测血标本碱过剩（+BE）；如用碱滴定，说明受测血标本碱缺失（-BE）。

【参考值】 BE正常值为0±3 mmol/L。

【临床意义】 BE是反映代谢因素的指标，正常人BE值在0附近波动。BE正值增大，提示血液中碱性物质过多，见于代谢性碱中毒或代偿后的慢性呼吸性酸中毒；BE负值增大，提示血液中碱性物质不足，见于代谢性酸中毒或代偿后的慢性呼吸性碱中毒。

6. 血氧分压（PO_2）　血氧分压是指物理溶解在血液中的氧所产生的张力。

【参考值】 正常人动脉血氧分压（PaO_2）75～105mmHg（9.98～13.97kPa）
静脉血氧分压（PvO_2）30～51mmHg（3.99～6.78kPa）

【临床意义】 当动脉血 PaO_2 小于20 mmHg（2.67kPa）时，组织就是去摄氧和利用氧的能力。PaO_2 是缺氧的敏感指标。PaO_2 下降见于肺通气和肺换气功能障碍。

7. 氧饱和度（SO_2）与血氧含量（CTO_2）

（1）血氧饱和度是指Hb实际结合氧含量与应当结合氧含量的百分数。计算公式为 SO_2 =（血氧含量-溶解氧量）/血氧容量×100%。

（2）血氧含量是指100ml血液的实际带氧量，主要是Hb实际结合的氧量和极小量溶解于血浆中的氧（仅0.3ml/dl）。血氧含量取决于血氧分压和血氧容量。

【参考值】 正常动脉血氧饱和度（SaO_2）为95%～97%，静脉血氧饱和度（SvO_2）为75%。动脉血氧含量通常为19ml/dl，静脉血氧含量约为14ml/dl。

【临床意义】 血氧饱和度反映组织细胞供养情况，与氧分压成正比关系，两者的关系可用氧合血红蛋白解离曲线（或称氧离曲线）表示（图5-18-1）。

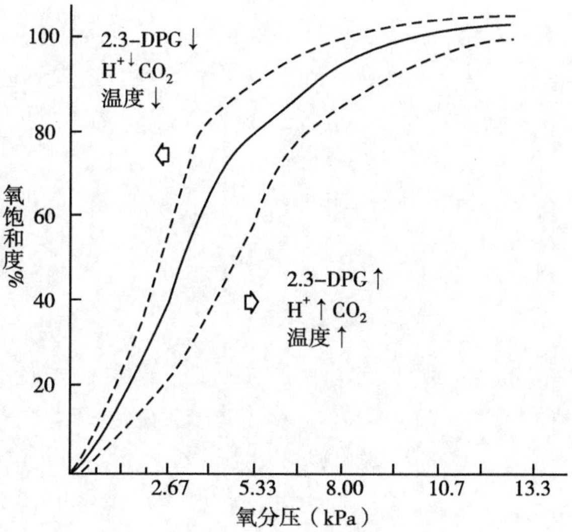

图5-18-1　氧合血红蛋白解离曲线

图5-18-1中可以看出，当PaO_2为60mmHg（8.0kPa）时，sO_2可达90%，只有当PaO_2下降到60mmHg（8.0kPa）以下时，才会使sO_2明显降低。细胞内2,3-二磷酸甘油酸（2,3-DPG）增多、酸中毒、二氧化碳增多及血温增高可使Hb与氧的亲和力降低，氧离曲线右移，反之则左移。

8. 阴离子间隙（AG） 阴离子间隙是指血浆中未测定的阴离子（UA）与未测定的阳离子（UC）的差值，即AG = UA-UC。Na^+是人体血液中主要的阳离子，又称可测定的阳离子；HCO_3^-和Cl^-是主要的阴离子，又称可测定的阴离子。除此之外的其他阴阳离子均属于UA和UC。其计算公式为$AG = [Na^+] - ([Cl^-] + [HCO_3^-])$或$AG = Na^+ + K^+ - [Cl^-] + [HCO_3^-]$。

【参考值】 用公式$AG = [Na^+] - ([Cl^-] + [HCO_3^-])$计算：10～18 mmol/L

用公式$AG = Na^+ + K^+ - [Cl^-] + [HCO_3^-]$计算：7～14 mmol/L

【临床意义】 AG是评价体液酸碱状态的一项重要指标，可鉴别不同类型的代谢性酸中毒，是早期发现代谢性酸中毒合并代谢性碱中毒，慢性呼吸性酸中毒合并代谢性碱中毒，呼吸性碱中毒合并代谢性酸中毒，混合性酸中毒和三重酸碱失衡的有用指标。AG实际上是反映血浆中固定酸含量的指标，既可升高，也可降低，但升高的意义较大。

（1）AG增高：$[H^+]$增加引起的代谢性酸中毒，如糖尿病酮症酸中毒、乳酸中毒合并肾功能不全等，有机酸增高，HCO_3^-被消耗，pH值降低。

（2）AG正常型：HCO_3^-浓度降低而血氯增高的病人，如腹泻使其HCO_3^-浓度降低而Cl^-增加。肾小管酸中毒对HCO_3^-重吸收障碍及H^+排泄障碍，同样HCO_3^-浓度降低而增加Cl^-，AG正常。

（3）AG减少在判断酸碱平衡紊乱方面意义不大。

（姜亚芳）

第六章　心电图检查

关键词

心电图	electrocardiogram
除极化	depolarization
复极化	repolarization
心电综合向量	resultant vector
心律失常	arrhythmia
期前收缩（过早搏动）	premature beat
阵发性心动过速	paroxysmal tachycardia
房室传导阻滞	auriculo-ventricular block

第一节　心电图的基本概念

一、心电图

心脏在机械性收缩之前，心肌首先发生电的激动，这个电激动可以影响身体各部分，使身体不同部位的表面发生电位差别，用仪器把这些在整个心动周期中不断变化的电位曲线描记下来，就叫心电图。临床心电图学就是通过分析心电图各波段的意义，并结合其他临床资料，以辅助临床诊断的科学。

二、模式心电图

在每个心动周期中在体表心电图的各个导联上都会出现一系列的心电图波形。一个模式心电图（图 6-1-1）主要包括以下各波：

P 波：反映心房肌的除极过程。

P-R 段：反映电激动由心房传至心室的过程。

QRS 波群：反映心室肌的除极过程。在 QRS 波群中，第一个向下的波称为 Q 波（如电压低用 q 波表示），第一个向上的波称为 R 波（如电压低用 r 波

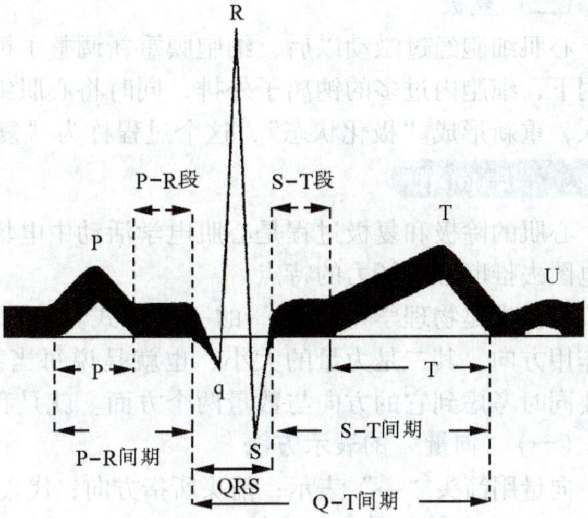

图 6-1-1　一个模式心电图的各波段

表示），继 R 波（或 r 波）以后向下的波称为 S 波（如电压低用 s 波表示）。在不同的心电图导联上 QRS 波群可呈 qRs、qR、Qr、RS、Rs、rS、QS 型等。有时可能出现两个以上的向上的波，则第一个向上的波称为 R 波（或 r 波），第二个向上的波称为 R（或 r）波。同样，如果遇见在 R 波以后有两个以上向下的波，也可以用同样方法表示。如果只有向上的成分，称为 R 波，如没有向上的成分只有向下的波型，则称为 QS 波。

S-T 段：反映心室除极完毕以后至复极前的一段平线。

T 波：反映心室肌的复极过程产生的电位影响。

U 波：代表心肌激动的“激后电位”。

三、心肌的除极、除极作用扩展及复极

（一）心肌的极化状态及静止膜电位

心电图工作者经研究发现，心肌细胞在没有电激动时，由于心肌细胞内的钾离子浓度远远超过细胞外的钾离子浓度，钾离子外流而出现细胞内的电位比细胞外液低 80～90mV 的现象，这个细胞内外的电位差别，称为“静止膜电位”。这种细胞内电位低于细胞外电位的状态就称为“极化状态”。它是由于细胞膜内外体液中的电解质离子浓度（钾、钠、氯离子）分布不同，而细胞膜对这些离子的渗透和通过又具有不同“阻力”造成的。

（二）心肌的除极及除极作用的扩展

当原来处于“极化状态”的心肌细胞受到刺激时（这个刺激可以是自身体内神经体液传递的刺激，也可以是机体外其他的物理或化学性刺激），细胞膜对离子的通透性就发生了很大改变。在受刺激的一瞬间，有大量的钠离子自细胞外流入细胞内，由于细胞内增加了大量的阳离子，在短时间内细胞内电位骤然上升，细胞内负电位消失，甚至反而暂具 +20～+40mV的正电位，这种现象称为“极化状态逆转”。细胞由极化状态转化为另外一种完全不同的情况，这个过程称为“除极”。

当一个心肌细胞的某一点受到刺激时，受激点首先除极而激动，直至扩展至整个心肌细胞，使整个心肌细胞依次除极的现象称为“除极作用的扩展”。

（三）复极

心肌细胞经过激动以后，细胞膜重新调整了钾、钠离子的通透性，并在钾 - 钠交换泵的作用下，细胞内过多的钠离子外排，同时将心肌细胞受到刺激时流出的部分钾离子自细胞外摄入，重新形成“极化状态”，这个过程称为“复极”。

四、心电向量

心肌的除极和复极过程是心肌电学活动中电场力的产物，心电图工作者常常要通过分析心电图去推断心电场力的特点。

电场力是物理学中“力”的一种形式。凡属“力”总是包括两个内容，其一是“力”的作用方向，其二是力量的大小，也就是说每当我们提到“力”这个物理名词时，我们一定要同时考虑到它的方向与数量两个方面。就是我们通常讲的“向量”。

（一）“向量”的表示方法

向量用箭头“→”表示；箭头所指方向，代表力的作用方向，箭杆的长短代表力的大小。

（二）“向量”的叠加方法

如果有几个向量同时存在，可以把它们叠加起来，综合成一个向量。所谓向量的叠加是

指把多个向量相加，其结果仍然是一个向量。它们的叠加原则是：

（1）同方向的向量相加，得出两向量的和。

（2）相反方向的向量相减，得出两向量的差。

（3）两个向量的方向即不相同，也不相反，而是互成角度，可以用平行四边形取它们对角线的综合方法。

（4）如为多个向量，可按上述原则，先取两个向量叠加，把叠加结果再与第三个向量叠加……，依次进行下去，无论几个向量，最后都可综合成一个向量，这最后综合的向量就代表原来许多个向量的综合作用。

（三）心电向量与瞬间综合心电向量

表达心肌在除极、复极电学活动中产生电力的向量称为心电向量。

心电活动发生于心脏的机械运动之前。在整个心动周期中，各部分心肌的除极与复极有一定的程序，每一片段时间中包含着不同部位心肌的电学活动，代表各部分心肌电学活动的综合电力的向量称为该片段时刻心肌的瞬间综合心电向量，在整个心电周期中，瞬间综合心电向量呈现不断变动的状态。

五、心脏的除极顺序

（一）心脏的传导系统

正常的心脏电激动发源于位于右心房上部、上腔静脉入口处的窦房结，通于心脏的传导系统将激动依次传至心房室各部，使其顺序除极。这个传导系统包括：窦房结、结间传导束（窦房结与房室结之间）、房间传导束（左、右房之间）、房室结、房室束（也称希氏束——His 束）、左束支、右束支、普肯耶纤维（图 6-1-2）。

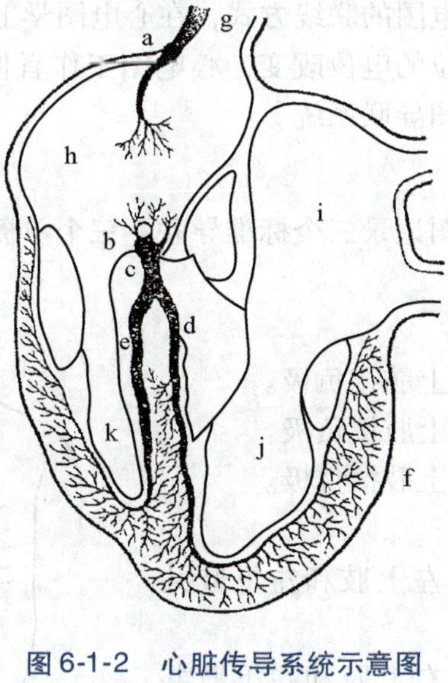

图 6-1-2　心脏传导系统示意图

a. 窦房结；b. 房室结；c. 房室束；d. 左房室束；
e. 右房室束支；f. 普肯耶纤维；g. 上腔静脉；h. 右心房；
i. 左心房；j. 左心室；k. 右心室。

（二）心脏的除极顺序及向量

心房除极的向量称为P向量。左右两心房的解剖位置是右心房居右前方，左心房居左后方，由于窦房结位置的关系，因此右心房上部开始除极并向右心房下部及左心房传递，综合向量从右上方指向左下方，由偏前转向偏后，由于心房肌层薄，故P向量的电压较低。在心电图上心房除极时记录为P波。

心室除极的向量称为QRS向量。窦房结的激动下传房室结通过左、右束支和心室的普肯耶纤维除极左右心室。由于左束支在室间隔中部先行分支，因此，心室的除极首先自室间隔的中部左室面开始，随后激动传至两侧心室，通过遍布心室内膜下的普肯耶纤维，产生了自心肌内膜面向外膜面除极并传至整个心室的除极过程。在心电图上记录为QRS波群。

心房和心室复极时也产生向量。心房的复极向量很小，而且当心房复极时正值心室除极，因此，一般情况下表现不明显（心房扩大时除外），心室复极的向量称为T向量，心室的复极是各部心肌同时进行，而心外膜比心内膜下心肌复极得更早一些。左右心室复极时心电图上记录为T波。QRS向量与T向量应为一致，也就是说在心电图上T波与QRS波的方向是一致的。

第二节 心电图的导联与心向量图的关系

心脏除极、复极过程中的电力，可以使身体表面各处有不同的电位分布。在整个心动周期中，体表各处的电位分布情况也是不断变化的。心电图学就是借助于体表的电位改变来推测心向量图，从而间接了解心肌的生理或病理变化，以辅助临床诊断的科学。

选择身体不同部位摆放电极板，用导线联接于心电图记录仪的正负两极，就可以记录到身体两部位的电位差，这种心电图的联线方式，在心电图学上称为心电图的导联。为了了解在整个心动周期中身体不同部位的电位改变，心电图工作者们设计了许多个电极摆放部位，就构成了我们今天使用的心电图导联系统。

一、常用的心电图导联

在临床工作中，常规心电图记录三个标准导联、三个单极肢体导联以及三至六个心前导联（图6-2-1）。

（一）标准导联

导联Ⅰ 左上肢接正极，右上肢接负极。

导联Ⅱ 左下肢接正极，右上肢接负极。

导联Ⅲ 左下肢接正极，左上肢接负极。

（二）单极肢体导联

导联avR 右上肢接正极，左上肢和左下肢共同联接负极。

导联avL 左上肢接正极，右上肢和左下肢共同联接负极。

导联avF 左下肢接正极，左上肢和右上肢共同

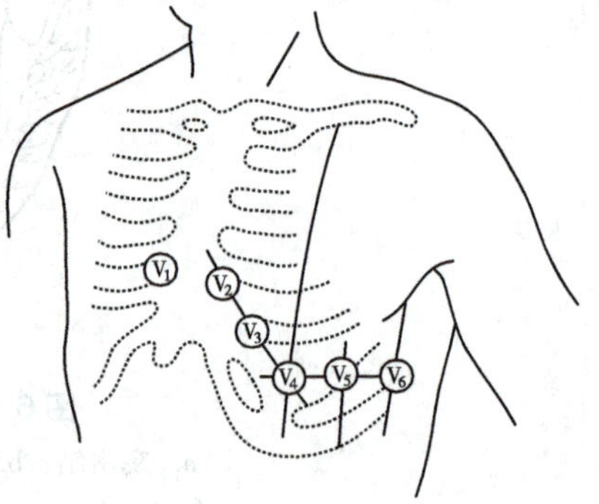

图6-2-1 常用心前导联的电极位置

联接负极。

（三）单极心前导联

单极心前导联心电图的描记方法为：将中心电端联接心电图机的负极，把探查电极联接心电图机的正极，探查电极安放在心前区的不同位置。

V_1 胸骨右缘第四肋间。

V_2 胸骨左缘第四肋间。

V_3 V_2 与 V_4 联线的中点。

V_4 胸骨左缘第五肋间及左锁骨中线处。

V_5 左腋前线与 V_4 同一水平。

V_6 左腋中线与 V_4、V_5 同一水平。

在某些情况下还可能描记 V_3R、V_5R、V_7、V_8 等。

V_3R 胸骨右缘与 V_3 相对应的部位。

V_5R 胸骨右缘与 V_5 相对应的部位。

V_7 左侧腋后线与 V_6 同一水平。

V_8 左侧腋后肩胛下与 V_6 同一水平。

二、导联轴

某个导联的正负两电极所在地之间的假想联线称为导联的导联轴。按照标准导联的电极位置，心电图工作者们按照几何学的原理，把这三个导联构成了一个正三角形，称为 Einthoven 三角。等边三角形的三条中线就是三个单极肢体导联的导联轴（图 6-2-2，6-2-3）。

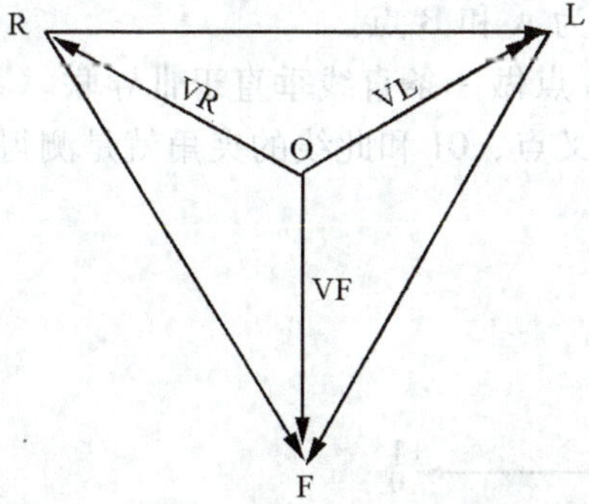

图 6-2-2 标准导联的导联轴

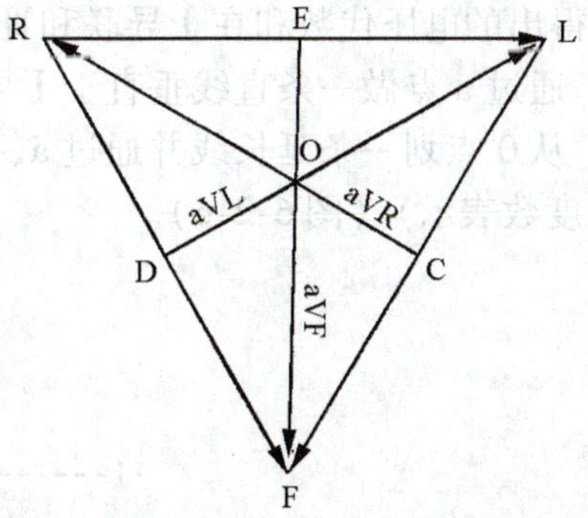

图 6-2-3 （单极）肢体导联的导联轴

（一）Baileg 六轴系统

将六个肢体导联轴，保持各自的方向，共同通过一个 0 点，将导联轴的负侧延长，就构成了肢体导联六轴系统（图 6-2-4）。

（二）心前导联六轴系统

心前导联大体上处在同一水平面（图 6-2-5）。

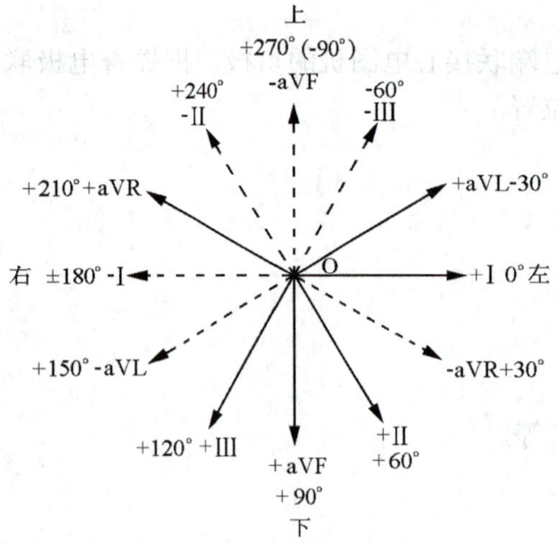

图 6-2-4 Baileg 六轴系统

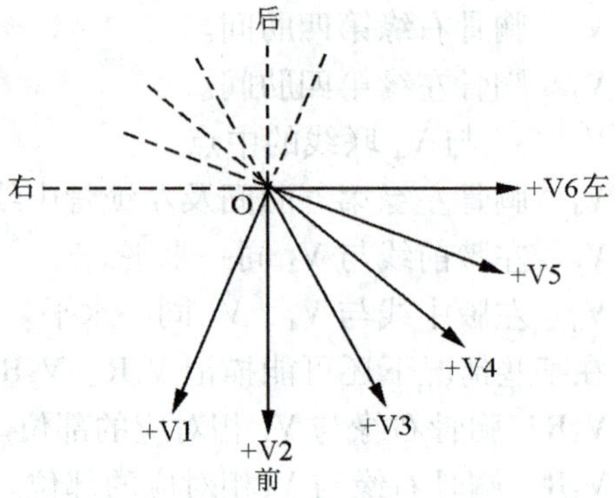

图 6-2-5 心前导联的导联轴

三、心电轴

心电轴是心电向量的电轴。心电图工作者们通常利用 Baileg 六轴系统来测量心电轴。测量步骤如下：

1．画出 Baileg 六轴系中Ⅰ和Ⅲ导联轴。0I 的方向为 0°，0 的方向为 120°。

2．根据心电图导联Ⅰ和导联ⅢQRS 波群和电压，将向上的值作为正值，向下的值为负值。把得出的电压代数和在Ⅰ导联和Ⅲ导联轴上标记为 A 和 B 点。

3．通过 a 点做一条直线垂直于Ⅰ导联，再通过 b 点做一条直线垂直于Ⅲ导联。

4．从 0 点划一条延长线并通过 a、b 两条线的交叉点，0I 和此线的夹角就是测得的心电轴（以度数表示）（图 6-2-6）。

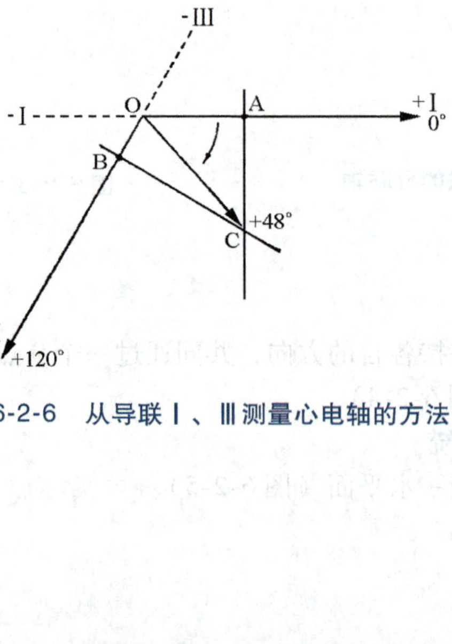

图 6-2-6 从导联Ⅰ、Ⅲ测量心电轴的方法

心电轴偏移的临床意义：平均心电轴正常人可变动于0°~90°之间。心电轴在0°~-30°之间者为电轴轻度左偏（可属正常范围），-30°~-90°为电轴左偏，见于横位心（肥胖体型、晚期妊娠、重症腹腔积液等）、左心室肥大、左前分支阻滞等；心电轴在+90°~+110°之间为电轴轻度右偏，见于正常垂位心、右心室肥大等；电轴>+110°者为电轴右偏，见于左后分支阻滞、重症右心室肥大等（图6-2-7）。

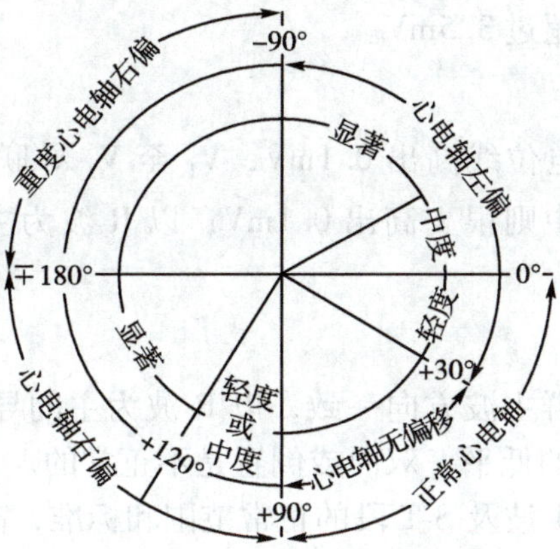

图6-2-7 心电轴偏移的分类

第三节 正常心电图各波的形态、时间及电压标准

如果我们想判断一帧心电图是否正常，需要：①对该帧心电图的描记质量做了解；②对所分析之心电图做一些必要的测量；③掌握心电图的正常变异范围。

一、P 波

正常P向量指向左下方，故导联avR的P波总是倒置的，而导联Ⅰ、Ⅱ、avF等的P波应为直立，其电压不超过0.25mV，心前导联V_1的P波可呈双向，其电压总高度不超过0.20mV。正常P波的时间不超过0.11s。

二、QRS 波群

（一）QRS 波群时间

正常成人应为0.06s~0.10s。

（二）QRS 波群的形态

导联Ⅰ及导联Ⅲ的QRS波群的主波应向上，呈Rs型或qR型；avR导联的QRS波群的主波应向下，呈Qr型或rS型；avF导联应以主波向上为主，呈Rs型或qR型；导联V_1、V_2应为主波向下，呈rS型，较少情况下呈窄的QS型也不一定是异常情况；V_3和V_4导联多呈RS型；V_5、V_6导联主波向上为主，呈qR、Rs或qRs型。以正向波为主的导联其QRS决不应以Q波开始或呈QR型，如在Ⅰ、Ⅱ、avF、V_5、V_6等导联出现Q波，应认为是不正常的；但avR导联，可呈Qr型，这是由于导联轴位置的关系。

（三）QRS 波群各波电压标准

1. Q 波（或 q 波） 在Ⅰ、Ⅱ、avL、avF、V_5、V_6 等导联呈 qR 型时 q 波的时间不应超过 0.04s，Q/R 比例不应大于 1/4，超过这个标准时，称为异常 Q 波并有诊断意义。

2. R 波和 S 波 导联 avL 以 R 波为主时，RavL 不应超过 1.2mV；当导联 avF 以 R 波为主时，RavF 不应超过 2.0mV；导联 avR 的 r 波不应超过 0.5mV；导联 V_1 的 r 波不应超过 1.0mV，Rv_1+Sv_5 不应超过 1.2mV；导联 V_5 的 R 波不能超过 2.5mV，Rv_5+Sv_1 在男性中不应超过 4.0mV，女性中不应超过 3.5mV。

三、S-T 段

在肢体导联中可能较等电位线高出 0.1mV，V_1 至 V_3 导联可能比正常的高出等电位线 0.3mV，但在 V_4 至 V_6 导联中则很少高出 0.1mV；以 R 波为主的心前导联，S-T 段不应低于 0.05mV。

四、T 波

T 波的方向应与 QRS 波群主波方向一致，以 R 波为主的导联中 T 波应明显直立，其电压应高于 R 波的 1.10，T 波的低平、双向或倒置是不正常的。

以上为心电图中 P-QRS-T 波及 S-T 段的正常范围和标准，高出或低于此标准均为不正常心电图，需结合临床考虑是否具有诊断价值。

正常心电图（1 例）见图 6-3-1。

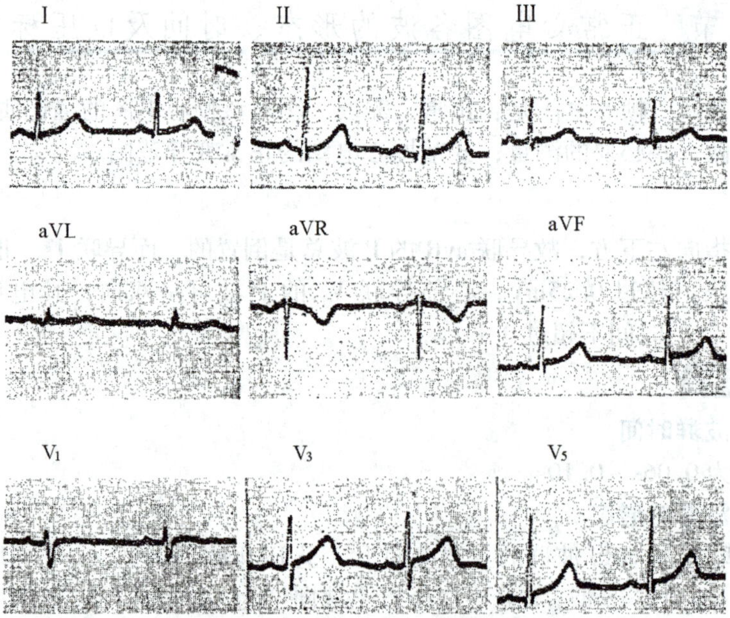

图 6-3-1 正常心电图一例

第四节 异常心电图

一、心房、心室肥大

心房、心室肥大是心房、心室内压力增高、负荷过重所引起，是器质性心脏病的常见后果，当达到一定程度时可导致心电图改变。其心电图改变常与下列因素有关：心肌纤维增粗、除极面积增大，致心肌除极时电压增高；心室壁增厚、心室腔扩张以及由心肌细胞变性所致传导功能低下使心肌激动的总时程延长；心肌肥厚、劳损以及相对性供血不足所致心肌复极顺序发生改变。

（一）心房肥大

正常P波的前1/3部分是由右房除极，中1/3为左右两房除极，后1/3为左房除极所引起。心房肥大时，心房除极向量增大与心房传导延迟；心电图表现为P波电 压增高与P波时间延长。

1. 右心房肥大　右心房肥大时，向前下的起始除极向量增大，故可出现P波高耸尖锐，肢导联电压>0.25mV，此种改变在Ⅱ、Ⅲ、aVF导联最清楚，胸导联电压≥0.2mV。右房除极时间延长，但一般不超过正常左房除极完毕时间，故P波时间正常。右房肥大常见于慢性肺源性心脏病，故称为“肺型P波”，但亦可见于房间隔缺损、肺动脉瓣狭窄及法洛四联症等（图6-4-1）。

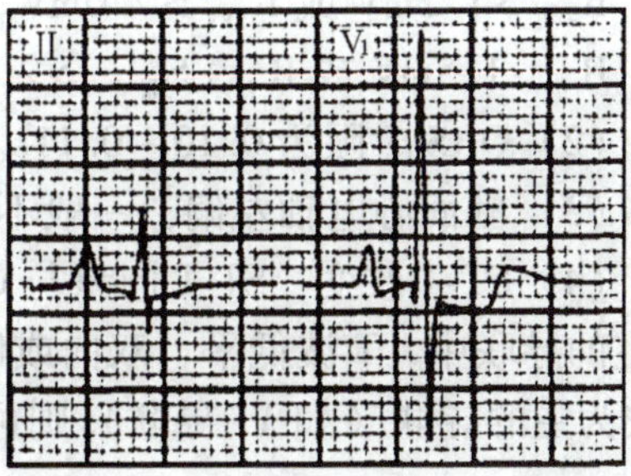

图6-4-1　右心房肥大心电图

2. 左心房肥大　左心房肥大时，其终末除极向量向左后增大，时间延长。故心电图表现为：P波增宽>0.11s，P波顶端常有切迹呈双峰型，峰间隔≥0.04s，也可呈平顶型，这些改变在Ⅰ、Ⅱ、avL导联比较明显。横面向量反映在V_1导联轴上，成为双向P波（先正后负），负向部分称为P波的终末电势（terminalforce，简称tf）。左房肥大时，由于左房后的向量增大，PV_1终末部的负向波变深加宽，致$PtfV_1$超过-0.04mm·s（图6-4-2）。

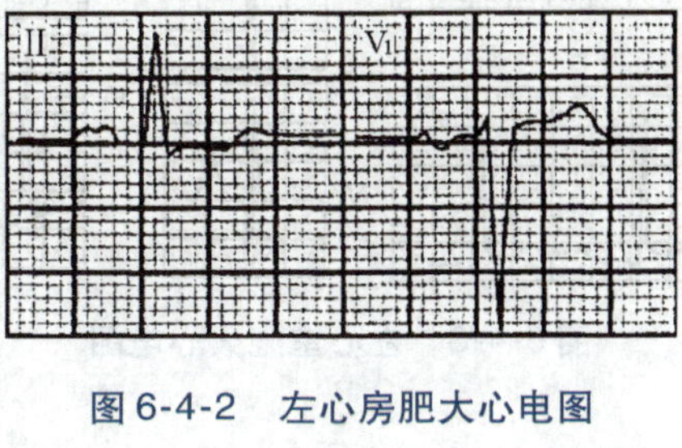

图6-4-2　左心房肥大心电图

3．左房及右房双房肥大　当左心房和右心房都发生肥大时，在心电图上可见异常高尖、增宽呈双蜂的 P 波。多见于风湿性心脏病或先天性心脏病时。

（二）心室肥大

在正常情况下，左心室壁的厚度大约是右心室壁厚度的 3 倍，故左、右两心室的综合心电向量表现为左心室占优势的特征。当某一侧心室肥大时，由于心室壁的肥厚，除极面积的增大，电偶数量的增多，使肥大侧心室的除极心电向量增大，心室除极综合向量的方向偏向肥大侧，故左心室肥大时，可使左心室占优势的情况更为突出；而右心室轻度肥大时，左心室壁的除极电势依然占优势，综合心电向量的改变不明显，只有当右心室壁肥厚相当明显时，才会较显著地影响心电综合向量的方向。

1．左心室肥大　左心室肥大时，QRS 最大向量向左（后）方向增大，亦可偏上。QRS 时限延长，并常有电轴偏位以及因心肌供血不足等因素而出现的 ST-T 改变（图 6-4-3），其心电图表现如下：

（1）左心室高电压的表现

R_{V5}（或 R_{V6}）$>2.5mV$ 或 $R_{V5}+S_{V1}>3.5mV$（女性），$>4.0mV$（男性）。

$R_{aVL}>1.2mV$ 或 $R_{aVF}>2.0mV$。

$R_{I}>1.5mV$ 或 $R_{I}+S_{III}$，$>2.5mV$。

（2）QRS 时限为 0.10～0.11s。

（3）额面心电轴左偏，一般不超过 -30°。

（4）ST-T 改变　ST-T 向量与 QRS 最大向量常呈对向的趋势，在心电图上表现为以 R 波为主的导联中，T 波低平、双向或倒置，同时可有 S-T 段呈缺血型压低达 0.05mV 以上；以 S 波为主的导联（如 V_1 导联）则可见 S-T 段抬高或 T 波直立（图 6-4-3）。

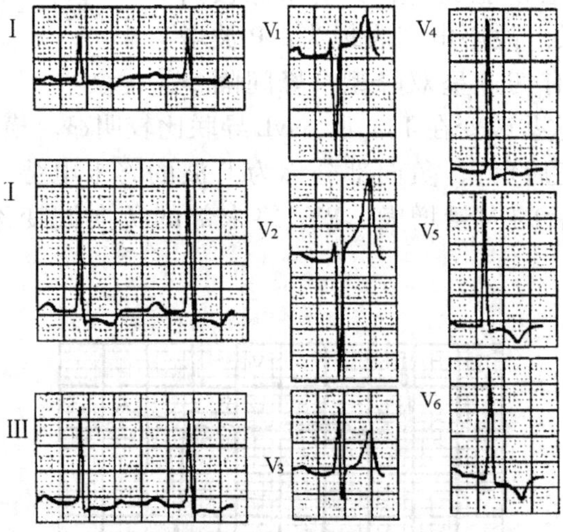

图 6-4-3　左心室肥大心电图

左心室高电压是诊断左心室肥大的重要指标，因左心室肥大时，心脏与胸壁距离较近，胸导联改变较肢导联显著，故更具诊断价值。在此基础上，结合其他阳性指标之一，一般可以成立左心室肥大的诊断，符合条件越多及超过正常范围越大者，诊断的可靠性越大。左心室肥大见于左心室收缩期负荷过重（如高血压和主动脉瓣狭窄等）或左心室舒张期负荷过重（如动脉导管未闭和主动脉瓣关闭不全等）时。

2. 右心室肥大　当右心室肥大到一定程度时，可出现综合心电向量的逆转，即自正常左心室占优势的情况转变为右心室占优势，出现右前向量突出增大，其心电图（图6-4-4）表现如下：

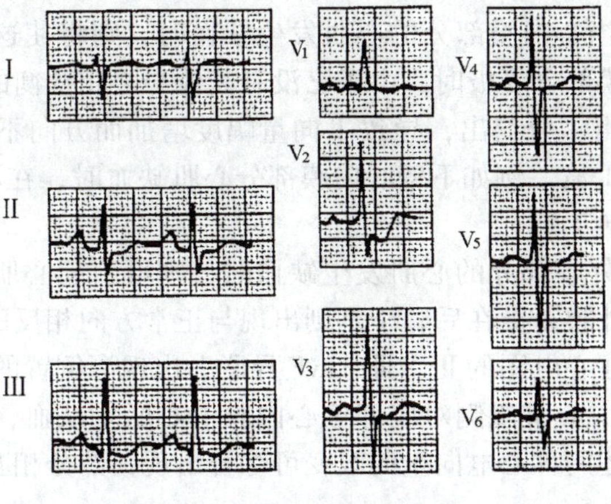

图6-4-4　右心室肥大心电图

（1）V_1（或 V_3R）导联 R/S≥1。

（2）$R_{V1}+S_{V5}>1.05mV$（显著肥大者可 >1.2mV）。

（3）avR 导联 R/S 或 R/q≥1（或 R >0.5mV）。

（4）额面心电轴右偏≥ +90°（显著肥大者可 > +110°）。

（5）少数病例可见 V_1 导联呈 QS（应除外心肌梗死）、qr 或 qR 型。

（6）ST-T 改变右胸前导联（如 V_1）T 波双向、倒置，S-T 段压低。

符合上述阳性指标越多以及超过正常范围大者，诊断的可靠性亦大。右心室肥大见于右心室收缩期负荷过重（如肺动脉瓣狭窄和肺动脉高压等）或右心室舒张期负荷过重（如房间隔缺损和三尖瓣关闭不全等）时。

3. 双侧心室肥大　当左、右心室均发生肥大时，心电图（图6-4-5）型可以出现以下几种现象：

（1）因两侧心室的综合心电向量互相抵消而呈现近似正常的心电图。

（2）只表现出一侧心室肥大的特征，而另一侧心室肥大的图形常被掩盖。由于左心室壁原就比右心室壁

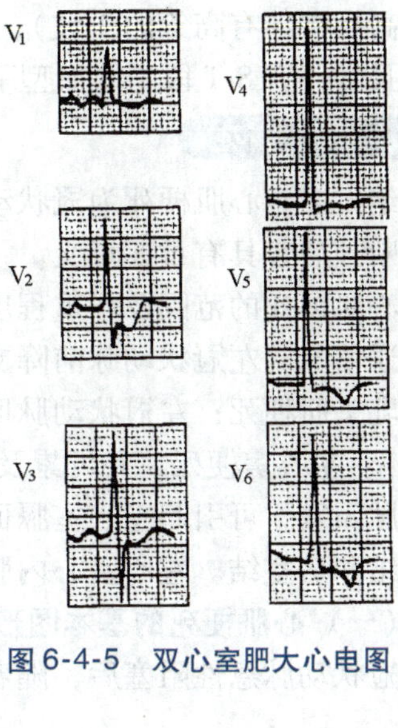

图6-4-5　双心室肥大心电图

厚，因此双侧心室肥大仅显示单纯左心室肥大较右心室肥大为多。

(3) 同时出现双侧心室肥大的图形。

二、心肌缺血与 ST-T 异常改变

心室肌某一部分发生缺血时，即可影响心室复极的正常进行，从而产生 ST-T 心电改变。目前研究认为，在正常情况下，心室的复极过程是从心外膜开始而向心内膜方向推进的。心肌缺血时，根据心室壁受累的层次，可大致出现两种类型的心电图改变。

（一）T 波改变

1. T 波高大直立　当心内膜部分的心肌发生缺血时，则将使这部分心肌的复极较正常时更为推迟，后的心内膜部分复极时，由于已没有其他与之相抗衡的心电向量存在，致使心内膜部分心肌的复极显得十分突出，导致 T 向量幅度增加而方向不变，出现与 QRS 主向量一致的狭长 T 环或高大 T 波。例如下壁心内膜部分心肌缺血时，在心电图的Ⅱ、Ⅲ、avF 导联上则可出现高大的正向 T 波。

2. T 波倒置　若心外膜部分的心肌发生缺血时，则可引起心肌复极顺序的逆转，即转为心内膜复极在先而心外膜复极在后，于是则出现与正常方向相反的 T 向量。例如于下壁心外膜部分心肌缺血时，在心电图的Ⅱ、Ⅲ、avF 导联上出现深倒置的 T 波。

3. T 波低平或双向　心脏双侧对应部位心内膜下心肌均缺血，或心内膜和心外膜下心肌同时缺血时，心肌上述两种心电向量的改变可综合出现，部分相互抵消，心电图上可以表现为 T 波低平、双向等。

（二）ST 段改变

当心肌持续缺血时，心肌细胞的除极速度亦会减慢，表现为除极尚未结束时复极即已开始，心电图上出现 ST 段移位。

上述 ST-T 改变系非特异性的心肌复极异常的共同表现，它常见于冠心病所致冠状动脉供血不足：典型心绞痛时可出现一时性的 S-T 段下移，T 波低平、双相或倒置；变异型心绞痛时在心电图上可出现心内膜下缺血样或酷似急性心肌梗死时出现的“损伤型”改变（S-T 段抬高且常伴有高耸的 T 波）；慢性冠状动脉供血不足时，心电图可出现 T 波低平、双相或倒置且常伴有 S-T 段呈缺血型下移。

三、心肌梗死

绝大多数心肌梗死为冠状动脉粥样硬化所引起。心肌梗死后及其演变规律，对确定诊断和判断预后都具有重要意义。

心肌梗死的范围及严重程度，主要取决于冠状动脉闭塞的部位、程度、速度及侧支循环的沟通情况。左冠状动脉前降支闭塞，可引起左心室前壁、前间隔、心尖部、下侧壁和二尖瓣前乳头肌梗死；左冠状动脉回旋支闭塞，可引起左心室高侧壁、膈面（左冠状动脉占优势时）、左心房梗死，并可累及房室结；左冠状动脉主干闭塞则引起左心室广泛梗死；右冠状动脉闭塞，可引起左心室膈面（右冠状动脉占优势时）、后间隔、右心室梗死，并可累及窦房结和房室结。左心室心内膜下心肌梗死常是上述三支冠状动脉都有严重病变的结果。

（一）心肌梗死的基本图形

冠状动脉急性阻塞后，随着时间的推移，在心电图上可先后出现缺血、损伤和坏死三种

类型的图形改变。

1．“缺血性”改变　阻断冠脉血流之后，T 波逐渐呈现缺血型改变，其特点为：①升支与降支对称；②顶端变为尖耸的箭头状；③T 波由直立（与 QRS 主波方向相同）变为倒置（与 QRS 主波方向相反）。心肌缺血时 T 波向量是自缺血层指向非缺血层。若缺血发生于心内膜面，T 波向量指向心外膜侧，T 波呈对称性，高耸而直立；若缺血发生于心外膜面，T 波向量背离心外膜侧，出现对称性 T 波倒置。

2．“损伤性”改变　缺血时间进一步延长缺血程度进一步加重，就会出现“损伤性”图形改变，主要表现为 S-T 段偏移。外膜面心肌损伤时 S-T 段抬高，内膜面或对侧心肌损伤时 S-T 段平直压低。

3．“坏死性”改变　更进一步的缺血导致细胞变性、坏死和一系列的修复过程。由于坏死的心肌细胞不能恢复为极化状态和产生动作电流，使心电各向量的综合中出现综合向量背离梗死区，心电图相应的导联上表现为异常 Q 波或 QS 波。

急性下壁心肌梗死心电图见图 6-4-6。

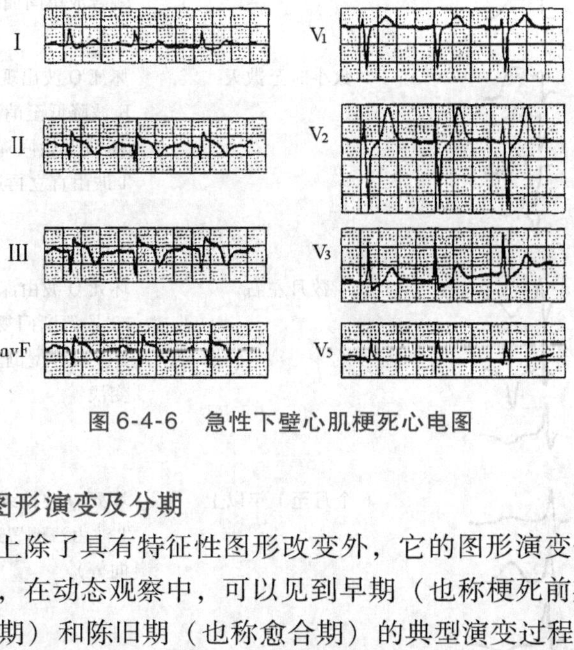

图 6-4-6　急性下壁心肌梗死心电图

（二）心肌梗死的图形演变及分期

心肌梗死在心电图上除了具有特征性图形改变外，它的图形演变也具有一定的特异性。当发生急性心肌梗死时，在动态观察中，可以见到早期（也称梗死前期或超急性期）、急性期、亚急性期（也称近期）和陈旧期（也称愈合期）的典型演变过程。

1．早期　在梗死后数分钟到数小时内，发生心肌缺血和损伤的心电图改变，表现为巨大高耸 T 波，斜升 S-T 段常呈单相曲线，但不出现异常 Q 波。若治疗及时而有效，有可能避免发展为心肌坏死或使已发生坏死的范围趋于缩小。

2．急性期　在梗死后数小时到数周内，为损伤合并坏死图形，是从 S-T 段升高呈单相曲线伴有异常 Q 波，到 S-T 段恢复到等电位线及直立的 T 波演变为后支开始倒置并逐渐加深。缺血型的 T 波倒置，损伤型的 S-T 段抬高及坏死型的 Q 波或 QS 波在此期内可同时并存。

3．亚急性期　在梗死后数周到数月内，从抬高的 S-T 段恢复到等电位线及坏死型 Q 波持续存在，到倒置的T波逐渐变浅直至恢复正常或趋于恒定不变。

4. 陈旧期　约在梗死后6个月左右，ST和T不再变化，仅留下坏死型Q波或QS波，理论上将持续终生。但随着瘢痕组织的逐渐缩小和周围心肌的代偿性肥大，数年后其范围可有明显缩小，小范围梗死的图形改变有可能变得很不典型，甚至无法再辨认。

正常人与心肌梗死各期心电图特点见表6-4-1。

表6-4-1　正常人与心肌梗死各期心电图特点一览表

分　期	图　形	持续时间	变化特点
正常人	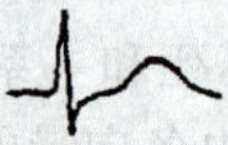		
早期（超急期）	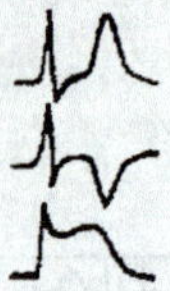	数分钟至数小时	T波增高或倒置 R波降低 ST段渐高与T波融合成单向曲线
急性期	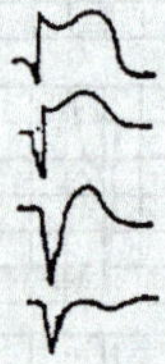	数小时至数天	坏死Q波出现且逐渐加深 R波降低至消失 ST段开始回降 T波由直立再逐渐变浅倒置
充分发展期（近期或衍变期）	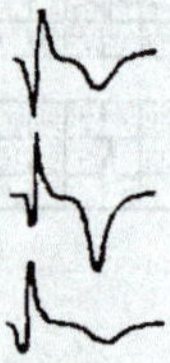	数月左右	坏死Q波由深变浅 ST段逐渐回复至基线 T波对称型倒置且逐渐加深，然后再逐渐变浅
陈旧期	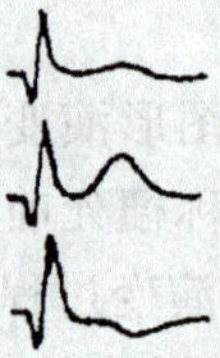	6个月至1年以上	坏死Q波持续存在（个别可不明显） T波由浅倒置逐渐直立（有的仍有低平双向等）

注：1. ST段持续抬高＞6个月不下降可考虑诊断室壁瘤

2. 如早期溶栓治疗成功，则上述衍变过程可不典型，且持续时间缩短

四、心律失常

凡属激动发源的地点、频率和传递的顺序、速度，任何一个环节发生异常，就形成心律失常。心电图对心律失常的诊断起着决定性的作用。

我们在对心律失常进行诊断过程中，一定要注意：①寻找P波及其规律；②测量QRS

波群的形态及其规律；③找出 P 波与 QRS 波群之间相互关系的规律。有时在一份心电图中，不只出现一种心律失常，我们应给予充分注意，以免出现诊断不完全现象。在监护中常见的心律失常心电图主要包括：自动性异位节律、被动性异位节律及心脏的传导阻滞三部分。

自动性异位心律主要包括；期前收缩、阵发性心动过速、心房和心室的震颤及纤颤；被动性异位心律主要是：逸搏与逸搏心律；心脏的传导阻滞主要为：窦房传导阻滞及房室传导阻滞两大部分。以下依次介绍：

（一）期前收缩

期前收缩又称过早搏动，是自动性异位心律中最常见的一种，是由于窦房结的激动未到达之前异位节奏点过早的发出激动所致。期前收缩可发生于没有器质性心脏病的患者，由各种原因通过神经反射引起。在器质性心脏病的患者中，心肌的病理状态而出现期前收缩的患者，临床上应给予充分重视。由于异位节奏点的位置不同，期前收缩可分为房性、结性及室性期前收缩三种，其中以室性期前收缩最为多见，而结性期前收缩最为少见。

1. 室性期前收缩　在窦房结的激动尚未抵达之前，由心室中的某一个异位节奏点提前发生激动，引起心室除极，称为室性期前收缩（图 6-4-7）。室性期前收缩的心室内除极顺序与正常由束支下传的心室内除极顺序的不同，即异位节奏点所处心肌先行除极，然后使其他心室肌除极，所以在心电图上出现 QRS 时间延长、形态改变以及期前收缩后的长间隔，这个长间隔称为“代偿间歇”。代偿间歇的形成是由于大部分室性期前收缩并不逆传入心房，故窦房结仍保持其正常节律并按时发生，期前收缩的发生只影响了一次窦性激动的下传，下次窦性激动发生又可正常下传，故心电图上出现期前收缩前的 R 波至期前收缩后的 R 波之间的间隔大于或等于正常 R-R 间隔的两倍，称为完全性代偿间歇。偶尔在心率较慢的患者中，可见到两次正常激动中间插入一次室性期前收缩，称为“间位性”室性期前收缩，这种期前收缩没有代偿间歇。

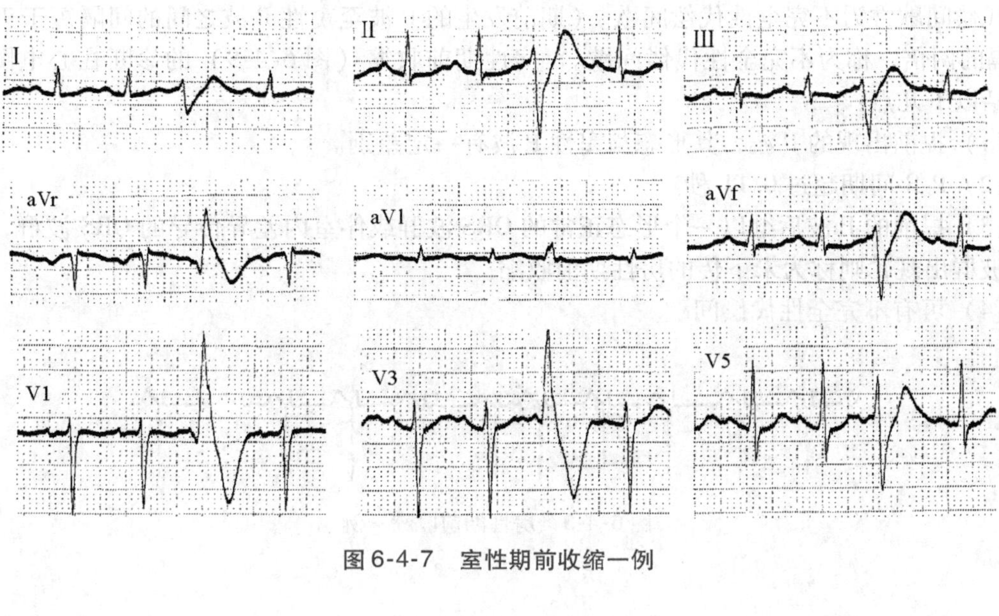

图 6-4-7　室性期前收缩一例

总之，在心电图上室性期前收缩不难诊断，主要包括以下几点：由于期前收缩可按时重复规律出现，可形成二联律、三联律等。

2. 结性期前收缩　是指房室交界区内异位节奏点在窦房结激动未到达时首先发生激动，下传心室产生 QRS 波群。我们经常在结性期前收缩的 QRS 波群前后见到逆行 P 波，这是由于交界区的异位节奏点不但可以下传心室，同时也可以逆行传导心房所致。结性期前收缩（图 6-4-8）的诊断标准主要包括以下几点：

（1）提前出现的 QRS 波群，形态多无改变。

（2）提前的 QRS 波前无 P 波，如有 P 波，P-R 间期应小于 0.11 秒，逆行 P 波可在 QRS 波前后（逆传所致）。

（3）结性期前收缩后，多有完全性代偿间歇。

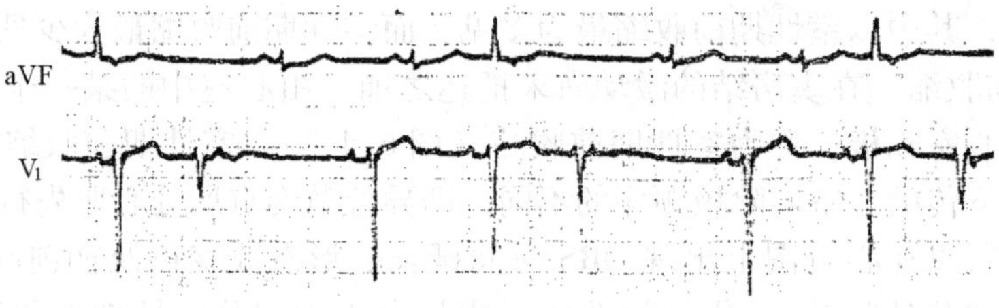

图 6-4-8　结性期前收缩一例

3. 房性期前收缩　是指心房内异位节奏点在窦房结激动未到达时首先发生激动，除极心房后下传心室产生 QRS 波群，但有一部分房性期前收缩由于发生过早，房室结区域仍处在上一次激动的不应期中，不能应激即不产生 QRS 波群，称为未下传的房性期前收缩。房性期前收缩除了下传心室，常可逆传至窦房结而打扰窦房结原有的节律，故房性期前收缩以后的代偿间歇常为不完全性代偿间歇。（期前发生的 P 波至窦性 P 波之间的间隔短于正常 P-P 间隔的两倍，称为不完全性代偿间歇。）房性期前收缩（图 6-4-9）的诊断在心电图上主要包括以下几点：

（1）提前出现的 P 波，其形态与窦性 P 波有一定差别。

（2）P-R 间期超过 0.11 秒。

（3）提前的 P 波后继以一个形态正常的 QRS 波群或伴室内差异传导的 QRS 波群，如无 QRS 波群出现，则称为未下传的房性期前收缩。

（4）可有不完全性代偿间歇。

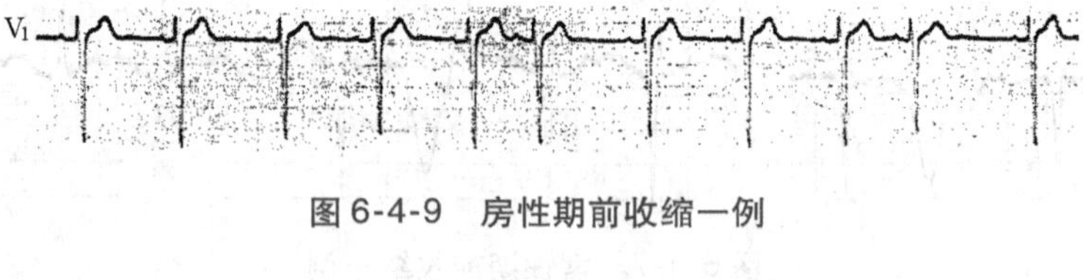

图 6-4-9　房性期前收缩一例

期前收缩可为多源性：即异位节奏点不止一个，心电图表现为QRS波群联律间期不等，QRS波形态各异。联律间期是指正常的QRS波的起始至异位的QRS波之间的间隔；也可为多形性，即异位兴奋点是单个，只是传导方向不同，因此，在心电图上可见到形态不同的QRS波群，但联律间期是相等的。

房性期前收缩、结性期前收缩和室性期前收缩一样，均可出现二联律及三联律等。

临床意义：期前收缩可发生于正常人。较少的期前收缩可无临床症状。但有部分的期前收缩出现于器质性心脏病患者，因此，如临床上出现期前收缩应查清原因，明确诊断，采取有效的治疗方案。

（二）阵发性心动过速

阵发性心动过速是指突然发作和终止的连续的搏动，在临床上分为室上性和室性心动过速两种。

1. 阵发性室上性心动过速的心电图表现　见图6-4-10。

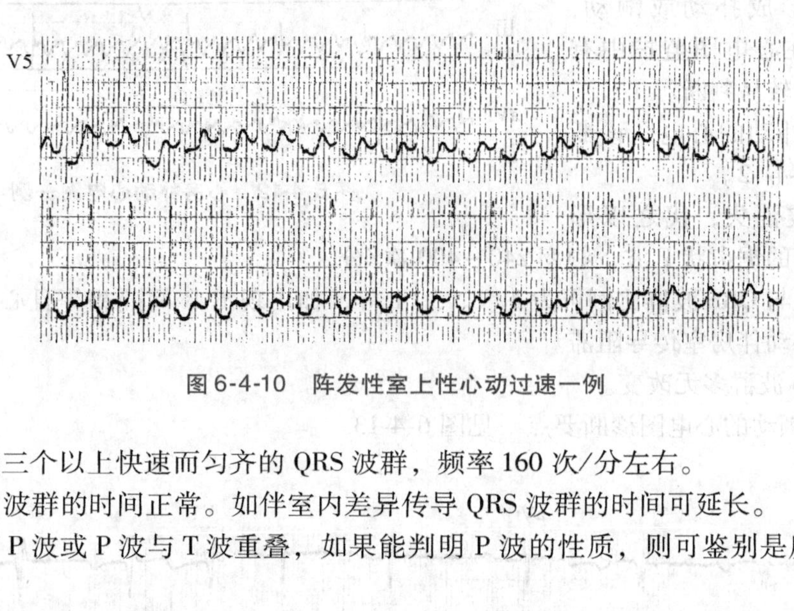

图6-4-10　阵发性室上性心动过速一例

（1）连续三个以上快速而匀齐的QRS波群，频率160次/分左右。

（2）QRS波群的时间正常。如伴室内差异传导QRS波群的时间可延长。

（3）没有P波或P波与T波重叠，如果能判明P波的性质，则可鉴别是房性抑是结性心动过速。

2. 室性阵发性心动过速的心电图表现　见图6-4-11。

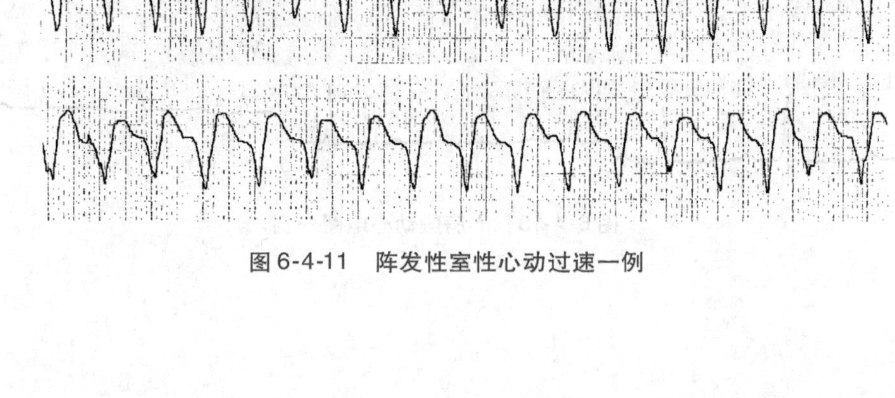

图6-4-11　阵发性室性心动过速一例

（1）连续三个以上宽大畸形的QRS波群，其QRS波群时间≥0.12秒，T波与主波方向相反。

（2）在快速的QRS波群中，常可测量出有慢的P波的频率，但P波与QRS波无固定关系。

（3）在阵发性室性心动过速时，偶尔可出现窦性P波下传的现象。

临床意义：临床上多数的阵发性室上性心动过速发生于没有器质性心脏病的患者，预后比较好，但如出现于有器质性心脏病患者时，就会造成不良后果。阵发性室性心动过速多发生于有器质性病变的心脏，预后比较严重。由于这两种心动过速的预后不同，治疗原则也不同，要求在心电图监护中准确判断，为临床提供可靠治疗依据。

（三）扑动及颤动

当自动性异位节律的频率超过了阵发性心动过速的频率范围时，就形成扑动或颤动，扑动及颤动在心电图监护中有特征性表现，较易判断。

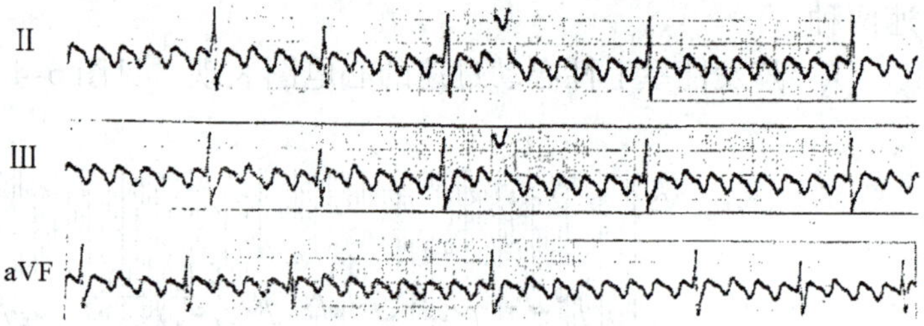

图6-4-12　心房扑动心电图一例

1．心房扑动的心电图诊断要点　见图6-4-12。

（1）P波消失，代之以形态、间隔相同的锯齿状F波，频率240～400次/分。

（2）F波与QRS波群比例可为2∶1，3∶1等，如出现R-R间隔相等且心室率<60/分，可考虑心房扑动伴房室传导阻滞。

（3）QRS波群多无改变。

2．心房颤动的心电图诊断要点　见图6-4-13。

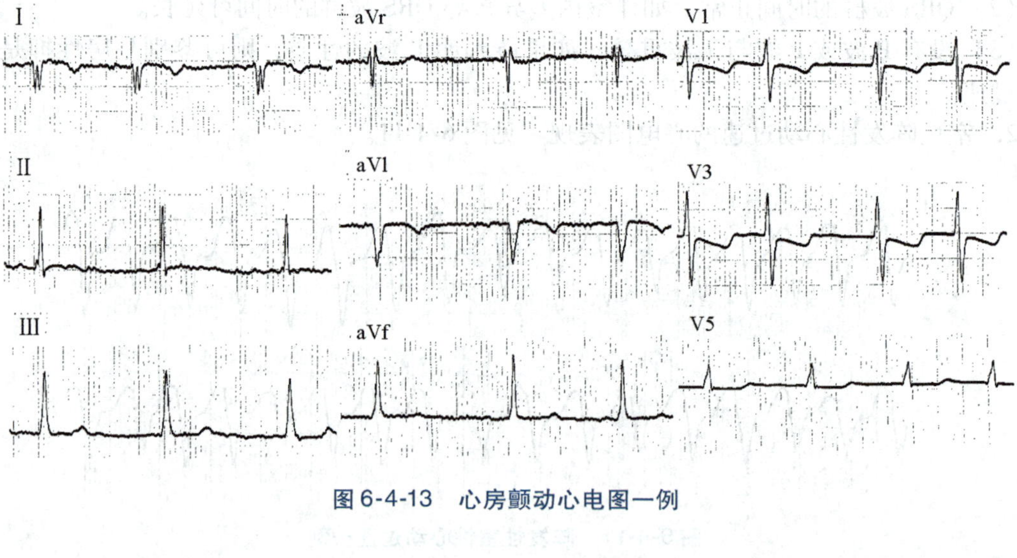

图6-4-13　心房颤动心电图一例

（1）P波消失，代之以形态大小、间隔不等的f波，频率350~600次/分。

（2）QRS波群间隔绝对不匀齐，如出现R-R间隔匀齐且QRS波群频率<60次/分，可考虑心房颤动伴房室传导阻滞。

（3）QRS波群的形态多无改变。

3. 心室扑动之心电图表现 见图6-4-14。

（1）P-QRS-T无法区分，表现为匀齐而连续的基线大摆动。

（2）波动频率一般为250/分以上。

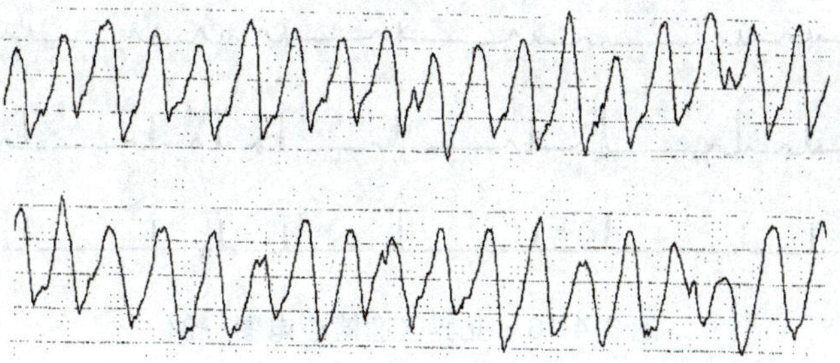

图6-4-14 心室扑动心电图一例

4. 心室颤动之心电图表现 见图6-4-15。

（1）P-QRS-T完全消失，代以形状不同，大小各异和不匀齐的搏动。

（2）频率为250~500次/分。

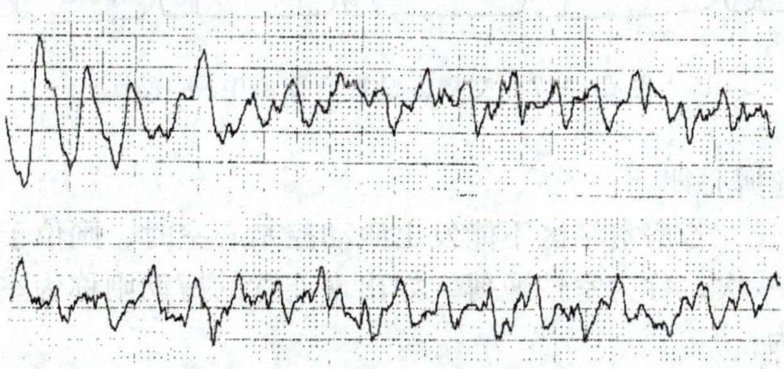

图6-4-15 心室颤动心电图一例

临床意义：临床上绝大多数的心房扑动及颤动出现于器质性心脏病的患者，而心室扑动及纤颤更是临床较危重的情况，预后不堪设想。因此，如果我们在监护中发现患者出现以上心电图表现，应迅速采取措施，如抢救治疗及时，可使患者转危为安。

（四）逸搏及逸搏心律

当心室搏动发生长间歇时，窦房结以下的节奏点便发出一个或一系列的激动控制心脏节律，以免心脏停搏，称为被动性异位节律。在心电图上如偶尔出现一个称为逸搏，如出现连续的搏动即称为逸搏心律。

1. 交界区逸搏及逸搏心律

在被动性异位节律中，较常见为交界区逸搏（图6-4-16）及逸搏心律（图6-4-17）。其诊断条件为：

（1）延迟出现的QRS波群，形态多无改变。

（2）QRS波前无P波或为倒置的P波（逆传型），如为直立的P波，P-R间期应<0.11秒。

（3）如延迟出现的QRS波群，连续匀齐发出，其频率在50次/分左右，则诊断为交界区逸搏心律。

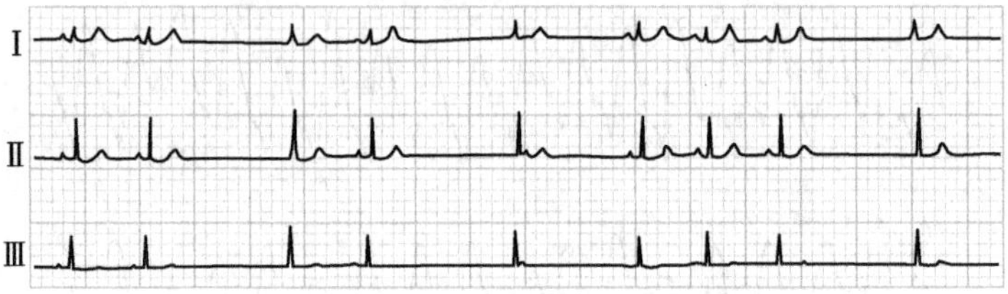

图6-4-16 交界区逸搏心电图一例

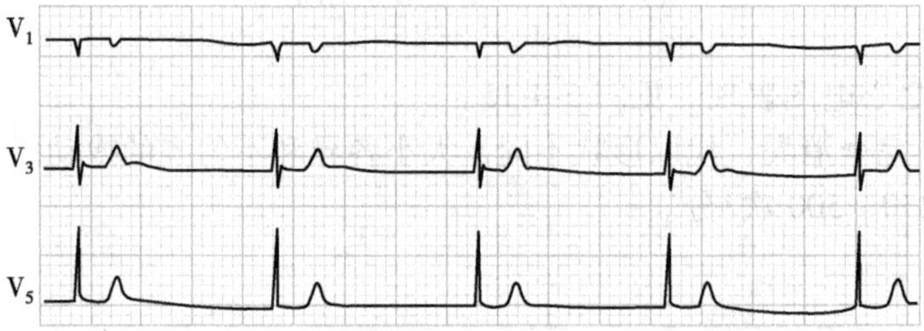

图6-4-17 交界区逸搏心律心电图一例

2．室性逸搏及逸搏心律

心室搏动间歇过长，若房室结区不能发出激动控制心室时，则位于心室中的节奏点也能产生激动，如只出现一次，称为室性逸搏，如出现连续的搏动则称为室性逸搏心律（图6-4-18），其心电图表现为：

（1）延迟出现的QRS波群宽大畸形。

（2）QRS波群的时间>0.12秒，T波与主波方向相反。

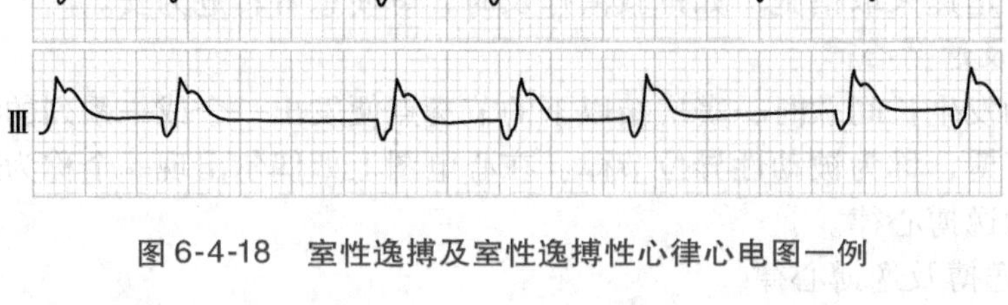

图6-4-18 室性逸搏及室性逸搏性心律心电图一例

（3）如室性逸搏连续匀齐发生，其频率在 30 次/分左右，则称为室性逸搏心律（或室性逸搏性心律）。

临床意义：当心脏搏动因出现长间歇而发生逸搏及逸搏心律时，是心脏的一种保护性功能，借此可以避免心室停搏时间过久。就其诊断和治疗逸搏本身并无重要临床意义，但是引起逸搏的原因，则是有价值的。

（五）心脏的传导阻滞

心脏的传导阻滞也是心电图监护中常见的心律失常的一种形式。心脏的传导阻滞是由于心脏内传导系统的病理状态，使激动在传导过程中发生障碍或时间延长，在心电图上有特征性表现。传导阻滞可分为：窦房结与心房间的传导阻滞；心房内传导阻滞；心房与心室之间的传导阻滞和心室内传导阻滞。在心电图监护中最常见的传导阻滞心电图为心房与心室之间的传导阻滞（A-VB）。由于篇幅限，本节只能把这部分心电图表现介绍给大家，供临床监护人员参考。

1. 一度房室传导阻滞

一度房室传导阻滞的心电图表现如下（图 6-4-19）：

（1）P-R 间期延长，大于 0.20 秒。

（2）P-R 间期固定，P 波后继以 QRS 波群。

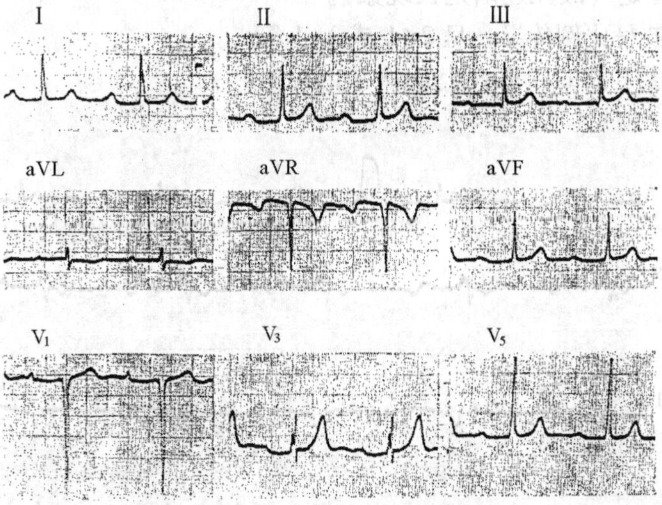

图 6-4-19 一度 A-VB 心电图一例

2. 二度房室传导阻滞

二度房室传导阻滞又称不完全性房室传导阻滞，是指电激动除极了心房在下传心室过程中发生了传导障碍，心电图上可以出现特征性表现。第二度房室传导阻滞又可分为Ⅰ型和Ⅱ型。

二度房室传导阻滞Ⅰ型心电图表现（图 6-4-20）：

（1）P-R 间期逐渐延长，直到脱落一个 QRS 波群。

（2）R-R 间隔逐渐缩短，直至一个长间歇。

(3) 长间歇小于任何两个短间歇之和。

(4) 长间歇前的 R-R 间隔小于长间歇后的 R-R 间隔。

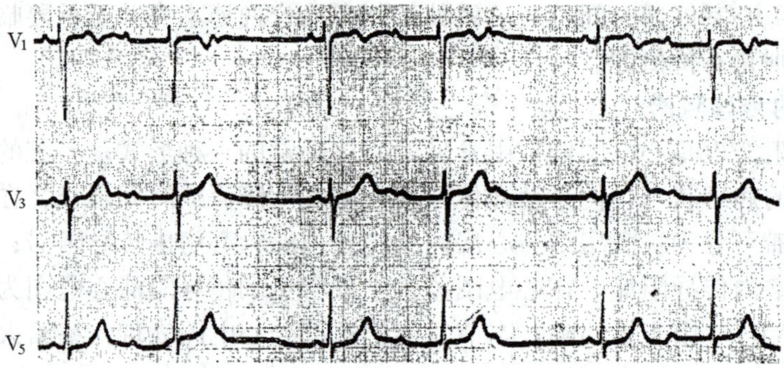

图 6-4-20 二度房室传导阻滞Ⅰ型心电图表现

二度房室传导阻滞Ⅰ型又称文氏现象，从第一个 P 波可以下传至最后一个 P 波后脱落 QRS 波群，称为一个文氏周期。

二度房室传导阻滞Ⅱ型心电图表现（图 6-4-21）：

(1) P-R 间期固定（故无逐渐延长现象）。

(2) P 波与 R 波呈比例传导，呈 2∶1 或 3∶1 等。

(3) 在心电图上 P 波的频率大于 QRS 波的频率。

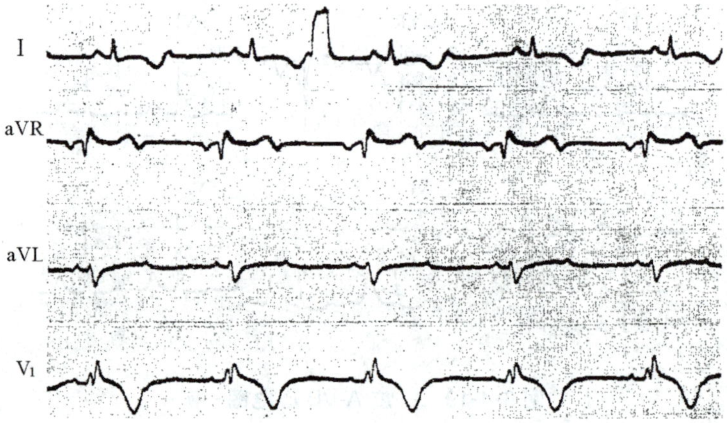

图 6-4-21 二度房室传导阻滞Ⅱ型心电图表现

3. 三度房室传导阻滞

第三度房室传导阻滞，又称完全性房室传导阻滞，是指传入心房的电激动完全不能传入心室，心室受另一个节奏点控制，其心电图（图 6-4-22）表现为：

(1) P-P 和 R-R 间隔各自保持自己的节律。

(2) P 波与 QRS 波群无固定关系。

（3）心电图上出现 P 波频率快于 QRS 波群频率的现象，且心室率小于 60 次/分。

（4）QRS 波群的形态取决于节奏点的位置，节奏点位置高，频率就快，且 QRS 波群时间就短，反之如节奏点位置低，频率也就慢，QRS 波群时间就延长。

临床意义：房室传导阻滞是心脏的传导系统病理性改变所造成的。但有部分患者是由于下壁心肌梗死造成一过性传导系统缺血而出现的二度房室传导阻滞或三度房室传导阻滞是可以恢复的，另一部分患者是由于严重的心肌病变引起传导系统的病理性改变或由于手术、外伤造成传导组织的断裂、损伤等原因造成的三度房室传导阻滞多数为不可逆性，均需起搏器（图 6-4-23）治疗。

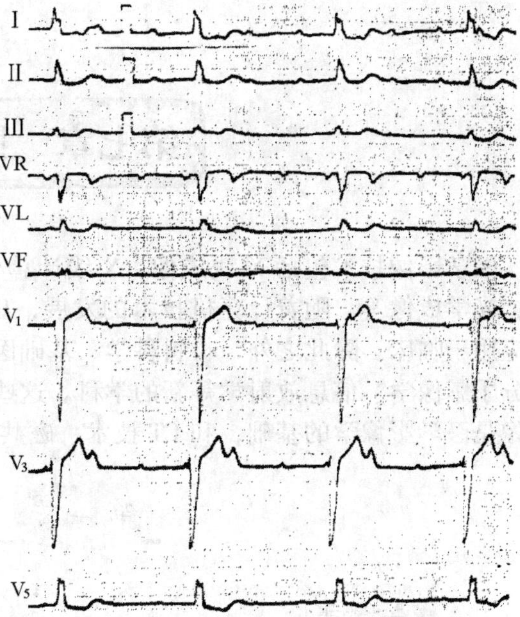

图 6-4-22　三度房室传导阻滞心电图表现

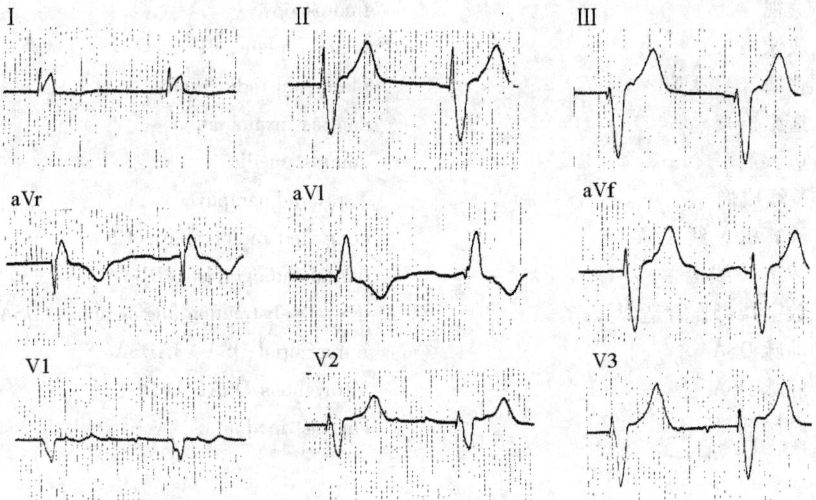

图 6-4-23　起搏器植入术后心电图一例

（余丽君　武玉兰）

第七章 影像学检查

医学影像技术包括X线成像，X线计算机体层成像，磁共振成像，超声成像，核素成像，光学成像等。随着计算机技术的发展，出现了两种或以上技术的融合，如PET-CT，已经应用于临床。除此之外，材料科学、基础医学、信息技术与医学影像技术相交叉，出现了如分子影像学、信息放射学等新的学科。这些学科一般也认为属于医学影像学的范畴。X线成像是医学影像学的基础，和CT技术、磁共振技术构成了医学影像学的主体。

第一节 X线成像

关键词

医学影像学	medical imaging
放射学	radiology
透视	fluoroscopy
成像板	imaging plate，IP
普通X线摄影	plain film radiography
造影检查	contrast examination
造影剂	contrast media
X线成像	X-ray radiography
计算机X线成像	computed radiography，CR
数字X线摄影	digital radiography，DR
数字减影血管造影	digital substraction angiography，DSA
动脉DSA	intraarterial DSA，IADSA
静脉DSA	intravenous DSA，IVDSA
对比剂	contrast media

一、概述

（一）X线的产生和性质

X线是一种肉眼看不到的电磁波，其波长比紫外线短。医用X线的波长0.08～0.31nm。X线是由高速运动的电子束突然受阻，撞击障碍物产生的。医用X线是利用X线球管产生的。X线球管是一个热阴极真空管，阴极是钨丝制成的灯丝，通电后产生自由运动的电子云。阳极为一个金属靶（一般为钨靶）。在两端施加一个高电压，则阴极的电子云在电压作用下高速向阳极运动，撞击靶面，产生X线。其中99%的能量转化为热量散出，只有1%的能量转化为X线。X线的量与通过阴极的电流（管电流）有关，电流越大，产生的电子云越多，则X线产生的量越多。X线的质（既X线的能量，与穿透性有关）与施加在球管两端的电压（管电压）有关，管电压越大，X线的穿透性越强。

X线与医学有关的特性主要有：

1. 穿透性 X线能够穿透一定厚度的物体，穿透性与X线的质相关，还与被穿透物体的结构（厚度和密度）有关。X线对人体各种组织结构穿透力的差别是X线成像的基础。

2. 荧光效应 X线作用于荧光物质使不可见的短波长的X线转化为可见的波长较长的荧光。是X线透视检查的基础。

3. 感光效应 X线可使涂有溴化银的胶片感光形成潜影，经显影、定影处理后显示影像。是X线摄影的基础。

4. 电离效应 X线通过任何物质都可产生电离效应，使组成物质的分子分解为正负离子。通过测量空气电离程度可计算X线照射量。是放射剂量学的基础。

5. 生物学效应 X线穿透生物体可使机体和细胞结构发生生理和生物学改变。主要是细胞组织产生抑制、损害甚至坏死。是放射防护学和放射治疗学的基础。

（二）X线成像原理

利用球管产生的X线照射人体，由于人体不同结构的密度和厚度不同，X线透过人体时，被吸收的程度不同，达到荧光屏或胶片上的剩余X线量不同，从而在荧光屏和胶片上形成黑白对比度不同的影像。因此形成X线影像必备三个基本条件：

1. X线要有一定的穿透力。

2. 被穿透组织结构必须存在密度和厚度差异。

3. 穿透物体后剩余的X线必须经过载体（荧光屏、X线胶片）显像的过程才能获得黑白对比、层次差异的X线影像。

人体组织能够成像主要是存在密度的差异，这种差异在X线成像时形成对比，人体内组织结构按密度可分为三类：

1. 高密度物质 密度大，吸收X线量多，X线胶片上显示白色（荧光屏上黑色）。见于骨骼、钙化、金属异物、高密度造影剂。

2. 中等密度物质 密度中等，X线片上显示为灰白色。见于皮肤、肌肉、实质器官、结缔组织、内脏及体液等软组织。

3. 低密度物质 密度低，X线片上为灰黑色和深黑色，见于脂肪和气体。

（三）X线成像特点

X线成像是X线穿透物体后剩余X线激发荧光屏或胶片而产生的图像，所以是一个二维成像，图像上反映的是X线穿透方向上所有结构的投影。其图像的灰度是被穿透物体的密度和厚度的综合反映。密度高的结构吸收X线多，剩余X线少，使X线胶片感光的程度少，因此在胶片为白影，透视荧光屏上，由于激发荧光的X线量少，因此为黑影。相反，密度低的物质则在胶片上显黑影，在透视上显白影。投影方向上组织结构的厚度也影响X线片上的灰度。结构的厚度越大，吸收的X线越多，因此在X线片上越白。同样密度的结构，其投影方向上厚度的不同而显示的亮度有差异。人体有不同密度的结构构成，同样密度的结构在形态和厚度上也有差异。因此X线能够显示人体的不同结构。当正常结构发生病理改变时，在X线片也能反映出来，这就是为什么X线成像可以诊断疾病的基础。

X线影像也是以密度来描述组织结构，高密度影像指在胶片上为白色的影像，低密度影像指在胶片上灰或黑色的影像。得注意的是，X线描述的密度，并不等同于组织的密度。比如，肋骨的密度高，心脏大血管的密度低，但由于肋骨厚度薄而心脏大血管的厚度大，胸像上反而是心脏大血管的密度高于肋骨。

另外，由于X线成像是一个二维影像，是所有结构在某一方向上的投影，造成不同结构的影像相互重叠，因此X线对于一些部位的观察可能受到其他结构的影响，特别是一些细微的结构、一些小的病变不能显示。采用不同位置的投影（如胸部正侧位像）相互印证，可以解决部分问题，但仍有许多部位和结构X线不能显示，这是X线成像的局限性。X线成像的另一个局限性是其密度分辨率低，当结构间密度差别较小时，X线成像也不能分辨。

（四）X线成像技术

1．传统检查

（1）常规检查

1）透视　简便易行，可多方位动态观察器官的形态变化。缺点是分辨率低，不能显示细节，不能留下永久记录。

2）普通X线摄影　是临床最常用最基本的检查手段，适用于人体任何部位。和透视比较，摄影照片空间分辨率高，图像清晰，可永久保存，便于复查和会诊。患者接受的X线量明显较少。缺点是为静态影像，不能观察器官运动功能，且检查区域受胶片大小限制。

（2）特殊检查

1）高千伏摄影　是用120kV以上的管电压进行摄影。由于X线穿透能力强，有助于突出显示密度差别较大的组织。

2）软X线摄影　是用40kV以下管电压进行摄影。通常用钼靶产生，故又称钼靶摄影。能够提高软组织分辨率。常用于乳腺等软组织部位的检查。

3）其他　如体层摄影、荧光摄影、记波摄影等，由于现代影像技术的进步，基本已经淘汰。

（3）造影检查

对于人体缺乏自然对比的结构和器官，可将密度高于或低于该结构或器官的物质引入器官内或其周围间隙，人为地使之产生密度差异而形成影像，此即造影检查。引入的物质称为对比剂，也称造影剂。

造影剂引入人体的方式有直接引入法和间接引入法。直接引入法又包括口服法，如消化道造影；灌注法，如钡灌肠、窦道造影、子宫输卵管造影等；穿刺法，如血管造影、脊髓造影、关节造影等。间接引入法，如静脉肾盂造影、淋巴管造影等，是利用人体的代谢功能，使造影剂间接的聚集在欲检查的器官。造影检查的应用范围非常广泛，主要有消化道造影、血管造影、肾盂输尿管造影、脊髓造影、窦道造影、子宫输卵管造影、关节造影等。

2．数字X线技术

（1）计算机X线成像　利用成像板代替传统的屏胶系统记录X线影像信息。成像板上的信息经激光扫描系统读取后转化为数字影像，由计算机图像处理系统进行图像的显示、处理、输出和存储。和传统X线摄影比较，图像实现数字化，可在计算机上进行灰阶和窗位等处理，提高了图像质量，改善了影像的细节。

（2）数字X线摄影　使用电子暗盒，将X线影像信息直接转化为数字影像。和CR相比，由于省略中间环节（IP读取）信息的丢失，图像的分辨率更高。

（3）数字减影血管造影　是利用计算机处理数字化的影像信息，在血管造影过程中，通过减影技术消除骨骼和软组织影的血管成像技术。主要特点是消除不相干的背景图像，突出含对比剂的部位。

1）数字减影类型　主要有：时间减影，能量减影，混合减影，数字体层摄影减影。时间减影是目前最普遍应用的减影方法之一。

2）DSA成像方式　根据将造影剂注入动脉或静脉而分为动脉DSA和静脉DSA两种。由于IADSA血管成像清楚，造影剂用量少，所以应用较多。

3）DSA优点　与常规血管造影比较，DSA对比分辨率高；对比剂用量少；具备实时成像和绘制血管路径图（又称轨迹减影透视）的能力；特别有利于介入诊疗操作。

4）DSA临床应用　对全身各部位血管性病变的诊断和介入治疗均有不可替代的重要作用，对肿瘤的经血管化疗也很有帮助。

（五）X线用对比剂

1. 对比剂种类　X线对比剂可分为两大类：低密度造影剂和高密度造影剂。

（1）低密度造影剂　主要有空气、CO_2、氧气。

（2）高密度对比剂　有碘剂和硫酸钡。硫酸钡用于胃肠道造影检查。碘剂应用广泛，用于血管造影、CT增强造影、静脉肾盂造影、子宫输卵管造影，胆道T管造影等。碘剂有碘油和水溶性碘剂。碘油用于瘘管、子宫输卵管和淋巴管的造影检查。介入治疗中，结合化疗药物用于肿瘤的栓塞。水溶性碘对比剂可分为无机碘及有机碘剂，前者已很少应用。有机碘剂又可分为离子型和非离子型。非离子型造影剂溶于水，但在水中不发生电离，渗透压低，因此安全系数高丁离子型。按碘剂在血液中的渗透压高低，分为高渗性、低渗性和等渗性对比剂，其安全系数依次增高。临床常用的离子型对比剂有泛影葡胺，非离子型低渗性对比剂有碘普胺（优维显）、碘海醇（欧乃派克）碘佛醇（安射力）等，等渗性对比剂有碘克沙醇（威视派克）等。

2. 碘对比剂的不良反应

（1）发病机制　碘对比剂不良反应的发病机制有两种，一种是与剂量无关的特异性反应（过敏反应）。另一种为较多见的物理化学反应，与对比剂的渗透压、化学毒性、电荷量有关，随对比剂的浓度和剂量增加而增多。

（2）临床表现及分级　可分为轻度、中度、重度不良反应。各等级的临床表现及处理原则见表7-1-1。

表 7-1-1 碘对比剂不良反应的程度及处理原则

程度	主要临床表现	处理
轻度	潮红、头痛、恶心、呕吐、荨麻疹、喷嚏、流泪、结膜充血、面部水肿等	一般不需要处理，可自行恢复，也可相应的给予对症处理。
中度	反复重度呕吐、眩晕、轻度喉头水肿、轻度支气管痉挛、轻度或暂时性血压下降	卧床休息、吸氧、密切观察生命体征，及时对症处理
重度	呼吸困难、意识不清、休克、惊厥、心律失常、心跳骤停	有生命危险，应立即采取气管切开、心肺复苏等急救措施

（3）不良反应的预防　向血管内注射造影剂后的不良反应可在任何时间发生，不可预测。因此应做好预防措施。这些预防措施主要包括以下几点：①高危人群慎用，包括严重的心肾功能异常、糖尿病、多发性骨髓瘤、老年人和婴儿、过敏体质，有碘过敏史者为绝对禁忌证；②尽量选用非离子型碘对比剂；③预防性给予肾上腺皮质激素、抗组胺药和镇静剂，如在检查前给予口服地塞米松 20mg，并尽量多饮水，有条件的可进行输液降低血液黏稠度（水化处理）；④准备好完善的急救药品和设备；⑤造影过程中密切观察，一旦出现不良反应，应立即停止注射，并采取相应的措施。

（4）不良反应的处理　轻度的不良反应一般无需特殊处理。出现中重度反应时，应及时进行对症处理，包括吸氧、注释肾上腺素等，生命危险时要采取气管切开、心肺复苏等急救措施。由于过敏反应多发生在注射碘对比剂后 20 分钟内，所以检查结束后，应嘱患者观察一段时间后再离开。

二、X 线检查前患者的准备及 X 线检查的防护

（一）X 线检查前患者的准备

X 线检查一般无特殊要求。X 检查时应去除检查部位的体表异物，如胸部检查时，要去除胸罩、项链、带有金属扣的衣物等。手腕关节检查要去除手表、戒指等。造影检查有一些特殊要求，如上消化道造影，要求检查前禁食 6 小时以上。这些有特殊要求的检查，一般需要在放射科进行预约，预约单上会有详细的要求，应嘱患者仔细阅读并遵照执行，以免影响检查效果。

（二）X 线检查的防护

X 线的电离效应对人体有一定的损伤，检查时无论医师还是患者都应注意防护。放射防护的三大基本原则：防护实践正当化；防护的最优化；个人计量限制。

放射防护的方法和措施：

1. 检查过程中　要求工作人员和患者都遵循时间防护、屏蔽防护、和距离防护原则。尽量减少在 X 线下的暴露。

2. 患者方面　应选择恰当的 X 线检查方法，减少不必要的检查。非检查部位注意屏蔽防护。

3. 放射线工作者方面　应遵照国家有关放射护卫生标准的规定。正确进行 X 线检查的操作，采取必要的防护措施。定期进行计量检测和身体检查。

三、呼吸系统 X 线检查

呼吸系统 X 线检查是临床应用最为广泛的检查之一。胸像一般包括后前位（正位）和侧位。临床查体时一般只要求正位像。由于肺富含气体，与周围组织形成天然的对比。正常肺组织在胸像上呈密度较低的黑影，肺血管、支气管及其周围的结缔组织构成肺纹理，呈放射状分布的条状影。骨骼密度最高。纵隔结构由于较厚一般也呈高密度（图 7-1-1）。

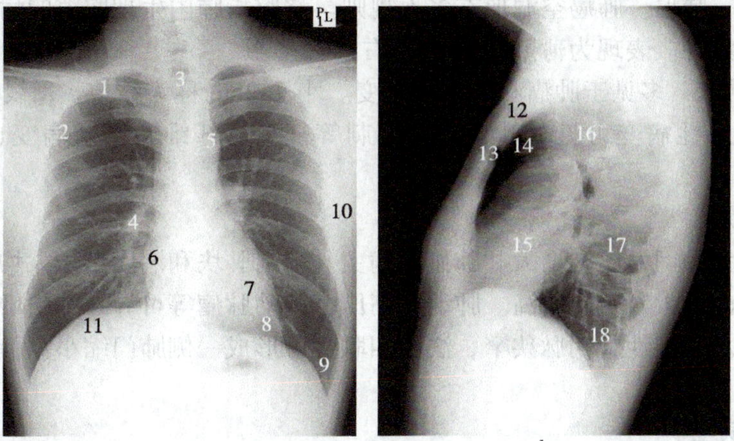

a b

图 7-1-1 正常胸像

a. 正位胸像；b. 侧位胸像。

1. 锁骨，2. 肋骨，3. 气管，4. 右下肺动脉，5. 主动脉结节，6. 右心缘，7. 左心缘，8. 心膈角，9. 肋膈角，10. 胸壁软组织，11. 右膈顶，12. 胸骨柄，13. 胸骨体，14. 心前间隙，15. 心脏，16. 主动脉，17. 胸椎，18. 后肋膈角

肺内的病变造成肺含气量的减少，表现为相对高密度影，根据病变的性质不同而表现为不同形状和不同程度的密度增高影。如肺肿瘤常表现为边界较清的团块影。大叶肺炎显示整个肺叶的密度增高，吸收时则呈边缘模糊的片影。肺结核常表现为肺尖部的散在斑片影。瘢痕组织形成一般表现为条索影，而钙化灶表现为密度特别高的致密影。肺不张可使纵隔向患侧移位。而大量胸腔积液则压迫纵隔向对则移位。胸膜、肋骨的病变一般也有相应的影像表现而能够据此做出诊断。

呼吸系统基本病变及其 X 线表现：

（一）支气管病变

引起支气管狭窄和阻塞的疾病有支气管腔内肿瘤、异物、结核、先天性支气管狭窄以及肿瘤、淋巴结肿大压迫支气管等。支气管阻塞引起阻塞性肺气肿、肺不张、阻塞性肺炎等。

（二）肺内病变

1. 渗出性病变　见于肺内炎性，X 线上小的渗出表现为边缘模糊的片影，大的渗出可形成肺段甚至肺叶的实变，实变影内常可见支气管像。

2. 增殖性病变　以细胞增殖为主，伴有淋巴细胞和浆细胞浸润，形成炎性肉芽肿、炎性假瘤和慢性炎症。X 线可称结节状、肿块样形状，慢性炎症表现为片影，边界较清楚。

3．纤维化　由纤维组织组成的病变，可表现为索条、结节、片状、甚至肺叶肺段阴影。边缘清楚、密度高。弥漫性肺间质纤维化可形成小结节、网状、线状及蜂窝状阴影，弥漫分布。

4．钙化　病灶内钙盐沉积，X线表现为高密度影像。

5．空洞和空腔　空洞是病理肺组织发生坏死后，经支气管排出后形成。可分为厚壁空洞、薄壁空洞、虫蚀样空洞几种形式。洞壁在3mm以下称为薄壁空洞。空洞性病变常见于肺结核、肺脓肿、肺癌。肺癌空洞形态多不规则。空腔指肺内生理腔隙的病理性扩大，见于肺大泡、支气管囊肿。表现为薄壁（1mm左右）环形影。

6．肿块和结节　多见于肿瘤和肿瘤样病变。小于2cm称为结节。X线表现为边界清楚的类球形阴影，恶性病变可见分叶、周围毛刺等征象。纤维和增殖病变也可形成结节样病变。

（三）肺门病变

最常见原因为肺门淋巴结增大和肺血管病变。肺门肿块和淋巴结增大均可导致正常肺门结构的消失，肺门增大，密度增高。肺动脉高压、肺动脉瘤等可导致肺门增大，增大肺门与肺动脉分支相连。先天性肺动脉狭窄、法洛四联症可形成一侧肺门缩小。肺不张和纤维化可牵拉肺门移位。

（四）胸膜病变

X线上少量游离胸腔积液表现为肋膈角变钝，液体量较多时，掩盖膈肌影像，上缘呈外高内低的弧形影，大量胸腔积液可导致纵隔向对侧移位，肋间隙增大。局限性胸腔积液有时需与胸壁、肺内占位相鉴别。常见胸膜病变还包括胸膜肥厚、粘连、钙化。气体破入胸膜腔则形成气胸或液气胸。胸膜肿瘤多表现为单发或多发肿块，呈半球状、扁丘状或不规则，边缘清楚，恶性肿瘤常伴胸腔积液、胸壁肿块和肋骨破坏。

（五）纵隔病变

炎症、脓肿、肿瘤、出血、脂肪过多都可导致纵隔增宽。胸腔积液、巨大的胸膜或肺内肿瘤、纵隔肿瘤可使纵隔向对侧移位。肺不张、肺纤维化，广泛胸膜肥厚、粘连可使纵隔相患侧移位。

（六）膈肌病变

各种病变均有可能导致膈肌的形态、位置发生改变。

胸像由于简便易行而成为临床检查胸部疾病的主要检查方法。很多疾病依赖于胸像得到明确的诊断。但是胸像对于胸部疾病的诊断有很大的限度。胸像是一个二维的投影像，所有的结构重叠投影。因此，小的的病变不易检出。不同的疾病以及同一种疾病在胸像上常具有相同的表现形式，使疾病的定性诊断异常困难。因此，很多情况下，胸像发现异常，仍需做CT进一步检查。

四、心血管系统X线检查

心脏X线摄影技术有正位（后前位）片，左前斜、右前斜和左侧位像。心血管异常的基本X线表现主要有心脏位置异常，外形改变，心脏增大（在正位片上，心胸比率大于0.5），胸部大血管异常和肺循环异常。通过详细分析心脏在各个位置上的改变，可以推测左右心室、心房、主动脉、肺动脉的增大和缩小，肺血情况，结合临床检查作出各种心脏病变的诊断。不过，随着心脏超声技术的发展，心脏平片的作用逐渐由超声代替。

血管造影仍然是诊断血管病变的金标准，用于冠状动脉、主动脉、头颈部大血管、肾动脉、下肢血管等全身血管病变的诊断，是诊断血管狭窄，动脉瘤，动静脉畸形等血管病变的金标准。是血管内介入治疗的主要工具。

五、消化道系统 X 线检查

临床工作中，消化道造影是诊断胃肠道疾病最主要的技术之一，可以显示胃肠道内部结构，并在透视下动态观察胃肠道的功能。消化道造影按检查的部位分为食管造影，上消化道造影，全消化道造影，小肠造影和钡灌肠（下消化道造影）。食管造影主要观察口咽及食管情况。上消化造影的观察范围是食管至十二指肠屈式韧带。全消化道造影的观察范围为食管至回盲部。小肠造影则以观察小肠为重点。消化道造影的对比剂主要为医用硫酸钡。硫酸钡具有极高的 X 线吸收系数，同人体软组织形成明显的对比。引入胃肠道后可以显示消化道的形态结构。为了更好的显示黏膜情况，通常同时引入气体（空气、二氧化碳）形成双重对比（图 7-1-2）。钡灌肠时，钡剂肛门注入，同时注入适量气体使结肠扩张，透视下按一定的顺序依次观察结肠各段。其他的消化道造影则是通过口服硫酸钡和产气粉来完成造影。

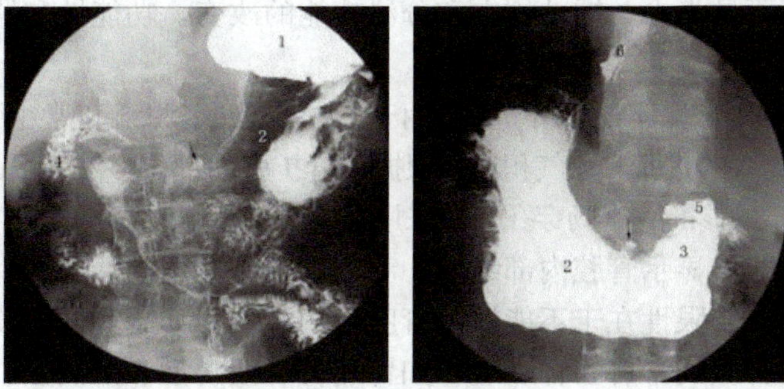

a b

图 7-1-2 胃肠道双重对比造影

a. 仰卧位黏膜像；b. 俯卧位充影像

1. 胃底，2 胃体，3. 胃窦，4. 十二指肠降部，5. 十二指肠球部，

6. 食管，箭头所示为龛影（胃小弯侧溃疡）

正常胃肠道结构规则，管腔无明显的狭窄或扩张，黏膜无增粗或破坏，无充盈缺损或龛影。透视下管腔蠕动良好，钡剂排空顺利。病变可以导致黏膜的增粗、展平或破坏。管腔的扩张和狭窄，管壁结构的破坏形成龛影，肿瘤性病变在突入腔内形成充盈缺损。恶性病变还可见局部管壁蠕动僵硬。

消化系统基本病变及其 X 线表现：

（一）管腔狭窄和扩张

见于肿瘤（如食管癌、胃癌、结肠癌）、炎症（如溃疡性结肠炎）、先天疾病（如贲门失弛缓）等，狭窄段以上管腔常伴有扩张，恶性病变造成的狭窄多局限，形态不规则，伴有黏膜破坏、管壁僵硬等征象。良性狭窄一般范围较长，管壁光滑无明显的僵硬，不伴有黏膜破坏。

（二）黏膜异常

如恶性肿瘤（食管癌、胃癌、小肠癌、结肠癌、平滑肌肉瘤等）常有黏膜结构的破坏，炎症时黏膜结构增粗，黏膜下良性肿瘤可见黏膜的展平，胃良性溃疡见病变周围黏膜的纠集等。

（三）充盈缺损和龛影

充盈缺损是指管腔内因隆起病变而致使钡剂不能在此处充盈，是各种占位性病变的X线表现，常见于各种肿瘤，如腺瘤、癌、平滑肌瘤等。恶性病变形态不规则，良性病变多形态规则，边缘光滑。胃肠道内异物也表现为充盈缺损。龛影是指管壁上的异常突出的钡剂存留。见于各种溃疡和憩室。溃疡是消化道管壁结构的溃烂造成的。恶性溃疡边缘不规则，大而表浅，多为腔内龛影，伴有黏膜破坏和管壁僵硬。良性溃疡则形态规则，边缘光滑，龛影小而深，多为腔外龛影，管壁柔软蠕动正常，可见黏膜纠集等征象。憩室是管壁薄弱导致的管腔局部外凸，可见黏膜伸入其中。

（四）管壁僵硬

表现为管壁形态固定、僵硬，无蠕动波通过。是恶性肿瘤的征象。

（五）功能异常

透视下动态观察可见张力、蠕动排空和分泌功能的改变。功能性和器质性病变均可导致功能的改变。

卧立位腹平片在临床上也比较常用，主要用于急腹症辅助诊断。正常小肠内一般只有少量的气体。肠梗阻时可见肠管的扩张、积气积液。根据肠管扩张的部位、液气平面的形态可以对肠梗阻的部位类型作出初步的诊断。胃肠穿孔一般采用立位腹平片，观察膈下是否有游离气体。

消化道造影由于能够显示管腔内部结构，动态观察胃肠道的功能状态，而成为胃肠道疾病诊断的主要手段。其局限性在于不能评价管腔外的结构。如恶性肿瘤浸润范围，是否有淋巴结转移等。同时一种疾病常有多种表现，如胃癌，有溃疡型、浸润性、肿块型之分，其影像表现大不相同。不同的病变有时表现为同一种影像，如肠道外肿瘤压迫管腔造成狭窄，和肠道黏膜下的病变（如平滑肌瘤）不宜鉴别。单纯依靠消化道造影对许多疾病尚不能做出定性诊断，需要进一步的消化道内镜、CT等检查。

六、泌尿系统X线检查

泌尿系统的X线检查技术主要是仰卧位前后位平片（肾、输尿管和膀胱像，简称KUB），和静脉肾盂造影（IVP），KUB的检查目的是观察肾、输尿管、膀胱区是否有阳性结石和异常钙化。阳性结石指X线平片能显示的高密度结石，占泌尿系结石的90%。少数主要是尿酸盐组成的结石X线不能显示，称为阴性结石。此外，各种病变导致的肾轮廓改变、位置异常也可在平片上显示。摄片前，患者应清洁肠道，否则肠道内气体及内容物会影响对肾输尿管的观察。

静脉肾盂造影又称排泄性尿路造影。碘对比剂主要是通过肾脏排泄，静脉注射碘对比剂，血液中的碘剂经肾小球滤过后进入肾盏、肾盂，然后经输尿管进入膀胱。这时进行X光摄影，即可显示肾盏、肾盂、输尿管、膀胱的内腔形态和功能变化，诊断是否有病变的存在。具体操作方法为，首先摄平片（KUB），然后在下腹部用压迫带压迫双侧输尿管中段，阻断尿液排入膀胱，在静脉注射碘对比剂后1～2分钟、7分钟、15分钟、30分钟分别摄片。肾盂显影满意后，解除压迫摄片观察输尿管和膀胱。如果肾排泄异常，肾盂不能正常显影，还可行逆行尿路造影，即通过尿道向膀胱注入造影剂（逆行膀胱造影）或经输尿管开口注入造影剂（逆行肾盂输尿管造影）。排泄性和逆行尿路造影的影像表现大致相同，但有差异。一般逆行尿路显影质量好于排泄性造影。但是某些疾病，如肾排泄功能异常只能通过排泄性尿路造影来观察，而另一些疾病如重度肾盂肾盏输尿管积水、膀胱输尿管反流等只能由逆行尿路造影发现。

肾盂造影基本病变X线表现：

1. 肾实质显影异常，可为不显影、显影淡、显影增浓，原因很多，需与其他异常征象进行综合分析。

2. 肾盂、肾盏受压变形和移位，见于肾实质内的各种占位性病变，如囊肿、肿瘤、血肿等。

3. 肾盂肾盏结构破坏，见于肾盂癌、肾结核和侵犯肾盂的恶性肿瘤等，表现为肾盂肾盏边缘不规则，正常结构消失。

4. 肾盂肾盏、输尿管、膀胱内充盈缺损，见于肿瘤、结石、血块或气泡。

5. 肾盂、肾盏、输尿管和膀胱扩张积水，多为梗阻所致，常见于结石、肿瘤、炎性狭窄等。

静脉肾盂造影主要是用来诊断泌尿系的梗阻，可以评价梗阻的部位、肾盂积水的程度，梗阻的原因，如结石、肿瘤等。根据肾实质显影的程度和显影的时间可以推测肾排泄功能是否异常。

七、骨与关节系统X线检查

骨骼结构具有极高的密度，和周围肌肉等软组织成分形成天然对比。非常适合X线检查。尽管CT、磁共振技术发展迅速，X线成像仍是诊断骨骼系统疾病最主要的检查手段。骨关节系统的X线成像技术主要是摄影。一般要求正侧两个位置摄影，四肢管状骨的摄影要求至少有一端包括关节。正常的骨骼结构在X线上呈高密度，软组织结构呈很低的密度。在长管状骨，骨髓腔密度略低，骨皮质结构致密，密度较高。在脊柱、关节等部位，X线可清晰的显示椎间隙和关节间隙的宽度。增殖性的骨病变可见病变部位密度增高，如骨质的增生硬化，某些成骨性肿瘤等。骨质疏松和骨质软化均表现为骨密度的减低，前者骨小梁稀疏粗大，后则骨小梁结构模糊，并常伴有骨骼的变形。骨质结构的破坏则表现为骨密度减低，如大部分骨肿瘤、骨囊肿，炎症（图7-1-3）。关节病变可导致关节间隙的增宽或变窄。对于骨骼形态的改变，X线

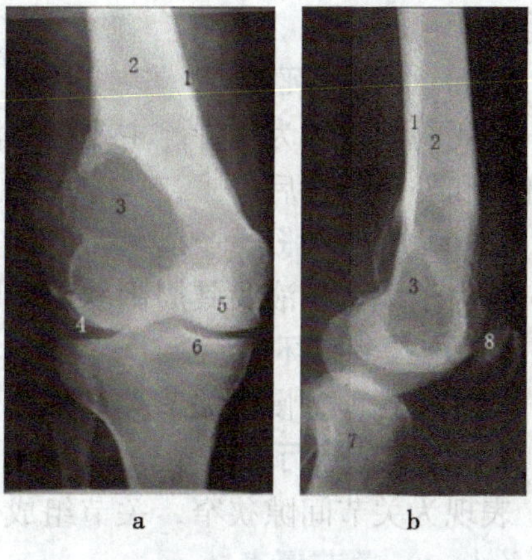

图7-1-3　骨肿瘤

a. 膝关节正位像；b. 膝关节侧位像

1. 骨皮质，2 骨髓腔，3. 骨肿瘤，4 关节间隙，5. 股骨内侧髁，6. 胫骨平台，7. 胫骨，8. 髌骨

显示的非常清楚。对于骨折，X 线也是诊断的主要手段，骨折线一般呈线状透亮影，是否形成错位、成角等，X 线均可做出明确的诊断。

骨关节基本病变及其 X 线表现：

（一）骨质疏松

指单位体积内骨组织减少。原因很多，包括老年性、先天性、营养和代谢性以及内分泌疾病如甲状旁腺功能亢进症等，局限性的骨质疏松见于肢体失用、炎症、肿瘤等，骨质疏松 X 线表现为骨密度减低。

（二）骨质软化

常见于维生素 D 缺乏症、肠道吸收功能减退、肾排泄钙磷过多等，这些疾病导致钙的吸收减少或钙质排除过多，骨样组织的钙盐沉积发生障碍所致。骨质软化也表现为骨密度减低，但骨小梁模糊，常伴有骨骼变形。

（三）骨质破坏

见于炎症、肉芽肿、肿瘤和肿瘤样病变。病变组织取代正常骨组织，在 X 线上多表现为局限的骨质缺损。

（四）骨质增生硬化

表现为骨密度的增高，伴有或不伴有骨骼的增大变形。见于慢性炎症如慢性骨髓炎、骨性关节炎、外伤后的骨质的修复；某些成骨性肿瘤如骨肉瘤、转移瘤也表现为骨质的增生硬化；少数为全身性的骨质硬化，如氟骨症、石骨症、铅中毒等。

（五）骨膜增生

又称骨膜反应，是骨膜受到刺激后，骨膜内层成骨性细胞活动产生新生骨。见于炎症、肿瘤、外伤，也可继发于其他器官病变（如继发性肥大性骨关节病）和生长发育等。

（六）软骨钙化

可以为生理性和病理性的。瘤软骨钙化属于病理性的钙化，见于内生软骨瘤、软骨肉瘤等。

（七）骨质坏死

坏死的骨质称为死骨。主要是血液供应中断所致。多见于化脓性骨髓炎、骨结核、骨缺血坏死和外伤骨折后。

（八）关节肿胀

常由于关节积液及其周围软组织肿胀、水肿、出血和炎症等。

（九）关节破坏

常见于各种急慢性关节炎/感染、肿瘤和痛风等疾病。

（十）关节退行性变

表现为关节间隙狭窄，关节组成骨骨质增生。

（十一）关节僵直

（十二）关节脱位

骨骼系统 X 线检查的限度主要有：复杂的骨折、细微骨折，可能需要 CT 三维重建做进一步的评价；对早期病变，CT、磁共振成像可更敏感，如股骨头坏死，脊柱等部位的骨转移瘤等。对于头颅外伤，X 线虽然可显示是否有骨折，但临床最关心的是颅内结构是否有损伤，X线不能显示颅内的情况，使其检查价值大为下降。

八、中枢神经系统X线检查

中枢神经系统的X线检查方法包括X平片、血管造影。X线平片可以用于评价颅骨的一些病变，如骨折、颅骨发育畸形、颅骨肿瘤等。随着CT、MRI技术的出现，X线平片的价值不断下降。特别是对于外伤，过去X片是评价颅骨骨折的主要技术，但由于临床更关心的是颅内的情况，如脑出血、脑挫伤，而平片不能提供这些信息，因此CT成为首选的检查技术。

血管造影（DSA）在中枢神经系统中仍具有重要的价值。目前被认为是诊断血管性病变的金标准。主要用于诊断血管狭窄、动脉瘤、动静脉畸形等病变。DSA除了具有诊断价值外，也是进行介入治疗的主要工具。

（李明利）

第二节 计算机体层成像

关键词

X线计算机体层成像	computed tomography，CT
螺旋CT	spiral/helical CT
多排探测器CT	multiple detector/slice CT
双源CT	dual source CT
电子束CT	electron beam CT
高分辨率扫描	high resolution CT，HRCT
CT血管成像	CT angiography

一、概述

1972年，英国工程师Hounsfield发明的了CT，这是一种能够获得人体断面结构的成像技术。所显示的是人体的断面解剖图像，其密度分辨率明显优于X线图像，从而显著的扩大了人体的检查范围，提高了病变检出率和诊断的准确率。使神经系统、呼吸系统、腹盆腔脏器等部位疾病的诊断出现了质的飞跃。

（一）CT机的组成

由扫描机架，检查床，控制台，数据处理器，显示器，其他附属设施（如高压发射器、水冷机）等几部分组成。扫描机架内主要有球管和探测器。

（二）CT成像原理

CT是电子计算机和体层成像相结合，以图像重建为基础的影像学技术。基本原理是用准直后的X线束对人体的某一层面从不同的角度进行照射，用探测器接受到多组原始数据经计算机重建后形成数字矩阵，再还原成图像。它显示的是人体某个断面的组织密度分布图，是真正的断层图像。

（三）CT 种类

1. 常规 CT

2. 螺旋 CT　螺旋 CT 是 CT 发展史上的一个重要里程碑。与常规 CT 扫描不同，螺旋扫描时，检查床沿纵轴方向匀速移动，同时 X 线球管连续旋转曝光，采集的扫描数据分布在一个连续的螺旋形空间内，因此螺旋 CT 扫描又称容积 CT 扫描。

3. 多排探测器 CT　又称多排螺旋 CT、多层螺旋 CT。多层螺旋 CT 的概念是指扫描一圈所得到的图像数，如 4 层 CT 就是扫描一圈出 4 层图像。多排螺旋 CT 的概念是指组成 CT 的探测器为多个纵向排列，如 16 层 CT 有的是 24 排（Siemens，Philips，GE），有的是 40 排（Toshiba）探测器。多层螺旋 CT 与单层螺旋 CT 最大的最大区别是 Z 轴方向探测器排数，单层螺旋 CT 在 Z 轴方向为一排探测器，而多层螺旋 CT 是由多排探测器组成探测器阵列。一次扫描可以重建出多个层面的图像。相对于单层 CT，扫描速度更快，扫描范围更大，Z 轴分辨率更高，实现了真正的立体像素成像。随着硬件技术的提高，各种后处理软件也得到提高，三维重建，CT 血管成像，CT 灌注等技术在临床上已经得到广泛应用。

4. 双源 CT　在多层螺旋 CT 的基础上，使用相互垂直的两套 X 线球管和探测器。球管旋转时可以同时发出 X 线，但射线的能量不一样。双源 CT 具有更快的成像速度。在心脏的检查中，不用控制心率即可获得很好的冠脉图像。双源 CT 还可进行双能量减影，在 CTA（消除背静组织），某些物质成分分析方面有很大的价值。

5. 电子束 CT　电子束 CT 是 CT 的一种特殊类型，与常规 CT 的主要区别在于由电子束取代了 X 线球管的机械旋转。主要用于心脏等运动器官的检查。

（四）CT 成像基本概念

1. 体素和像素　CT 图像实际上是人体某一部位有一定厚度的体层成像。将成像的体层分成按矩阵排列的若干小的基本单元，以一个 CT 值密度代表每个单元内的物质的密度。这些小单元称为体素。同样，与体素像对应，组成图像的基本单元称之为像素。像素是体素在成像时的表现（图 7-2-1）。

2. 空间分辨率　CT 对物体空间大小（几何尺寸）的分辨能力。像素越小，矩阵越大，空间分辨率越高。密度差别和图像的重建算法影响空间分辨率。

3. 密度分辨率　是指能分辨两种物质之间最小密度差异的能力。CT 的密度分辨率明显高于 X 线图像，但空间分辨率不如 X 线图像高。

4. CT 值　表达组织密度的统一单位，单位名称为亨氏单位（Hounsfied Unit，HU）。某物质的 CT 值 = $\mu m-\mu w/\mu m\ \times 1000$。$\mu m$ 为该物质的 X 线吸收系数。μw 为水的吸收系数。人体中密度不同的各种组织 CT 值范围在 −1000HU（空气）~ +1000HU（骨皮质）之间（表 7-2-1）。

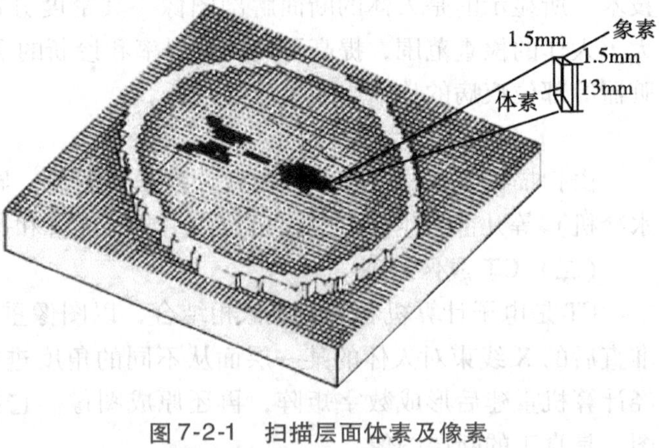

图 7-2-1　扫描层面体素及像素

表 7-2-1 人体中常见组织的 CT 值范围

不同组织	CT 值范围
骨骼	980 ~ 1000
空气	- 980 ~ 1000
脂肪	- 70 ~ - 90
水	- 10 ~ 10
软组织	20 ~ 60
出血	60 ~ 80

5. 窗宽和窗位 窗宽是指图像上所包括 16 个灰阶的 CT 值范围。窗位（又称窗中心）指图像中心灰度的 CT 值。一般应选欲观察组织的 CT 值为中心根据欲观察层面的结构层次和主要结构的对比决定窗宽大小。

6. 伪影 物体中并不存在而图像上却显示出来的各种不同类型的影像。诊断时注意与病变相鉴别。

7. 部分容积效应 同一扫描层面内有两种不同密度的物质，在 CT 影像上测得的 CT 值为两种物质的平均密度。提示小的病变，如果扫描层厚较厚，其测得的 CT 值可能不准确。

（五）CT 图像特点

1. CT 图像是人体某一部位有一定厚度的体层成像（图 7-2-2）。

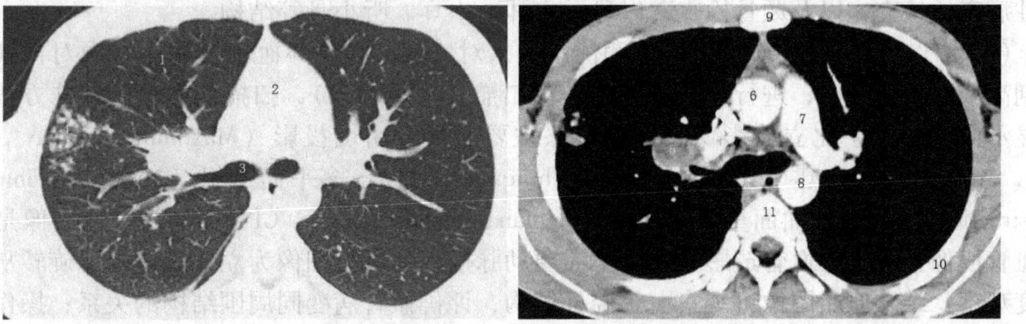

a b

图 7-2-2 右肺癌合并阻塞性肺炎

a. 肺窗；b. 纵隔窗（增强）

1. 肺，2. 纵隔，3. 右主支气管，4. 肺内炎症，5. 肿瘤，6. 升主动脉，7. 肺动脉，8. 降主动脉，9. 胸骨，10. 肋骨，11. 胸椎

2. CT 图像是经过重建后获得的数字图像，每个像素的灰度反映相应体素内组织结构的 X 线吸收系数。

3. CT 图像的密度分辨率明显高于 X 摄影。

4. 可以通过 CT 值定量评价组织结构的密度差别。

（六）CT 成像技术

1. 平扫　即普通扫描，血管内不注射对比剂。

2. 增强扫描　指由血管内注入对比剂后进行的扫描，又称强化扫描。目的是提高病变组织同正常组织的密度差，以显示平扫不能显示或显示不清的病变，增加病变的检出，根据病变有无强化和强化特点鉴别病变性质。病变的血液供应和正常组织的血液供应有不同的特点，静脉注射造影剂后，造影剂在正常组织和病变组织内的聚集程度不同，因此，增强扫描可以提高病变的检出。其次不同的病变其血液供应特点不同，例如，肝癌的血供特点是快进快出，而血管瘤的血供特点为慢进慢出，因此增强扫描可以对不同的病变进行鉴别诊断。

增强扫描的技术有普通增强，动态增强，腹部多期增强等。动态增强指注射造影剂后对某一病变部位进行连续的持续数十秒的扫描。可以对病变部位的血液供应进行详细的评价。但是动态增强一般扫描的范围有限，不能大范围的评价病变。腹部多期增强是近十几年发展起来的一种增强技术。是随着 CT 扫描速度的不断提高出现的，现在已经成为腹部器官的常规检查方法。多期增强扫描是指在注射对比剂后不同的时期进行数次扫描。以肝脏三期扫描为例。对比剂在肝内的动态循环过程可分为三期：动脉期、门静脉期和平衡期。通常在静脉注射对比剂后 25～35 秒，50～60 秒，2～3 分钟内进行扫描，可获得各期特点。

3. 造影扫描　是在对某一器官或结构进行造影后再进行扫描的方法，可以更好的显示结构和发现病变，如脊髓造影 CT 扫描、胆囊造影 CT 扫描等。

4. CT 特殊检查技术

（1）高分辨率扫描　采用薄层（1～2mm），大矩阵（512×512）扫描，并用骨算法进行重建和处理，可以得到组织的细微结构图像，称为高分辨率扫描。主要用于肺部弥漫性间质性病变的检查，以及颞骨检查，以显示内耳、中耳、听小骨等结构。

（2）CT 血管成像　经静脉高速团注法注入对比剂，在循环血中及靶血管内对比剂浓度达到高峰时的时间内，进行快速的薄层容积扫描（螺旋扫描），扫描数据经过特殊方法重建后显示血管的数字化立体影像。重建方法主要有最大密度投影（Maximum intensity projection，MIP）、容积重建（volume render technique，VRT），多平面重组（Multiple plannar reconstruction，MPR），曲面重建法（curved planar reconstruction，CPR）。CT 血管成像是无创性血管成像技术，与血管造影比较：不需要动脉插管；所得图像为立体影像，可旋转从任意角度观察；结合原始图像可观察血管腔外结构，评价血管病变同周围结构的关系；操作简单快捷，费用少；缺点为分辨率相对较低，显示细小血管不及血管造影。CT 血管造影已经广泛应用于临床，如头颈部大血管成像、冠状动脉成像、肺动脉成像、主动脉成像、肾动脉成像、下肢动脉成像等。

（3）CT 灌注成像　是利用 CT 扫描获得组织血管化程度及血流灌注信息的一种成像技术。经静脉快速团注对比剂，同时对靶器官进行连续的动态扫描，利用灌注软件进行处理（计算每一像素的时间密度曲线，然后根据一定的数学公式计算）即可获得组织的血流灌注信息，包括血容量、血流量、平均通过时间、达峰时间等参数。主要用于急性脑缺血性梗死、慢性脑缺血的评价，现在也逐渐用于肝脏、胰腺、肾脏等其他脏器的血流灌注评价。

（4）CT 内镜成像　利用计算机软件功能，将 CT 容积扫描获得的数据进行后处理，重建出空腔器官表面立体图像，类似纤维内镜所见。主要用于结肠、气管及支气管、血管、喉、鼻腔、鼻窦等空腔器官的观察。优点是可以从病灶的任意方向观察、可以观察纤维内镜不能达到的部位、无内镜的不适感等。缺点是不能获取组织做病理检查，另外假阳性较多。

二、CT 检查前患者的准备

CT 扫描前要求检查部位去除体表异物，如衣服内的钱币、带铁扣腰带等，头面部检查最好去除假牙。腹盆腔检查时，检查前避免口服含有高密度物质的药物，以避免形成明显的伪影，如进行过胃肠造影，应在硫酸钡排空后再进行检查。腹部检查一般于检查前 6 小时空腹，检查前半小时常规口服 1%～2% 的对比剂充盈胃和小肠，减少气体伪影，鉴别肠管和肿物，但在怀疑胆道和泌尿系结石除外。膀胱检查时最好憋尿，充盈膀胱。

CT 增强应用广泛，增强用的对比剂主要是碘剂。关于碘剂在第一节有详述。由于碘对比剂有一些不良反应的可能性。所以 CT 增强应做好不良反应的预防措施，检查过程中密切观察。为了预防不良反应，可在检查前给患者口服抗过敏药物，如地塞米松 20mg，并建议检查前多饮水。过敏反应多发生在注射对比剂后 20 分钟之内，所以检查后应嘱患者观察 20 分钟再离开。有一些特殊检查，要求对比剂的注射速度较高，如 CTA 一般 4～5ml/s，CT 灌注最高可达 8ml/s。过快的对比剂注射会给患者带来一些不适感，如全身发热、注射点局部不适等，这些都是检查中出现的正常反应，应提前向患者解释清楚。

三、CT 检查的适用范围

CT 检查可用于全身各个部位的检查。具体检查适应证如下。

（一）颅脑检查

CT 成像广泛的应用于颅脑疾病的检查。不仅对占位性病变能显示出病理组织密度的高低、体积的大小和部位的深浅，对一些非占位性病变或退行性病变也能有所提示。因此 CT 检查的适应证是广泛的。

1. 颅脑肿瘤　原发或转移瘤。
2. 颅脑损伤　各种血肿，脑挫裂伤，尤其是急性期血肿。
3. 炎症和寄生虫
4. 脑血管疾病　急慢性脑缺血，各种血管畸形，脑内血肿，蛛网膜下腔出血等。
5. 症状性癫痫
6. 先天性畸形
7. 颅内压增高原因不明者
8. 脑白质疾病和退行性疾病
9. 颅脑以外疾患

总之，CT 在颅脑疾病的诊断中占有重要地位。特别是对于脑外伤患者的首诊，CT 是首选的检查方法。可有非常准确诊断是否有颅骨骨折、硬膜外及硬膜下血肿、脑挫裂伤等。对于急性脑卒中患者，CT 也是目前首选的检查方法，因为 CT 检查简单易行，检查时间短，对脑出血敏感。特别是近年来 CTA 和 CT 灌注技术的应用，可以诊断非常早期的脑梗死，并能对供血动脉的情况进行快速的评价。因此尽管磁共振成像在很多方面超过 CT，但对于脑外伤、急性脑卒中的患者，CT 仍是首选的检查方法。

（二）五官及颈部

CT 可以非常清楚的显示眼球及眼眶、耳与颞骨、鼻与鼻窦、鼻咽腔、喉腔等部位的细微结构，清楚显示涎腺、甲状腺及颈部淋巴结、颈动脉鞘等结构的异常，对于评价头颈部的外伤是首选的检查方法。CT可以准确评价各器官的先天发育异常、感染与炎症、肿瘤与肿瘤样病变、血管性疾病等。特别是随着多层螺旋CT的应用，可以对五官结构进行三维重建，更详细的观察病变。对颈部大血管进行CT血管成像，评价血管性病变及肿瘤与血管的关系，利用CT灌注技术评价头颈部肿瘤的良恶性，等等。

（三）胸部

X线检查能发现大部分肺部病变，但是定性多有困难。胸部CT是目前显示肺部疾病最好的检查技术。以下情况胸部CT检查具有非常大的价值：①临床有明确的症状和体征高度怀疑肺部疾患，而X线阴性；②X线胸像发现异常，不能定性或定性困难；③肺部肿瘤术前评价，特别是肺癌术前分期评价、决定手术切除的可行性；④恶性肿瘤患者排除肺内转移瘤；⑤肺内不典型炎症的诊断；⑥肺间质性病变的诊断和治疗后随访；⑦气管和支气管病变。如支气管的扩张、支气管的狭窄等；⑧各种胸膜和纵隔疾病；⑨肺内病变治疗后随访，如肺炎、肺结核、间质性肺病、原发或转移瘤治疗后的随访。

（四）腹盆部

腹盆部疾病首选的检查方法是超声，其次即是CT。CT在腹部疾病的诊治中起着非常重要的作用，是疾病诊断、鉴别诊断、术前评估、术后随访的重要影像学工具。

1．肝脏　可用于肝脏各种情况的检查。包括肿瘤性病变：鉴别肿瘤性质，描述肿瘤位置、大小、范围、数目、与周围血管的关系，了解有无转移，门脉和下腔静脉有无瘤栓，评价恶性肿瘤的分期，对肿瘤治疗后进行随访；感染性病变：如肝脓肿、肝包虫病及其他炎性病变的诊断等；肝脏创伤：CT是评价肝脏创伤最敏感的影像学检查方法，可了解肝实质挫伤、撕裂、包膜下血肿，确定肝内外病变范围以及有无活动性出血等；其他：如肝囊肿、脂肪肝、肝硬化、糖原贮积症、血色素沉积症、布－加综合征、门静脉病变、肝移植术前术后评价等。

2．胆系疾病　明确是否有胆道梗阻，明确梗阻部位及性质，如胆系结石、炎症、肿瘤等，对胆管恶性肿瘤进行分期，判断手术切除的可行性，以及治疗后的随访等。

3．胰腺　CT是目前胰腺病变最重要的检查手段之一。用于胰腺各种肿瘤、囊肿、炎症的诊断和鉴别诊断，评价腹部外伤后胰腺损伤的程度，胰腺移植术前术后评价等。

4．脾　CT可用于脾脏先天发育畸形、外伤、炎症、囊性病变、良恶性肿瘤、血管性病变以及脾大的诊断和鉴别诊断。

5．肾、输尿管、膀胱　用于肾脏发育异常、囊性病变、肿瘤、感染性病变、外伤等的诊断和鉴别诊断，泌尿系结石的诊断，肾积水及梗阻原因和梗阻部位的诊断，膀胱和输尿管肿瘤、膀胱炎性病变的诊断和鉴别诊断。

6．肾上腺　用于肾上腺腺瘤、转移瘤、腺癌、嗜铬细胞瘤等肿瘤性病变以及肾上腺增生、结核等各种病变的诊断和鉴别诊断。

7．胃肠道　随着CT技术的进步，CT在胃肠道病变的诊断中也发挥越来越重要的作用，可用于诊断胃、小肠、结肠等部位的肿瘤性病变、评价恶性肿瘤侵犯范围进行分期，诊断胃肠道梗阻部位及原因，更早期的发现隐匿性的胃肠道穿孔，评价阑尾炎、阑尾肿瘤等病变，通过CT血管成像诊断肠系膜血管的狭窄和栓塞。

8．腹腔及腹膜后　CT可以非常好的评价腹部非实质脏器病变，包括各种腹腔肿瘤，如胃肠道间质肿瘤、转移瘤等，腹腔积液，腹膜、肠系膜炎症，肠系膜、胃网膜部位的淋巴结肿大。腹膜后各种肿瘤、炎症、淋巴结肿大等等。

9．生殖系统　CT是女性生殖系统病变非常重要的检查手段，用于子宫、宫颈癌的分期，附件区肿瘤的诊断及鉴别诊断。男性患者主要用于前列腺病变的诊断，包括前列腺增生的程度、前列腺癌的分期评价等。

（五）骨关节及软组织　在外伤方面，CT主要用于复杂骨折的三维重建，头颅、脊柱小关节、骨盆等特殊部位骨折的诊断，对于强直性脊柱炎的骶髂关节破坏，股骨头无菌坏死，CT较X线更敏感，可早期发现病变。对于骨骼转移瘤的发现，CT也较X线更敏感。CT还是诊断椎间盘病变、椎管病变的重要检查手段。

（六）心脏大血管

CT血管成像可用于全身大中血管的成像，包括评价冠状动脉粥样硬化，主动脉夹层、动脉瘤，肠系膜动脉、肾动脉、肺动脉、头颈部大动脉的狭窄、动脉瘤以及上下肢动脉的狭窄、闭塞等。

（七）介入

CT可作为监视设备，用于介入下导引病变的穿刺活检、囊肿和脓肿引流等。

（李明利）

第三节　磁共振成像

关键词

磁共振成像	magnetic resonance imaging，MRI
信噪比	signal noise ratio，SNR
常规自旋回波	spin-echo，SE
快速自选回波	fast SE，FSE
反转恢复	inversion recovery，IR
梯度回波	gradient echo，GRE
平面回波	echo plane imaging，EPI
重复时间	repetition time，TR
回波时间	echo time，TE
翻转角	flap angle，FA
加权	weighted
液体反转恢复成像	fluid attenuated inversion recovery，FLAIR
血管成像	MR angiography，MRA
弥散加权成像	diffusion weighted imaging，DWI
灌注成像	MR perfusion，MRP
频谱成像	MR spectroscopy，MRS
脑功能皮层定位成像	functional MRI，fMRI

磁共振成像是利用人体组织中某种原子核的核磁共振现象对人体组织结构进行成像的诊断技术。又称核磁共振成像术。英文简称 MRI。自 20 世纪 80 年代应用于临床以来，磁共振成像技术发展迅速，现在已经成为临床诊断疾病的一种主要技术手段。

一、概述

（一）基本原理

MRI 主要是利用人体中的氢质子（^{1}H）成像。^{1}H 的电子绕原子核旋转，产生具有大小和方向的磁化矢量。由于人体内大量的^{1}H 运动杂乱无章，所以宏观上不具磁性。但当进入外加磁场（主磁场）中时，将产生沿主磁场方向排列的宏观纵向磁化矢量。这时给予一个特定频率的射频脉冲，纵向磁化矢量将发生偏转（共振吸收能量），停止脉冲后，磁化矢量回复平衡态并释放能量产生 MR 信号。通过对 MR 信号的接受、空间编码、图像重建等处理，即产生 MR 图像。

（二）磁共振基本结构及分类

由主磁体、梯度线圈、脉冲线圈、计算机系统、其他辅助设备五部分组成。

主磁场的强度以 Tesla（特斯拉）来表示。1T = 10000 高斯。根据主磁场场强的不同，磁共振分为低场、中场及高场机。一般 0.5T 以下为低场机，主磁体一般为永磁型，即由大的磁铁制成。1.0T 以上为高场机。主磁场由超导线圈制成。临床最常用的为 1.5T。2.0T 以上为超高场机，目前临床常用的为 3.0T。随着磁场强度的提高，共振现象更明显，获得的信噪比更高，因此可获得更高的图像治疗、更高的分辨率。但相应的造价也更高。

（三）基本概念

1. 弛豫　在外加射频脉冲作用下，宏观磁化矢量发生偏转，外加脉冲停止后，组织的宏观磁化矢量将逐渐回复平衡状态。这个过程称为弛豫。弛豫的过程即为释放能量和产生 MR 信号的过程。弛豫可分解为两个独立部分：横向磁化矢量逐渐减小消失，称横向弛豫（自旋 - 自旋弛豫）。纵向磁化矢量逐渐回复至最大值，称为纵向弛豫（又称自旋晶格弛豫，此过程释放能量）。

2. T1 值和 T2 值　90°脉冲停止后，纵向弛豫从零开始回复到最大值的 63% 所用的时间称为 T1 值。横向磁化矢量衰减到最大值的 37% 所用的时间即 T2 值。T1 和 T2 值均为组织固有特性。T1 值同时受主磁场影响，场强越高，组织 T1 值越延长。T2 值受主磁场影响很小。

3. 脉冲序列　根据射频脉冲使纵向矢量偏转的角度有 90°脉冲，180°脉冲等。要获得 MR 信号，需要连续的脉冲发射，同时调整梯度场进行空间定位。射频脉冲发射和信号接收的方式称为脉冲序列。主要有以下几种：常规自旋回波（SE）；快速自选回波（FSE）；反转恢复（IR）；梯度回波（GRE）；平面回波（EPI）。SE 序列为最简单的脉冲序列，由一系列 90°脉冲和 180°脉冲组成。

4. 重复时间（TR）　指在脉冲序列中，两次射频脉冲之间的间隔时间。

5. 回波时间（TE）　指射频脉冲激励开始到获得回波的时间。

6. 翻转角（FA）　射频脉冲激发宏观矢量使之偏转的角度。自选回波的偏转角为 90°或 180°，在梯度回波中，常使用小角度脉冲。

6. 加权　即重点突出某方面特性的意思。T1 加权成像（T1 weighted imaging，T1WI）

即重点突出组织纵向弛豫的差别。T2 加权像（T2 weighted imaging，T2WI）即重点突出组织横向弛豫的差别。质子密度加权像（proton density weighted imaging，PDWI）图像则主要反映组织质子含量差别。SE 序列中调整 TR、TE 即可得到不同对比的图像。T1WI：短 TR（< 500ms）、短 TE（15ms ~ 25ms）；T2WI：长 TR（1500ms ~ 2500ms）、长 TE（90ms ~ 120ms）；PDWI：长 TR（1500ms ~ 2500ms）、短 TE（15ms ~ 25ms）。

（四）图像特点

1. 多参数成像　对同一检查层面，可同时获得 T1WI、T2WI、质子密度等多个不同参数的加权图像。MR 上，图像的灰度代表不同的信号强度。人体不同组织具有不同的 T1 和 T2 值，在不同加权图像上呈不同的信号强度。（表 7-3-1）

表 7-3-1　几种正常组织在 T1WI 和 T2WI 上的信号强度

	脑白质	脑灰质	脑脊液和水	脂肪	骨皮质	骨髓质	肌肉
T1WI	较高	中等	低	高	低	高	中等
T2WI	中等	较高	高	较高	低	中等	中等

2. 多方位成像　可直接进行人体横断面、矢状面，冠状面及任意斜面图像，有利于病变的观察和定位（图 7-3-1）。

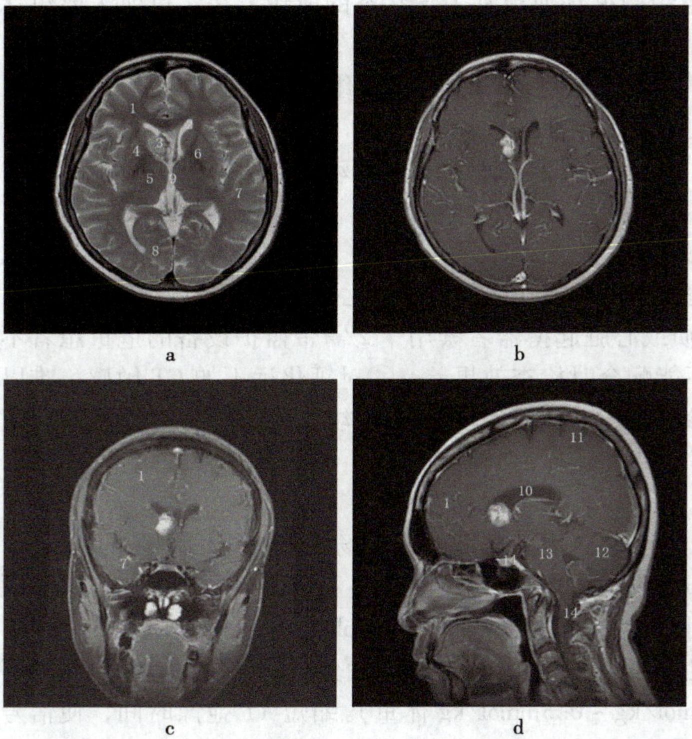

图 7-3-1　右侧脑室室管膜瘤

a. 横断面 T2WI；b. 横断面增强 T1WI；c. 增强冠状面；d. 增强矢状面

1. 额叶，2. 左侧脑室颞角，3. 肿瘤，4. 豆状核，5. 丘脑，6. 内囊，颞叶，8. 右枕叶，9. 三脑室，10. 侧脑室体部，11. 顶叶，12. 小脑，13. 脑干，14. 脊髓

3. 流动效应 流动液体中的质子产生与周围组织静止状态的质子不一样的 MR 信号，称为流动效应。在 SE 序列上可不产生信号，表现为低信号（流空现象）。而在 GRE 序列上信号可增强，表现为高信号。利用血液流动的特点可观察血管，可不用对比剂直接对血管成像。

4. 质子弛豫增强效应与对比增强 一些顺磁性物质可使局部产生磁场，缩短周围质子弛豫时间，称为质子弛豫增强效应，是对比增强检查的基础。

（五）检查技术

1. 平扫 不注射对比剂时的成像。

2. 增强扫描 注射磁共振对比剂后进行扫描，主要利用 T1WI 进行。

3. 脂肪抑制技术 利用特殊的脉冲序列抑制脂肪信号，为一种附加技术。在 T1W 和 T2W 成像时使脂肪组织不产生信号，从而突出组织间的对比。

4. 水抑制成像技术（液体反转恢复成像，FLAIR） 抑制自由水信号，突出结合水信号。

5. 水成像 重点突出静止液体的信号，用于胆胰管成像（MR cholangiopancreatography，MRCP）、尿路成像（MR urography，MRU）、脊髓成像（MR myelography，MRM）。

6. 血管成像（MRA） 显示血管和血液流动的一种技术，成像方法主要有 TOF 法、PC 法，动态增强法 MRA。

7. 弥散加权成像（DWI） 对组织中水分子的弥散特性进行成像，是目前唯一能够检测活体组织内水分子扩散运动的无创性方法。

8. 灌注成像（MRP） 为反映组织微循环血流动力学状态的成像方法。目前主要包括对比剂团注跟踪法（bolus tracking）和动脉自旋标记法（arterial spin labeling，ASL）。

9. 频谱成像（MRS） 利用化学位移来测定组织中的分子组成及空间构型。是目前唯一的活体观察组织细胞代谢及生化变化的无创性技术。

10. 脑功能皮层定位成像（fMRI） 研究活体脑神经细胞活动状态的一种技术。

（六）优点和限制

1. 优点 ①无 X 线电离辐射，对人体安全无创；②多参数、多方位成像，软组织分比率高，解剖结构和病变形态显示清楚；③可进行功能成像和生化代谢分析。

2. 限制 ①体内带有铁磁性物质或心脏起搏器者禁用；②需带监护设备的危重患者不能进行检查；③扫描时间长，患者不能配合时检查效果差；④对钙化远不如 CT 敏感，难以对以病理性钙化为特征的病变作出诊断；⑤对质子密度低的结构，如肺和骨皮质显示不佳；⑥设备昂贵，检查费用高。

（七）磁共振用对比剂

MR 对比剂本身不产生信号，但可改变其周围环境的微磁场，影响周围质子的 T1、T2 弛豫，产生信号的变化。按生物分布分为细胞外和细胞内两类；按磁特性分为顺磁性、超顺磁性和铁磁性三类。临床最常用的对比剂为为钆喷酸葡胺（gadolinium diethy1 triamine-pentoacetic acid，Gd-DTPA）。它属于细胞外对比剂，在体内非特异性分布，可在血管和细胞外间隙内自由通过。常规剂量下（0.1mmol/kg～0.3mmol/kg 体重）缩短 T1 弛豫时间，使信号增加。因此常用 T1WI 序列作增强扫描。广泛应用于神经系统及全身各脏器的检查。

磁共振对比剂的不良反应发生率非常低，据统计过敏反应的发生率约为万分之七。一旦发生，也是非常轻微的。因此，磁共振对比剂的安全性是非常高的，可放心的用于成人及19岁以下儿科患者。

二、磁共振检查前患者的准备

1. 有心脏起搏器、神经刺激器的患者不能接受MRI检查。

2. 如有体内植入物，如心脏支架、银夹、弹片、假关节、金属内固定板及钉，应先确定这些植入物是磁容性的，否则不能接受检查。

3. 检查前日洗头洗澡，生活习惯照常。检查时穿棉质衣服；所检查部位请勿穿有金属扣子及拉链的衣服；来时请带好相关的病史及各种检查资料，如CT片、MRI片、X线片、B超结果等。

4. 受检者应取下金属物品，如义齿、发卡、戒指、耳环、钥匙、手表、硬币等，这些物体会造成金属伪影，影响图像质量。磁卡、磁盘、磁带等也应取下，否则会发生消磁，影响使用。

5. 肝区检查患者检查前4小时禁食；女性患者检查前请去除胸罩；腰椎及骨盆区的检查前要去除金属节育环。

6. 提示受检者，检查过程中，噪声较大，不必担心。如有不适，及时告知医生。

7. 婴幼儿患者、烦躁不安者给予适量镇静剂。

8. 检查部位不同，要求有差别，应提醒患者注意听取检查医师的要求，如呼气、吸气、屏气等，做好配合。

三、磁共振检查的适用范围

（一）中枢神经系统

磁共振是目前显示神经系统解剖结构及其病变最好的检查手段，具有最高的软组织分辨率，多方位成像能力和多参数成像技术。广泛应用于各种颅脑疾病、脊髓疾病的诊断。对于脑干、幕下区、枕骨大孔、脊髓及椎间盘的显示明显优于CT。对于神经系统的先天性异常、血管性疾病、脑肿瘤、炎症和脱髓鞘病变、变性疾病及外伤等都具有非常高的诊断价值。MRI比CT具有更高的软组织分辨率，所以对于颅内微小病变的显示方面明显优于CT，可以发现CT不能显示的腔梗、炎症、小的肿瘤、亚急性期出血、变性疾病等。不用造影剂即可完成脑血管成像，可诊断脑血管的狭窄、动脉瘤、血管畸形等。在病变的定性诊断方面，MRI多参数多序列成像也使病变的性质更易确定。比如，脑肿瘤的诊断，可以通过分析T1WI、T2WI、DWI、MRS序列上同一病变所表现出来的不同特性综合做出诊断。在CT上，脑干和脊髓受周围骨结构的影响不易观察，而MRI完全不存在骨伪影的问题，另外矢状位和冠状位成像对于脑干和脊髓病变的显示也是CT所不能比拟的。

MRI成像时间长、对急性期血肿不敏感，不适于作为脑外伤患者检查的首选方法（首选CT）。同样对于急性脑卒中患者，MRI一般也不作为首选检查方法，CT检查时间短、对急性出血敏感、联合应用CTA和CT灌注技术可早期诊断脑缺血，因此CT应作为首选检查方法。除此之外，MRI在中枢神经系统各种病变的检查中都优于CT。

（二）关节、骨骼和肌肉

显示软组织包括肌肉、韧带、软骨和关节囊是MRI的优势。可以非常清晰地显示半月板的损伤、韧带的撕裂、关节软骨的破坏。还能发现CT不能显示的骨挫伤、隐性骨裂。是膝关节半月板、韧带、软骨病变的首选检查方法。对于肩关节、踝关节、肘关节、腕关节等其他关节疾病的软组织病变都有非常大的价值。MRI可以显示骨髓的异常，骨髓的水肿、炎症、肿瘤都导致MRI上骨髓信号的减低，因此可以在骨皮质发生改变之前即发现骨骼的病变，可用于转移瘤、骨梗死、股骨头缺血坏死等病变早期诊断，造血系统疾病导致的骨髓异常的诊断等。

MRI以其软组织分辨率较高的优越性，可显示X线、CT所不易显示的软组织肿瘤，虽然MR对有些软组织肿瘤的定性诊断和鉴别诊断仍有限度，但可为软组织肿瘤的良恶性鉴别提供影像学信息。在判断肿瘤的累及范围，指导制定手术方案方面也有非常大的价值。

（三）腹部

随着技术的进步，MRI在腹部中的应用价值越来越大。MRI对肝脏病变的检查要比CT更敏感，通过分析T2WI、T1WI和动态增强等序列的信号变化，可以准确地区分肝硬化再生结节、不典型增生以及早期肝癌。对肝脏转移瘤的敏感性也高于CT。对于胰腺，MRI不仅在胰腺癌的早期诊断、术前可手术性评价方面具有非常高的准确性，在胰腺囊性病变的鉴别诊断、胰岛细胞瘤诊断、胰腺炎的诊断等多方面都有非常大的价值。利用MRCP技术可以分析评价胆道胰管系统疾病。对肾脏、肾上腺、腹膜后肿瘤等病变也有很高的诊断价值。MRI用于胃肠道疾病的研究也在开展中。因此腹部MRI的适应证包括肝、胆、胰、脾、肾、腹膜腔及腹膜后等腹部各种结构的检查，特别是经腹部超声、CT检查不能定性的病变；对碘造影剂过敏的患者（可进行MRI增强）；儿童、孕妇等不易接受X线辐射的患者。

（四）盆腔

因MRI能够直接获得矢状位和冠状位的图像，故非常有利于盆腔病变的诊断，特别适合生育期妇女检查。对膀胱、输尿管、前列腺、精囊、子宫及其附件病变，可作出准确判断和评价，能比较准确地评价肿瘤的侵犯范围及与周围结构的关系。可用于了解原发性肿瘤的形态学改变及其扩散、转移、浸润范围，确定肿瘤的分期，为治疗方案制定提供依据。随访观察疾病的动态变化、疗效及复发情况。对手术后并发症的诊断MRI较其他方法好，如新鲜出血（血肿）与陈旧性血肿的鉴别、脓肿的显示等。适用范围：包括膀胱、输尿管、前列腺、精囊腺、子宫、卵巢及其附件、直肠、乙状结肠的病变。骨盆及盆腔脏器损伤等。

（五）心脏大血管

心血管系统核磁共振成像（CVMRI）对于累及心脏、心包和胸腹部大血管的众多后得性和先天性疾病，都能作出准确的形态学和生理学评估；MRI技术的多样性能够精确判定心脏及大血管的解剖结构、组织学特性、心内及血管内血流、心腔的整体收缩与充盈、节段性心肌舒缩功能及组织灌注情况，并能提供心血管系统的四维成像。CVMRI对下列心血管疾病正在发挥越来越重要的作用。

1．胸腹主动脉疾病（胸、腹主动脉瘤，马方综合征，主动脉夹层，大动脉炎等），胸腹主动脉疾病是磁共振检查的最佳适应证。在当前已经被认为是诊断主动脉疾患的金标准。

2．缺血性心脏病（确定心肌活性与心肌梗死后并发症）。

3．心肌病（扩张性，肥厚性，限制性，右室型心肌病等）。

4．心包疾病；心脏肿瘤。

5. 先天性心脏病（大血管异常，主动脉缩窄，复杂心内畸形）。

磁共振检查的限度：检查时间相对较长，重症患者的耐受性较差，某些植入性治疗装置（起搏器，人工瓣膜，内固定金属）为检查禁忌。

（六）乳腺

相比于超声和钼靶成像，MRI 的优势体现在软组织分辨率高，可更敏感地发现病变，动态增强评价病变血流灌注特性有利于更准确的定性，不需要压迫乳腺成像，对于乳腺假体患者无钼靶成像需压迫乳腺而存在假体破裂的危险。但是 MRI 检查费用高，对钙化（钙化的形态对乳腺癌的诊断非常有帮助）不敏感。不是乳腺首选的检查方法。

乳腺 MRI 的检查适应证主要有：①临床检查和常规影像学检查（超声、钼靶成像）均不能确诊，特别是曾进行过乳腺手术或致密型乳腺伴有乳腺癌高危因素的患者；②做过乳房扩大整形手术的女性，假体存在破裂的危险，应进行定期随诊，也可早期发现乳腺癌；③对乳腺癌新辅助化疗反应的评价，MRI 可更敏感准确；④腋窝淋巴结肿大，临床怀疑乳腺癌，MRI 可发现隐匿性的病变；⑤准备做乳房保留手术的乳腺癌患者，应进行术前 MRI 评价，以更加全面的评价病变的范围和部位。

（七）儿科

磁共振成像无辐射、有多方位成像能力以及组织分辨率高，因此成为儿科疾病检查的一个重要工具。尽管超声、X 线能够解决大部分临床问题，但当需要进一步检查时，如果 CT 和 MRI 获得诊断信息大致相当，则 MRI 应作为优选的检查技术。儿科检查的其应用范围同成人一样相当广泛。主要适应证包括神经系统的发育异常、神经代谢和变性疾病、肿瘤、感染以及炎症疾病。

磁共振成像时间长，检查过程中患儿必须保持保持不动。对于 3 个月以下的患儿，喂食后包裹一般能够达到检查所需要的要求。5 岁以上的患儿通过详细的解释一般也能很好的配合。对于 3 个月～5 岁的患儿，则大多需要镇静剂甚至麻醉。总之，患儿的镇静对于完成检查非常重要。

（八）其他

MRI 在头颈部病变、纵隔病变的诊断方面也有非常大的应用价值。

四、影像学检查方法的选择

影像学诊断方法有多种，且新的技术不断出现，但是每一种检查方法都有它的优势和局限性，无论哪一种检查技术，都只能对某些疾病具有较好的敏感性和特异性，而不是对所有的疾病都能达到检查的目的。因此选择检查方法时，应在了解各种检查方法的适应证、禁忌证和优缺点的基础上，根据临床初步诊断，提出一个检查方案。一般应当选择安全、准确、简便而又经济的方法。优先选择无创性或微创性的检查方法。必要时相互结合，取长补短。

（李明利）

第四节 超声检查

关键词

超声检查	ultrasound examination
介入性超声	interventional ultrasound
声束	acoustic beam
界面	interface
介质	medium
声阻抗	acoustic impedance
多普勒效应	Doppler effect
无回声区	echo free area
低回声区	hypoechoic area
等回声区	isoechoic area
强回声	hyperechoic area 或 strong echo
声影	echo shadow
压电换能器	transducer

一、概述

超声波是一种频率高于人的可听声波频率范围的声波。（频率高于 20000 Hz），虽然说人类听不出超声波，但不少动物却有此本领。在夏天蝙蝠可以在夜晚来回飞翔捕食，它们为什么在没有光亮的情况下飞翔而不会迷失方向呢？原因就是蝙蝠能发出 2 万～10 万赫兹的超声波，这好比是一座活动的“雷达站”。蝙蝠正是利用这种“雷达”判断飞行前方是昆虫，或是障碍物的。

我们人类直到第一次世界大战才学会利用超声波，这就是利用“声纳”的原理来探测水中目标及其状态，如潜艇的位置等。医学上最早利用超声波是在 1942 年，奥地利医生杜西克首次用超声技术扫描脑部结构；以后到了 20 世纪 60 年代医生们开始将超声波应用于腹部器官的探测。如今超声波扫描技术已成为现代医学诊断不可缺少的工具。

（一）超声波的特点

超声波是一种波动形式，它可以作为探测与负载信息的载体或媒介（如 B 超等用作诊断）；超声波同时又是一种能量形式，当其强度超过一定值时，它就可以通过与传播超声波的媒质的相互作用，去影响、改变以致破坏后者的状态、性质及结构。

1. 超声波在传播时，方向性强，能量易于集中。
2. 超声波能在各种不同媒质中传播，且可传播足够远的距离。
3. 超声与传声媒质的相互作用适中，易于携带有关传声媒质状态的信息（诊断）或对传声媒质产生效应（治疗）。

（二）超声效应

当超声波在介质中传播时，由于超声波与介质的相互作用，从而产生一系列力学的、热的、电磁的和化学的超声效应，包括以下 4 种效应。

1. 机械效应 超声波的机械作用可促成液体的乳化、凝胶的液化和固体的分散。超声波在压电材料和磁致伸缩材料中传播时，由于超声波的机械作用而引起的电介质（如超声探头内主要材料压电晶体）感生电极化和感生磁化。

2. 空化作用 超声波作用于液体时可产生大量小气泡。因空化作用形成的小气泡会随周围介质的振动而不断运动、长大或突然破灭。

3. 热效应 由于超声波频率高，能量大，被介质吸收时能产生显著的热效应。

4. 化学效应 超声波的作用可促使发生或加速某些化学反应。如各种氨基酸和其他有机物质的水溶液经超声处理后，特征吸收光谱带消失而呈均匀的一般吸收，这表明空化作用使分子结构发生了改变。

（三）超声应用

超声效应已广泛用于实际，主要有如下几方面：

1. 超声检验 超声波的波长比一般声波要短，具有较好的方向性，而且能透过不透明物质，这一特性已被广泛用于超声波探伤、测距和超声成像技术。

2. 超声处理 利用超声的机械作用、空化作用、热效应和化学效应，可进行超声焊接、乳化、清洗、灭菌、促进化学反应和进行生物学研究等。如海扶刀（High Intensity Focused Ultrasound）等。

（四）超声成像原理

1. 基本概念

（1）声速（C）、频率（f）、波长（λ）的关系 C = f · λ。在人体软组织中传播时，由于所用频率甚高，故波长短。在 3.5MHz 条件，波长仅为 4.4mm。

（2）超声在介质中传播的速度，称为声速。声速与传播的介质的弹性（K）和密度（ρ）有关，遵循下列公式：$C=\sqrt{K/\rho}$。一般在固体中声速值最大，液体次之，气体又次之，人体软组织的平均声速为 1540m/s，其中脂肪的声速较低（1450m/s），骨与软骨声速高，约为 4500m/s，含气脏器声速最低，仅 350m/s。

（3）超声传播时有方向 超声波由于波长短，其声束具有指向性，但仍有一定的扩散角，其半扩散角 θ 与波长 λ 与声源直径 D 有关。$\text{Sin}\theta \approx 1.22\,\lambda/D$ 为消除声束的扩散，现用仪器均采用声束聚焦技术。

（4）界面 为两种不同声阻抗介质的接触面。

（5）声阻抗 为该介质的密度（ρ）和声速（C）的乘积。Z = ρ · C，当 Z1 与 Z2 相差 0.1% 时即有回声反射。

（6）超声在介质中传播遇到界面会有反射（漫反射）、折射、散射和绕射。

（7）多普勒效应 声源和接收体作相对运动时，接收体在单位时间内收到的振动次数（频率），除声源发出者外，还由于接收体向前运动而多接收到（距离/波长个）振动，即收到的频率增加了。相反，声源和接收体作背离运动时，接收体收到的频率就减少，这种频率增加和减少的现象称为多普勒效应。

$$fd = |f - fo| = \pm 2v \cdot fo\ \text{Cos}\ \theta / C$$

fd 为频移，fo 为入射超声频率，V 为活动物体的速度（血流速度），C 为介质的声速，Cosθ 为移动方向与声轴方向的角度余弦（即血流方向与声束探测方向间的角度余弦）。

2．超声诊断基础　超声成像是把从换能器发出的超声波经声透镜聚焦在介质上，从介质透出的超声波携带了被照部位的信息（如对声波的反射、吸收和散射的能力），经声透镜汇聚在压电接收器上，所得电信号输入放大器，利用扫描系统可把介质的形象显示在荧光屏上。

超声诊断是通过人体各种组织声学特性的差异来区分不同组织。按照声学特性，人体组织的声速、声阻抗、声吸收系数、衰减系数等反映人体组织的基本声学特性。超声在人体内传播时，在两种不同组织的界面处产生反射和折射；在同一组织内传播，由于人体组织的不均匀性而发生散射。超声仪器利用不同器官和组织产生不同的反射与散射规律，显示出脏器的界面和组织内部的细微结构，作为诊断的依据。

3．正常脏器的回声规律

（1）含液体脏器如胆囊、膀胱、血管、心脏等，壁与周围脏器及内部液体间为界面、液体为均匀的无回声区。

（2）实质性软组织脏器如肝、脾、肾等脏器均有包膜，周围有间隙，内部各有一定结构，如肝可以显示低回声区或等回声区脏器轮廓、均匀的肝实质与肝内管道结构。

（3）含气脏器如肺、由于肺泡内空气与软组织间声阻差异极大，在其交界面上产生全反射（几乎 100%），并形成多次反射，即超声不能进入正常肺泡。胀气的胃肠亦如此。

（4）正常骨骼与周围软组织的差异大，在软组织与骨皮质交界处产生强回声，进入骨骼的超声由于骨松质组织吸收极多而不能穿透（除颅骨外）。其后方形成无回声区称声影。

（五）超声诊断仪种类

超声波的产生原理是如果对压电材料施加压力，它便会产生电位差（称之为正压电效应），反之施加电压，则产生机械应力（称为逆压电效应）。如果压力是一种高频震动，则产生的就是高频电流。而高频电信号加在压电晶体上时，则产生高频声信号（机械震动），这就是我们平常所说的超声波信号。

1．探头　超声诊断仪上的压电换能器称为探头，能将电能转换为超声能，发射超声波，进入人体组织，遇不同声阻界面产生反射与散射，芯片接收回声信号，转换成电信号，送入仪器。现在用于超声仪器的换能器具有频带宽、易加工、机电耦合系数高，探头前端集成信号放大器等优点。宽频带使临床诊断可选多种频率及谐波成像变得十分方便有效。

超声探头可根据探查部位的不同被设计成不同的形状。如凸阵型（腹部、妇产科检查），线阵型（用于外周血管和小器官）、扇型（成人及小儿心脏）、腔内探头（经直肠、阴道用于泌尿、妇产科检查）及术中探头等的不同类型，发射的超声束形状和大小各不相同。

2．仪器　目前所用超声诊断仪多应用超声脉冲回波技术，将接收到的回波信号，经过补偿电路和放大器显示在显示屏上。根据显示的方式不同，分为 A 型、M 型、B 型、D 型、超声显微镜、三维成像等已为临床广泛应用。

（1）一维超声

A 型（Amplitude mode）：幅度调制型，探头由单晶片构成。回声强度以纵轴振幅显示，横轴显示回波接收时间，通过分析回波幅度的分布以获得组织的特征信息，主要用于头颅、眼等检查，现多已淘汰。

M 型（Motion-time mode）：位移－时间曲线，探头为单晶片，回声以光点强弱显示，以时间为横轴展开，形成波群曲线。用于显示心脏、胎心、血管结构的活动轨迹曲线图。

（2）二维超声

B 型（Brightness mode）：为辉度调制型，二维面阵探头，探头内有多数晶片构成。探头阵元最多可达 80×80 即 6400 阵元，每个晶片接收某一方向的回波信号，强弱用灰阶表示，横轴表示深度，成排晶体阵元接收的组织回波信号组成断面图像（Tomograph）。二维声像图是切面图像，图像中像素数目与探头阵元数目（阵元数越多形成声束密度愈高）及采样速率有关，在一条声束上，采样速度越快，则采样点越密集，愈能逼近组织真实的信号。

C 型（color doppler flow imaging CDFI）：彩色多普勒血流成像，用自相关处理提取到的多普勒信息，再用伪彩色编码，形成彩色血流图像，叠加到二维声像图上，形成彩色多普勒血流图。动态实时。

D 型（Doppler mode D）：超声射向流动的红细胞，接收到红细胞散射回声，提取多普勒频移（Doppler frequency shift），经快速傅里叶变换（FFT）处理，形成频谱显示。频谱在基线以上者为迎向探头的血流，基线以下者为离开探头的血流。

彩色能量图（color doppler energy CDE）：把提取红细胞散射的多普勒信息，用积分法处理。彩色图像也叠加在二维声像图上。此法与红细胞散射的能量强度有关，与频移无关，故无方向性，不存在混叠。

超声显微镜：利用特高频超声，显示组织器官的细微结构，称超声显微镜，我国已应用的超声显微镜有 100MHz、450MHz 等，检测深度仅数毫米，可检测表浅组织结构细胞分子水平的动态变化。适用于眼球表层以及组织切片等。

（3）三维显示（3 Dimensional imaging）用机械或电子方法采集一系列 B 型超声图像，由计算机重建三维（立体）像，有表面三维、血管树三维、透视三维和多平面重投影等多种显示方法。

除单一形式外，现多为复合型诊断仪，其他还有动态三维实时成像等。

（六）超声诊断的优势及局限性

超声成像是断层图以解剖形态学为基础、以灰度明暗反应回声的有无和强弱、以回声强弱、多少及其均匀性判断其物理性质，从脏器剖面的大小、形态、内部结构鉴别正常与病理，对伪像需要识别和利用，多普勒频谱提供血流动力学参数，对血流提取多普勒差频，以伪彩色编码，叠加二维图上，直观地显示血流方向、速度和性质。

1. 超声检查的主要用途

（1）检测脏器的大小、形态、内部结构、血管分布和活动度，判别正常或异常情况，对部分脏器可估测其硬度。

（2）检测囊性器官的充盈和排空情况。

（3）检测心脏和血管的血流动力学状态。

（4）检出体内占位性病灶（除中央性肺占位病灶外）；鉴别占位性病灶的物理性质、内部血液供应情况，部分可鉴别良恶性。

(5) 对部分脏器的恶性肿瘤作出临床分期。

(6) 检查体腔积液的存在与否和液量的估计。

(7) 药物或手术治疗后疗效的随访。

(8) 引导穿刺活检、导管置入引流、注药及肿瘤消融。

2. 超声成像诊断优点

(1) 为非侵入性检查法，无痛苦，无损害，便于复查。

(2) 价格相对低廉。

(3) 不受碘过敏限制。

(4) 对软组织成像，其分辨率较 CT 高 100 倍。

(5) 可显示血流，目前用超声造影剂可显示毛细血管不同时相的血流情况。

(6) 切面灵活，容易显示血管或管道长轴。

(7) 多普勒频谱可测得七项血流动力学参数。

3. 超声成像诊断的局限性

(1) 超声检查受声窗的影响较大，声窗透声好图像清晰，声窗透声差图像质量不好。

(2) 对有气体和骨骼的部位，超声不能透入检查困难。

(3) 超声图像显示范围小，不如 CT、MRI 范围广，但用宽景成像技术，可弥补这一缺点。

(4) 切面图规范性差，对操作者经验依赖较强，不如 CT、MRI，靠读片作出诊断常有困难，最好检查当时作出诊断。

二、超声检查前患者的准备

超声检查是一种准确、简便、快捷、无创、经济的检查手段，在物理检查中占有重要地位。虽然超声检查简捷但在检查前还需做一些常规的准备，从而使检查进行得更顺利，更准确，得到更令人满意的结果。现介绍主要的准备如下：

（一）肝脏和肾脏

检查前一般无须特别准备，但最好是空腹进行。

（二）胆囊和胰腺

作胆囊超声检查时，前一天要少吃油腻食物，检查前 8 小时（即检查前一天晚餐后）不应再进食。如胆囊不显示需要复查，须禁食脂肪食物 24 ~48 小时。若患者同期还要接受胃肠或胆囊的 X 线造影，超声检查应安排在前，或在胃肠钡餐 3 日之后、胆道造影 2 日之后进行。如要了解胆囊收缩功能，需准备 3 只熟鸡蛋，空腹检查后，按医生要求吃 3 个鸡蛋，1 小时后再次检查。胰腺检查的准备同胆囊，检查中可饮水 500 至 1000ml，以利观察。

（三）脾

单纯检查脾无需特殊准备，但饱餐后脾向后上方移位，影响显像，故以空腹为好。

（四）妇科

检查前半小时应停止排尿，饮水 1000ml，务必使膀胱适度充盈。凡不想憋尿者，如无阴道流血可经阴道超声检查。

（五）产科检查

无需特殊准备，只有可疑前置胎盘时才需要适当充盈膀胱。

（六）小器官浅表组织和血管在超声检查前无特殊准备

（七）腹膜后器官

准备同胆囊。如需区别病变是否在盆腔，检查前要充盈膀胱。检查前两天不要作钡剂造影。

（八）胃肠

作胃肠等上消化道检查，前一晚要进食易消化食物，检查当日晨禁食禁水。如患者需同期作胃肠 X 线或纤维内镜检查，超声检查也需安排在它们之前，或在其后 2～3 日，以免钡剂和气体对其干扰。作直肠检查时，需患者充盈膀胱，故检查前 2～3 小时不应排尿。作结肠检查前则排空大便。

（九）眼

检查时将被检眼闭合，非受检眼平视天花板，下颌微微上翘，使瞳孔位于中心位置。检查中不要揉眼，以免检查用的油性液体流入眼内，损伤眼睛。

（十）婴幼儿检查

应尽量使其安静、少动，或预先给予镇静剂等其入睡后检查。

（十一）腹腔器官检查

遇腹腔气体过多或有便秘的患者，可于检查数日前服用助消化药或遵医嘱检查前日晚服缓泻药，或在检查前灌肠，患者应当认真配合。

（十二）凡经直肠检查者应于检查当天进行清洁灌肠再进行检查。

三、超声检查的适用范围

超声检查在临床中的应用十分普遍，超声可以检查软组织及其脏器的疾病，包括肝、胆囊、脾、胃、肠、肾、肾上腺、膀胱、前列腺、子宫、卵巢、产科方面、腹腔及腹膜后脏器、盆腔、心脏、血管、颅脑、眼、上颌窦、颌面部包块、甲状腺、乳腺、胸腔及肺部、纵隔、肌肉、脂肪、软骨、椎间盘等脏器的部分疾病。

①鉴定各种组织器官内占位病灶的物理特性及部分物理特性；②检测有无胸、腹腔积液，并估计积液量；③彩色和频谱多普勒超声检测心血管的结构，功能及血流动力学状态；④对药物或手术治疗后各种病灶的变化进行动态随访；⑤在超声实时引导下安全、有效地进行介入性辅助诊断或某些治疗。

（一）腹部超声检查的适应证：

肝囊肿；多囊肝；肝脓肿；肝血管瘤；原发性肝癌；转移性肝癌；肝硬化；脂肪肝；肝淤血；胆囊结石；肝内、外胆管结石；急、慢性胆囊炎；胆囊息肉；胆囊癌；急、慢性胰腺炎；胰腺癌；脾大；脾破裂；脾肿瘤；肾囊肿；多囊肾；肾良、恶性肿瘤；肾结石；肾盂积水；膀胱肿瘤；膀胱结石；膀胱憩室；前列腺肥大；前列腺癌；慢性前列腺炎等等。

（二）妇科超声检查在适应证

1. 检查有无子宫卵巢及进一步明确位置、形态、大小是否正常。
2. 宫内环的存在、位置及形态的观察和检查。
3. 子宫及卵巢的肿物（肿瘤、炎性包块、内膜异位症）。
4. 子宫、卵巢、输卵管囊实性肿物的鉴别。

5. 盆腔有些异常液体（肿块、血肿、腹腔积液）。
6. 卵泡发育和排卵监测。
7. 卵巢良恶性肿瘤的鉴别等。

（三）产科超声检查的适应证

1. 确定宫内是否妊娠。
2. 宫外妊娠的诊断。
3. 妊娠囊的测定，可估计妊娠周数，预产期。
4. 胎儿存活的判断。
5. 多胎妊娠的诊断。
6. 葡萄胎的诊断。
7. 胎位的确定。
8. 胎儿双顶径测量，可估计妊娠周数、预产期。
9. 胎儿头围、股骨长径测量，观察胎儿发育情况。
10. 胎儿有无畸形。
11. 胎儿性别的鉴定。
12. 羊水测量，可诊断羊水过多或过少。
13. 胎盘附着部位及其成熟度。
14. 诊断前置胎盘和胎盘早期剥离。
15. 羊膜腔穿刺位置的决定。
16. 其他认为需要观察的内容。

（四）血管超声检查的适应证

动脉硬化性闭塞；急性动脉血栓形成；动脉瘤（真性、假性及夹层动脉瘤）；大动脉炎；椎动脉先天发育异常（两侧不对称）；锁骨下动脉盗血综合征；静脉血栓；静脉瓣功能不全和动静脉瘘。

（五）超声心动图的适应证

如先心病的诊断、瓣膜疾病的诊断以及心肌病、冠心病、心包疾病、心脏肿瘤等疾病的诊断。

（六）经食管超声心动图的适应证

各种心血管疾病经胸超声心动图检查图像不清晰、深部结构不易观察而诊断不明确者均可进行食管超声心动图检查，其主要适应证有：

1. 二尖瓣、三尖瓣与主动脉瓣疾病。
2. 人工瓣膜功能障碍。
3. 感染性心内膜炎。
4. 主动脉扩张及主动脉夹层。
5. 冠状动脉－静脉窦与 Valsalva 窦膨出。
6. 先天性心脏病如房、室间隔缺损、Fallot 四联症或右室流出道及肺动脉干狭窄。
7. 心脏内肿物及血栓形成。
8. 心脏手术监护。

（七）介入性超声适应证

1. 各种腹部脏器肿物病如肝、胆等。

2. 甲状腺肿瘤、颈部肿瘤、弥漫性肾病、颅脑、前列腺炎及前列腺癌的早期的检查和治疗。

3. 多种弥漫性肝实质病变如肝炎等。

4. 胎儿治疗性穿刺引流术含液性病变如卵巢、甲状腺等的穿刺、引流、药物冲洗硬化治疗。

5. 肿瘤引起的阻塞性病变穿刺抽吸造影等等病症。

四、常见疾病的声像图

（一）肝脏

1. 解剖　肝脏为楔形，分膈面和脏面。根据门脉分支供血分八叶（图 7-4-1）：

Ⅰ：尾状叶。

Ⅱ：左外上叶。

Ⅲ：左外下叶。

Ⅳ：左内叶。

Ⅴ：右前下叶。

Ⅵ：右后下叶。

Ⅶ：右后上叶。

Ⅷ：右前上叶。

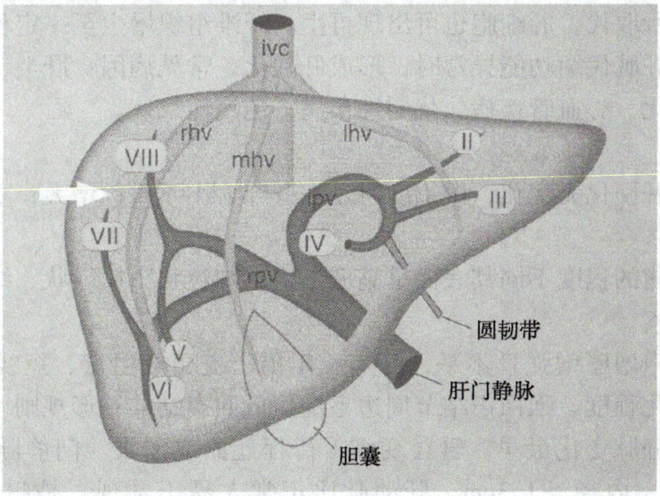

图 7-4-1　肝脏分叶

箭头所指处为肝区分叶情况

2．正常超声表现　外形为楔形，表面光滑，回声分布均质，肝内管道系统清晰（图 7-4-2）。

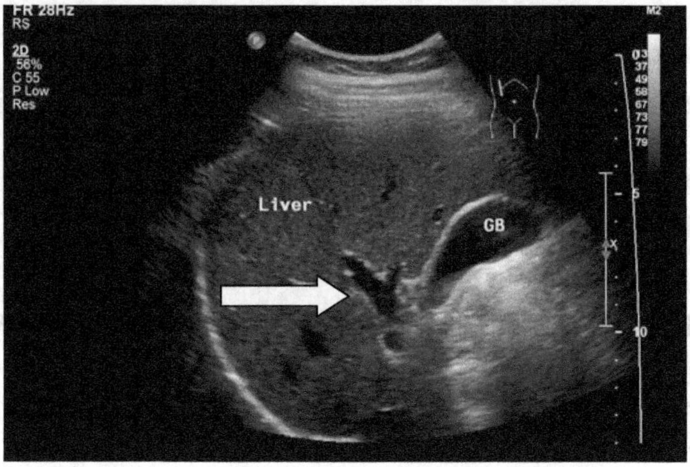

图 7-4-2　肝内管系

箭头所指处为肝内清晰管系

3．常见疾病

（1）肝硬化

1）病因病理　由某些物理、化学或生物因素可使肝细胞病变至死亡。肝细胞死亡后可被增生的纤维组织所取代，肝细胞也可出现再生。纤维组织增生至一定程度造成肝脏的形态学、血流动力学及肝脏代谢功能异常时，形成肝硬化。常见病因：肝炎、肝血吸虫病、胆道疾病、酒精性肝硬化、心血管疾病、代谢性疾病、免疫性疾病。

2）超声表现

外形：轻度时肝硬化无变化；中重度时左右肝叶大小不对称增大；重度时全肝萎缩伴腹腔积液。

表面：随肝硬化的程度不同其表面呈高低不平，细粒状、锯齿状、结节状改变。在肝前腹腔积液时易于观察。

实质：包膜回声增厚增强且不平，肝实质粗糙、变亮成粗点、短线、网状或结节状改变，反应肝内纤维化程度。强回声结节周边毛糙，低回声结节外形规则（图 7-4-3）。

肝内管道：肝静脉变化最早，管径变细，行程迂曲或消失。门静脉的肝内段无明显变化，肝外段多扩张，内径 >1.3cm。肝动脉比正常人易于发现，是门脉高压后的代偿性改变。

3）彩色超声诊断 Doppler

肝静脉彩色多普勒显示（color doppler flow imaging）CDFI：彩色血流信号间断显示，流道狭窄，有时呈点状。

门静脉 CDFI：彩色血流信号清晰显示，流量增宽，有时有反向色彩。门脉高压时，常

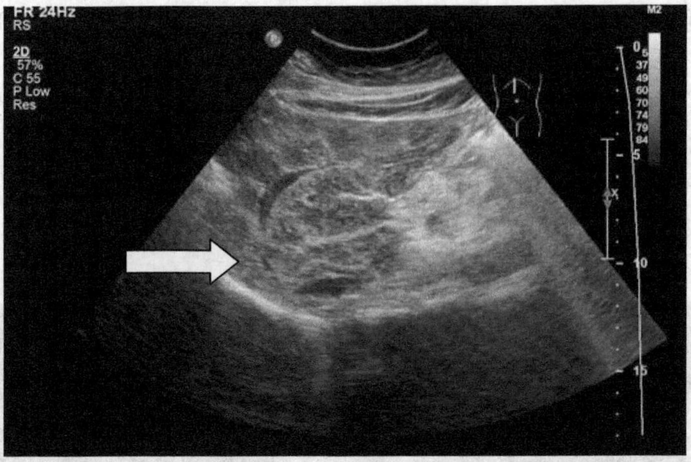

图 7-4-3　肝回声增粗

箭头所指处为增粗肝回声

在肝内外出现侧支。（脐静脉开放，静脉导管重开，冠状静脉及胃左静脉扩张，胃短静脉扩张，贲门静脉曲张，脾肾静脉自发性吻合和脐周静脉扩张）（图 7-4-4）。

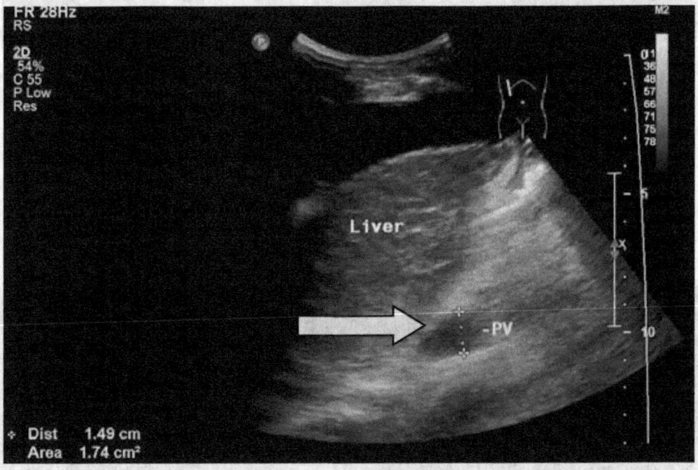

图 7-4-4　门脉扩张

箭头所指处为扩张的门脉

肝动脉 CDFI：呈细小彩色支。肝管变化不明显。

4）血流频谱超声诊断　门脉系统血管增粗，其中脾静脉与肠系膜上静脉吻合处更为显著，正常门脉主干内径为：0.7～1.1cm，肝硬化时则大于 1.3cm。脾门静脉扩张 >0.9cm，伴有迂曲者较多见。实时超声加压探测这些静脉不易闭合，可提示门脉压力增高。

侧支循环的超声征象：脐旁静脉开放，正常婴儿出生后闭合，以后形成圆韧带。当门脉高压时，脐静脉可开放，增宽，宽度为：0.3～1.0cm。此征对于肝硬化合并门脉高压具有确诊性意义。胃冠状静脉或胃左静脉迂曲扩张（正常胃左静脉内径为：0.16cm，超声不易显示），门脉高压时 >0.4cm，重症可达 0.7 ~ 1.8cm。

5）其他　脾的体积增大，（图 7-4-5）长径 >13cm，厚 >4.0cm。吸气时肋下可见。明显增大时可至脐水平甚至达盆腔。在脾的脏面，长伴副脾，外形呈半圆形，包膜明显，直径 1 ~ 1.5cm，内回声同脾脏。脾静脉内径 增宽 >1.0cm。肠系膜上静脉内径扩张 >0.8cm。胆囊壁增厚，呈“双边”。

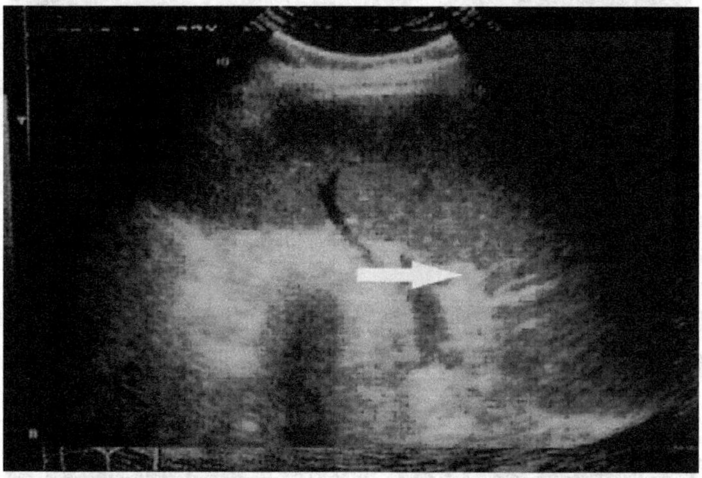

图 7-4-5　脾大

箭头所指处为增大的脾

6）腹腔积液（图 7-4-6）

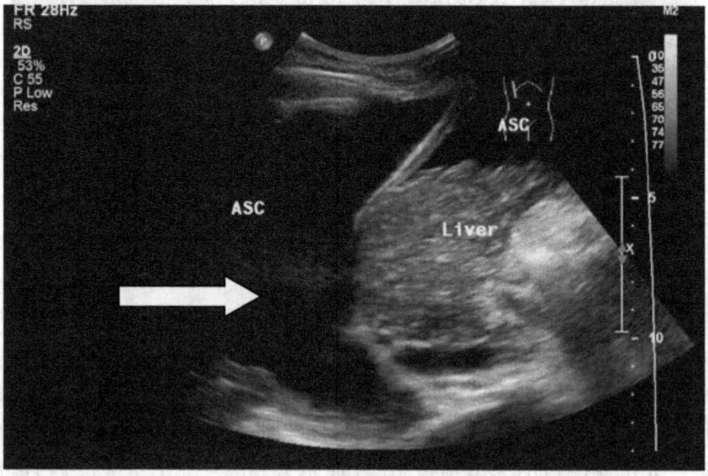

图 7-4-6　腹腔积液

箭头所指处为肝周腹腔积液

少量腹腔积液：患者仰卧位时可见膀胱直肠窝及膀胱周可发现少量无回声，有时肝肾隐窝及肝周间隙也可见少量液区。侧卧位时腹部低位也可见液性暗区。

大量腹腔积液：除上述影像外，在腹部两侧和盆腔、膈下间隙可见大量无回声，实时时可见小肠在腹腔积液中浮动。

（2）脂肪肝

1）病因病理　由于肝细胞内脂肪微粒堆积所致。常因代谢性、营养过渡性、高血脂性、酒精性、全身化疗后和病毒性肝病。脂肪衰减系数低于肝组织，脂肪颗粒对超声的大量散射使总衰减显著增加。

2）超声表现（图 7-4-7）

外形：肝大，前后径显著，包膜光滑，下角圆钝。

实质回声弥漫性增强，后方回声衰减。

肝内管道系统欠清晰。

轻度脂肪肝：可显示门脉主干及分支中的血流，肝静脉间断显示。

中度脂肪肝：隐约可见门脉主干内的彩色血流，肝静脉内无彩色血流。

重度脂肪肝：门脉主干内也不能显示彩色血流。

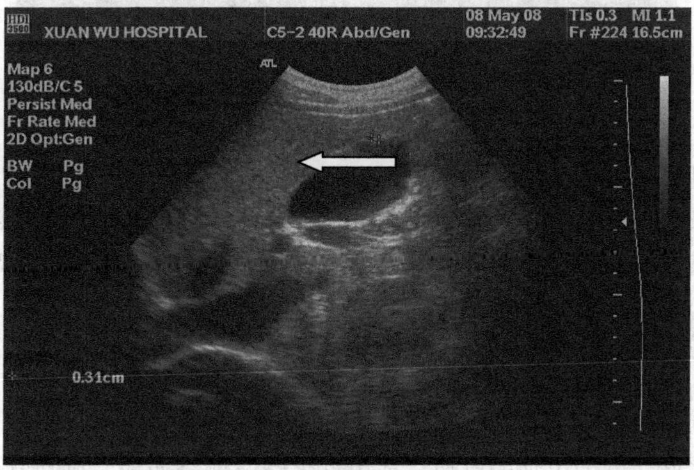

图 7-4-7　脂肪肝

箭头所指处为肝回声增强

3）其他

部分性脂肪肝：肝内脂肪局限于肝的一叶或数叶，病变处回声增强，余处回声正常，两者间界限清晰。

脂肪肝伴肝硬化：肝实质回声增强，后方衰减，管系欠清晰，但实质光点增粗，肝表面不光滑肝外门静脉及脾静脉增宽，脾大有腹腔积液。

（3）肝囊肿

1）病因病理　肝内圆形或椭圆形无回声区，一至数个，孤立地存在左、右肝。

2）超声表现 见图7-4-8。囊肿壁菲薄，边缘整齐光滑，与周围组织境界分明。无内部回声，或仅有少量低水平点状回声。部分囊肿内有分隔。后壁和深部组织回声增强，常伴有侧边折射声影。另囊肿有可压缩性：位置表浅、体积较大的肝囊肿，用实时超声扫查易于显示。以上1至3为基本声像图特征。囊内无回声，CDFI：内未见彩色血流信号。

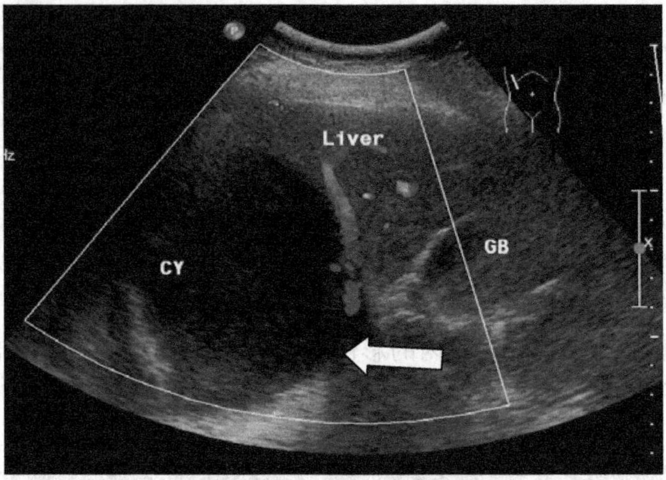

图7-4-8 肝囊肿

箭头所指处为无回声后方回声增强

3）其他 囊肿的体积大小不一，对周围肝实质、血管产生的压迫和肝外形改变程度亦不尽相同，一般来说程度较轻，也无快速生长趋势。当囊肿过大时，对邻近器官有压迫症状。另外还有不典型肝囊肿见于囊肿合并出血或感染（脓肿）。此时囊内出现弥漫性低水平回声，偶见沉渣、分层现象；囊壁也可增厚，模糊不清，边缘不整齐。

（4）原发肝癌（primary carcinoma of liver）

1）病因病理 常见癌症之一，以30～50岁男性高发，原发性肝癌在大体类型上通常分三型：

巨块型：最多见，可为单独的巨块，或由许多结节融合而成，肿块常呈圆形，直径常在10cm以上，发生在右叶多见，有时在其邻近有小的散在卫星结节。巨块癌易发生坏死、液化、破裂、出血。

结节型：可为单个结节或多个结节，大小不一。早期癌多为单个结节，常分布于右叶。

弥漫型：最少见，癌结节呈灰白色，一般较小，弥散分布，伴有肝硬化。

2）超声表现 见图7-4-9。肝脏形态大多肝癌呈局灶型结节，圆球形或椭圆球形，超声可检测最小肝癌直径1cm。少数为弥漫性。

低回声型小肝癌（2～3cm）周边可见清晰的低回声包膜，侧壁回声失落，后壁包膜回声稍有增高，后方回声增强。

高回声小肝癌包膜回声不清，边界回声增强，周边见低回声暗环。

回声高低不均的实性肝癌，单个的内部回声呈镶嵌型和声晕型。多个结节呈各自不同的回声分布在一叶或多叶内。

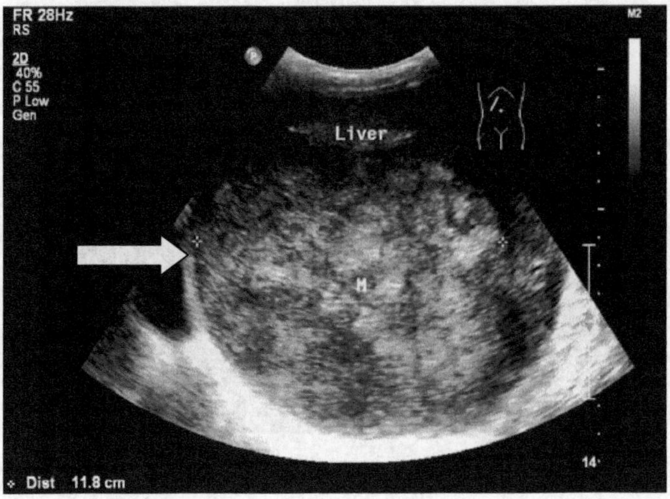

图 7-4-9 原发肝癌

囊实性肝癌为病变结节中心坏死液化改变，边缘呈不完整的无回声暗区。暗区内出现实性肿块为肝囊腺癌，肿块边界不整，生长迅速，其内血供丰富。

肝癌结节周边可见血流信号集聚，或在结节外周见彩色血流环绕。结节内部也可见细而曲折的彩色血管网。

肝脏门脉内可见癌栓影像，门脉增宽，其内可见低回声区，部分或完全的充填管腔，CDFI：见彩色血流信号受其影响中断或变细。以不同的阻塞程度分为完全性和不完全型。

肝癌结节中可测及肝动脉和门静脉血流。

（5）继发肝癌

1）病因病理 可来源于人体的任何组织、器官。来自胚胎发生期的内、外胚层称继发性肝癌。来自中胚层称继发性肝肉瘤。

2）超声表现 见图7-4-10。为规则的圆球形，较大的为椭圆形。可单发也可弥漫分布。一般体积较小，肿物边界尚清晰，中心部回声增强，周边回声减低呈“牛眼征”改变。（图7-4-11）

肝内门静脉和肝静脉癌栓。多数结节内部无丰富血流信号，在结节周围见环状彩色血流信号。动脉性血管

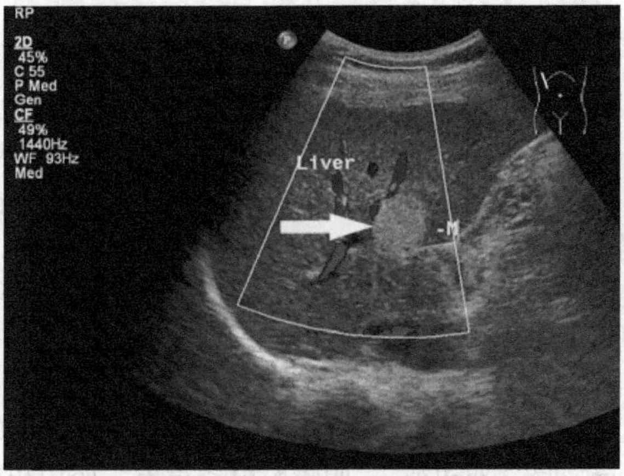

图 7-4-10 继发肝癌

箭头所指处为“牛眼征”表现

最多，也可为门静脉或肝静脉性。

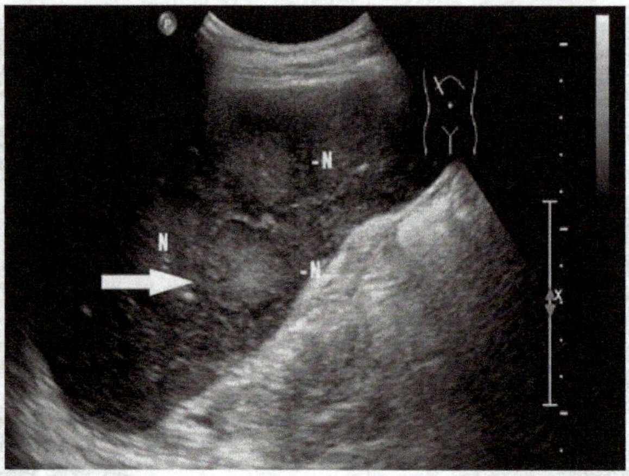

图 7-4-11　肝癌

箭头所指处为癌症肿块

（二）胆囊

1．解剖　胆道是指肝脏排泌的胆汁，输入到十二指肠的管道结构。通常分为肝内及肝外两部分。肝内部分由毛细胆管、小叶间胆管以及逐渐汇合而成的左右肝管组成；肝外部分由肝总管、胆囊管、胆总管以及胆囊组成。

2．检查方法　选用线阵式和凸阵探头，频率 3.0～3.5MHz。检查前禁食 8 小时。

3．正常超声表现　胆囊纵切为梨形或长茄形。颈部指向肝门，轮廓清晰，内无回声，后壁回声增强，呈典型囊性结构。超声测量，正常胆囊长径不超过 8cm，前后径不超过 3.5cm。胆囊壁自内向外分强弱强三层回声，分别为黏膜、肌层和胆囊壁的外膜层。正常胆囊壁厚不超过 0.3cm。

4．常见疾病

（1）胆囊炎（acute cholecystitis）

1）病因病理　多发生于有结石的胆囊及胆道感染、胆道蛔虫等疾病。

单纯性急性胆囊炎：见于炎性早期，胆囊增大，胆囊壁水肿增厚，内胆汁正常。

急性化脓性胆囊炎：胆囊并发感染，胆囊积脓、肿大，囊壁充血增厚，胆囊与周边组织粘连。

坏疽性胆囊炎：因血运障碍而出血感染至组织坏死，胆囊极度肿大可发生坏死、穿孔导致弥漫性或局限性腹膜炎。

胆囊穿孔：继发于胆囊坏疽的基础上。

2）超声表现　见图 4-4-12。胆囊肿大，张力增高，轮廓模糊；胆囊壁增厚，大于 0.3cm，呈“双边征”；胆囊腔内透声差，腔内出现稀疏或密集的粗大絮状回声或斑点，无声影，有时可以出现沉积性回声带；多伴胆囊结石，包括胆囊颈部结石嵌顿；发生穿孔时，可见囊壁局部外膨或回声缺损，胆囊周围局限性积液以及胆囊腔内积气；超声莫非氏征阳性，指探头重压胆囊区有明显压痛；胆囊壁内动脉血流信号明显减少。

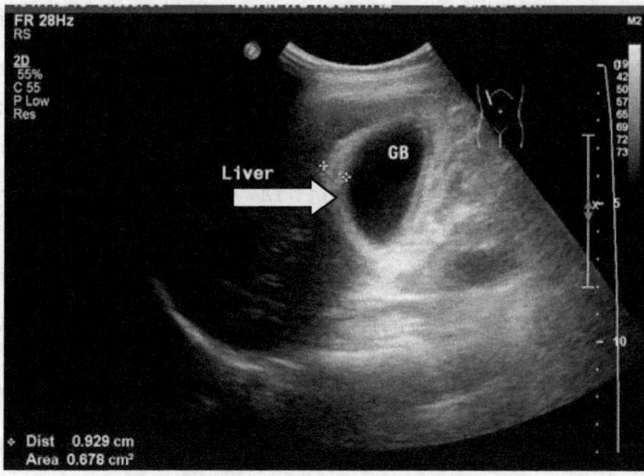

图 7-4-12　胆囊炎

箭头所指处为胆囊壁增厚的炎症影像

（2）胆囊结石（gallbladder stones）

胆石症是最常见的胆系疾病，约占其发病率的 60%，在急腹症中，发病率仅次于阑尾炎。按结石的主要化学成分，通常可分为胆固醇结石、胆色素结石和混合性结石三类。按结石所在部位分为胆囊结石、肝外胆管结石、肝内胆管结石以及混合结石。

1）病因病理　以胆固醇结石和混合型结石多见。结石嵌顿时引起急性胆囊炎。小结石排入胆管时造成梗阻引起胆绞痛、胆囊炎和全身感染。

2）超声表现（图 7-4-13）

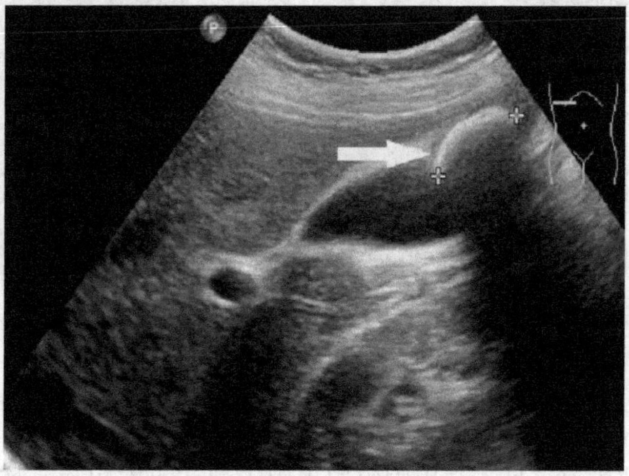

图 7-4-13　胆结石

箭头所指处为结石影像

典型表现：胆囊腔内有稳定的强回声团；后方伴有声影；改变体位时，结石移动。

非典型表现：胆囊正常影像消失，胆囊前壁呈弧形强回声带后伴较宽声影为胆囊内充满结石；胆囊颈部结石是在胆囊颈部见结石紧贴囊壁，局部缺少胆汁，图像为胆囊肿大或局部声影；泥沙样结石颗粒细小，沉积层较薄，仅可见胆囊后壁粗糙，稍厚、回声增强，声影不明显；胆囊壁内结石时见囊壁增厚毛糙，内见强回声斑，后伴“彗星尾征”。

（三）胰腺

1. 解剖　胰腺位于腹膜后，是一个无包膜的腹膜后脏器，长 12～15cm，宽 3～4cm，厚 1.5～2.5cm，重量为 60～100g。有蝌蚪形、哑铃形及腊肠形，分头、颈、体、尾四部分。

2. 检查方法　选用线阵式和凸阵探头，频率 3.0～3.5MHz。检查前禁食 8 小时。

3. 正常超声表现　轮廓规整，边界清晰。回声均质，主胰管不宽（<0.3cm）。

4. 常见疾病

（1）胰腺炎（pancreatitis）

1）病因病理　有水肿型和坏死型两种。前者多见，表现为胰腺水肿、肿胀，炎症渗出。后者少见可出现大部分胰腺实质缺血、坏死。

2）超声表现　见图 7-4-14。

水肿型胰腺炎：胰腺肿大，呈腊肠样，轮廓清晰；胰腺内部呈低回声；胰腺后方呈气体全反射。

出血坏死型胰腺炎：胰腺弥漫性肿大，（厚>5cm）边界不规则，实质回声不等伴液性暗区，主胰管扩张；合并胰腺内外积液可形成假性囊肿和脓肿。超声见不规则囊性肿块内透声不佳。并伴有腹腔积液。

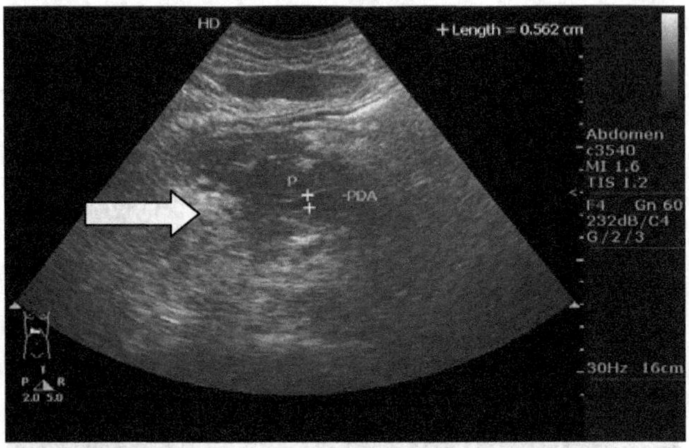

图 7-4-14　胰腺炎

箭头所指处为炎性渗出液

（2）胰腺癌（carcinoma of pancreas）

1）病因病理　胰头癌多见，与周围组织界限不清，可有出血、坏死。胰管阻塞后扩张扭曲或狭窄。

2）超声表现　见图 7-4-15。胰腺多呈局限性肿大；肿物边界和轮廓不整，癌瘤向组织周围呈蟹足样浸润；胰腺癌内部呈低回声，后方呈实性衰减；胰腺癌较大时，中心可有液化，坏死；胰腺癌压迫周围脏器时，可出现挤压现象；胰腺癌可挤压血管，胆管或胰管，引起梗阻；胰腺癌晚期，常有肝转移，淋巴结转移及腹腔积液。

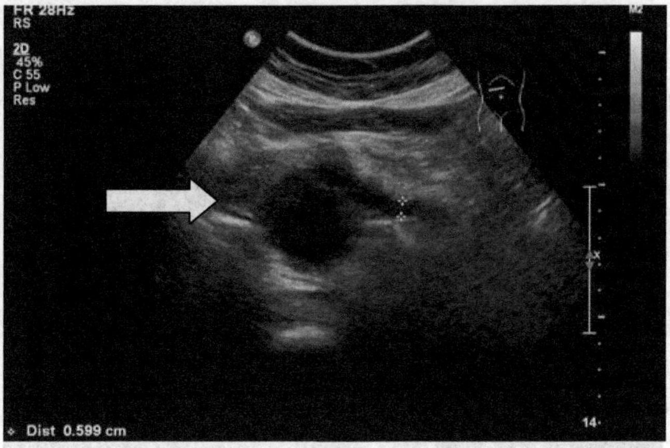

图 7-4-15　胰腺癌

箭头所指处为癌症肿块

（四）脾脏

应用超声技术检查脾脏，主要了解脾脏大小和脾静脉有无扩张。也可了解脾脏和周围组织的关系。

1. 解剖　脾脏是人体最大的淋巴器官和储血器官。位于左上腹。正常长 10～12cm，宽 6～8cm，厚 3～4cm，重 110～200g。

2. 检查方法

（1）在左侧 9～11 肋间，从腋中线到腋后线做肋间斜切，可测脾脏厚度。

（2）在左侧肋缘下锁骨中线纵向扫查，可了解脾增大情况。

（3）当脾脏被肺气遮挡时，可在背部 9～11 肋间至肩胛下角线之间测量脾脏的厚度。

（4）在剑突下横断面扫查，可以了解脾脏血管的血流状况。

（5）当发现脾脏或脾脏周围有占位病变时，可选择多个切面观察脾血管和肿瘤血管的关系、肿瘤血管的血流丰富程度，从血流动力学角度判断肿瘤性质。

3. 正常脾脏超声表现

（1）在左肋间斜切时，脾脏呈半月形，长轴与 10 肋间平行。脾包膜光滑呈细带状回声。外缘呈弧形。内侧缘内陷处为脾门。也可显示脾静脉、脾动脉管状无回声。

（2）脾脏实质回声呈均匀低回声，回声致密。

（3）彩色多普勒检查：可见检查脾门处和脾内血管的粗细、走行和分支。脾静脉分支呈暗蓝色，持续存在，脾静脉内径≤0.8cm；脾动脉呈亮红色，色泽鲜亮，呈节律性闪现。胰后方脾静脉呈红色。腹腔干发出脾动脉分支依不同声束方向呈蓝色和红色。

4. 脾脏常见疾病

（1）弥漫性脾大（splenomegaly）

1）病因病理　可有多种疾病引起，如疟疾、血吸虫、肝硬化门静脉高压、白血病等。脾大后，功能亢进，对血细胞有吞噬和破坏作用。

2）超声表现　脾实质回声增粗增强（图7-4-16）；轻度时，脾增大不明显，只在仰卧位平静吸气时见到肋缘下的脾下缘；中度时，脾大，脾门切迹变浅，脾下缘圆钝，各径线增加，右侧卧位平吸气时，左肋缘下脾长度大于4cm，接近或平脐孔；重度时，脾形态失常，脾门切迹消失。右侧卧位和平卧位时脾下缘超过脐达盆腔；脾门及脾区内血管增粗，血流信号丰富。

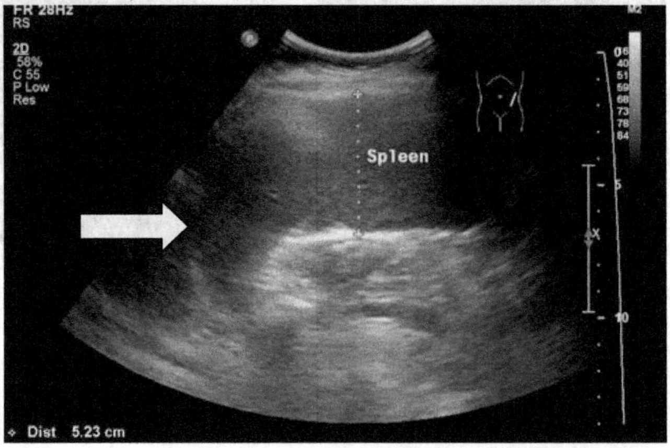

图7-4-16　脾大

箭头所指处为增大的脾

（2）脾囊肿

1）病因病理　由于脾实质内淋巴管扩张引起，内含浆液。

2）超声表现（图7-4-17）　囊肿位于脾包膜下，局部包膜隆起，位于实质区并且囊肿

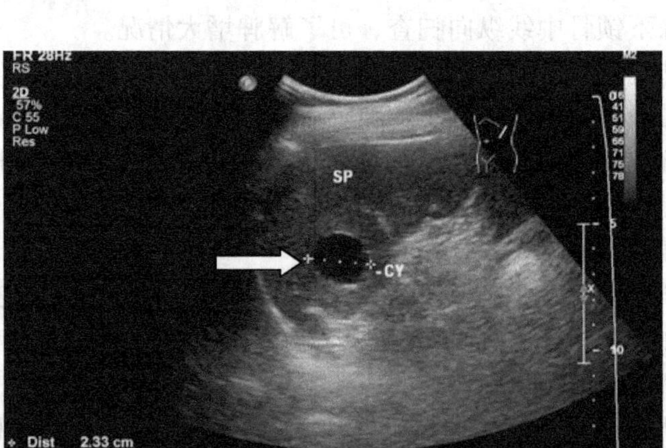

图7-4-17　脾囊肿

箭头所指处为脾囊肿影像

较小时脾脏形态无明显变化；囊肿呈圆形或椭圆形，内部无回声，单房或多房；囊壁薄，光滑，透声好，囊内见絮状回声漂浮其内；囊内无血流信号。脾门及脾区的血流信号基本正常。

（五）泌尿系统

1．解剖　肾位于腹膜后脊柱两侧，左右各一。形如蚕豆，肾实质分皮质、髓质两层。

2．检查方法　肾脏检查要多体位多切面扫查，检查前无特殊准备。膀胱检查前需要充盈膀胱。

3．正常超声表现

（1）膀胱：横切时呈椭圆形，纵切呈三角形。中心部为无回声区的尿液；周边为膀胱壁的强回声带。

（2）前列腺：形态呈倒置梨形，纵切难以显示全貌。大小多为4×3×2cm，实质回声为细小点样等回声，分布均质，包膜整齐而明亮。

4．常见疾病

（1）肾积水（hydronephrosis）

1）病因病理　尿路因结石、肿瘤、炎症或先天畸形等原因发生梗阻，导致肾盂肾盏扩张，肾内压力增加，血流减少，肾实质萎缩。

2）超声表现（图7-4-18）　肾窦强回声部分地或全部被增宽的无回声区所取代，无回声区的边界清楚，具有透声性。横断面上，无回声区呈椭圆形或圆形，至肾门附近常更宽大、更突出；在冠状面上呈椭圆形或烟斗形，其形态与肾盂扩张的X线征象相符合。冠状扫查能够显示扩张的肾盂、肾盏以及上段输尿管，肾乳头可以变平。

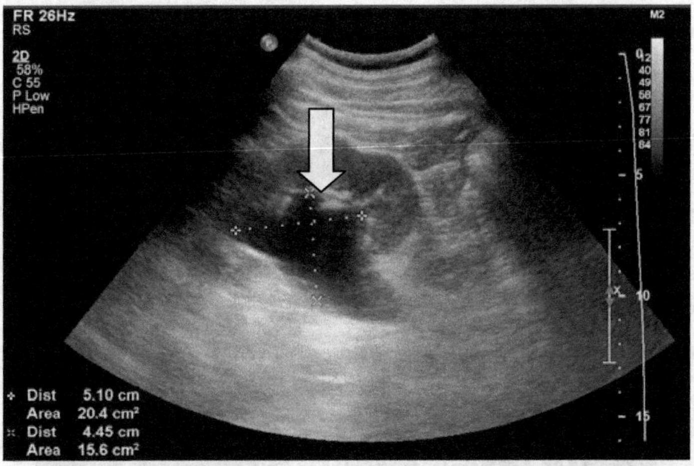

图7-4-18　肾积水

箭头所指处为肾内积液影像

（2）肾囊肿（renal cyst）

1）病因病理（图7-4-19）　种类多，病因不同。囊壁薄，光滑，内透声好，可多发。

2）超声表现 肾实质内有一个或多个无回声，边界清晰整齐，囊壁光滑的圆形或椭圆形，后方伴有回声内收、增强。

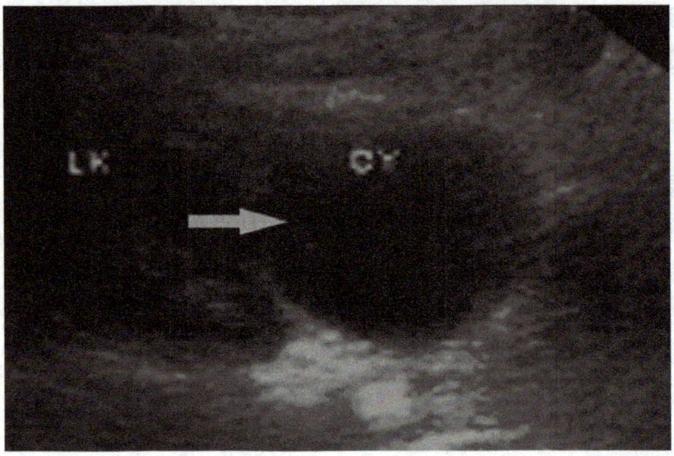

图 7-4-19 肾囊肿

箭头所指处为囊肿影像

（3）肾结石（renal calculi）

1）病因病理 结石成分多样，多见草酸钙、磷酸钙、尿酸等。结石造成梗阻时伴发积水，临床可见镜下血尿。

2）超声表现（图 7-4-20）

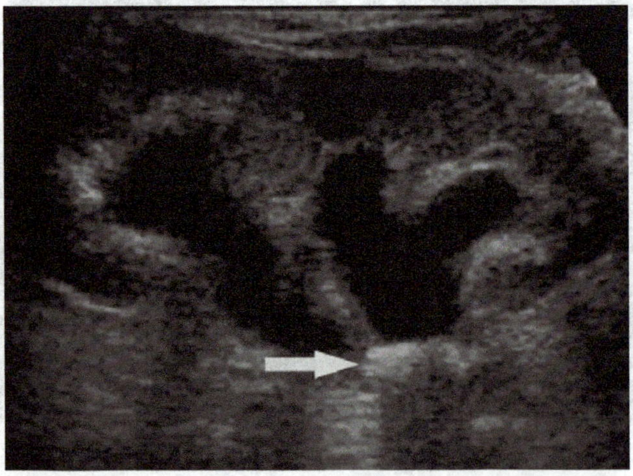

图 7-4-20 肾结石

箭头所指处为结石影像

肾窦区内出现点状或团块状强回声，伴有声影。鹿角状结石呈珊瑚状不规则分支或数个分散的强回声。实时超声缓慢扫查可见这些强回声相互连接在一起。肾结石继发肾积水时，出现扩张的肾盂肾盏图形。

（4）肾肿瘤

1）病因病理

2）超声表现（图7-4-21）

肾实质回声异常：多数呈回声减少型，少数呈等回声型、回声增多型和囊性变型。后者与实性肿瘤内部出血、坏死、液化过程有关。

肾局部隆起和外形异常：病变多呈圆形或椭圆形，有占位性特点。偶尔外向性生长甚至带蒂，被误认为肾外肿物。

肾窦外压性回声异常，如压迫性移位、变形。肾窦回声无异常不能绝对除外肾内肿物。

肿瘤引起肾组织的弧形压迹“杯口征”。采用肾冠状断面易于显示。

肾外扩散和转移征象：肾细胞癌常沿肾静脉扩散引起肾静脉、下腔静脉瘤栓和阻塞，用二维和彩色超声容易加以证实。有时可见肾门淋巴结和腹膜后淋巴结肿大导致肾静脉、下腔静脉移位受压。肾癌引起肝内转移者比较少见。肾积水、淋巴结肿大、下腔静脉肾静脉癌栓。

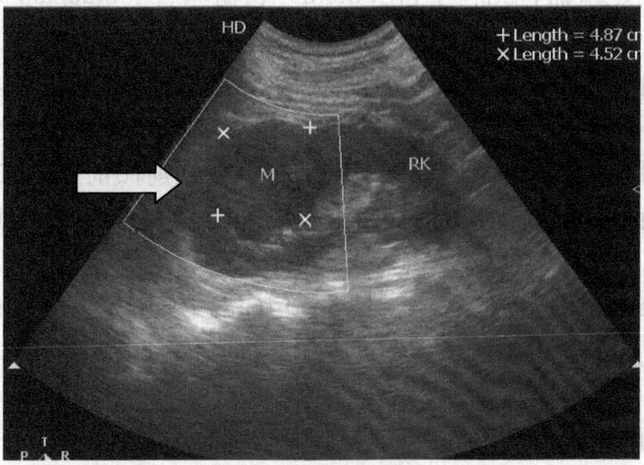

图7-4-21　肾癌
箭头所处为癌症肿块

（5）膀胱结石（vesical calculus）

1）病因病理　常继发于下尿路梗阻。前列腺增生是最常见的原因。结石表面光滑，卵圆形，多为草酸钙、磷酸盐和尿酸盐的混合物。男性多发。伴有尿频、尿流中断、脓尿及血尿。

2）超声表现（图7-4-22）　膀胱内可见强回声，后多伴清晰的声影，强回声可随体位改变而移动。

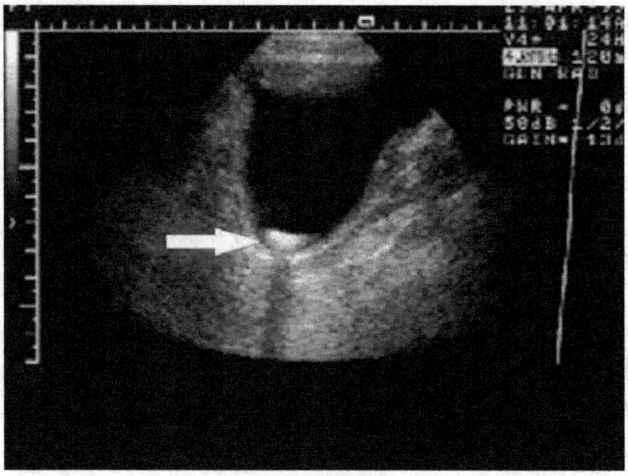

图 7-4-22　膀胱结石

箭头所指处为膀胱结石影像

（六）妇科

1. 解剖　女性内生殖器包括：子宫（uterus）、输卵管（fallopian ~tube）、阴道（vagina）、卵巢（ovary）。附件由卵巢和输卵管组成。正常子宫形态结构呈倒置的扁梨形，主要由肌肉组成。子宫壁由外向内由浆膜层、肌层和黏膜层。子宫分底、体、颈三部。正常成年女子的子宫正常值：长 7 ~ 8cm、宽 4 ~ 5cm、厚 2 ~ 3cm。子宫位于盆腔中央，正常情况下依靠阔韧带、主韧带、圆韧带、宫骶韧带等多条韧带维持在前倾前屈的状态。

子宫比邻关系：前与膀胱相邻，后借子宫直肠陷窝与直肠相邻。因而膀胱的充盈能影响子宫的位置。

输卵管：为一对细长而弯曲的管道，长 8 ~ 14cm。内侧端与子宫角相连，通于子宫腔。外侧端游离并靠近卵巢，开口于腹腔。输卵管由内向外分四部：间质部、峡部、壶腹部和伞部。

卵巢：位于子宫两侧，呈扁卵圆形。贴附于阔韧带之后。平均大小：4cm × 3cm × 2cm。

2. 检查方法　经腹检查和经阴道检查两种方法。

3. 正常超声表现　子宫肌层为密集细小低、中等回声。子宫前壁比后壁薄 1 ~ 2 cm。子宫内膜为线状或梭状强回声，内膜可厚可薄，回声可强可弱，是因月经周期变化而不同。子宫颈与子宫体可呈一角度，此处为子宫峡部，亦为子宫内口所在。宫颈可显示强的颈管内膜回声，宫颈管前唇薄，后唇厚。

4. 常见子宫疾病超声诊断

（1）子宫肌瘤

1）病因病理　肌瘤为实性良性肿瘤，可发生变性：如玻璃变性、囊样变、钙化、红色变性等良性和恶性肉瘤样变。

2）超声表现（图 7-4-23）　根据生长部位可分为肌壁间肌瘤、浆膜下肌瘤、黏膜下肌瘤、宫颈肌瘤和阔韧带肌瘤。因此，超声表现各自不同。

子宫增大：多发性肌瘤子宫各经线均增大，单发肌瘤局部增大。

形态失常：多发肌瘤表面凹凸不平；浆膜下肌瘤向外增长，使子宫表面向外隆起；部分肌瘤带蒂，甚至远离子宫。

回声不均：肌瘤多呈低回声，多发肌瘤子宫内部回声不均减低。肌瘤变性时内部回声比较复杂：钙化时回声增强，后伴声影；囊性变时或红色变性时呈低 - 无回声。

内膜受压：黏膜下或较大肌壁间肌瘤常挤压子宫内膜，使其扭曲，呈弧形改变或偏离中心。

肌瘤后方回声：较大或多发肌瘤常伴有后方回声衰减，子宫后壁显示不清，肌瘤钙化时衰减更明显。

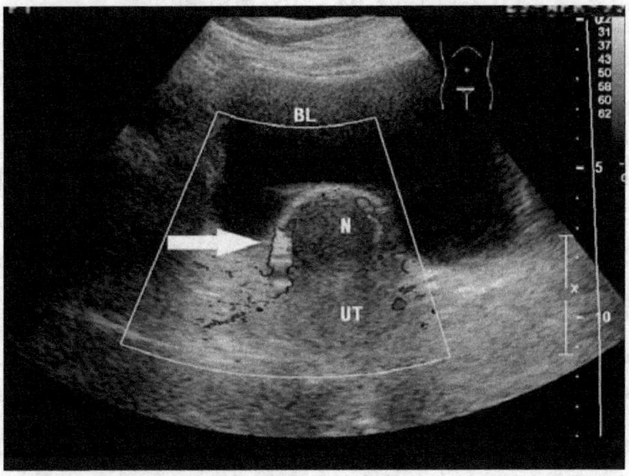

图 7-4-23 子宫肌瘤

箭头所指处为肌瘤影像

(2) 子宫内膜癌

1) 病因病理 子宫内膜癌多为腺癌。好发于：子宫角处。分为：弥漫型、局限型、息肉型。

癌肿为：结节状或菜花状，灰黄色，质脆. 可有坏死、溃疡、出血、感染。

临床表现：为经绝后无痛性阴道流血，或绝经前后月经量增多，或阴道排出脓性分泌物。

2) 超声表现 (图 7-4-24)

子宫内膜增厚，多超过 10mm（经绝后超过 5mm），边缘不整齐、不规则、厚薄不均，也可见大光团，回声不均匀，光点粗大不规则。子宫内膜血流丰富、杂乱，有时浅层内膜呈繁星点状血流，深层内膜呈网状或团状血流。

阻力指数 RI <0.4。

其他：近年子宫内膜病变，尤其是子宫内膜癌有增多趋势。由于超声诊断水平不断提高，不仅二维超声可提示病变，阴道彩色多普勒更可准确而敏感确定病变。

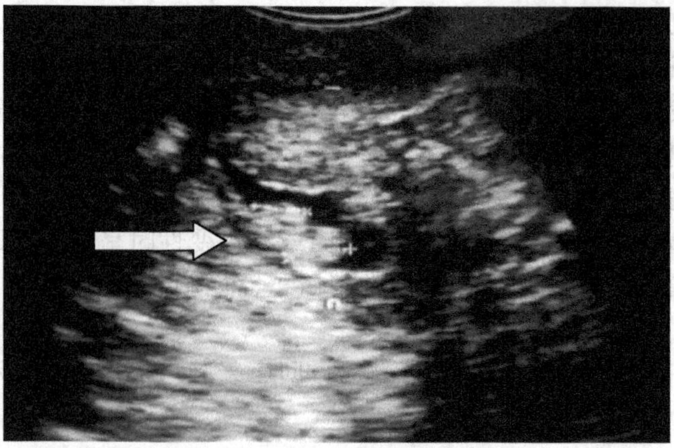

图 7-4-24 子宫内膜癌
箭头所指处为癌症肿块

（3）卵巢非赘生性囊肿

1）滤泡囊肿（follicular cyst） 由于卵巢内的滤泡闭锁，滤泡液积聚而形成，可单个或多个，囊液清亮，能自行吸收，卵巢则恢复正常大小。滤泡囊肿一般大小为 1～3cm，偶可较大。

2）黄体囊肿（corpus luteum cyst） 由黄体血肿液化而形成，分泌孕激素，于早期妊娠时出现，早期妊娠过后能自行消退。一般直径约 5cm。

3）黄素囊肿（theca lutein cyst） 发生于滋养细胞疾病时，由于大量绒毛促性腺激素刺激而形成。常为双侧性，多房，可达儿头大小，病变消除后，囊肿即消退。

4）多囊卵巢（polycystic ovary） 双侧卵巢增大如鸡蛋大小，表面光滑而壁增厚，其中有大小不等的闭锁滤泡，呈小囊肿状。卵泡一般都在 10 个以上。分泌大量雌激素，引起月经失调、多毛、闭经、肥胖等症状，治疗后可恢复正常。

5）卵巢冠囊肿（parovarian cyst）（图 7-4-25）。位于输卵管及卵巢门的两叶阔韧带之间

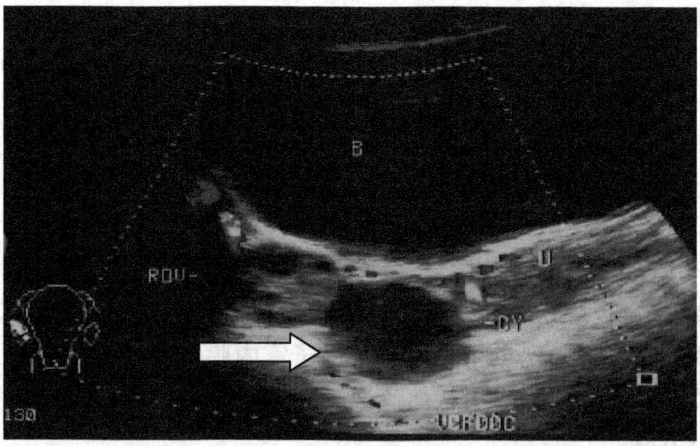

图 7-4-25 卵巢囊肿
箭头所指处为囊肿影像

系单层管壁囊肿，内为清亮液性暗区，中等大小、位于子宫旁或子宫直肠陷窝内，常与单纯卵巢囊肿不易区别。

6）卵巢血肿（ovarian hematoma） 可分为卵泡血肿及黄体血肿。前者为成熟卵泡膜破裂出血，后者为排卵时血管破裂出血。若出血流入卵巢内，卵巢可增大4～5cm，其内液性暗区基础上细小回声，为出血所致，可自行吸收，如果出血多进入腹腔造成急腹症须进行手术。

7）囊腺瘤和囊腺癌

黏液性囊腺瘤：多见，可较大，囊壁光滑，胶冻样黏液在腔内显示液性暗区基础上密集细小光点并可见多个纤细的分隔。内壁上有乳头状增生光团。

黏液性囊腺癌：囊壁增厚，分隔也增厚或粗细不均，壁上乳头状结节穿破囊壁或分隔，呈现外壁结节样突起、不平，常伴腹腔液性暗区。囊壁血流丰富。

浆液性囊腺瘤：较多见，双侧居多，囊壁光滑，囊腔内液性暗区清亮，暗区中多个纤细分隔光带上，可见乳头状的密集点状回声区与分隔的囊壁紧贴。

浆液性囊腺癌：囊壁增厚，其囊壁或分隔光带上乳头状光点及光团常较大而多，囊壁外生长。壁上血流丰富。腔内液性暗区清亮，并伴有腹腔液性暗区。

（4）良性囊性畸胎瘤及恶性畸胎瘤

良性畸胎瘤表现多种多样，主要声像图特征为（图7-4-26）：①脂液分层征：肿物上方为均匀点样中强回声，代表比重较低的皮脂和少许毛发；与下面无回声形成分层界面；②壁立乳头征：已如上述，代表牙齿和骨骼；③面团征：圆形和团块状强回声，贴附于囊壁，代表稠厚的皮脂；④发球征：囊内实性团块，成球形强回声，后方明显削弱。

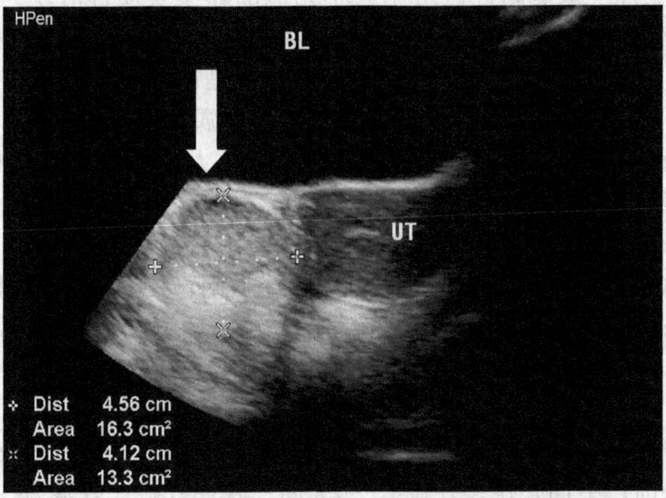

图7-4-26 畸胎瘤

箭头所指处为畸胎瘤影像

（5）恶性畸胎瘤影像 ①肿物形态不规则，表面凹凸不平；②内部呈低回声、中等回声或强弱不均。肿瘤易发生液化和坏死，其内可见不规则无回声；③后方回声衰减；④腹腔积液征多见。

(6) 原发性卵巢恶性肿瘤（图7-4-27） 肿瘤边界不规则，不清楚，后壁不均匀，回声可部分强、部分弱，当肿瘤液化坏死则出现液性暗区，暗区周边不规则。腹腔内液性暗区明显。彩色多普勒检测肿瘤内及边界均可探及丰富的血流，杂乱排列，显示动脉和静脉频谱，其动脉阻力指数 RI<0.4，搏动指数<1.0。

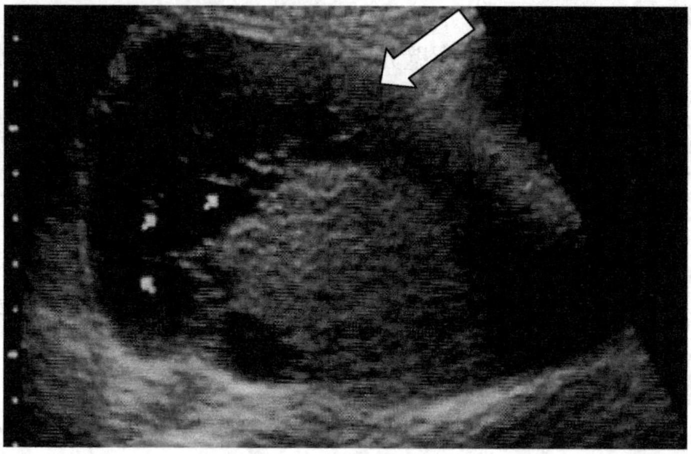

图7-4-27 卵巢恶性肿瘤

箭头所指处为肿瘤影像

(7) 转移性卵巢癌 双侧附件区可见大小相似的卵巢实质性肿块，肿瘤边界清楚其内回声均匀细小可伴有腹性暗区。探测时需注意，腹腔其余脏器有无原发病灶及转移灶。

(8) 宫内节育器 超声诊断子宫腔内放置节育器是简便有效而又持久的避孕方法，在我国普遍应用。目前常用的节育器是金属制成或含有金属成分的节育环，易为B超、X线检查显示。影像学检查的主要目的是确定节育环的位置、大小的形状及判断节育器有无异常，从而保证节育效果。

1）种类 圆形、T形、宫形等。

2）超声表现（图7-4-28） 强线状回声，后伴强回声尾；三点强回声，各点后分别伴彗星尾；圆形光环；念珠状T形节育器。节育器上缘距宫底小于2cm属正常。节育器常见崁顿、下移、脱出、外游，均可超声诊断。

（七）产科

妊娠期从末次月经第一天算起共40周（280天），临床将妊娠过程分3个时期：早期妊娠，为妊娠12周以前；中期妊娠，妊娠13～27周；晚期妊娠，妊娠28～42周。X线、CT、MRI均不能做为正常妊娠影像的检查方法，而超声简便易行，对胎儿无损害，是产前检查、评价胎儿发育情况最常用、最好的影像方法。

1. 适应证 妊娠的诊断；预测胎龄、估计胎儿体重；胎儿生长发育的判断：宫内生长迟缓、巨大胎儿；确定胎位；多胎妊娠；子宫畸形合并妊娠；盆腔肿物合并妊娠；胚胎停止发育和死胎；水泡状胎块；异位妊娠；胎盘定位和前置胎盘、胎盘成熟度的判定，胎盘早期剥离和其他胎盘病变；羊水过多和过少；宫颈功能不全、宫颈长度测量；脐带绕颈，单脐动

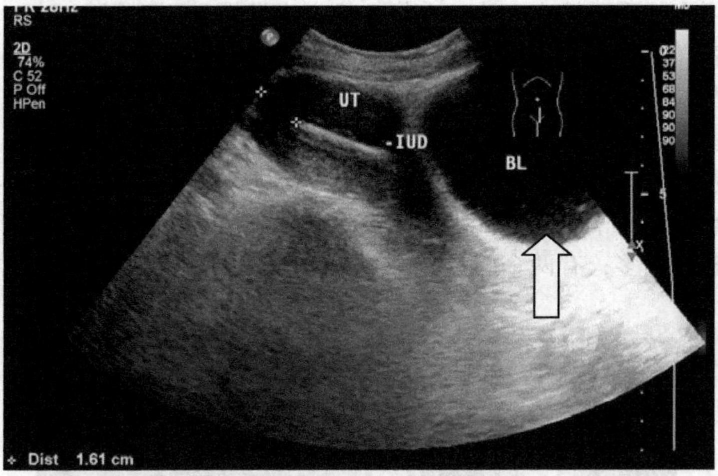

图 7-4-28 节育器

箭头所指处为节育器影像

脉脐带，其他脐带异常。异位妊娠；胎盘定位和前置胎盘、胎盘成熟度的判定，胎盘早期剥离和其他胎盘病变；羊水过多和过少；宫颈功能不全、宫颈长度测量；脐带绕颈，单脐动脉脐带，其他脐带异常；胎儿先天性畸形和异常；介入性超声：羊膜腔穿刺的超声定位、脐静脉穿刺的超声定位。超声引导绒毛活检术、胎儿疾病的介入性治疗；高危妊娠的超声监护。

2. 正常超声表现

（1）早期妊娠 超声显像诊断早期妊娠简便易行，准确直观，对胚胎无损害。能对宫内妊娠、胎芽、胎儿形态和发育进行正确判断，并能对异位妊娠、葡萄胎、假孕等提供鉴别诊断。

1）子宫饱满，逐步增大，内膜靠近宫底一侧不对称性肥厚，回声增强。

2）妊娠囊（gestational sac） 一般孕 5 周宫腔近底部出现圆形无回声区，周围呈强回声光环，为蜕膜反应。孕 6 周时，妊娠囊已十分清晰，直径 15 ~ 20mm。胎囊一般每周平均增长 5mm。在妊娠 5 ~ 10 周时，胎囊的大小为推测孕龄的方法之一。

3）胎芽（embryo） 孕 6 ~ 7 周胎囊中可见胎芽回声。孕 8 周之后头、体轮廓声像清晰，可测量其头臀长，估计胎龄。头臀长指胎头顶至臀部的最大距离，也称坐高。此径线变异较小，认为是最准确估计胎龄的方法。

4）胎心（fetal heart） 一般于妊娠 6 周超声图像可显示原始心管搏动。妊娠 12 周以后可看清胎心内部结构。

5）胎动（fetal motion） 妊娠 9 周可见胚胎蠕动，孕 12 周胎动活跃。

6）胎盘（placenta） 妊娠 8 ~ 9 周可显示胎盘回声。回声较宫壁强，位于胎囊周围，可围绕大部分妊娠囊。

7）卵黄囊（yolk sac） 正常妊娠 7 ~ 11 周可见卵黄囊回声。

早期妊娠声像图显示典型妊娠囊提示早期妊娠；妊娠囊中可见胎芽及有节律的心管搏动可确诊为早期妊娠。

（2）中晚期妊娠　实时超声显像已是目前了解中晚期妊娠胎儿生长发育、羊水性状、胎盘成熟等必不可少的重要检查方法，在优生优育中发挥重要作用。

3．常见疾病

（1）多胎妊娠　一次妊娠同时有两个或两个以上胎儿。

1）病因病理　妊娠有双卵双胎和单卵双胎。

2）超声表现（图7-4-29）　子宫增大；宫内可见双胎囊或更多，囊内均可见胎心，即可诊断。早期羊水中可见羊膜漂浮其内，孕10周后可见两个或更多颅骨环形回声及各自的肢体内脏，羊水较单胎多；有两个胎盘或一个大胎盘（单卵双胎）。

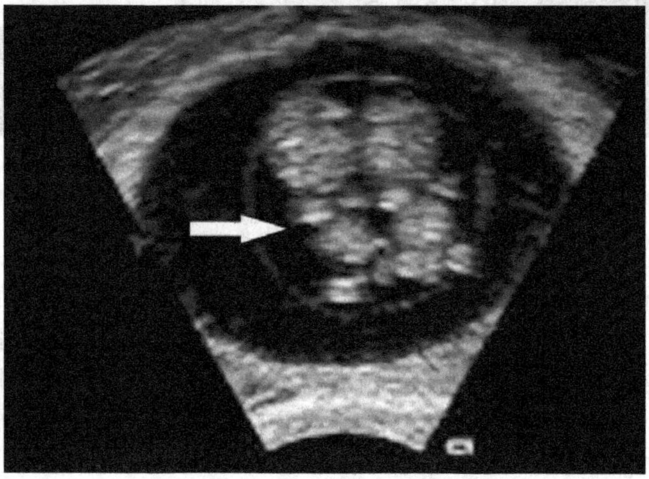

图7-4-29　多胎妊娠

箭头所指处为双胎妊娠影像

（2）流产（abortion）　妊娠20周前胚胎或胎儿及附属物排出子宫，称流产。12周前称早期流产，12周后称晚期流产。

1）病因病理　16周以前的流产多见于染色体异常；源于子宫异常的常见先天性子宫畸形、宫腔粘连、子宫肌瘤、子宫内膜异位症；内分泌的因素为黄体功能不全。还有感染或免疫性疾病。

2）超声表现

先兆流产：轻者胎囊周围有少量暗区或出现双囊、三囊征；严重的胎囊周围有大量暗区或有大量积血存在子宫下部。出血在胎盘后，胎儿可存活有胎动胎心。

滞留流产：子宫小于孕周；子宫内见胎块无胎心；子宫内回声紊乱；胎盘胎芽影像不清。

难免流产：宫内口和宫颈管扩大，胎囊进入宫颈管，有时可见胎物堵塞于宫颈内口；胎囊变形或胎囊下移；胎儿多死亡无胎心。

枯萎卵巢：宫腔内见空囊（>8周）胎囊内充满液性暗区羊水，看不到胎芽。

不完全流产：子宫增大形态饱满；宫腔内见不规则光团，多为残留物影像。

（3）胎死宫内　是指孕20周后的胎儿死亡。

1）病因病理　原因很多，如母体遗传基因的畸变、宫内感染；胎盘功能不全、胎盘老化、胎盘早剥、胎盘发育异常、胎盘肿瘤；脐带过长或过短、单脐动脉、脐带血肿、脐带缠绕；胎儿严重畸形或发育不全。

2）超声表现

早期胚胎或胎儿死亡：胎心搏动消失，子宫小于妊娠时间，或为空囊等。

妊娠中晚孕胎儿死亡：胎儿即刻死亡，胎心搏动消失，刚死的胎儿形态上无任何改变。

子宫小于孕周，颅骨重叠或塌陷，胎儿脊柱或肋骨变形，胎儿脊柱曲度增大，成团聚状，肋骨排列紊乱重叠，头皮水肿脱离颅骨，颅骨及腹内结构紊乱，胎儿体内产气，软组织可呈云雾状，胎盘肿胀、萎缩或边缘有脱离，随死胎时间推移羊水减少。

（4）异位妊娠　孕卵在子宫腔以外的部位着床发育即称为异位妊娠，亦称为宫外孕。本病是妇产科常见的急症之一。因其发病快、病情重，如不及时诊治将会延误病情，危及生命。异位妊娠包括输卵管妊娠、间质部妊娠、卵巢妊娠、宫颈妊娠、子宫残角妊娠及腹腔妊娠等。其中以输卵管妊娠最为多见，约占95%。多见：输卵管妊娠、输卵管间质部妊娠、卵巢妊娠、宫颈妊娠、腹腔妊娠。

1）输卵管妊娠

常见病因：慢性输卵管炎、输卵管子宫内膜异位、输卵管发育异常或畸形、肿瘤的压迫与牵引、孕卵外游、输卵管结扎术后再通。

病因病理：完全性流产、不完全性流产、输卵管妊娠破裂。多伴停经、腹痛、阴道不规则出血、休克与晕厥症状。

超声表现：子宫饱满或增大、子宫内膜增厚、附件区包块、盆腔积液。

2）输卵管间质妊娠　与输卵管妊娠相似，但内出血量多。

超声表现：子宫增大，形态失常 子宫横径增大，一侧宫角膨隆内见胎囊。

3）卵巢妊娠（图7-4-30）

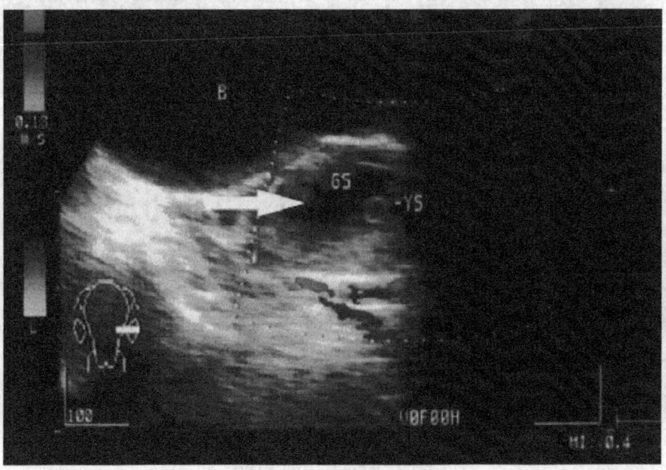

图7-4-30　宫外孕

箭头所指处为宫外孕囊影像

病理：停经后腹痛与阴道出血，破裂后也引起腹腔内大量出血。

超声表现：子宫增大，宫内膜增厚且回声增强，一侧附件区包块，采用经阴道超声检查时，可清楚地观察增大的卵巢内的妊娠囊结构。

4）宫颈妊娠

病理：早期症状与流产相似，患者无明显的腹痛，但其出血量大，并易伴发感染。

超声表现：子宫腔内无妊娠特征。子宫正常或略增大，妊娠囊附着于宫颈内，使宫体与宫颈比例失调。

5）腹腔妊娠

病理：妊娠期患者一般无特殊症状，但由于胎盘多数种植在腹膜或肠管表面，常可以引起腹膜刺激症状而感恶心、腹痛或腹胀。

超声表现：子宫增大如2～2.5个月大，实质回声均匀，宫内膜线显示清晰，于子宫腔外可见到胎儿及胎儿附属物。

（5）急性盆腔炎　常发烧伴下腹痛。声像图常见子宫形态大小正常，宫内线显示清晰，一侧或双侧附件区显示低回声包块，壁厚，形态常不规则，与周围组织粘连，盆腔最低处无积液。

（6）滋养细胞疾病　滋养细胞疾病亦称滋养细胞肿瘤，是由胚胎滋养细胞发生变化而来的肿瘤。分为：葡萄胎、部分性葡萄胎、恶性葡萄胎和绒毛膜癌。

1）葡萄胎

病理及临床表现：停经后出血、子宫异常增大、腹痛、贫血及感染、妊娠高血压综合征、转移灶表现。

超声表现：

完全性葡萄胎：（图7-4-31）子宫大于孕月，子宫浆膜层完整光滑，肌层 回声均匀；子

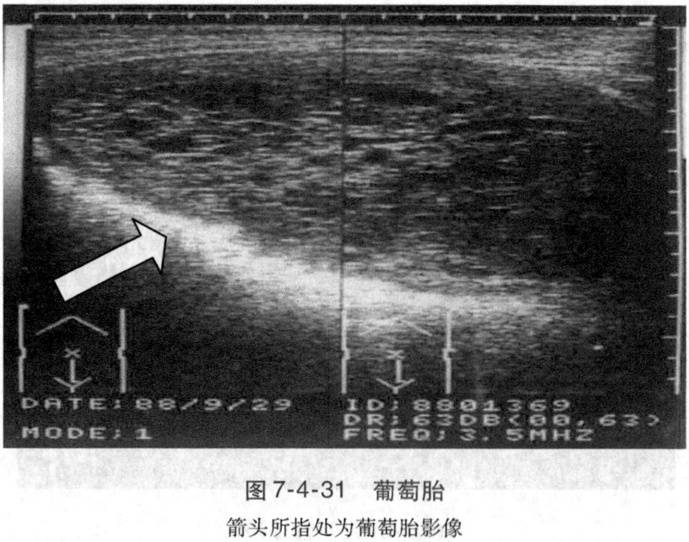

图7-4-31　葡萄胎

箭头所指处为葡萄胎影像

宫腔内充满大小不等的无回声区，直径在 0.3～2.0cm，似蜂窝状，宫腔的最低处常可见到不规则的液性暗区，此为内出血积聚在宫腔内所致，由于其透声好，子宫后方常回声增强；宫腔内无胎儿及其附属物；卵巢黄素囊肿。

部分性葡萄胎：子宫异常增大，大于孕周；宫腔内可见胎儿常发育迟缓或为死胎，并显示一部分正常胎盘组织，另一部分胎盘呈水泡样声像图改变，其间无明显的界限。

恶性葡萄胎及绒毛膜癌：子宫增大，外形不规则；宫腔可见小囊泡样结构，呈蜂窝状及散在的液性暗区，清宫后，子宫复旧不良仍较大，宫内膜线显示模糊或有中断现象。由于肌层受侵，回声明显不均，可显示大小不等的回声增强区域或回声减低区，边缘不规则，与正常肌层间界限不清；卵巢黄素囊肿形成；邻近器官转移；远处器官转移。

（7）前置胎盘　前置胎盘是妊娠 28 周后产前出血的主要的原因之一。对母儿有很大的影响，母体常因出血过多而诱发感染。胎儿也会因失血过多而发生窘迫或新生儿窒息，如处理不当会危及母体与胎儿的生命。正常情况下，胎盘应附着于子宫底、前、后或侧壁，如胎盘部分或全部覆盖于子宫内口，即称之为前置胎盘。其发病率国内报道 1∶55～1∶120。85% 以上为经产妇，多产妇发病率可高达 1∶20。

1）病因病理

病因：子宫内膜病变；胎盘面积过大；受精卵发育迟缓。

分类：低置胎盘；边缘性前置胎盘；中央性或完全性前置胎盘。

临床表现：前置胎盘的主要症状是无痛性反复性出血，出血常无诱因。其出血的次数和出血量与前置胎盘的类型有关，中央性前置胎盘出血量多，而且出血时间早，边缘性前置胎盘常发生在妊娠足月时，出血量少，部分性前置胎盘的出血量介于前二者之间。由于胎盘遮盖子宫内口，胎头常常不能入盆，行产科检查时胎头高浮，耻骨联合上方可闻及胎盘血流音。

2）超声表现（图 7-4-32）

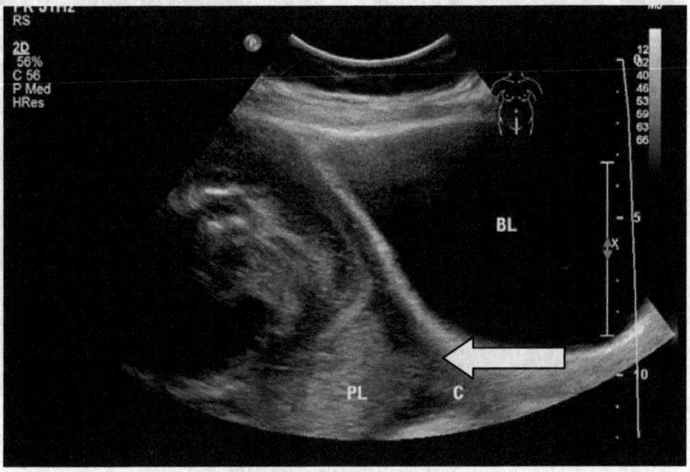

图 7-4-32　前置胎盘

箭头所指处为前置的胎盘

低置胎盘：胎盘部分位于子宫下段，尚未达到宫颈内口。

边缘性前置胎盘：胎盘下缘抵子宫内口边缘，尚未覆盖子宫内口。

部分性前置胎盘：胎盘下缘部分覆盖子宫内口。

中央性前置胎盘：在产程的任何时期，子宫内口均被胎盘完全覆盖。

3）超声检查注意事项　中度充盈膀胱；在妊娠中期当看到部分性前置胎盘或边缘性前置胎盘时，如无出血，仅在报告中进行描述，记录胎盘位置，不作前置胎盘的诊断，待到孕32～34周复查时方可定论；如在妊娠中期，超声波检查看到中央性前置胎盘时，无论孕妇有无出血都应引起高度的重视，严密观察。无出血者亦应到孕32～34周复查时作出诊断；对于能否应用经阴道超声检查前置胎盘的问题，诸多学者仍持有不同见解。

（8）胎盘早剥　胎儿未娩出之前，胎盘发生剥离称为胎盘早剥。胎盘早剥是妊娠中、晚期产科出血的重要原因之一。因其起病急，发展快，常给母儿生命造成很大威胁。胎盘早剥面积小者一般对胎儿无明显的影响，而胎盘剥离面积超过1/2者，胎儿多因缺氧而发生严重的宫内窘迫甚至死亡。母体也可因出血过多而发生弥散性血管内凝血甚至丧失生命。因此及时的诊断与处理是挽救母儿性命的根本手段。

1）病理　底蜕膜血管破裂出血和底蜕膜层的血肿形成，使胎盘和宫壁间发生剥离；子宫胎盘卒中。

2）病因　母体高血压、外伤、宫腔内压力骤减。

3）临床表现　阴道出血、腹痛。

4）超声表现（图7-4-33）

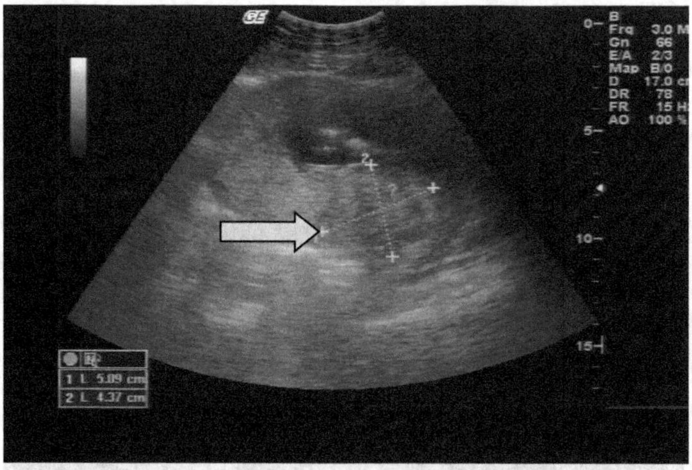

图7-4-33　胎盘早剥

箭头所指处为胎盘早剥处

正常胎盘在声像图上应紧贴于子宫壁上。当胎盘与子宫壁间形成血肿时，在胎盘后方出现较胎盘回声弱的甚至无回声的占位区；当胎盘与血肿的界限不清楚时，纵断面和横断面表现的胎盘比正常者增厚；胎盘的胎儿面向羊膜腔内膨出；胎盘后血肿较大时，可影响到胎儿位置，使之偏向对侧；子宫内羊水中有血液渗出时，羊水中回声可能增多；如胎盘边缘由于子宫壁剥离血液流向宫腔并积聚于局部内膜腔，而没有形成胎盘后血肿，积血于宫内，可见无回声液区。如宫腔内没有液性暗区，则是血液由阴道流出了。可见羊膜从胎盘边缘与子宫壁分离，在羊水中有飘动感。羊膜和宫壁间可有无回声间隔（血液）。故在排除前置胎盘的情况下，需结合病史及临床症状提示可能的诊断。

（冷振鹏　陈　述　王　萍　张　倩）

第八章 常见症状的评估

第一节 发 热

关键词

发热 fever

正常人的体温受体温调节中枢所控制，并通过神经、体液因素使产热和散热过程呈动态平衡，保持体温在相对恒定的范围内。当机体在致热原作用下或各种原因引起体温调节中枢的功能障碍时，体温升高超出正常范围，称为发热。

正常成人体温一般为36～37℃。按照测量方法不同而有所差异，口腔温度为36.3～37.2℃，直肠温度一般比口腔高0.3～0.5℃，腋窝温度比口腔温度低0.2～0.4℃。正常体温在不同个体之间略有差异，且常受机体内、外因素的影响稍有波动。在24小时内下午体温较早晨稍高，剧烈运动、情绪激动、劳动或进餐后体温也可略升高，但一般波动范围不超过1℃。体温亦可因年龄与性别不同而存在个体间的生理性变异。老年人因代谢率较低，其体温低于青壮年。婴幼儿的高级神经系统尚未发育完善，调节能力较差，体温波动较成人为大，易引起发热。妇女在月经期前及妊娠期体温稍高于正常，认为与卵巢分泌孕烷二醇有关。

一、病因

（一）感染性发热

为引起发热的最主要因素。各种病原体如病毒、支原体、立克次体、细菌、螺旋体、真菌、寄生虫等所引起的感染，不论是急性、亚急性或慢性，局部性或全身性感染，均可出现发热。例如流感、肺炎、伤寒、疟疾等引起的发热。

（二）非感染性发热

为非病原体物质引起的发热。主要有下列几类原因：

1. 无菌性坏死物质的吸收

（1）机械性、物理性或化学性损害，如大手术后组织损伤、内出血、大血肿、大面积烧伤等。

（2）因血管栓塞或血栓形成而引起的心肌、肺、脾等内脏梗死或肢体坏死。

（3）组织坏死与细胞破坏，如癌、白血病、淋巴瘤、溶血反应等。

2. 抗原-抗体反应　如风湿热、药物热、结缔组织病、嗜酸性粒细胞增多症等。

3．内分泌与代谢障碍　如甲状腺功能亢进等。

4．皮肤散热减少　如广泛性皮炎、鱼鳞病、慢性心功能不全等。

5．体温调节中枢功能失常

（1）物理性　如中暑。

（2）化学性　如重度安眠药中毒。

（3）机械性　如脑出血、硬膜下出血、脑震荡、颅骨骨折等。

6．自主神经功能紊乱　由于自主神经功能紊乱或精神因素等，影响正常的体温调节所致，属功能性发热范畴，临床上常表现为低热。

二、发生机制

正常人体温是由大脑皮层和下丘脑的体温调节中枢进行调节，通过产热和散热之间的动态平衡，使体温保持相对恒定。由于致热原或非致热原机制，打破了产热和散热之间的动态平衡，便引起了发热。

（一）致热原机制

多数患者的发热是由于致热原所致，致热原分外源性及内源性两类。外源性致热原包括来自体外的各种微生物病原体及其产物，也包括某些体内产物，如抗原抗体复合物、炎症性渗出物、无菌性坏死组织等。因其多为大分子物质，不能通过血脑屏障而作用于体温调节中枢。外源性致热原是通过内源性致热原引起发热的。内源性致热原是由外源性致热原刺激后产生的，由于其来自白细胞又称白细胞致热原，主要有白细胞介素-1，也包括白细胞介素-6、肿瘤坏死因子和干扰素等。内源性致热原分子量小，可通过血脑屏障，作用于下丘脑体温调节中枢而引起发热。

（二）非致热原机制

1．体温调节中枢直接受损　如颅脑外伤、出血、炎症等可直接损害体温调节中枢，致使其功能失常而引起发热。

2．引起产热过多的疾病　如癫痫持续状态和某些内分泌疾病等。癫痫持续发作状态是由于肌肉强收缩，产热增多所致。甲状腺功能亢进症，特别是甲状腺危象，甲状腺合成与释放增加，交感神经兴奋性增强，代谢率加速，产热量增多。

3．引起散热减少的疾病　如广泛性皮炎、慢性心功能不全伴水肿、大量失水、失血时。慢性心功能不全时，由于心排出量降低、皮肤血流量减少以及水肿的隔热作用，导致散热减少而引起发热。

三、临床表现

（一）发热的分度

按发热的高低（以口腔测量为准）可分为：①低热：37.3～38℃；②中等热：38.1～39℃；③高热：39.1～41℃；④超高热：41℃以上。

（二）发热的临床过程及特点

急性发热的临床经过一般分为以下三个阶段。

1．体温上升期　此期常有疲乏无力、肌肉酸痛、皮肤苍白、畏寒或寒战等现象。皮肤苍白是因为体温调节中枢发出的冲动经交感神经而引起皮肤血管收缩，浅层血流减少，甚或伴有皮肤温度下降。由于皮肤散热减少刺激皮肤的温度觉感受器并传至中枢引起畏寒。中枢发出的冲动再经运动神经传至运动终板，引起骨骼肌不随意的周期性收缩，发生寒战及竖毛肌收缩，使产热增加。此期产热大于散热，体温上升。发热期时间长短因病而异，有的几小时体温就上升到最高点，如肺炎双球菌性肺炎、疟疾等；也有在数日内上升到最高点，如伤寒病等。

2. 高热期　是指体温上升达高峰之后保持一定时间。此期持续时间的长短可因病因不同而有差异。如疟疾可持续数小时，大叶性肺炎、流行性感冒可持续数天，伤寒则可为数周。此期体温已达到或略高于上移的体温调定点水平，产热与散热过程在较高水平上保持相对平衡。体温调节中枢不再发出寒战冲动，故寒战消失；皮肤血管由收缩转为舒张，使皮肤发红并有灼热感；呼吸加快变深；开始出汗并逐渐增多。

3. 体温下降期　由于病因的消除，致热原的作用逐渐减弱或消失，体温中枢的体温调定点逐渐降至正常水平，产热相对减少，散热大于产热，使体温降至正常水平。此期表现为出汗多，皮肤潮湿。体温下降有两种方式：①骤降，即体温于数小时内迅速下降至正常，有时可略低于正常，常伴有大汗淋漓，常见于疟疾、大叶性肺炎等；②渐降，即体温在数天内逐渐降至正常，如伤寒、风湿热等。

（三）热型

发热患者在一定间隔时间进行的体温检测结果记录在体温单上，将各次体温数值点连接成线即为体温曲线，该曲线的形状可有一定规律性，称为热型。不同病因所致的发热，其热型也常不同。

1. 稽留热　体温持续在39℃～40℃，或更高，可保持数日或数周，体温每日波动在1℃以内。此种热型可见于大叶性肺炎、伤寒等（图8-1-1）。

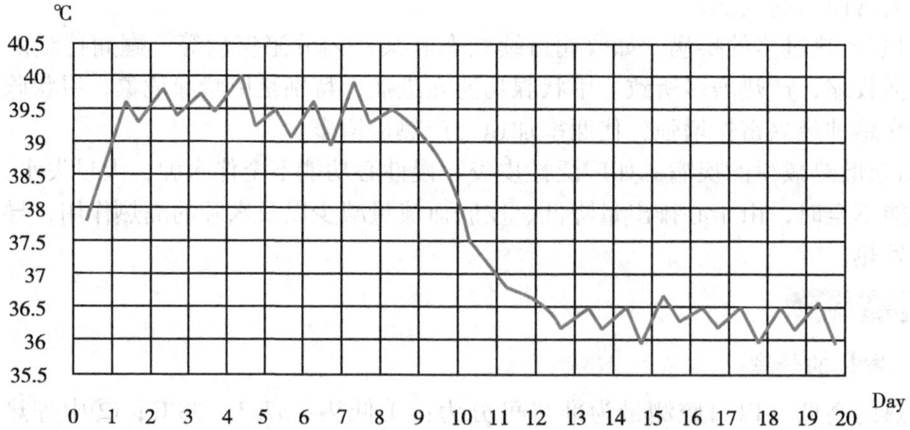

图8-1-1　稽留热

2. 弛张热　为持续高热39℃以上，每日体温波动在2℃以上，但最低体温仍不降至正常。此热型多见化脓性感染、败血症、重症肺结核、恶性疟疾等（图8-1-2）。

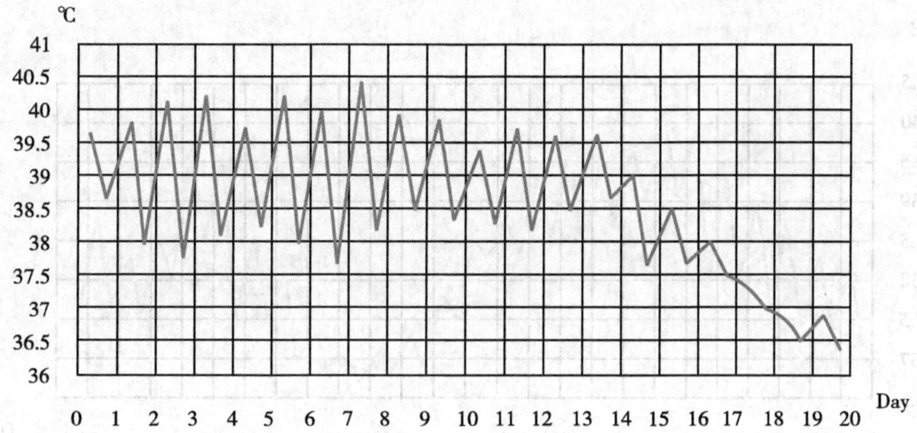

图8-1-2　弛张热

3. 间歇热　高热期与无热期交替出现。高热时，体温可达39℃或以上，持续数小时后体温骤降至正常；无热期体温正常可达数小时或数日，然后，体温又突然升高，如此反复发作。典型疾病见于疟疾、急性肾盂肾炎等（图8-1-3）。

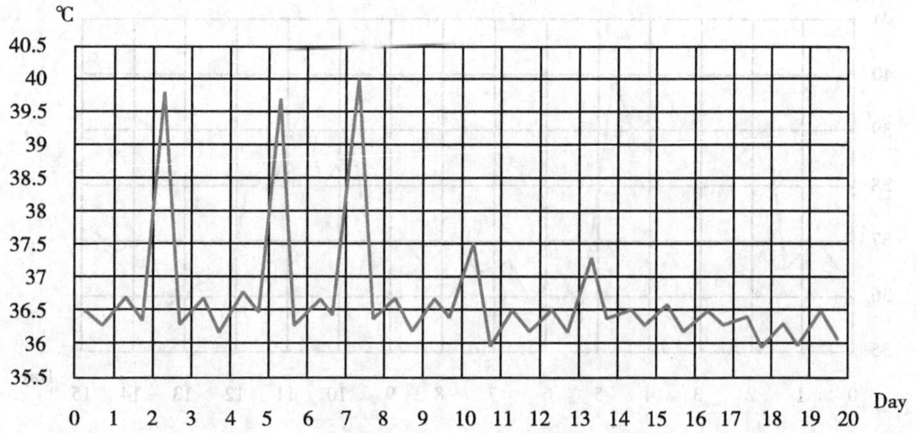

图8-1-3　间歇热

4．波状热　体温逐渐升高达39℃或以上，数日后体温逐渐下降至低热或正常水平，数日后又逐渐上升，如此反复发作。此种热型可见布氏杆菌病（图8-1-4）。

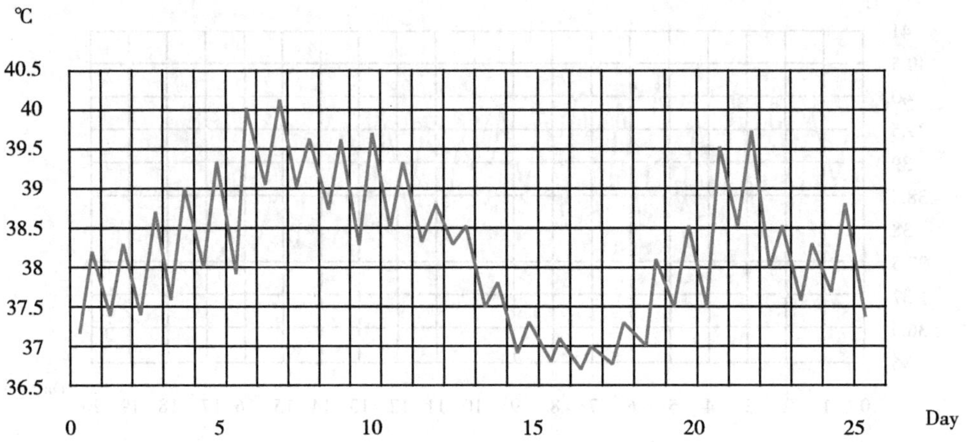

图8-1-4　波状热

5．回归热　体温骤然上升至39℃或以上，持续数日后又骤然下降至正常。体温正常数日后又突然升高，如此反复发作。此种热型可见于回归热、霍奇金病等（图8-1-5）。

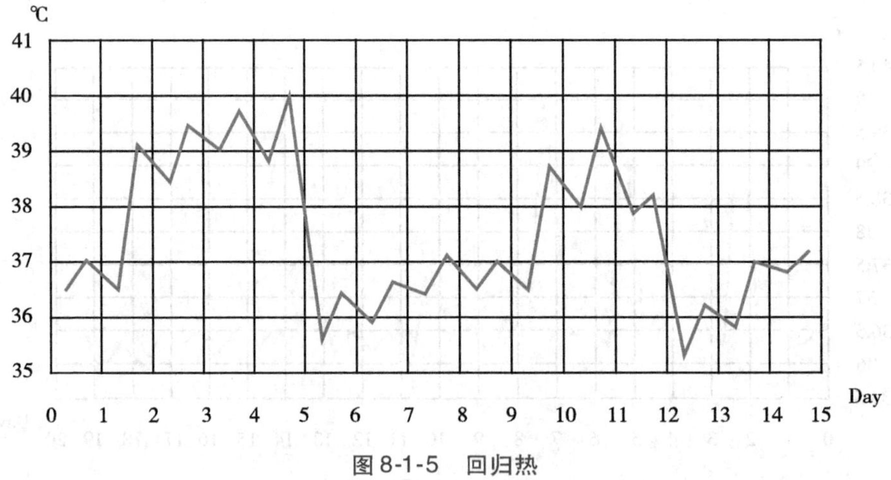

图8-1-5　回归热

6．不规则热　为一种常见热型，体温变动极不规则，高热持续时间不定，每日体温波动的范围也不定。此种热型可见于风湿热、结核病、支气管肺炎、感染性心内膜炎等（图8-1-6）。

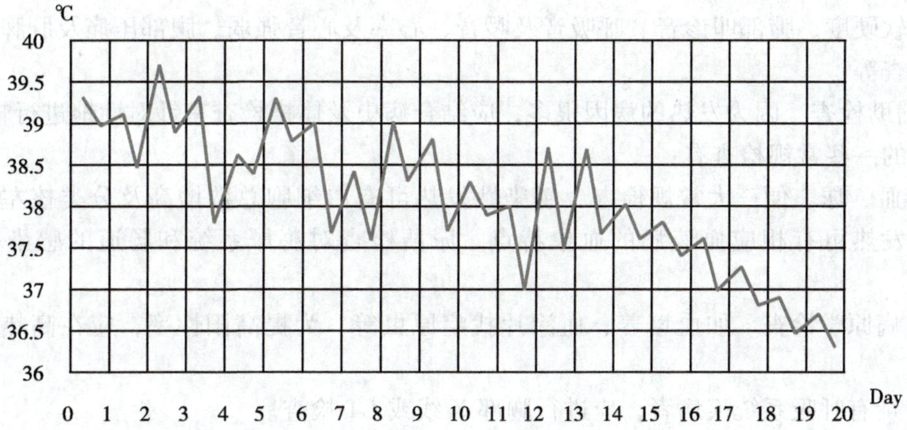

图 8-1-6　不规则热

（四）心理反应

发热时，患者全身酸痛不适、头痛、口干，因此可出现心情烦躁，尤其发热原因不明者，更会对自己的疾病有种种猜测，担心疾病预后不良，可出现焦虑、恐惧等。

四、护理评估

（一）收集资料

1. 健康史

（1）发热的特点　应注意询问发热有无诱因，起病急缓，热度、热型、热程以及加重缓解因素等。如肺脓肿患者起病急骤，体温高达39℃，多为弛张热；乙脑患者体温在1～2天升高达39℃后，持续高热，多呈稽留热，持续7～10天，重者可达3周，多数患者于病程8～11日后进入恢复期，体温逐渐下降。自主神经功能紊乱临床上常表现为低热。

（2）发热的伴随症状　寒战常见于大叶性肺炎、败血症、急性胆囊炎、疟疾、药物热、急性溶血或输血反应等；皮疹常见于麻疹、猩红热、结缔组织病等；发热伴皮肤黏膜出血可见于重症感染及某些急性传染病，如流行性出血热、斑疹伤寒，也可见于某些血液病，如急性白血病、严重型再生障碍性贫血等；先发热后昏迷者常见于流行性乙型脑炎、中毒性菌痢、中暑等，先昏迷后发热者见于脑出血、巴比妥类中毒等；高热无汗常见于体温调节中枢直接受损的患者。

（3）发热对患者造成的影响　询问患者发热以来有无头痛、头晕、乏力，了解食欲及体重变化，出入量情况以及患者的心理反应等。

（4）诊疗经过　发热后曾做过的处理，应用过的药物，效果如何等。

（5）既往史　询问有无类似发热史及慢性疾病史。

（6）传染病接触史、疫水接触史、服药史等，如肾病综合征患者往往有疫区居留史；药物过敏患者用药后可引起药物热。

2. 体格检查　对发热的患者应结合主观资料重点评估生命体征、营养状况、意识状态、面色、有无皮疹、皮肤弹性有无减退、全身浅表淋巴结有无肿大、扁桃体大小及有无分泌物、颈部软硬度、肺部叩诊音、呼吸音及啰音、心率及心音强弱、腹部压痛及肝脾大小、神经系统检查等。

3. 辅助检查　因为发热的病因很多，应结合病史及体格检查有针对性地进行辅助检查，发热患者的一些常规检查有：

（1）血、尿、便三大常规检查　感染性发热可有白细胞总数增高及分类核左移，某些血液病的发热可有相应血液病的血象特点。尿便检查对泌尿系统和肠道的感染等可提供线索。

（2）病原学检查　如血培养、血涂片找疟原虫等，为提高阳性率，应在高热、寒战时进行。

（3）疑有呼吸系统疾病者，应进行胸部 X 线或 CT 检查。

（4）肝脾大和腹痛患者应行腹部超声检查，必要时行腹部 CT 检查。

（5）肝肾功检查可了解有无肝肾病变或损害。

（二）整理、分析资料

将所收集的主、客观资料进行整理，找出异常资料，如传染病接触史、热型、头痛、乏力、食欲下降、尿量减少、营养不良、皮肤弹性下降、皮疹、皮肤黏膜出血等。

（三）提出护理诊断

将异常资料按护理诊断依据进行排列组合，提出相应的护理诊断。常见的护理诊断如下：

1. 体温过高　与病原体感染有关；与手术损伤有关；与环境温度过高有关等。
2. 体液不足或有体液不足危险　与发热后入量不足和（或）出汗过多有关。
3. 营养失调　低于机体需要量，与长期发热代谢率增高及摄入不足有关。

（姬　萍）

第二节　疼　痛

关键词

疼痛　　pain

疼痛是一种与组织损伤和潜在损伤相关的不愉快的主观感觉和情感体验。疼痛既是一种生理感觉，又是对这一感觉的一种情感反应。强烈、持久的疼痛可致生理功能紊乱，甚至导致休克。

一、发生机制

疼痛过程由痛觉感受器、传导纤维、传导束和各级疼痛中枢参与。一定的刺激作用于外周感受器，换能后转变成神经冲动，循相应的感觉传入通路进入中枢神经系统，经脊髓、脑干、间脑直到大脑边缘系统和大脑皮质．通过各级中枢整合后产生疼痛感觉和疼痛反应。

痛觉感受器是位于皮肤和其他组织内的游离神经末梢。当各种化学和物理刺激作用于机体达到一定程度时，受损部位的组织释放出致痛物质如乙酰胆碱、5-羟色胺、前列腺素、组胺、缓激肽、钾离子、氢离子及酸性代谢产物等，这些致痛物质刺激痛觉感受器，通过神经纤维将疼痛传递到中枢。

传送外周感觉的神经纤维分为 3 类，A、B 类纤维是有髓鞘纤维，c 类是无髓鞘纤维。痛觉是由 Aδ（有髓鞘）和 c（无髓鞘）2 种纤维传导的。Aδ 纤维传导速度快，主要传导快痛。c 纤维传导速度较慢，主要传导慢痛。

伤害性刺激经传导纤维传导至脊髓背角，并交换神经元，然后在脊髓内经脊髓丘脑侧束等向高一级中枢传递。躯干、四肢的痛觉由脊髓丘脑束上传，头面部的痛觉由三叉神经丘脑束上传，内脏痛觉由交感神经和副交感神经经背根进入脊髓循躯体痛觉信息传递途径上传。

疼痛中枢包括脊髓、丘脑、下丘脑、边缘系统、基底神经节和大脑皮质。脊髓是疼痛信号处理的初级中枢，伤害性刺激的信号由细纤维传入脊髓后角加工后，一部分作用于脊髓前角运动细胞，引起局部的防御性反射，而另一部分则继续向上传递。丘脑是各种感觉信息进入大脑皮质形成主观感觉以前最重要的整合中枢。丘脑由六大核团组成，其中内侧核群及外侧核群中的腹后外侧核、腹后内侧核和髓板核群中的束旁核、中央核与疼痛传导密切相关。下丘脑有些核团存在痛敏神经元，对伤害性刺激呈现兴奋和抑制反应，同时伴有情绪和内脏反应。边缘系统与疼痛时伴有强烈的情绪变化有关，并有接受和调控疼痛信息的功能。基底神经节中最大的核团为尾状核，刺激该核有镇痛作用。大脑皮质的功能在于对痛觉的分辨。

二、病因

（一）头痛

1．颅脑病变

（1）感染　如脑膜炎、脑膜脑炎、脑炎、脑脓肿等。

（2）血管病变　如脑出血、蛛网膜下腔出血、脑血栓形成、脑栓塞、高血压脑病、脑供血不足等。

（3）占位性病变　如脑肿瘤、颅内转移瘤、颅内白血病浸润、颅内囊虫病等。

（4）颅脑外伤　如脑震荡、颅内血肿、脑挫伤等。

（5）其他　如偏头痛等。

2．颅外病变

（1）颅骨疾病　如颅骨肿瘤等。

（2）颈椎病及其他颈部疾病。

（3）神经痛　如三叉神经痛、枕神经痛等。

（4）眼、耳、鼻及牙齿疾病所致头痛。

3．全身性疾病

（1）急性感染　如流感、肺炎、伤寒等发热性疾病。

（2）心血管疾病　如高血压病等。

（3）中毒　如酒精、一氧化碳、有机磷等中毒等。

（4）其他　尿毒症、低血糖、贫血、肺源性脑病、月经期或绝经期头痛等。

4. 神经症。

（二）胸痛

1. 炎症　肋软骨炎、带状疱疹、肋间神经炎、胸膜炎、肺炎、心包炎、食管炎、纵隔炎及肌炎等。

2. 脏器缺血　心绞痛、心肌梗死、肺梗死等。

3. 肿瘤　由于肿瘤压迫或浸润胸壁及胸部脏器所致，如肺癌、纵隔肿瘤、骨髓瘤及白血病等。

4. 其他原因　自发性气胸、夹层主动脉瘤、胸主动脉瘤及心脏神经症等。

（三）腹痛

1. 腹膜炎症　急性腹膜炎多由胃、肠穿孔所引起；慢性腹膜炎如结核性腹膜炎，该病易引起腹腔脏器粘连。

2. 腹腔脏器炎症、溃疡、肿瘤　急性炎症如急性胃肠炎、急性胰腺炎、急性胆囊炎、胆结石、急性阑尾炎；慢性炎症如慢性胃炎、慢性肠炎、慢性胆道感染、慢性盆腔炎等。溃疡病变多见于消化性溃疡。腹腔脏器恶性肿瘤如胃癌、肠癌、胰腺癌、卵巢癌等。

3. 脏器扭转或破裂及空腔脏器梗阻　如卵巢囊肿急性扭转时可引起急性剧烈腹痛；肝、脾破裂、异位妊娠破裂可见急剧腹痛，常伴内出血体征；空腔脏器梗阻如急性肠梗阻、胆道蛔虫、泌尿道结石梗阻可引起急性阵发性腹部剧痛。慢性脏器扭转如慢性胃或肠扭转，常表现为慢性发作性胀痛或绞痛；慢性肠梗阻可由于手术后肠粘连引起。

4. 中毒与代谢障碍　急性腹痛如糖尿病酮中毒，慢性腹痛如尿毒症。铅中毒也可有急性或慢性腹痛的表现。

5. 神经、精神因素　慢性腹痛有时可为自主神经功能紊乱所致，例如胃神经症、肠道易激惹综合征等。

6. 腹腔外病变所致腹痛　例如肺炎、肺梗死、急性心肌梗死、急性心包炎等，疼痛可向腹部放射。

三、临床表现

（一）头痛

1. 高血压性头痛　一般为整个头部或额部疼痛，其性质为搏动性痛。若血压急剧升高出现剧烈头痛，一定要警惕发生高血压脑病的危险。

2. 脑膜炎、脑炎　起病急、持续剧烈头痛为脑膜炎、脑炎突出症状，全头部痛，头部转动会引起头痛加重，保持安静则能减轻，常伴有发热、恶心、呕吐及脑膜刺激征。

3. 蛛网膜下腔出血　常表现为突然发生剧烈的爆炸样头痛，伴恶心、呕吐及脑膜刺激征，多有短暂意识障碍，若出血影响丘脑下部偶有发热。

4. 颅内压增高性头痛　多为持续性钝痛，晨起时较重，常伴有恶心、呕吐，严重者有喷射性呕吐。咳嗽、弯腰、过分用力或突然活动头部等诱因均可使头痛加重。

5. 偏头痛　偏头痛是一种反复发作的血管性头痛，一侧或两侧疼痛，头痛可持续几小时至几天，常伴恶心和呕吐。少数典型者发作前有视觉、感觉和运动觉等先兆。

（二）胸痛

1．自发性气胸　起病诱因常在剧烈咳嗽、用力过度时，突然发生一侧胸痛，严重者伴有干咳、明显呼吸困难、发绀。胸痛呈尖锐刺痛，并向同侧肩部放射。少数患者，可仅表现为胸闷、轻度气短及胸痛，并有轻微放射痛。

2．胸膜炎　胸痛明显，特点是在咳嗽、呼吸运动时可使疼痛加重，其部位多为两腋下方，呈尖锐刺痛，停止呼吸疼痛又可缓解。

3．肺梗死　多表现为突发性胸痛、呼吸困难、发绀。疼痛多位于胸骨后，向颈、肩部放射，呈刺痛、绞痛，并随呼吸运动而加剧，伴有发热、咳嗽、咯血及血痰。

4．心绞痛与急性心肌梗死　两者疼痛常位于胸骨后或心前区，疼痛性质呈压榨、紧缩及窒息感，放射部位为左肩、左上肢。心绞痛与急性心肌梗死区别：疼痛持续时间不同，心绞痛多为几分钟，心肌梗死可达数小时；心绞痛多在体力劳动时、精神紧张或饱餐后突然发作，休息或含硝酸甘油可以缓解。心肌梗死发作多无明显诱因，疼痛时服用硝酸甘油（或其他扩张冠状动脉药物）不能使其缓解。

5．夹层主动脉瘤　常在活动后突感胸骨后或心前区撕裂性剧痛或烧灼痛，可放射到背、腰、肋、腹和上、下肢，放射痛范围极广泛。多伴有面色苍白、出汗、四肢发凉、有时会发生暂时性瘫痪、偏瘫。

（三）腹痛

1．急性腹痛

（1）胃、十二指肠穿孔　腹痛多在进食后发生。上腹部突然发生剧烈、持续疼痛，伴上腹压痛、腹肌紧张及反跳痛。随后可扩散至全腹，全腹可呈板状腹，不敢活动，深呼吸受限，肝浊音界可消失，并出现移动性浊音，肠鸣音消失。严重病例出现休克征。X 线透视有时可见膈下气体。

（2）急性胆囊炎、胆石症　多见于中年女性，常在饱餐含有较多油腻食物后诱发。起病急，多位于右上腹持续疼痛伴阵发性加重，可放射至右肩及肩胛下区，右上腹有压痛及肌紧张，常有 Murphy 征阳性，并伴有恶心、呕吐、发热及黄疸。

（3）急性胰腺炎　腹痛常在酗酒或暴食后出现，表现为上腹中部持续性剧痛，可向左腰背部放射，上腹部有压痛，严重者有肌紧张，伴恶心、呕吐及发热。

（4）急性阑尾炎　无诱因，多先有上中腹钝痛，后转移至右下腹，持续性疼痛，逐渐加重，可伴恶心、呕吐。身体评估可发现右下腹麦氏点有明显压痛，严重者可累及腹膜壁层，出现肌紧张及反跳痛。

（5）急性机械性肠梗阻　表现为上腹或脐周阵发性绞痛，伴反复呕吐、腹胀，无排气、排便，腹部可见肠型，肠鸣音高亢或有气过水音。绞窄性梗阻（影响肠壁血液循环）腹痛为持续性，可伴腹膜刺激征，有休克表现。部分性肠梗阻则症状较轻，可有排气、排便。

（6）腹部闭合性损伤　多起病急，肝、脾部位即右季肋、右上腹或左季肋、左上腹有钝痛，伴肌紧张。内出血已从包膜流至腹腔，可有移动性浊音，内出血量多时可伴有休克、面色苍白、脉快、血压下降等。腹腔穿刺可抽出鲜血。

（7）宫外孕破裂　见于育龄期妇女，有停经史。发病突然，腹痛先在患侧下腹，继之全腹，以下腹痛为主，呈持续性胀痛伴阵发加重。身体评估可见下腹部有明显压痛伴肌紧张，子宫有早孕征、宫颈抬举痛、后穹隆饱满、触痛明显。若在后穹隆穿刺可抽出鲜血。

（8）肾、输尿管结石　疼痛位于患侧腰部，沿输尿管向下放射，可至会阴部，常伴血尿，患者痛苦不安、面色苍白、出汗甚至出现虚脱。

2. 慢性腹痛

（1）胃、十二指肠溃疡　上腹痛为主要症状，疼痛特点为①节律性：即腹痛与进餐有关，十二指肠溃疡多在进餐3小时左右发生疼痛，进餐后可缓解，有夜间痛、饥饿痛，胃溃疡在进餐后0.5～1小时出现疼痛，下次进餐前消失；②周期性发作：在病程中常出现发作期与缓解期交替出现，秋冬或冬春交替季节易犯病，除与气候变化有关外，与精神紧张、情绪波动也有关，疼痛为持续性钝痛或烧灼痛，有时可放射至背部，多位于上腹部剑突下有轻压痛。

（2）胃癌　多见于40岁以上患者，近来出现上腹部痛，似慢性胃炎，既往有溃疡病史，节律性痛常变为持续性痛，服用碱性解痉药不能缓解，食欲差，病程呈进行性恶化。

（3）慢性非特异性溃疡性结肠炎　主要表现为腹泻、腹痛，多为左下腹阵痛，有轻压痛，便后腹痛缓解，大便每日3～4次或更多，以黏液脓血便为主，常有里急后重感。

四、护理评估

（一）收集资料

1. 收集健康史

（1）疼痛的特点　询问疼痛的诱因、部位、性质、程度、加重缓解因素、疼痛有无放射、持续时间、发作频率以及患者对疼痛的反应。如心绞痛多在体力劳动时、精神紧张或饱餐后突然发作，而心肌梗死发作多无明显诱因。偏头痛可为一侧或两侧头痛，性质为搏动性或刺痛，休息后可缓解；紧张性头痛可为单侧或双侧，性质为压迫性、酸痛性、紧压感或挤压感；丛集性头痛多为单侧，特别是眼眶、眶周和额颞部头痛，性质为钻痛、烧灼痛、刺痛，活动可减轻疼痛。

（2）疼痛的伴随症状　疼痛发作时的伴随症状对于明确疼痛的原因有帮助，如头痛伴剧烈呕吐者提示颅内高压；胸痛伴呼吸困难者，提示较大范围病变，如大叶性肺炎，自发性气胸等；胸痛伴苍白、大汗、血压下降或休克表现时，多考虑心肌梗死、主动脉瘤破裂和大面积肺栓塞等；腹痛伴休克，同时有贫血貌可能是腹腔脏器破裂（如肝、脾或异位妊娠破裂），无贫血貌者则见于胃肠穿孔、绞榨性肠梗阻；腹痛伴有发热、寒战者显示有炎症存在，常见于急性胆道感染、胆囊炎等。

（3）疼痛对患者造成的影响　①疼痛对患者的心理影响；疼痛可使患者感到烦躁、精神不振，剧烈疼痛还可产生焦虑、恐惧感，如心绞痛或心肌梗死所致疼痛；②疼痛对患者日常生活的影响；疼痛可影响患者的正常工作、生活，使患者的劳动能力下降，生活质量下降。

（4）诊疗经过　疼痛出现后曾做过的处理，应用过的药物，效果如何等。如头痛患者要评估其已应用的镇痛药的种类、剂量及其效果，特别注意患者有无药物滥用情况。

（5）既往史　询问有无类似疼痛史及慢性疾病史。

（6）家族史　询问家族成员中有无类似疼痛发作。有些疼痛有家族遗传倾向，如偏头痛患者多有家族史。

2. 体格检查　头痛患者应特别注意体温、血压、头颅外形及压痛点、意识、言语和精神状态、视力、视野、鼻窦压痛、脑膜刺激征、颅神经及其他相应神经系统检查。胸痛患者应注意有无发热、发绀；胸肺部异常体征，呼吸频率、幅度，呼吸运动是否对称，有无胸壁压痛、皮疹，异常叩诊音、呼吸音改变和病理性呼吸音的出现常常提示有肺部病变，胸膜摩擦音常见于胸膜炎早期；心脏体征，P2 亢进及分裂见于肺栓塞、原发性肺动脉高压、二尖瓣狭窄等。腹痛患者应注意腹部异常体征，如急性腹膜炎患者可有腹式呼吸减弱，腹肌紧张、压痛、反跳痛阳性，肠鸣音减弱等。

3. 辅助检查　头痛患者根据病史选择眼底检查、颈椎 X 线检查、脑血流图、头颅及鼻窦 X 线片、CT、MRI，必要时选择腰穿检查和脑血管造影。胸痛患者应选择性进行 X 线胸片、ECG、UCG 等检查，疑诊肺栓塞时可行肺脏通气灌注扫描、CT 肺动脉成像或肺动脉造影。腹痛患者可查血尿便常规，肝肾功，腹部 X 线检查，腹部 B 超等。

（二）整理、分析资料

将所收集的主、客观资料进行整理，找出异常资料，如既往病史，家族史，有无先兆，疼痛的诱因、部位及性质，焦虑，恐惧，大汗，面色苍白，异常的局部体征，如腹部压痛点、心音减低等。

（三）提出护理诊断

将异常资料按护理诊断依据进行排列组合，提出相应的护理诊断。常见的护理诊断如下：

1. 疼痛：头痛　与脑膜炎、脑肿瘤、脑外伤引起颅内压增高有关；与高血压有关等。
2. 疼痛：胸痛　与心肌梗死引起心肌缺血有关；与胸膜炎有关等。
3. 疼痛：慢性腹痛　与溃疡病有关；与胃癌有关；与溃疡性结肠炎有关等。
4. 潜在并发症　脑疝形成。
5. 潜在并发症　心律失常；心源性休克。

（姬　萍）

第三节　水　肿

关键词

水肿　edema

过多液体在组织间隙积聚称为水肿。轻度水肿者，组织间液积聚较少，体重增加在 10% 以下，指压凹陷不明显者，称为隐性水肿；体重增加在 10% 以上，指压凹陷明显者，称为显性水肿。液体在体内组织间隙弥漫性分布时称为全身性水肿；液体积聚在局部组织间隙时称为局部性水肿；胸膜腔和腹膜腔中液体积聚过多，分别称为胸腔积液与腹腔积液，是水肿的特殊形式。通常意义下水肿不包括脑水肿、肺水肿等内脏器官的局部水肿。

一、发生机制

正常人体组织间液的量通过血管内外和体内外液体交换维持动态平衡。当动态平衡遭到破坏，出现组织间液的生成大于回流和（或）水钠潴留时，即可引起水肿。

（一）血管内外液体交换失衡

正常情况下，毛细血管与细胞和淋巴管之间存在着组织间隙。正常人体中，血管内液体不断经毛细血管小动脉端滤出至组织间隙，形成组织液，大部分组织液经毛细血管小静脉端回吸收入血管中，一小部分组织液经淋巴回流到体静脉系统，因此，组织液的生成和回吸收处于动态平衡，组织间隙中无过多液体积聚。当下述因素导致血管内外液体交换失衡时即可产生水肿。

1．毛细血管静水压增高　其产生是由于血管内液体容量增加，或血栓形成、血栓性静脉炎使局部静脉回流受阻所致。见于充血性心力衰竭、急性肾炎、肾功能衰竭、大量输液超过肾脏排泄能力，以及肿瘤压迫静脉或静脉内血栓形成。

2．血浆胶体渗透压下降　见于营养不良、肝脏疾病、大量蛋白尿、严重腹泻或高分解状态所致的低蛋白血症，血浆胶体渗透压下降，使有效滤过压增大，组织液生成增加，形成水肿。

3．毛细血管通透性增加　感染、烧伤、冻伤、放射损伤、化学物质损伤、变态反应、缺氧、酸中毒等可损伤毛细血管内皮，导致其血管通透性增高，蛋白滤出增加，组织液胶体渗透压增高，血浆胶体渗透压降低，产生水肿。

4．淋巴回流受阻　丝虫病、恶性肿瘤侵入并堵塞淋巴管、乳腺癌根治术摘除主要的淋巴管时，组织液回流减少，从而引起水肿。

（二）体内外液体交换失衡

正常人出入液量基本相等，从而保持体液量的相对恒定。这一平衡的维持依赖于排泄器官正常的结构和功能，以及体内的容量及渗透压调节。肾在调节水钠平衡中起重要的作用，平时经肾小球滤过的水钠总量，只有0.5%～1%排出体外，99%～99.5%被肾小管重吸收，其中60%～70%由近曲小管主动吸收；远曲小管和集合管对钠水吸收主要受激素调节，这些调节因素保证了球-管平衡。当某些因素导致球－管平衡失调时，可导致水钠潴留，成为水肿发生的重要原因。导致球-管失衡的主要原因有：肾小球滤过率下降、近曲小管重吸收水钠增多以及远曲小管和集合管重吸收钠水增多。

由单一因素引起的水肿不多见。通常是几个因素共同或相继作用的结果。不同类型水肿的发生机制不完全相同。

二、临床表现

（一）全身性水肿

不同病因引起的全身性水肿，其发生机制不同，临床表现也不相同。

1．心源性水肿　是右心功能不全的主要表现。导致水肿发生的各种因素几乎均参与心源性水肿的形成。其主要发生机制是：由于心功能不全时心排出量减少，有效循环血量不足，肾小球滤过率下降，继发性醛固酮分泌增多，造成钠、水潴留，引起水肿；由于右心功能不全时，回心血流受阻，静脉压升高，致使毛细血管静脉端静水压增高，使组织液回吸收减少，造成水肿；肾血流重新分布，在心衰条件下，肾血流量下降，主要表现为肾皮质外层血流量减少，而肾皮质内层和肾髓质的血流量却相对增加，而后者是水钠重吸收的主要场所，结果该处血流量的增加，导致水钠潴留；心衰时，长期肝淤血可使肝脏合成蛋白能力降低，造成低蛋白血症。

水肿特点：水肿首先出现于人体低垂部位，最初出现于踝部，特别是较长时间站立后。卧位患者腰骶部等低垂部位水肿，阴囊、阴唇水肿，以后逐渐向上蔓延至全身，并常伴有颈静脉怒张、肝大等。严重时可出现浆膜腔积液。

2. 肾源性水肿 肾病性水肿（如肾病综合征）的发生机制：主要原因是大量蛋白尿造成低蛋白血症，引起血浆胶体渗透压降低而产生水肿；此外，部分患者因有效血容量减少，刺激肾素-血管紧张素-醛固酮活性增加和抗利尿激素分泌增加等，导致水钠潴留，进一步加重水肿；肾炎性水肿（如肾小球肾炎）的发生机制：主要是由于肾小球滤过率下降，而肾小管吸收功能基本正常造成"球-管失衡"，以及肾小球滤过分数（肾小球滤过率/肾血浆流量）下降，导致水钠潴留。

水肿特点：肾病性水肿组织间隙蛋白含量低，水肿多从下肢部位开始；而肾炎性水肿组织间隙蛋白含量高，水肿多从眼睑、颜面开始。

3. 肝源性水肿 肝硬化失代偿期水肿以腹腔积液为突出表现。水肿发生机制是：门静脉压力增高；低蛋白血症，血浆胶体渗透压降低；肝淋巴液生成增多；继发性醛固酮增多致肾钠重吸收增加，抗利尿激素分泌增多致水重吸收增多；有效循环血容量不足致肾血流量、排钠和排尿量减少。

水肿特点：除发生腹腔积液外，水肿也可出现于踝部，以后逐渐向上蔓延，一般头、面部及上肢无水肿，严重时也可出现全身水肿。

4. 营养不良性水肿 水肿发生机制主要是由于长期摄入热量不足，特别是蛋白质缺乏，导致低蛋白血症，血浆胶体渗透压降低，从而引起水肿；另外，皮下脂肪减少，组织松弛，可加重水肿液潴留。常见于长期营养缺乏、慢性消耗性疾病等。

水肿特点：在水肿发生前先有消瘦、体重减轻，以后出现水肿，以低垂部位水肿明显，立位时水肿从下肢开始，严重时可有全身水肿。

5. 其他原因所致水肿

（1）黏液性水肿 常见于甲状腺功能低下者。特点为非凹陷性水肿（因组织液中蛋白含量较高），好发于下肢胫骨前区域，也可出现于眼眶周围。

（2）经前期紧张综合征 特点为月经前 7～14 天出现眼睑、踝部及手部轻度水肿，可伴乳房胀痛、盆腔沉重感，月经后水肿消退。

（3）药物性水肿 常见于应用糖皮质激素、雌激素、睾酮、胰岛素等药物后，特别是钙通道阻断剂可引起水肿，认为与水钠潴留有关。

（4）特发性水肿 几乎只发生于妇女。原因未明，可能与内分泌功能失调导致毛细血管通透性增加以及直立体位的反应异常有关。临床特点为周期性水肿，主要见于身体下垂部位，体重昼夜变化很大，可达数公斤之多，天气炎热或月经前变化更为明显。

（二）局部性水肿

1. 毛细血管壁的通透性增加 见于局部炎症性水肿，如丹毒、蜂窝组织炎等；或过敏所致的血管神经性水肿。

2. 局部静脉回流受阻　如血栓性静脉炎、下肢静脉曲张等。

3. 淋巴回流受阻　如丝虫病等。

三、护理评估

（一）收集资料

1. 收集健康史

（1）水肿的特点　不同病因引起的水肿，其临床表现特点有所不同，收集资料时应注意评估水肿发生的时间，有无诱因和前驱症状；水肿首发部位及发展顺序，是否受体位影响；水肿发展的速度，凹陷性是否明显，有无胸腹腔积液征象等。

（2）水肿的伴随症状　①局部性水肿注意观察局部皮肤颜色、温度和厚度等变化，有无压痛、皮疹等。②全身性水肿注意观察是否有头晕、心慌、憋气等心肺疾病的表现；有无尿量及颜色的改变；有无皮肤黄染和出血倾向；有无食欲减退、体重增加或减轻、怕冷、反应迟钝和便秘等。

（3）水肿对患者造成的影响　询问患者饮水、食欲有无改变，右心功能不全的患者因胃肠道淤血可造成食欲下降。询问患者日常活动是否受限，如肢体水肿明显，可造成屈曲受限，运动不灵活。如有大量胸腔积液或腹腔积液，患者可出现胸闷、气短、呼吸困难，并可使日常活动受限，生活不能自理。询问患者的心理反应，由于严重全身水肿、胸腔积液、腹腔积液，出现气短、呼吸困难等症状，患者不能平卧睡眠，异常痛苦，易产生烦躁不安、焦虑等情绪。

（4）诊疗经过　尿常规和肾功能检查、水肿后曾做过的处理，应用过的药物，效果如何等。

（5）既往史　询问有无类似水肿史及慢性疾病史。

2. 身体评估　水肿患者首先应重点检查患者的水肿部位及程度，观察水肿部位皮肤有无破溃、渗液等；其次应检查患者的身高、体重等判断患者水肿有无变化；最后应对患者进行各个系统的查体，以发现水肿的病因。如通过评估心脏大小、心率、节律、心音、杂音、颈静脉怒张、肺部啰音等可有助于发现心源性水肿；通过注意有无黄疸、腹壁静脉曲张、肝脾大小、腹腔积液征等可有助于发现肝源性水肿。

3. 辅助检查　血、尿常规检查；肝、肾功能；血清电解质等；胸部X线、心电图、B型超声波等。

（二）整理、分析资料

将所收集的主、客观资料进行整理，找出异常资料，如既往病史，水肿的部位、程度及特点，呼吸困难，心脏扩大，颈静脉怒张，高血压，蛋白尿，活动能力及活动耐力下降等。

（三）提出护理诊断

将异常资料按护理诊断依据进行排列组合，提出相应的护理诊断。常见的护理诊断如下：

1. 体液过多　水肿：与右心功能不全有关；与肾脏疾病所致水钠潴留有关；与肝脏病变所致低蛋白血症有关等。

2. 有皮肤完整性受损的危险　与水肿所致组织、细胞营养不良有关。

3. 活动无耐力　与胸腔积液、腹腔积液所致呼吸困难有关。

（姬　萍）

第四节　皮肤黏膜出血

关键词

皮肤黏膜出血　mucocutaneous hemorrhage

皮肤黏膜出血是指由于机体止血或凝血功能障碍所引起的全身或局部皮肤黏膜自发性或轻微损伤后出血。

一、病因与发生机制

正常人体具备很完善而又极为复杂的止血功能。当小血管损伤时，血液迅速在损伤处发生凝固，从而防止因轻微损伤而导致持续出血。在病理情况下，由于止血凝血功能缺陷或抗凝系统功能亢进，轻微损伤即可出现严重的出血倾向而导致皮肤黏膜出血。

皮肤黏膜出血的基本病因包括：血管壁缺陷、血小板数量或功能异常、凝血因子缺乏或活性降低、血液中抗凝物质增多、纤维蛋白溶解亢进。

（一）血管壁缺陷

1. 发生机制　血管壁结构与功能的正常是保证血液在血管内畅流的重要因素。在正常情况下，血管受损后可通过轴突反射使血管壁中层的平滑肌反射性收缩，引起远端毛细血管闭合，减缓局部血流，以利止血。此外，一些体液因子如儿茶酚胺、5-羟色胺、血管紧张素以及血小板活化后所产生的血栓素 A_2、血管内皮细胞产生的内皮素等也可引起血管收缩。当血管尤其是毛细血管，因遗传性或获得性缺陷引起结构异常和收缩功能障碍时则可导致皮肤、黏膜出血。

2. 常见疾病　遗传性血管壁缺陷常见于遗传性毛细血管扩张症等，获得性血管壁缺陷常见于过敏性紫癜、单纯性紫癜、老年性紫癜、维生素缺乏性紫癜等。

（二）血小板数量和功能异常

1. 发生机制　血小板在止血过程中起重要的作用。当血管受损时，血小板黏附于血管损伤处，进而被激活，激活的血小板释放 ADP 和血栓素 A_2，可引起血小板聚集，形成白色血栓。活化的血小板还同时释放出血小板因子、5-羟色胺和贮存的凝血因子，参与凝血过程和促使血块收缩。因此，血小板数量或功能的异常可致初期止血的缺陷，从而引起皮肤黏膜出血。

2. 常见疾病　血小板数量和功能异常主要见于各种原发性和继发性血小板减少症，如原发性血小板减少性紫癜、继发性免疫性血小板减少性紫癜、再生障碍性贫血、脾功能亢进等。血小板功能异常即可为先天性异常，如血小板无力症、巨大血小板综合征，也可为获得性异常，如继发于药物、尿毒症、肝脏疾病、异常球蛋白血症等的血小板功能异常。

（三）凝血因子缺乏或活性降低

1. 发生机制　人体凝血过程极为复杂，是一系列血浆凝血因子相继酶解激活的过程，最终生成凝血酶，形成纤维蛋白凝块。因此，任何凝血因子的缺乏或功能异常均可引起凝血障碍，从而导致皮肤黏膜出血。

2. 常见疾病　先天性凝血障碍常见于血友病、低纤维蛋白原血症、凝血因子Ⅴ缺乏症、低凝血酶原血症等。后天获得性凝血障碍多见于维生素K缺乏症、严重肝脏疾病等。

（四）循环血液中抗凝物质增多

大多为获得性因素引起，如获得性凝血因子抑制物、肝素样抗凝物质增多和抗凝药物过量等。

（五）纤维蛋白溶解亢进

纤维蛋白溶解系统的主要作用是溶解沉积在血管内的纤维蛋白，维持血管腔的通畅，防止血栓形成。但若纤维蛋白溶解功能过强，则可影响到正常止血而致出血。临床上较多见的是一些病理状态下（如弥散性血管内凝血）出现的继发性纤维蛋白溶解亢进。

以上各种病因中，皮肤黏膜出血最常见于血管和血小板疾病患者。

二、临床表现

皮肤黏膜出血表现为皮肤黏膜出现红色或暗红色斑点，除血肿外，通常不高出皮肤，按压不褪色，早期呈暗红色。根据出血部位、出血程度或范围，皮肤黏膜出血有以下几种常见类型，各种出血表现可单独存在或同时存在于同一患者。

（一）出血点

又称淤点，指直径小于2mm的皮肤黏膜出血，大多如针头大小，小的出血点常需要与小红痣相鉴别，两者按压均不褪色，但小红痣色泽较鲜亮，略高于皮面。出血点常见于血小板减少和功能异常。

（二）紫癜

为直径3mm～5mm的皮下出血，常见于血管壁缺陷、血小板减少和功能异常。

（三）淤斑

为直径5mm以上的皮下片状出血，常见于肢体易摩擦或磕碰的部位以及针刺处。淤斑常提示血管壁缺陷和凝血障碍，大片淤斑见于严重凝血障碍性疾病、纤维蛋白溶解亢进以及严重血小板减少和功能异常。

（四）皮下血肿

表现为大片皮下出血伴皮肤明显隆起。常见于严重凝血障碍性疾病，如血友病。

（五）口腔和舌黏膜出血

为暗黑色或紫红色水疱状出血，因而又称血疱，大小不等，多见于口腔和舌等部位，常见于严重血小板减少。

（六）鼻黏膜出血

又称鼻衄，大多数情况下出血量较少，偶因大量出血而急诊就医。鼻出血的原因除了鼻黏膜损伤和炎症外，鼻黏膜局部血管异常（如遗传性毛细血管扩张症）、血小板减少和功能障碍及凝血功能异常均为其常见原因。

三、护理评估

（一）收集资料

1. 收集健康史

（1）基本资料　评估患者年龄，自幼出血提示先天性出血性疾病，而成年后发病多为获得性因素所致。评估患者性别，在遗传性出血性疾病中，血友病几乎均为男性，血管性血友病男女均可发病。年轻女性反复出现下肢淤斑常见于单纯性紫癜。

（2）出血的特点　评估出血的诱因、部位、大小、分布、持续天数、消退情况及出血的频率等。凝血性疾病出血诱因多为外伤，出血部位多见于关节腔、肌肉、内脏出血；血小板、血管性疾病多为自发性出血，出血多见于皮肤、黏膜淤点、淤斑。

（3）出血的伴随症状　四肢对称性紫癜伴有关节痛及腹痛、血尿者，见于过敏性紫癜；紫癜伴有广泛性出血，如鼻出血、牙龈出血、血尿、黑粪等，见于血小板减少性紫癜、弥散性血管内凝血；紫癜伴有黄疸见于肝脏病；自幼有轻伤后出血不止，有关节肿痛和畸形者，见于血友病；伴颅内压升高症状及中枢神经压迫症状应考虑合并颅内出血。

（4）出血对患者造成的影响　询问患者的心理反应，皮肤黏膜出血一般出血量不大，对循环血量的影响较小，但可致患者出现紧张、焦虑和恐惧等心理反应。

（5）诊疗经过　出血后曾做过的处理，应用过的药物，效果如何等。不同皮肤黏膜出血病因，其治疗措施不同，如对血管性疾病，可用维生素 C、维生素 P、卡巴克洛（安络血）等；血小板减少性紫癜常用糖皮质激素等。

（6）既往史　询问有无类似出血史及慢性疾病史。

（7）家族史　询问家庭成员中有无类似出血患者。凝血障碍性疾病患者多有家族史，血小板和血管性疾病患者多无家族史。

（8）过敏史及药物应用史　一些皮肤黏膜出血性疾病可因过敏而发病，如过敏性紫癜患者病因可为食物（如鱼、虾等）、药物（如抗生素、解热镇痛药、磺胺药等）、其他（如花粉、昆虫咬伤、疫苗接种等）等原因而发病。

2. 体格检查　皮肤黏膜出血患者首先应重点检查患者的出血情况，是出血点、紫癜还是淤斑，出血的部位为局部还是全身，是否对称，是否高出皮面；其次应对患者进行全面查体，特别注意有无皮肤黏膜苍白、黄染，浅表淋巴结、肝脾大，关节有无肿痛、畸形等。

3. 辅助检查　根据病史、查体选择血常规、出凝血功能、血小板功能、尿常规、肝肾功能检查等检查。

（二）整理、分析资料

将所收集的主、客观资料进行整理，找出异常资料，如类似出血史或家族史，出血的诱因、部位、范围及持续时间，头晕，乏力，黑粪，皮肤苍白等。

（三）提出护理诊断

将异常资料按护理诊断依据进行排列组合，提出相应的护理诊断。常见的护理诊断如下：

1. 组织完整性受损　与血小板减少、凝血因子缺乏有关。

2. 潜在并发症 内脏出血。

3. 焦虑 与皮肤黏膜出血所致情绪改变有关。

（姬 萍）

第五节 呼吸困难

关键词

呼吸困难 dyspnea

呼吸困难是指患者感到空气不足，呼吸费力；客观表现为呼吸活动用力，呼吸频率、节律和深度均出现异常，甚至发绀。

一、病因

（一）呼吸系统疾病

1. 气道阻塞 上呼吸道阻塞主要由气管异物或肿瘤、喉头水肿或白喉引起；下呼吸道阻塞，主要由慢性阻塞性肺病、支气管哮喘引起。

2. 肺部病变 肺炎、肺淤血、肺水肿、肺栓塞、弥漫性肺间质纤维化、细支气管肺泡癌、弥漫性肺结核等。

3. 胸廓及胸膜病变 胸廓外伤和畸形，气胸、胸腔积液、胸膜增厚等。

4. 呼吸肌及神经病变 脊髓灰质炎、多发性神经炎、膈肌麻痹、重症肌无力、严重低钾血症等。

（二）循环系统疾病

风湿性心瓣膜病、高血压性心脏病、冠心病、肺源性心脏病、心肌病、心力衰竭、心包积液、缩窄性心包炎、先天性心脏病等。

（三）中毒性疾病

尿毒症、酸中毒、药物中毒（吗啡、巴比妥类）、农药中毒（有机磷）、化学毒物（亚硝酸盐、苯胺、氰化物、氯、氨、二氧化硫、甲醛等）中毒。

（四）血液系统疾病

重度贫血、输血反应、白血病、红细胞增多症等。

（五）神经精神性疾病

脑炎、脑水肿、脑肿瘤、脑血管意外、睡眠呼吸暂停综合征、癔症等。

（六）其他

妊娠末期、大量腹腔积液、腹腔巨大肿瘤、高山病、肺移植等。

二、发病机制

（一）呼吸阻力增加

呼吸阻力包括弹性阻力和非弹性阻力，前者与胸壁和肺的顺应性有关，后者以呼吸道气流摩擦力为主。呼吸系统疾病常使弹性阻力或非弹性阻力增大，使呼吸肌的负担加重，造成呼吸困难。当胸壁或肺的顺应性降低时，患者出现浅而快的呼吸；当呼吸道阻力增大时，出现深而慢的呼吸。

（二）气体交换障碍

肺气肿、肺纤维化、肺尘埃沉着病、肺水肿、肺栓塞等可影响肺泡与毛细血管间的气体交换；严重贫血或氰化物中毒等可影响组织与血液间的气体交换。

（三）呼吸中枢受刺激

各种使肺顺应性降低的病因如肺炎、肺水肿等，可通过肺牵张感受器而兴奋呼吸中枢，出现浅而快的呼吸；各种原因使动脉血氧分压降低、二氧化碳分压增高、pH 值降低或 $[H^+]$ 升高，均可通过化学感受器兴奋呼吸中枢，使呼吸加深加快；腔静脉和右心房压力增高可反射性地加强呼吸；大脑皮层的高级活动能够改变呼吸的频率、节律和深度。

三、临床表现

（一）呼吸频率、节律和深度的改变

呼吸频率超过 24/分称为呼吸过速，低于 10/分称为呼吸过缓；呼吸次数不变而深度变浅称为呼吸减弱，呼吸次数不变而深度增加称为呼吸过度；呼吸过度过速称为换气过度，此时吸气期、呼气期及休息期均缩短，甚至休息期消失，吸气呼气急速交换，呈现呼吸窘迫的现象。

在糖尿病酮症酸中毒、尿毒症酸中毒和肾小管性酸中毒时，呼吸持续性变深且快，可伴有鼾声，临床上称为酸中毒大呼吸；呼吸深度出现周期性变化，由浅渐深，继而由深变浅，暂停呼吸 20～30 秒，再由浅而深，继而浅等周而复始，称为潮式呼吸，是呼吸中枢兴奋性降低的表现，反映病情严重；呼吸比正常快且深，其间有突然的暂停，但每次呼吸均有相同的深度时，称为间停呼吸，见于脑脊髓膜炎或其他中枢神经系统的病变或损伤。

（二）呼吸时限的改变

1．吸气性呼吸困难　吸气时费力，重者表现为吸气时胸骨上窝、锁骨上窝和肋间隙明显凹陷，称“三凹征”，见于上呼吸道的狭窄与不完全梗阻。

2．呼气性呼吸困难　呼气时费力，呼气时间延长而缓慢，常伴有哮鸣音，见于下呼吸道阻塞。

3．混合性呼吸困难　吸气与呼气均感费力，呼吸浅快，常伴病理性呼吸音，见于肺部严重病变及大量胸腔积液和气胸等。

（三）心理反应

呼吸困难可使患者烦躁不安、紧张、焦虑、疲劳、失眠，严重者会出现恐惧、惊慌和濒死感。

四、护理评估

（一）收集资料

1．收集健康史

（1）基本资料 患者的年龄、性别和职业有助于了解呼吸困难的原因。老年人呼吸困难应考虑慢性阻塞性肺病、冠心病、肿瘤等，青年人呼吸困难多由结核病和风湿性心脏病引起，儿童呼吸困难常见于肺部感染、先天性心脏病和呼吸道异物；矿工及纺织工人可能会接

触到各类粉尘而引起肺尘埃沉着病；登高山者出现呼吸困难应考虑高山肺水肿；青年女性由于情感刺激而突然发生呼吸困难，应考虑癔症。

（2）发作的时间、急缓和诱因 输液时或睡眠中突然发生的呼吸困难多见于急性左心衰竭；接触过敏物质或感染后发生呼吸困难应考虑为支气管哮喘；使用中枢抑制剂或接触化学毒物者发生呼吸困难应考虑由中毒造成；屏气或用力过猛时突然发作的呼吸困难常由自发性气胸引起；慢性进行性呼吸困难慢性阻塞性肺病的表现。

（3）伴随症状 呼吸困难伴有发热应考虑肺部感染、胸膜炎和心包炎等；呼吸困难伴一侧胸痛，见于大叶性肺炎、急性渗出性胸膜炎、肺梗死、气胸、急性心肌梗死等；呼吸困难伴咳嗽咳痰见于慢性阻塞性肺病并发感染；呼吸困难伴粉红色泡沫痰见于急性左心衰竭；呼吸困难伴意识障碍见于脑出血、休克性肺炎、糖尿病酮症酸中毒、肺性脑病、急性中毒等。

（4）既往史 询问以往有无呼吸困难发作，每次发作与体力劳动、体位、季节、气候的关系；有无心脏病、糖尿病及肾脏疾病等；近期是否接受过放射治疗及胸腹腔手术；有无吸入刺激性气体和粉尘，有无过敏史。

2. 体格检查

（1）视诊 观察呼吸的频率、节律和深度，有无呼吸形式（胸式或腹式呼吸）的改变，有无胸廓畸形及异常运动、鼻翼扇动、“三凹征”等，有无皮肤苍白或发绀。

（2）触诊 语颤增强见于肺实变；语颤减弱见于肺气肿和胸腔积液。

（3）叩诊 过清音见于肺气肿；鼓音见于气胸；浊音见于肺实变；实音见于胸腔积液。

（4）听诊 发热、缺氧、酸中毒时呼吸音可增强；肺不张、气胸、胸腔积液以及大量腹腔积液时呼吸音可减弱；慢性支气管炎、支气管哮喘和心性哮喘患者呼吸音延长并有哮鸣音，提示呼吸道狭窄或有阻塞；肺炎、肺淤血、肺水肿时可听到湿性啰音。

3. 辅助检查

（1）实验室检查 检查血常规、动脉血血气分析、血清电解质以了解有无贫血、电解质和酸碱平衡紊乱；还可根据病情选做其他检查如血糖及酮体、血尿素氮和肌酐等。

（2）X线检查 因心肺疾患引起的呼吸困难多有明显的X线征象，不同疾病可有其相应的变化。

（3）支气管镜检查 可直接观察支气管的病变，并可采取细胞或组织进行生化、免疫、细菌等检查。

（4）肺功能检查 了解慢性呼吸困难患者肺功能损害的性质与程度。

（5）心脏检查 怀疑由心脏疾病引起的呼吸困难患者应作心电图、超声心动图、心向量图等检查。

（二）整理、分析资料

将所收集的主、客观资料进行整理，找出异常资料，如原发病史或过敏史、三凹征或哮鸣音、氧分压下降、活动能力及活动耐力下降等。

（三）提出护理诊断

将异常资料按护理诊断依据进行排列组合，提出相应的护理诊断。常见的护理诊断如下：

1. 低效性呼吸型态 与上呼吸道梗阻有关。

2. 活动无耐力 气促：与呼吸困难有关。

3. 语言沟通障碍 与严重喘息有关。

（余丽君）

第六节 咳嗽与咳痰

关键词

咳嗽	cough
咳痰	expectoration

咳嗽是一种保护性反射动作，借以排出自外界侵入呼吸道的异物及呼吸道中的分泌物，消除呼吸道刺激因子，在防御呼吸道感染方面具有重要意义。但长期频繁咳嗽可使呼吸道感染扩散，促进肺气肿形成和诱发气胸，加重心脏负担，影响工作与休息，属病理现象。

咳痰是指借助于支气管黏膜上皮细胞的纤毛运动、支气管平滑肌的收缩及咳嗽时的气流冲动将呼吸道内的分泌物排出口腔的动作。咳痰是机体的一种重要的保护性生理功能。

一、病因

（一）炎症刺激

1. 呼吸道感染 各种病原体引起的呼吸道感染包括上呼吸道、支气管、肺和胸膜疾患以及全身性感染（麻疹、风疹、流行性出血热、百日咳等）累及呼吸道时等均可导致咳嗽、咳痰。

2. 心脏疾病 风湿性二尖瓣狭窄或其他心脏疾病所致的肺淤血和肺水肿。

（二）物理因素

1. 机械刺激 气道受压（肿瘤或肿大的心脏、淋巴结）、灰尘或食物呛入气管中。

2. 温度刺激 吸入高温气体或寒冷空气。

（三）化学因素

吸烟或吸入化学气体，如氯、氨、二氧化硫、臭氧、光气等。

（四）过敏因素

过敏性鼻炎、支气管哮喘、嗜酸性粒细胞肺浸润、外源性变应性肺泡炎、血管神经性水肿等。

（五）神经精神因素

1. 神经反射 膈下脓肿、肝脓肿、肝或脾周围炎等刺激膈神经；外耳道异物或炎症刺激迷走神经耳支。

2. 神经症 习惯性咳嗽、癔症等。

二、发病机制

咳嗽是一种神经反射过程。大部分咳嗽刺激来自呼吸道黏膜表面的感受器，部分来自呼吸道以外的器官和组织，由迷走神经传入至位于延脑的咳嗽中枢，然后分别通过喉下神经、膈神经、脊神经将反应传到声门、膈肌及其他呼吸肌而引起咳嗽。咳嗽动作首先是快速、短促吸气，膈下降，声门迅速关闭，随即呼气肌与腹肌快速收缩，使肺内压迅速升高；然后声门突然开放，肺内高压气流喷射而出，冲击声门裂隙而发生咳嗽动作与特别声响，呼吸道内分泌物或异物等亦随之被排出。

正常支气管黏膜腺体和杯状细胞只分泌少量黏液，使呼吸道黏膜保持湿润。当呼吸道因各种原因使黏膜或肺泡充血、水肿、毛细血管通透性增高和腺体分泌增加时，渗出液与不同种类的病原体、吸入的异物和某些组织破坏产物混合成痰，通过支气管黏膜上皮细胞的纤毛运动和咳嗽反射由呼吸道咳出。

三、临床表现

不同病因引起的咳嗽咳痰，其临床表现也不相同。在发作时间上，有些表现为晨起后发作，有些则发生在夜间睡眠中；在咳嗽性质上，有的表现为干性咳嗽（无痰或痰量极少），有的表现为伴有咳痰的湿性咳嗽；在咳嗽的时间与节律上，有的是突然出现的发作性咳嗽，有的则是长期慢性咳嗽；在咳痰的数量和性质上，有的仅数毫升，有的多达数百毫升；痰的性质也可分为黏液性、浆液性、脓性、黏液脓性和血性等。

四、护理评估

（一）收集资料

1．健康史

（1）咳嗽的特点　咳嗽开始的时间，是偶发性还是持续性发作，与季节的关系，咳嗽的时间及其与体位的关系，咳嗽的音调，有无痰液以及痰液的性质、量、颜色、黏稠度和气味，患者能否有效咳嗽，将大部分痰液咳出。

如为突然出现的发作性咳嗽，常见于吸入刺激性气体与气管－支气管炎、气管－支气管异物、百日咳、支气管内肺结核、气管或支气管分叉部受压迫刺激（如淋巴结结核、肿瘤或主动脉瘤）等。如为长期的慢性咳嗽，多见于慢性呼吸道疾病，如慢性阻塞性肺疾病、纤维素性支气管炎、支气管扩张症、肺囊肿、肺脓肿、肺结核、特发性肺纤维化和各种肺尘埃沉着症等；

咳嗽声音嘶哑，多见于喉炎、喉结核、喉癌和喉返神经麻痹等。金属音调咳嗽见于纵隔肿瘤、主动脉瘤或支气管癌、淋巴瘤、结节病压迫气管等。阵发性连续剧咳伴有高调吸气回声（鸡鸣样咳嗽）见于百日咳、会厌及喉部 疾病和气管受压。咳嗽声音低微或无声见于严重肺气肿、极度衰弱或声带麻痹患者；

急性呼吸道炎症时痰液较少，多呈黏液性或黏液脓性。慢性阻塞性肺疾病时，痰液多为黏液泡沫样，当痰量增多且转为脓性时，常提示急性加重。而支气管扩张症、肺脓肿、支气管胸膜瘘时痰量较多，清晨与晚睡前增多，且排痰与体位有关，痰量多时静置后可分层。脓痰有恶臭提示有厌氧菌感染。黄绿色或翠绿色痰提示铜绿假单胞菌感染。痰白黏稠、牵拉成丝难以咳出，提示有白色念珠菌感染。大量稀薄浆液性痰中含粉皮样物提示棘球蚴病（包虫病）。粉红色泡沫状样痰是肺水肿的特征。日咳数百至上千毫升浆液泡沫样痰，还应考虑弥漫性肺泡癌的可能。

（2）伴发症状 咳嗽伴高热应考虑肺炎、肺脓肿、急性渗出性胸膜炎；咳嗽伴胸痛应考虑胸膜疾病和肺部病变波及胸膜，如肺炎、肺癌、肺梗死等；咳嗽伴大量咳血应考虑支气管扩张及空洞性肺结核；咳嗽伴粉红色泡沫痰应考虑急性肺水肿。

（3）咳嗽对患者生活的影响 询问患者有无头昏、疲劳、胸腹疼痛、眼睑水肿、尿失禁，有无注意力不集中、失眠、夜惊等现象。

（4）相关疾病 患者是否患有气喘、慢性鼻炎、心脏疾病，有无精神、心理问题。

（5）吸烟史及有害气体接触史 吸烟的时间和量，接触有害气体的种类、时间和量。

2．体格检查

（1）视诊 上腔静脉综合征提示纵隔肿块。

（2）触诊 颈部皮下气肿提示有气胸；气管位置偏移应考虑慢性肺结核、肺不张、气胸及大量胸腔积液；胸壁压痛见于急性脓胸；肝、脾大应考虑心力衰竭。

（3）叩诊 肺部叩诊浊音应考虑肺结核及胸腔积液；过清音应考虑肺气肿及气胸；心界扩大提示心脏疾病。

（4）听诊 双侧散在干啰音提示慢性支气管炎；局限性湿啰音提示肺部炎症或空洞；双肺弥漫性湿啰音为肺水肿的特征。

3．辅助检查

（1）实验室检查 血常规、红细胞沉降率、痰液检查等。

（2）X线检查 荧光透视与X线胸片是心肺疾病的重要检查手段；CT检查能够显示普通胸片发现不到的肿块；支气管造影检查可明确显示支气管异常并对支气管肺癌的诊断有帮助。

（3）支气管镜检查 利用支气管镜可对某些支气管内病灶进行直视检查，并可通过支气管镜作活组织病理检查和吸取下呼吸道分泌物作细菌培养。对于某些疑难病例，如肺泡蛋白沉着症、外源性变应性肺泡炎、弥漫性肺间质纤维化等可施行支气管肺泡灌洗术，并将灌洗液作细胞学或微生物学检查。

（4）肺活组织检查 经胸壁穿刺肺活检主要用于检查肺周边型肿块；开胸肺活检主要用于高度怀疑支气管肺癌而经各种非创伤性检查仍不能确诊者。

（二）整理、分析资料

将所收集的主、客观资料进行整理，找出异常资料。如吸烟史及有害气体接触史，痰液黏稠不能咳出，肺部干、湿啰音，血气指标异常，疲劳、失眠等。

（三）提出护理诊断

将异常资料按护理诊断依据进行排列组合，提出相应的护理诊断。常见的护理诊断如下：

1．清理呼吸道无效 与痰液黏稠有关。

2．活动无耐力 与长期频繁咳嗽有关。

3．睡眠型态紊乱 睡眠剥夺：与夜间频繁咳嗽有关。

4．知识缺乏 缺乏吸烟对健康危害方面的知识。

5．潜在并发症 自发性气胸。

（余丽君）

第七节 咯 血

关键词

咯血 hemoptysis

咯血是指喉以下呼吸道和肺组织的出血，血液随咳嗽经口咯出，包括大量咯血、血痰、痰中带血。

一、病因与发病机制

（一）病因

咯血病因复杂，涉及面广，归纳有：

1. 支气管疾病 常见于支气管扩张、支气管内膜结核或支气管黏膜非特异性溃疡等。

2. 肺部疾患 肺结核、肺化脓症、肺吸虫病、肺阿米巴病、肺动静脉瘘、肺原发及转移性肿瘤、先天及后天肺囊肿等。

3. 心血管疾病 较常见有二尖瓣狭窄、肺梗死、原发性肺动脉高压症、左心衰竭、肺淤血、肺动脉粥样硬化等。

4. 全身性疾病

（1）血液病 如白血病、血小板减少性紫癜、再生障碍性贫血、血友病、弥散性血管内凝血（DIC）等。

（2）急性传染病 流行性出血热、肺出血型钩端螺旋体病等。

（3）自身免疫性疾病 见于贝赫切特（Behcet）综合征、结节性多动脉炎、肺出血–肾炎综合征以及肉芽肿等。

（4）其他 如遗传性毛细血管扩张症、子宫内膜异位症、各种原因所致的DIC。

（二）发生机制

咯血的发生多由于炎症、肿瘤、压力增高或机械等因素，使支气管、肺毛细血管渗出、充血、水肿和破裂出血，或支气管小静脉曲张破裂，支气管动脉、肺动脉破裂。少数可为凝血因子缺乏或凝血功能障碍、血小板质和量的改变，或先天性胚胎组织异位分布等继发性咯血。

二、临床表现

（一）咯血情况

持续时间从偶尔1次到长年不停。一般少量出血，仅表现为痰中带血。中等量以上出血，咯血前患者可先有喉痒、胸闷等症状；咯血时伴呛咳，出冷汗，脉速，呼吸急促、浅表，颜面苍白或恐惧感。

（二）咯血抑或呕血

一般不难区别，但大量呕血时血色鲜红，口腔及鼻腔沾满鲜血；或大咯血时部分咽下，在伴有呕吐时复又呕出，致使呕血。两者区别见表8-7-1。

表 8-7-1 咯血与呕血的鉴别

	咯 血	呕 血
病因	肺结核、支气管扩张、肺癌、肺炎、心脏病等	消化性溃疡、肝硬化、食管胃底静脉曲张
出血前症状	喉部痒感、胸闷、咳嗽等	上腹部不适、恶心、呕吐
出血方式	咯出	呕出，可为喷射状
血中混有物	痰、泡沫	食物残渣、胃液
pH	碱性	酸性
黑粪	无，如咽下可有	有，呕血停止后仍持续数日
出血后痰症状	痰中带血，常持续数日	无痰

（三）与咯血有关的原发病表现

青年患者在一次咯血后间歇反复发作，或血痰持续数天开始逐渐停止，或伴全身中毒症状如低热等常见于肺结核。中年以上患者反复小量咯血，经久不止，伴呛咳，痰中血多痰少，抗生素治疗疗效不佳，须考虑支气管肺癌可能。支气管扩张发病多见于青壮年，咯血常与呼吸道感染有关。如咯血伴有大量脓痰，有特殊臭味，且有发热及呼吸道感染症状，常为肺脓肿引起。心功能不全肺淤血时，可出现中、小量咯血或粉红色泡沫痰。

三、并发症

大咯血者极易产生各种并发症，常见的有：

（一）窒息

在咳嗽反射减弱时，大咯血时咯血突然中止，继之气促、胸闷、烦躁不安、出大汗、颜面青紫，严重者神志不清。

（二）肺不张

咯血后如发生呼吸困难、胸闷、气急、发绀、患侧的呼吸音减弱或消失，则可能为血块堵塞支气管，引起全肺、一侧肺、肺叶或肺段不张。

（三）继发感染

咯血后发热、体温持续不退、咳嗽加剧，伴局部干湿音。

（四）失血性休克

大咯血后出现脉搏增快、血压下降、四肢湿冷、烦躁不安、少尿等。

四、护理评估

（一）收集资料

1. 收集健康史

（1）排除上呼吸道出血　鼻出血多从前鼻孔溢出，后鼻腔、咽部出血，有时在睡眠时不自觉坠入气道而于清晨咯出，此类出血一般量少、色黑，多于清晨发生。

（2）咯血量的评估　一般只能粗略估计，每日咯血量在100ml以内为少量，在100～500ml为中等量，在500ml以上或一次咯血在300～500ml为大量。咯血量的多少可与疾病严重程度不完全一致，少量间断咯血，不致造成严重后果，但可能是严重疾病或肿瘤的早期信号。一次大量咯血，可窒息致死。

（3）既往史 需询问有无呼吸系统、循环系统、血液系统疾病，有无误吸异物，有无到过疫区，是否有从事有害粉尘作业，是初次咯血还是间歇性或经常性咯血，咯血与月经周期的关系。

（4）伴随症状 咯血伴胸痛，可见于肺炎、肺梗死、肺癌等；咯血伴发热或大量脓臭痰，应考虑肺化脓症或支气管扩张并发感染；咯血伴低热、盗汗、乏力，提示有肺结核可能；咯血伴慢性咳嗽、大量脓痰，应考虑支气管扩张。

（5）心理反应 无论咯血量多少，患者均产生不同程度的恐惧与焦虑。少量持续咯血时，患者常有精神不安和失眠等；较多量咯血，可因恐惧引起交感神经兴奋，出现相应的生理变化。

2. 体格检查

（1）一般状况 了解生命体征及神志变化，观察有无心跳加快、血压升高或下降、呼吸浅快、皮肤潮红、苍白或发绀、出冷汗等。注意周围静脉特别是颈静脉充盈情况，及时发现休克征象和早期窒息的表现。

（2）肺部检查 肺部听诊有弥漫干湿啰音，可能为慢性支气管炎；有局限性、持续性、固定性湿啰音，可能为支气管扩张；有局限性哮鸣音，应考虑支气管肺癌。

（3）心脏检查 心尖部病理性舒张期雷鸣样杂音，提示咯血源于二尖瓣狭窄。

3. 辅助检查

（1）实验室检查 血液检查如红细胞计数、血红蛋白、血小板数、出凝血时间、血细胞比容检测等，以判断出血量及出血原因；痰液检查如痰细菌学、结核菌检查、脱落细胞检查等，阳性结果可帮助诊断，阴性结果不可轻易否定诊断，有时常需连续多次检查，才能获得阳性证据。

（2）X 线检查 咯血患者常规做胸部 X 线检查，如有肺实质病变一般都能在胸片上显示阴影，从而及时作出诊断。如有肺纹理增多、增粗、紊乱等亦能间接提供依据。

（3）支气管镜检查 对病因未明的咯血患者，尤其怀疑肺癌时应作纤维支气管镜检查并活检，以观察病变，确定出血部位，同时也可清除积血；支气管造影术对反复咯血疑有支气管扩张、血管畸形者可作造影，为手术提供依据。

（二）整理、分析资料

将所收集的主、客观资料进行整理，找出异常资料。如咯血的量、生命征改变、面色和神志的改变、情绪变化等。

（三）护理诊断

将异常资料按护理诊断依据进行排列组合，提出相应的护理诊断。常见的护理诊断如下：

1. 有窒息的危险 与大量咯血有关。
2. 有感染的危险 与血液潴留在支气管有关。
3. 焦虑 与咯血不止有关。
4. 恐惧 与咯血有关。

5. 体液不足 与大量咯血所致循环血量不足有关。

6. 潜在并发症 休克。

（余丽君）

第八节 发 绀

关键词

发绀 cyanosis

当皮肤或黏膜毛细血管内血液中的还原血红蛋白浓度增高，或出现高铁血红蛋白、硫化血红蛋白时，皮肤及黏膜呈现弥漫性青紫色，称为发绀。

发绀在皮肤较薄、色素较少和毛细血管丰富的部位如唇、舌、两颊、鼻间、耳垂、甲床等处较明显，易于观察。

一、类型和病因

（一）中心性发绀

1. 呼吸系统疾病 各种肺部病变如：慢性阻塞性肺疾病、肺炎、肺水肿、肺纤维化等，胸廓与胸腔病变包括严重的脊椎或胸廓畸形、大量胸腔积液、胸膜增厚或粘连等。

2. 心血管疾病 包括各类发绀型先天性心脏病。

（二）周围性发绀

1. 全身血液循环障碍 休克、慢性充血性心力衰竭、腔静脉阻塞综合征等。

2. 局部血液循环障碍 雷诺病、血栓闭塞性脉管炎、动脉硬化及栓塞、下肢静脉曲张、血栓性静脉炎等。

3. 红细胞增多症 真性红细胞增多症、慢性缺氧引起的继发性红细胞增多症。

（三）化学性发绀

1. 先天性家族性高铁血红蛋白血症 由还原型烟酰胺腺嘌呤二核苷酸（NADH）——高铁血红蛋白还原酶缺乏所引起。

2. 药物或化学物质中毒 亚硝酸盐、硝基苯中毒，服用过量的磺胺类或非那西丁等药物，引起继发性高铁血红蛋白血症，如同时服用硫化物或伴有便秘时则可引起硫化血红蛋白血症。

3. 肠源性发绀 进食某些含有大量亚硝酸盐的腌菜或变质蔬菜，饮用亚硝酸盐含量过高的井水等。

二、发生的机制

绝大多数的发绀是由于血液中还原血红蛋白含量增多所引起，当毛细血管循环血液中还原血红蛋白含量超过50g/L时，就会出现发绀；少部分是由于血液中存在异常血红蛋白所造成。发绀的发生机制有如下几种：

（一）血液中还原血红蛋白增多

各种肺疾病造成肺通气不足、肺换气障碍或通气/血流比例失调，各种疾病出现静脉血分流入动脉时，均可导致动脉血中还原血红蛋白含量增加而引起中心性发绀；充血性心力衰竭、休克以及暴露在寒冷环境中可因毛细血管血流量减少或血流淤滞，组织摄氧增加而导致静脉血还原血红蛋白含量增加，引起周围性发绀；各种原因导致血液浓缩使血红蛋白相对增加，红细胞生成增多引起的血红蛋白总量增加，均可导致还原性血红蛋白含量增加而出现发绀。

（二）异常血红蛋白血症

血液中出现异常血红蛋白，如高铁血红蛋白和硫化血红蛋白所致的发绀，为化学性发绀。异常血红蛋白已经失去携带氧的能力，因其颜色比还原血红蛋白深，故容易产生发绀。血液中含有15～20g/L高铁血红蛋白或5g/L硫化血红蛋白即可出现发绀。

三、临床表现

中心性发绀表现为全身性发绀，除四肢与颜面外，亦见于黏膜（包括舌和口腔黏膜）和躯干，皮肤温暖，主要见于有心肺功能不全的疾病和右－左异常分流的先天性心脏病（心性混血性发绀），故除发绀外常有心悸、咳喘等心肺症状。可伴有杵状指（趾）及红细胞增多；周围性发绀表现为肢体末梢与下垂部分如肢端、耳垂、鼻尖等部位的皮肤青紫、发凉，如对皮肤进行加温或按摩，发绀即可消失。某些情况下（如心力衰竭时），也可出现混合性发绀，患者同时兼有中心性发绀与周围性发绀的表现。见于心力衰竭（左心、右心和全心衰竭）或前述心肺疾病合并周围循环衰竭者。

四、护理评估

（一）健康史

1．年龄　出生及幼年时期出现发绀，多由先天性心脏病、先天性呼吸道疾病或先天性高铁血红蛋白血症引起。

2．心肺疾病史　由心肺疾病引起的发绀常有心肺功能不全及呼吸道感染的表现。

3．药物及化学物质接触史　有无接触相关的药物及化学物质或食用变质蔬菜。

4．伴随症状　突发性发绀并伴意识障碍，应考虑药物或化学物品中毒、休克及急性肺部感染；发绀伴呼吸困难见于心力衰竭肺部疾病；发绀伴头痛、头晕常由缺氧所致。

5．是否接受治疗　包括治疗的内容、效果、副作用及并发症等。

（二）体格检查

1．生命体征　测量体温、脉搏、血压和意识状态，呼吸的频率、节律、深度、吸气与呼气的比例。

2．发绀出现的部位　区分中心性发绀、周围性发绀及混合性发绀。

3．发绀的严重程度　病程较长者发绀较重，病程较短者发绀较轻；极重度发绀多见于高铁血红蛋白血症和发绀型先天性心脏病，而伴有休克或贫血的患者发绀往往较轻；真性红细胞增多症患者的发绀较轻，呈紫红色或古铜色。

4．杵状指（趾）　慢性中心性发绀常有杵状指（趾），最多见于发绀型先天性心脏病，其次为慢性肺部疾病。

5. 心肺检查 检查呼吸形态、胸廓外形、叩诊音及呼吸音的变化，心脏震颤、心界大小及心脏杂音等。

（三）辅助检查

评估下列各种辅助检查的结果是否正常。

1. 血常规及血气分析检查。
2. 胸部X线及肺功能检查。
3. 心电图、心脏超声波检查。

（四）整理、分析资料

将所收集的主、客观资料进行整理，找出异常资料。如原发病史和体征、药物及化学物质接触史、生命征及血气指标异常、活动耐力下降等。

（五）提出护理诊断

将异常资料按护理诊断依据进行排列组合，提出相应的护理诊断。常见的护理诊断如下：

1. 活动无耐力 与心肺功能不全、氧的供需失衡有关。
2. 低效性呼吸型态 与呼吸系统疾病有关。
3. 气体交换受损 与肺淤血有关。

（余丽君）

第九节 心悸

关键词

心悸 palpitation

心悸是人对心脏搏动的一种不适感觉，有时被描述为心慌、心累等。心悸虽属心血管系统的症状，但不能与心脏病等同。健康人在剧烈运动、神经过度紧张时会有心悸的感觉；神经症或处于焦虑状态的患者即使没有心脏疾患也会出现心悸；而某些器质性心脏病或心律失常患者也可没有心悸的感觉。

一、病因

生理性因素、心脏本身或心脏以外的疾病以及某些心理性因素均可导致心悸。

（一）生理性因素

健康人在剧烈运动或精神过度紧张时以及饮用酒、浓茶、咖啡后，由于身体耗能增加使组织对血流量的需求增加，心率加快和收缩力加强，从而引起心悸。

（二）病理性因素

1. 各种器质性心血管疾病 高血压心脏病，先天性心脏病（室间隔缺损、动脉导管未闭），风湿性心脏病（主动脉瓣关闭不全、二尖瓣关闭不全）等疾患引起心室肥大，心脏搏动增强，出现心悸。

2．心律失常　各种原因引起的心律失常，包括心动过速、心动过缓和心律不齐均可导致心悸。

3．高血流动力状态　甲状腺功能亢进、严重贫血、维生素 B_1 缺乏、低血糖症、高热、感染、缺氧、嗜铬细胞瘤、动－静脉瘘等患者血液循环速度加快，心脏搏动和心排血量增加，引起心悸。

4．药物的影响　应用某些药物，如肾上腺素、麻黄碱、咖啡因、阿托品、甲状腺素等，通过兴奋交感神经或阻断副交感神经而引起心悸。

5．心脏神经症　由自主神经功能紊乱引起，心脏本身无器质性病变，多见于青壮年女性。除心悸外还有心率加快、心前区或心尖部隐痛及失眠、耳鸣、记忆力减退、焦虑、紧张、全身无力及四肢麻木等神经衰弱的表现，还可有心电图出现窦性心动过速及轻微的 ST-T 异常。

6．绝经期综合征　发生在绝经前后，可出现系列内分泌和自主神经功能紊乱，表现出各种症状，如颜面、躯干烧灼感，心悸或心前区不适，易激动、不安、抑郁、健忘，指趾发麻、皮肤感觉异常或阵发性颜面出汗等。患者血中雌激素水平偏低。

（三）心理性因素

紧张、愤怒和焦虑等心理或情绪的变化，引起交感神经系统兴奋，除造成心悸外，还可引起头昏、胸闷、失眠、疲乏等不适，甚至合并胃肠道、泌尿系等症状。

二、发病机制

心悸发生机制目前尚未完全清楚，一般认为心脏活动过度是心悸发生的基础，常与心率、心律及心搏出量改变有关。在心动过速时，舒张期缩短，心室充盈量减少，收缩期心室内压力上升速率增快，使心室肌与心瓣膜的紧张度突然增加而引起心悸；在心动过缓时，舒张期延长，心室充盈量增加，收缩期心室内压力上升缓慢，也可引起心悸；心律失常如过早搏动，在一个较长的代偿期之后的心室收缩，往往强而有力，会出现心悸。心悸的发生常与精神因素及注意力有关，焦虑、紧张及注意力集中时易于出现。在老年人、伴有糖尿病等引起的神经病变、或伴有其他严重症状（如胸痛、呼吸困难的等）。心悸症状可不明显或被其他症状掩盖。心悸可见于心脏病者，但与心脏病不能完全等同，心悸不一定有心脏病，反之心脏病患者也可不发生心悸。如慢性心房颤动可因逐渐适应而无明显心悸。

三、护理评估

（一）收集资料

1．收集健康史

（1）心悸的特点　心悸是持续发作还是偶然发作，持续多长时间，有无诱因（体位改变、体力活动、精神压力和药物），是否在绝经期出现，是否有心脏活动过强、过快、过慢或不规则的感觉，是否反复发作。

（2）伴随症状　发作时是否伴有心前区疼痛、晕厥、抽搐、发热、贫血、消瘦及出汗等症状，是否有自主神经功能紊乱及内分泌功能紊乱的表现。

（3）患者的人格特性和饮食习惯。

（4）心悸对日常生活的影响　如紧张不安、精力不集中，无法专心工作等。

（5）接受治疗及护理的经过 如药物或手术治疗，生活指导，心理咨询等，治疗效果如何。

2. 体格检查

（1）生命体征的变化 评估心悸发生时患者呼吸、血压、脉搏的变化，有无脉压增大，有无意识改变和周围循环衰竭的表现。

（2）心血管系统检查 视诊检查有无颈动脉搏动和心尖搏动增强；触诊检查心脏有无震颤，脉搏的频率、节律，有无脉搏增强、水冲脉或脉搏短绌；叩诊有无心界增大；听诊检查心率、心律和心脏杂音等。

3. 辅助检查

（1）胸部及心脏X线检查 可有慢性阻塞性肺病、慢性支气管炎和心脏增大的表现。

（2）心电图 可有各种心律失常的表现。

（3）心脏超声 可发现各种心脏结构和功能异常及其血流动力学的改变。

（4）冠状动脉造影 怀疑心悸由冠心病引起时可作此项检查。

（5）实验室检查 包括血常规、血糖、血清甲状腺素、血浆儿茶酚胺及雌激素水平的测定等，当患者患有贫血、低血糖、甲状腺功能亢进、嗜铬细胞瘤或绝经期综合征时，上述检查结果会出现相应的变化。

（二）整理、分析资料

将所收集的主、客观资料进行整理，找出异常资料。如生命征异常、活动耐力下降、紧张不安等。

（三）提出护理诊断

将异常资料按护理诊断依据进行排列组合，提出相应的护理诊断。常见的护理诊断如下：

1. 活动无耐力 与心悸发作所致不适有关。
2. 恐惧 与心悸发作对心脏功能的影响有关。
3. 潜在并发症 心力衰竭。

（余丽君）

第十节 吞咽困难

关键词

吞咽困难	dysphagia
管腔	lumen
狭窄	stricture
肌病	myopathy

吞咽动作是一个复杂的过程，包括随意控制的吞咽始动阶段和随之而发生的一系列反射性吞咽运动阶段。吞咽困难是食物从口腔至胃贲门运送过程中受到阻碍的一种症状，在进食

后即刻或8～10秒出现咽部、胸骨后的停滞或梗塞感。可由咽、食管或贲门的功能性或器质性梗阻引起。

一、发生机制

可分为机械性吞咽困难与运动性吞咽困难两类：

（一）机械性吞咽困难 食物通过食管管腔有狭窄或食团体积过大引起的咽下困难，其中以食管管腔狭窄所致者更为重要。正常食管壁具有弹性，管腔直径可扩张超过4cm，各种原因使食管直径扩张受限，至多不超过2.5cm时，则可出现咽下困难。

（二）运动性咽下困难 指吞咽始动发生困难或随后的吞咽反射运动障碍，以致不能将食物顺利从口腔运送到胃。其中最常见的是各种原因引起的延髓麻痹；也可由肌痉挛或吞咽性神经抑制失常引起；还包括食管平滑肌失常所致蠕动减弱或异常收缩。

二、病因

（一）机械性咽下困难

1. 管腔狭窄

（1）良性狭窄 口腔炎、食管炎、反流性食管病、腐蚀性食管炎、口咽损伤、扁桃体炎、良性肿瘤、缺血、手术后、放射治疗后等。

（2）恶性肿瘤 癌、肉瘤、淋巴瘤、转移性肿瘤等。

2. 外来压迫 咽后壁脓肿与包块、甲状腺极度重大、食管裂孔疝、纵隔占位病变等。

（二）运动性咽下困难

1. 吞咽始动困难 口腔病变、口咽麻醉、唾液缺乏、舌肌瘫痪等。

2. 吞咽运动障碍 运动神经元病变、神经肌接头病变或肌病导致的肌无力；狂犬病、破伤风导致的肌收缩；吞咽性神经抑制失常如食管贲门失弛缓症等。

三、护理评估

（一）健康史

1. 注意患者的年龄、性别 出生后或哺乳期有频繁反食者可能为先天性食管闭锁所致；儿童突然出现咽下困难多由食管异物引起；老年人发生吞咽困难可为食管癌所致。食管癌导致的吞咽困难多为男性患者。

2. 询问患者的既往病史 是否较长时间留置胃管，过去是否误服腐蚀剂，食管有无炎症、损伤、肿瘤，有无食管手术史，有无咽后壁肿物、纵隔疾病、甲状腺疾病，有无延髓麻痹、神经肌接头病变、肌病。

3. 评估梗阻部位 吞咽困难患者常可明确指出梗阻部位。肿大的甲状腺引起的吞咽困难多在食管上段，食管癌、纵隔占位病变压迫引起的吞咽困难多在食管中段，食管失弛缓症、食管旁膈裂孔疝引起的吞咽困难多在食管下段。

4. 评估吞咽困难的病程进展 食管癌引起的吞咽困难起初对固体食物，逐渐对软食、流食出现进行性吞咽困难。食管贲门失弛缓症、食管痉挛引起的吞咽困难时轻时重、反复出现。

5. 评估吞咽困难的伴随症状 伴大量反食者多由食管贲门失弛缓症引起，口腔炎症、溃疡伴有进食与吞咽时口咽疼痛，食管炎或食管溃疡伴有食管性咽下疼痛一般位于胸骨后或剑突处。食管贲门失弛缓症、食管癌有纵隔转移者非进食时也有疼痛。延髓麻痹者常伴有发音含糊不清、声嘶或呛咳。病变位于食管下段并刺激膈肌可伴有呃逆，见于食管癌、食管膈裂孔疝、食管贲门失弛缓症的后期。

（二）身体评估

1. 评估患者营养状况　体重是否低于正常，注意患者发音有无含糊不清、声音有无嘶哑，有无浅表淋巴结肿大。

2. 评估口腔　口腔黏膜有无溃疡、咽部黏膜是否充血、红肿、黏膜表面粗糙或黏膜腺分泌增多，扁桃体有无肿大，有无舌麻痹及舌肌萎缩，咽反射是否迟钝或消失，唾液分泌是否减少。

3. 有无甲状腺肿大，气管是否发生移位，有无心包积液、心脏增大。

4. 神经系统检查是否存在肌无力。

（三）实验室检查

1. 血常规检查　白细胞是否在正常范围（4～10）$\times 10^9$/L，中性粒细胞是否升高，可提示口咽、食管炎症引起的吞咽困难。

2. X线检查　食管X线钡餐造影检查可观咽部、如有钡影堆积在梨形窦内，可能为延髓麻痹；如滞留在环咽部不能进入食管可能为环咽失弛缓症；气钡双重造影还可显示食管黏膜皱襞的改变，如发现食管黏膜中断、破坏，腔内充盈缺损或狭窄，管壁僵硬、蠕动消失，钡剂通过障碍则提示可能为食管癌所致吞咽困难。

3. 肌电图可辅助诊断神经肌接头病变与肌病引起的吞咽困难。

（四）心理、社会因素

评估患者的情绪，如食管贲门失弛缓症或原发性食管痉挛可由情绪激动诱发。

四、护理诊断

有误吸的危险：与食物误吸入肺内有关。

（许　岩　姜亚芳）

第十一节　恶心与呕吐

关键词

恶心	nausea
呕吐	vomiting
呕吐中枢	vomiting center
化学感受器触发带	chemoreceptor trigger zone（CTZ）

恶心为紧迫欲呕的感觉并伴有迷走神经兴奋的症状，如面色苍白、流涎、出汗、血压降低及心率过缓等。呕吐则是胃或小肠的内容物，通过食管逆流经口腔排出体外的现象。频繁和剧烈的呕吐可以使机体脱水，电解质发生紊乱和出现营养障碍。恶心呕吐是临床常见的症

状，这两种症状可单独存在，但恶心常为呕吐的前期表现。

一、病因

（一）反射性呕吐

1. 消化系统疾病　口咽刺激如咽喉肿物、严重咳嗽、外物伸入咽喉等；胃肠疾病如急性胃肠炎、慢性胃炎、幽门梗阻、肠梗阻等；肝、胆、胰疾病如急性肝炎、急性胆囊炎、急性胰腺炎等。

2. 其他系统疾病　如泌尿系结石、急性肾盂肾炎、急性心肌梗死、心力衰竭、休克、青光眼、屈光不正、急性腹膜炎、盆腔炎、急性传染病等。

（二）中枢性呕吐

1. 中枢神经系统疾病　中枢神经感染如各种脑膜炎、脑炎；脑血管疾病如脑出血、脑梗死；颅脑损伤性疾病如脑震荡、颅内血肿。

2. 药物或化学毒物的作用　洋地黄、各种抗菌药物、抗癌药物、有机磷、组胺、麻醉剂等。

3. 内分泌及代谢异常　妊娠、尿毒症、酮症酸中毒、低钠血症、甲状腺危象、肾上腺危象。

（三）前庭障碍性呕吐

如迷路炎、梅尼埃病、晕动病等。

（四）精神疾患导致的呕吐

如胃神经症、神经性厌食、癔病等。

二、发生机制

恶心呕吐主要的控制中枢在延髓有两个不同的中心，一是呕吐中心，另一为化学感受器触发带（CTZ）。呕吐中心接受由各处传来的讯息，包括呼吸道如咽喉、胃肠、胆管、泌尿道等以及来自大脑皮质、内耳前庭、冠状动脉以及 CTZ 传来的冲动，并直接支配呕吐的动作。CTZ 不能支配呕吐动作，但可直接接受血液中化学物质（如吗啡、洋地黄、酮体、尿毒症毒素等）的刺激，并传至呕吐中心，引起呕吐。呕吐中心发出的呕吐路径是经由膈神经到横膈，经由各对脊神经至肋间肌及腹壁肌肉，另经由迷走神经到咽、喉、食管及腹部器官。呕吐是内脏与躯体的协调运动，胃窦部持续收缩，贲门上升并开放，食管下括约肌弛缓，同时软腭、舌骨与喉抬高，关闭鼻咽与会厌的通道，腹肌收缩，膈下降，腹压增加，随即将胃内容物经食管排出体外。

三、护理评估

（一）健康史

1. 呕吐发生的时间　妊娠及尿毒症患者的呕吐常在早晨发生；酗酒引起的酒精性胃炎，常在清晨有干呕、呕吐；夜间呕吐多见于幽门梗阻。在进食后马上发生呕吐可能是心理因素。

2. 呕吐物的性质、量　十二指肠溃疡活动期呕吐大量酸性胃液；幽门梗阻的呕吐物因含有隔餐或隔日食物呈腐酵气味；小肠低位梗阻、麻痹性肠梗阻患者呕吐物有粪臭；病程较长的幽门梗阻或急性胃扩张患者的呕吐物量大，一次可超过 1000ml。

3．呕吐伴随的症状　急性胃肠炎和细菌性食物中毒患者呕吐时多伴腹泻；胆囊炎或胆石症患者多伴右上腹痛及发热、寒战或黄疸；颅内高压症或青光眼患者伴头痛并且呕吐呈喷射样；前庭障碍性疾病患者呕吐伴眩晕、眼球震颤。

（二）身体评估

恶心呕吐涉及各系统或全身性的多种疾病，需做全面查体。其中重点应注意有无发热，呼吸有无酮味，有无呼吸困难，血压是否升高，记录出入液量特别是呕吐物量。有无头痛、眩晕，有无巩膜黄染，有无眼睛疼痛、视力下降，瞳孔是否等大等圆。腹部查体应注意有无胃型、肠型、肝脾肿大，有无腹部压痛、反跳痛、叩击痛、腹块。有无颅神经病变，运动与感觉障碍，脑膜刺激征等。

（三）实验室检查

应根据健康史与身体评估的结果选择有关键意义的实验室检查方法。

1．呕吐物细菌培养或毒物分析。

2．血液检查　白细胞数有无增加，血红蛋白、白蛋白有无减低，血中有无酮体，肌酐、尿素氮是否正常。

3．X线及CT检查　腹部平片可提示是否为肠梗阻、胆结石、泌尿系统结石所致的恶心呕吐；头颅CT检查可提示中枢神经系统占位性病变所致的恶心呕吐。

4．心电图有无心肌梗死改变。

5．B超肝、胆、胰、肾B超有无炎症、结石。

6．脑脊液检查颜色是否无色透明，压力是否在70～180mmH_2O，白细胞计数是否在（0～8）$\times 10^6$/L范围。异常提示中枢神经系统出血、炎症、损伤所致恶心呕吐。

（四）心理社会评估

非器质性呕吐患者注意有无注意涣散、记忆减退、神经过敏、抑郁、焦虑等神经衰弱表现，以及对肥胖的看法，对自我形象的认识。

四、护理诊断

1．舒适的改变：恶心/呕吐　与急性胃炎有关；与幽门梗阻有关；与服用药物有关等。

2．体液不足或有体液不足的危险　与呕吐体液丧失及摄入量减少有关。

3．营养失调：低于机体需要量的危险　与长期频繁呕吐和摄食量不足有关。

4．有误吸的危险　与呕吐物误吸入肺内有关。

（许　岩　姜亚芳）

第十二节　腹　泻

关键词

腹泻　diarrhea

通常正常人的排便次数为一日1次到一周3次，粪便量不大于300g，其中水分占60%～80%。

腹　泻

腹泻指排便次数增加，粪便稀薄并带有黏液、脓血或未消化的食物。

一、发生机制

1. 分泌性腹泻　胃黏膜分泌过多的水与电解质而引起腹泻。毒素可使胃肠道分泌大量的水和电解质；小肠部分切除术后特别是末端回肠切除1m以上时，会造成原本应该在该处吸收的盐类进入大肠刺激大肠分泌而造成腹泻。

2. 吸收不良性腹泻　由肠黏膜的吸收面积减少或吸收障碍所引起，如细菌、自身免疫病、放疗可造成肠黏膜破坏，肠黏膜无法吸收导致腹泻。

3. 渗透性腹泻　肠内容物渗透压增高，阻碍肠内水分与电解质的吸收而引起。盐类泻药或口服不易吸收的糖类等。

4. 肠蠕动增强性腹泻　肠蠕动亢进致肠内食糜停留时间少，未被充分吸收所致的腹泻，如胃肠功能紊乱、甲状腺功能亢进等。

二、病因

腹泻分为急性腹泻、慢性腹泻两种，急性腹泻每天排便次数可达10次，粪便量多而稀薄；腹泻超过2个月者属慢性腹泻。

（一）急性腹泻

1. 肠道疾病　包括有病毒、细菌等感染引起的肠炎及急性克罗恩（Crohn）病、溃疡性结肠炎急性发作、急性肠道缺血等。

2. 全身性感染　如败血症、伤寒或副伤寒等。

3. 急性中毒　如服用毒蕈、有机磷中毒等。

4. 其他　如过敏性紫癜、甲状腺功能亢进、肾上腺皮质功能减退危象、尿毒症等。

（二）慢性腹泻

1. 消化系统疾病

（1）胃肠疾病　慢性萎缩性胃炎、胃大部切除术后胃酸缺乏；肠结核、慢性细菌性痢疾、慢性阿米巴性痢疾；克罗恩病、溃疡性结肠炎、结肠多发性息肉病、吸收不良综合征、肠道肿瘤等。

（2）肝、胆、胰腺疾病　肝硬化、慢性胆囊炎、胆石症；慢性胰腺炎、胰腺癌。

2. 全身性疾病

（1）内分泌及代谢障碍疾病　甲状腺功能亢进、类癌综合征等。

（2）药物副作用　利血平、洋地黄、考来烯胺等。

（3）神经功能紊乱　肠激惹综合征、神经功能性腹泻等。

（4）其他　系统性红斑狼疮、尿毒症、硬皮病、放射性肠炎等。

三、评估要点

（一）健康史

1. 有无全身性疾病、消化系统疾病等。

2. 注意患者的年龄、性别；询问患者正常时、近日来及现在的排便情况，包括排便次数、间隔时间、排便是否很急；大便是否有特殊气味、颜色、形状、硬度、量，有无黏液、脓、血或未消化食物。

3. 注意了解腹泻的伴随症状

（1）伴发热　急性细菌性痢疾、伤寒、副伤寒、肠结核、结肠癌、克罗恩病、溃疡性结肠炎急性发作期、败血症、病毒性肠炎、甲状腺危象时腹泻伴有发热。

（2）伴腹痛　急性腹泻常伴有腹痛，尤其是感染性腹泻。小肠疾病致腹泻伴随的腹痛常在脐周，便后腹痛多不缓解；结肠疾病腹痛多在下腹，便后可缓解。

（3）伴里急后重　急性痢疾、直肠癌患者腹泻伴有里急后重。

（4）伴皮疹或皮下出血　败血症、伤寒、副伤寒、麻疹、过敏性紫癜等患者腹泻伴有皮疹或皮下出血。

（5）伴关节痛或肿胀　克罗恩病、溃疡性结肠炎、系统性红斑狼疮、肠结核患者腹泻伴有关节痛或关节肿胀。

（6）伴腹部包块　胃肠恶性肿瘤、肠结核、克罗恩病、患者腹泻伴有腹部包块。

（7）消瘦　胃肠恶性肿瘤、吸收不良综合征患者腹泻伴有明显的消瘦。

（8）伴重度脱水　分泌性腹泻如霍乱及细菌性食物中毒患者腹泻伴重度脱水。

（二）身体评估

1. 评估患者的体温、身高、体重、出入液量。

2. 评估患者的全身状况包括是否消瘦、皮肤是否干燥、缺乏弹性、有无皮疹或皮下出血。

3. 腹部检查触诊有无包块，有无腹痛，肠鸣音是否多于 5 次/分。

（三）实验室检查

1. 粪便检查　是否存在红、白细胞或阿米巴原虫及寄生虫卵；粪便细菌培养。

2. 钡剂灌肠 X 线及结肠镜检查　钡剂灌肠 X 线检查可辅助诊断结肠病变。结肠镜检查不但可直接观察病变性质并可做活组织检查，对结肠病变所致的腹泻有重要诊断意义。

3. 肝、肾功能，电解质及血中白蛋白检查可了解全身营养状况及水、电解质平衡是否异常。

（四）心理社会评估

注意是存在压力、是否有情绪、环境的变化。

四、护理诊断

1. 腹泻　与肠道感染有关。

2. 体液不足　与胃肠道体液丢失过多，摄入量不足有关。

3. 营养失调：低于机体需要量　与食欲减退，营养摄入不足有关。

4. 体温过高　与肠道感染有关。

5. 有皮肤完整性受损的危险　与大便次数增多刺激皮肤有关。

6. 焦虑或恐惧　与住院和家人分离，对医院环境陌生有关；与慢性腹泻迁延不愈有关。

（许　岩　姜亚芳）

第十三节　便　秘

关键词

便秘　constipation

便秘指排便次数减少，粪便量少且干硬，并伴有排便困难感觉。

一、发生机制

食物在消化道经消化吸收后，剩余的食糜残渣从小肠运至结肠，在结肠内将大部分的水分与电解质吸收形成粪团，最后运至乙状结肠及直肠，通过一系列的排便活动将粪便排出体外。摄入食物过少或水分不足，致肠内的食糜和粪团的量不足以刺激肠道的正常蠕动；肠道的肌张力减低和蠕动减弱；肠蠕动受阻；排便过程中的神经及肌肉活动障碍等均可导致便秘。

二、病因

便秘按有无器质性病变可分为功能性便秘与器质性便秘。

（一）功能性便秘

发生原因有进食量少或食物缺乏纤维素，对结肠运动的刺激减少；时间、地点、精神因素等造成的排便习惯受干扰；滥用泻药造成对泻药的依赖；结肠痉挛致排便困难如肠易激综合征；腹肌及盆腔张力不足；结肠冗长；药物致肠肌松弛如应用吗啡类药物、抗胆碱药物等。

（二）器质性便秘

发生原因有直肠与肛门病变引起排便疼痛造成恐惧排便，如痔疮、肛裂、肛周脓肿和溃疡、直肠炎；结肠良性或恶性肿瘤、各种原因的肠梗阻、肠粘连、克罗恩病、先天性巨结肠等；腹腔或盆腔内肿瘤的压迫如子宫肌瘤；全身性疾病使肠肌松弛，如尿毒症、黏液水肿等。

三、评估要点

（一）健康史

1. 有无全身性疾病、消化系统疾病、滥用泻药等，有无口苦、食欲减退、腹胀、下腹不适等症状。

2. 注意患者的年龄、性别；询问患者的正常时、近日来及现在的排便情况，包括排便次数、间隔时间、排便是否困难、粪便形状、量、硬度。

3. 有无伴随症状

（1）肠梗阻患者便秘伴有呕吐、肠绞痛。

（2）结肠肿瘤、肠结核及克罗恩病患者便秘伴有腹部包块。

（3）肠结核、溃疡性结肠炎、肠激惹综合征患者便秘与腹泻交替。

（二）身体评估

1. 腹部检查　腹部视诊有无鼓胀；听诊蠕动是否少于 5 次/分；触诊是否由肿块注意其位置、硬度及有无压痛。

2. 肛门检查　肛周有无脓肿、有无肛裂、痔。

（三）辅助检查

实验室检查：钡剂灌肠 X 线检查及结肠镜检查有助于诊断器质性结肠病变引起的便秘。

（四）心理社会评估

有无生活改变导致饮食习惯、排便时间地点发生变化；是否存在精神压力。

四、护理诊断

1. 便秘　与饮食中纤维素不足有关；与运动量少有关；与排便环境改变有关；与长期卧床有关；与麻痹性肠梗阻等有关。

2. 疼痛　与粪便过于干硬、排便困难有关；与机械性肠梗阻等有关。

3. 组织完整性受损或有组织完整性受损的危险　与粪便过于干硬有关。

4. 知识缺乏　缺乏保持定时排便的有关知识。

（许　岩　姜亚芳）

第十四节　尿量异常

关键词

少尿	oliguria
无尿	anuria
多尿	polyuria

正常人一昼夜排出的尿量约为 1500ml。在生理情况下，尿量的多少主要决定于机体每天摄入的水量和由其他途径（如皮肤、呼吸道、胃肠道）排出的水量。在病理情况下，每昼夜的尿量显著减少或增多，可对机体带来不良影响，甚至产生严重后果。因此，临床上对于尿量的改变，应给予密切注意，并严加区分是正常变异，还是病理情况；如是后者，应进一步鉴别是什么原因，以便及时采取措施，加以纠正。尿量异常即因为病理因素引起的尿量的改变，可分为少尿与多尿。

一、少尿

24 小时尿量少于 400ml，称为少尿，少于 100ml，称为无尿。由于尿量过少，体内大量代谢终产物不能排出，患者常伴有血尿素氮增高、肌酐增高，水电解质或酸碱平衡紊乱，临床上称之为肾衰竭。

（一）病因

1. 血容量不足　各种原因所致大出血、严重失水、灼伤等。

2．有效血容量不足　充血性心力衰竭、肝硬化（肝肾综合征）等。

3．肾功能不全　急性肾小管坏死、肾小球疾病、严重感染、双侧肾皮质坏死、妊娠高血压综合征、急性间质性肾炎、肾动脉血栓形成或栓塞、肾淀粉样变性、糖尿病肾病、肉芽肿病等。

4．尿路梗阻　尿道阻塞、神经性膀胱、输尿管阻塞等。

（二）发病机制

健康人在摄水量正常时，尿量取决于肾小球滤过率和肾小管重吸收量，两项或其中任何一项异常均可引起少尿或无尿，其原因可归纳为肾前性、肾性和肾后性三类。

1．肾前性　多属功能性肾衰竭。是指任何原因所致全身有效循环血量不足，导致肾血流量下降而引起的肾小球滤过率减少，出现少尿或无尿。

肾血浆流量反映了肾小球毛细血管的血浆流量，对于肾小球的滤过极为重要。正常人肾血流量为1200ml/min，肾血浆流量成年男子约为650ml/min，成年女子约为600ml/min。其中极大部分供应肾皮质部，以满足肾小球滤过所必需的有效血浆流量。但是，在激烈运动、重体力劳动中，或处在炎热环境下，机体各部分血量会重新分配而使肾血流量大为减少，尿量也随之减少。此外，在某些病理情况下，如肝硬化腹腔积液形成或心力衰竭时，肾血流量与肾小球滤过率显著减少，也会使尿量减少。

2．肾性　是指因肾小球、肾小管或肾间质的严重病变，导致肾小球滤过功能受损，滤过率下降而引起的少尿、无尿，多属器质性肾衰竭。

尿液生成的过程较为复杂，主要包括肾小球滤过与肾小管重吸收及分泌。肾小球滤过是尿液形成的第一个环节，肾小球滤过膜的通透性和总的滤过面积、有效滤过压的异常均可影响肾小球滤过率，从而影响尿量。肾小管和集合管的重吸收对最后尿量的形成也极为重要。

（1）肾小球滤过面积改变　即肾小球毛细血管总面积改变，肾小球病变如急性肾小球肾炎时，肾小球毛细血管腔狭窄或完全阻断、有效滤过面积显著缩小，肾小球滤过率下降，可出现少尿以致无尿。

（2）有效滤过压改变　有效滤过压是肾小球毛细血管血压、肾小囊内压与血浆胶体渗透压的代数和。肾小球毛细血管压是推动血浆通过滤过膜的主要力量，肾小囊内压有对抗血浆通过滤过膜的作用，肾小球毛细血管内的血浆胶体渗透压是阻止血浆通过滤过膜的主要力量，所以，有效滤过压＝肾小球毛细血管压－（血浆胶体渗透压＋肾小囊内压）。当机体血容量不足（大出血或严重失水等）、血压显著降低时，肾小球毛细血管血压下降，致使有效滤过压过低，可引起少尿或无尿。

（3）肾小管与集合管改变　当肾小管因某些因素受损时（如急性肾小管坏死），管腔内的滤液可回流入肾小管壁内，也可引起少尿或无尿。集合管对水的重吸收是受抗利尿激素调节的，剧烈疼痛和情绪紧张等反应可增加机体抗利尿激素的释放，从而使水在集合管内被大量重吸收，造成少尿或无尿。

3．肾后性　肾后性少尿或无尿属梗阻性肾衰竭，任何原因所致尿路梗阻均可因尿路狭窄、闭塞，妨碍尿液的流通引起肾盂积水，肾小囊内压增高和肾小球有效滤过压降低而发生少尿、无尿。

一般情况下，肾小囊内压是比较稳定的，但当输尿管由于结石、肿瘤等发生阻塞时，尿液在患侧肾盂中积聚，使肾盂内压显著增高，该侧肾小囊内压也随之增高，有效滤过率降低，患侧出现少尿或无尿。

（三）护理评估

1. 健康史

（1）了解患者年龄、每日饮食、饮水量和种类、运动量、药物使用情况、生活环境等与尿量有关的因素。

（2）仔细询问患者日常的排尿习惯、次数、尿量、尿的颜色、气味、性状等，以及目前的改变情况。

（3）了解有无因尿量异常而致体液容量过多的情况及其严重程度，如水肿、体重增加、血压升高等。

（4）了解患者起病前有无上呼吸道感染或咽喉炎、有无大量失血或失水、有无休克；是否曾服用过对肾脏有毒的药物、化学物或生鱼胆、毒蕈等；是否去过流行性出血热疫区、有无钩端螺旋体病疫水接触史。

（5）了解患者既往有无急、慢性肾脏疾患，如急、慢性肾小球肾炎，肾盂肾炎，肾结核，泌尿系统结石或肿瘤，以及内分泌系统疾病史；目前治疗所用药物的名称、剂量、效果及不良反应。

（6）询问患者水、盐摄入情况，是否进行过血液透析、腹膜透析、腹腔积液回输等。

（7）了解患者及其亲属对诊断、治疗、预后的反应和期望。

2. 伴随症状和体征　在收集资料时，注意观察和询问患者的伴随症状和体征。

（1）如患者有面色苍白、四肢厥冷、血压下降等休克表现，提示为肾前性少尿或无尿。

（2）如伴有高血压、水肿则提示急性或慢性肾炎所致。

（3）如有低血钾、高血压、周期性麻痹，应考虑原发性醛固酮增多症所致多尿。

（4）如少尿伴腹腔积液、黄疸及肾衰竭等表现，提示肝肾综合征的可能。

（5）若突然出现完全无尿，伴输尿管压痛点压痛，肾区叩痛，提示肾后性少尿或无尿。

3. 体格检查　测量脉搏、呼吸、血压；观察患者的皮肤情况，包括弹性、有无水肿、紫癜；注意有无颈静脉曲张；肝、脾是否大，脊肋角、输尿管压痛点、肾区是否有压痛和叩击痛等。评估膀胱充盈程度，以鉴别是少尿还是尿潴留；评估有无腹水、水肿等肝硬化或心力衰竭的表现。

4. 辅助检查

（1）尿液检查　首先为明确患者是否有少尿或无尿情形发生，应精确收集并计量患者每日的尿量，评估尿液性状，有无肉眼血尿或血红蛋白尿，测定尿比重和渗透压。一般情况下尿比重在 1.020 以上或尿渗透压超过 800mmol /L，提示血容量不足或肾小球滤过率受损而肾小管功能影响不大。尿比重在 1.010 左右，尿渗透压在 300mmol /L 左右，说明肾小管浓缩功能已遭破坏，提示肾实质性病变。

（2）肾功能检查　血浆尿素氮、肌酐测定、PSP 试验、内生肌酐清除率、浓缩试验、稀释试验等的测定可以检查肾脏功能。

（3）X 线检查　尿路平片可看到肾脏的位置和外形，以及有无尿路结石或肾钙质沉着。静脉肾盂造影能精确了解两侧肾脏的大小与排泄功能、肾盂与肾盏有无异常。逆行肾盂造影可更直接地看到肾盂与输尿管的显影情况，肾动脉造影对于肾动脉阻塞性疾病的诊断是必需的。

（4）肾穿刺活体组织检查　可以鉴别弥漫性肾脏疾病。注意：有出血倾向与不合作的患者应属禁忌，有明显高血压者慎作。

二、多尿

24 小时尿量持续在 2500ml 以上，称为多尿。引起多尿的原因很多。正常人大量饮水后或进食含水较多的食物后，也可出现一过性多尿。水肿患者在消肿过程中，尿量也明显增多。病理情况下，往往是由于肾脏本身病变或全身性内分泌代谢紊乱，影响了肾脏浓缩功能而引起多尿。因此，临床上遇到多尿患者，应加以仔细鉴别。

（一）病因

1. 渗透性利尿　糖尿病、应用渗透性利尿剂（如甘露醇、尿素）等。

2. 抗利尿激素缺乏　特发性尿崩症、继发性尿崩症（下丘脑 - 神经垂体系统病变，如手术、创伤、肿瘤、感染等）。

3. 肾小管对抗利尿激素不敏感　肾性尿崩症、低血钾症、高血钙症、肾小管性酸中毒、急性肾衰竭多尿期、慢性肾脏疾病、梗阻性肾病、锂盐等药物作用。

4. 精神性烦渴　神经症性疾病等。

（二）发病机制

任何因素影响肾小管重吸收者，均可引起多尿。

1. 渗透压改变　肾小管液溶质所形成的渗透压，是对抗肾小管重吸收水的重要因素。如肾小管液溶质浓度增加，渗透压增大，就会阻碍肾小管对水的重吸收而使尿量增多。如糖尿病患者因为血糖升高，肾小管液中葡萄糖含量增多，超过肾小管对葡萄糖的重吸收能力，致肾小管液渗透压增高，阻碍了水的重吸收而出现多尿，称为渗透性利尿。有些药物如甘露醇等因不能被肾小管重吸收而使小管液渗透压增加，也可引起多尿。

2. 激素分泌不足　抗利尿激素是在下丘脑视上核与室旁核（主要在视上核）中合成，沿下丘脑 - 垂体束神经纤维到达神经垂体，贮存在神经纤维末梢，根据机体需要，释放至血液。抗利尿激素能增加远曲小管与集合管对水的通透性，促进水的重吸收。如果因为某些原因导致抗利尿激素分泌不足，远曲小管与集合管水分不能被重吸收而使尿量大增，临床上称为尿崩症。

3. 肾小管病变　当机体并不缺乏抗利尿激素时，由于肾小管病变，对抗利尿激素不起反应，也可影响水的重吸收而出现多尿。如由于肾小管遗传性缺陷，对抗利尿激素不敏感（肾性尿崩症）；或由于电解质紊乱（低钾血症，高钙血症）而影响肾小管的浓缩功能；或由于肾脏本身病变影响肾髓质的高渗状态而影响远曲小管与集合管对水的重吸收；也可由于肾单位被大量破坏，残存肾单位溶质负荷增加而引起渗透性利尿。

4. 药物　某些药物也可引起多尿，如锂盐使抗利尿激素不能发挥作用；地美环素（去甲金霉素）、甲氧氟烷、两性霉素 B 等均可影响抗利尿激素对集合管的作用而引起多尿。

5. 精神因素　精神因素也可引起多尿，某些神经症性疾病的突出表现为烦渴、多饮，因而引起多尿和低比重尿，称为精神性烦渴，临床上表现与尿崩症极为相似，有时不易鉴别。

（三）护理评估

1. 健康史

（1）了解患者年龄、每日饮食、饮水量和种类、运动量、药物使用情况、生活环境等与尿量有关的因素。

（2）仔细询问患者日常的排尿习惯、次数、尿量、尿的颜色、气味、性状等，以及目前的改变情况。

（3）了解有无因尿量异常而致体液容量不足的情况及其严重程度，如口渴等。

（4）了解是否有多饮、多尿、多食、体重减轻等糖尿病症状；有无头痛、呕吐、视力障碍或颅脑外伤史；有无水肿、高血压病史，以及尿频、尿急、尿痛、发热等泌尿系统疾病史。

（5）了解患者目前治疗所用药物的名称、剂量、效果及不良反应。

（6）了解患者水、盐摄入情况，是否进行过血液透析、腹膜透析、腹腔积液回输等。

（7）询问患者及其亲属对诊断、治疗、预后的反应和期望。

2. 伴随症状和体征在收集资料时，注意观察和询问患者的伴随症状和体征。

（1）如患者多尿伴全身骨痛、反复尿路结石者有原发性甲状旁腺亢进症的可能。

（2）多尿且以夜尿增多为主，多见于原发性醛固酮增多症、慢性肾炎后期、高血压性肾病等。

（3）伴有多饮、烦渴的多尿，见于糖尿病、尿崩症、原发性醛固酮增多症、原发性甲状旁腺功能亢进症及精神性多饮多尿症。

3. 体格检查　测量脉搏、呼吸、血压，注意观察患者的皮肤情况，注意有无水肿、弹性如何、有无高血压、肾区叩痛等，需要时可作眼底检查。

4. 辅助检查

（1）尿液检查　首先为明确患者是否有多尿情形发生，应精确收集并计量患者每日的尿量，注意尿色，评估尿液性状，有无肉眼血尿或血红蛋白尿，测定尿比重、pH 和渗透压。

（2）血液生化检查　根据病情可选作血糖、钾、钙、二氧化碳分压、氯化物、碳酸氢盐、pH 测定，以助诊断。

（3）特殊检查　可作禁水试验、禁水－加压素试验或高渗盐水试验以鉴别尿崩症、肾性尿崩症和精神性烦渴。必要时可作血浆抗利尿激素测定。如疑有原发性醛固酮症可作血浆肾素活性测定与醛固酮测定。可疑肾小管性酸中毒的患者可作氯化铵负荷试验。CT 检查对鉴别尿崩症的病因以及原发性醛固酮增多症均有帮助。

（赵　雁）

第十五节　血　尿

关键词

血尿　hematuria

正常人的尿液中不含或仅含有极少量的红细胞。尿液中出现较多的红细胞称为血尿。含血量较多，肉眼可看见的称为肉眼血尿；含血量较少须通过显微镜才能见到红细胞的称为镜下血尿。镜下血尿诊断标准仍有争论，一般认为离心尿每高倍视野中有 3 个以上红细胞或 12 小时尿红细胞计数（Addis 计数）超过 50 万时有病理意义。

一、病因

1．全身性疾病

（1）血液病　血小板减少性紫癜、过敏性紫癜、白血病、再生障碍性贫血、血友病以及其他凝血功能障碍等。

（2）感染性疾病　败血症、钩端螺旋体病、流行性出血热、猩红热、丝虫病等。

（3）结缔组织及变态反应性疾病　系统性红斑狼疮、结节性多动脉炎、皮肌炎等。

（4）心血管疾病　原发性高血压、动脉粥样硬化、严重充血性心力衰竭、肾微血管病变（如糖尿病性）以及感染性心内膜炎等。

（5）血红蛋白病　镰状细胞病等。

2．肾实质病变　各种类型的急、慢性肾小球肾炎及感染性、免疫性和毒性物质损害、血液循环障碍、代谢异常等原因引起的间质性肾炎。

3．破坏泌尿系统正常解剖结构的病变　肿瘤、结石、损伤和某些先天性畸形（如多囊肾、海绵肾、肾先天性动静脉瘘）等。

4．泌尿系统感染　非特异性感染、泌尿系统结核和寄生虫病等。

5．前列腺病变　前列腺增生症、前列腺癌和前列腺精囊炎症等。

6．尿路附近器官疾病　急性阑尾炎，结肠、直肠和女性生殖器官的炎症，肿瘤和盆腔脓肿等。

7．其他　运动性血尿、肾下垂、药物或化学物品（如磺胺类、水杨酸盐类、盐酸氯胍、酚、汞、砷）引起的血尿和经过反复检查未能明确的所谓“特发性”血尿等。

二、护理评估

1．健康史　应详细询问健康史，尤其是饮食、服药情况，以帮助确定是否为真性血尿。

（1）应详细询问饮食、服药情况　因为血尿需要与摄入某些食物或药物色素（如甜菜根、氨替比林、酚磺酞等）引起的红色尿相区别。这些情况的尿液与血尿不同，多为均匀而不混浊，无沉淀，震荡后不呈云雾状，镜检无红细胞，潜血试验阴性。

（2）应仔细询问患者的月经史和其他疾病史　因为血尿需要和月经、子宫、阴道或肛门出血污染尿液、诈病血尿以及和排尿无关的尿道出血等情况进行鉴别。

2．伴随症状　应仔细询问病史，进行体格检查，了解和分析伴随症状，以助于诊断、治疗和护理。

（1）伴有尿频、尿急、尿痛等膀胱刺激症状　排尿次数增多称为尿频，尿频可由尿量增多或膀胱容量减少引起。临床上所见的尿频，多因为膀胱黏膜炎症所致。此时，膀胱黏膜充血、糜烂或有溃疡，少量尿液即可刺激膀胱引起收缩，每次尿量很少，伴有尿急、尿痛和坠胀感，称为膀胱刺激症状。血尿伴有膀胱刺激症状者往往同时有脓尿，多为泌尿系统感染所引起。

（2）伴有腰腹痛 血尿伴有腰腹痛最常见的病因是尿石症。肾、输尿管结石移动产生梗阻时可引起肾盂输尿管平滑肌的强烈痉挛，表现为侧腰部和上腹部阵发性剧烈疼痛，沿输尿管方向放射至下腹部、外生殖器或股内侧，称为肾绞痛。其他原因的肾出血时如有血块阻塞输尿管也可引起肾绞痛。因肾肿瘤、多囊肾、肾下垂等疾病所引起的腰痛多为持续性钝痛。

（3）伴有腰腹部肿块 单侧腰部肿块应考虑为肾肿瘤、肾积水或肾下垂等。双侧腰部肿块应考虑为多囊肾。下腹部肿块应注意鉴别是否为膀胱尿潴留，可在导尿后再进行检查。

（4）伴有水肿、高血压和蛋白尿 应考虑为肾炎或高血压肾病，常伴有肾功能损害的表现。

（5）伴有其他部位出血 多见于感染性疾病、血液病和其他全身性疾病。

3. 出血部位应根据出血性状，判断出血部位。

（1）肉眼血尿 可根据血尿和排尿的关系而分为全血尿、初血尿和终末血尿。全血尿是指排尿的全过程都是血尿，病变的部位应在膀胱或膀胱以上。膀胱出血，尿色较鲜红，如出血较多时可形成不规则形的血块。肾、输尿管出血，尿呈暗红色，排出的血块呈长条形。初血尿是指排尿开始时为血尿，以后尿血色逐渐变淡或消失，提示病变在前尿道或膀胱颈部。终末血尿是指排尿终了时才出现血尿，提示病变在膀胱底部或后尿道。

（2）镜下血尿 可以通过尿三杯试验了解血尿的来源，即在一次排尿过程中用三个容器分段收集尿标本，并分别进行显微镜检查。

（3）尿沉渣镜检和尿蛋白测定 有助于区别肾小球、肾间质病变和肾后性血尿。前两者在显微镜下除红细胞外可见到管型，且可伴有较大量蛋白尿，肾后性血尿蛋白含量则很少。

4. 特殊辅助检查 应根据病史、体检、尿液分析和肾功能检查的发现采用必要的特殊检查，避免给患者增加不必要的痛苦和经济负担。

（1）尿液细菌学检查 包括尿沉渣涂片的革兰染色、抗酸染色检查以及普通细菌、结核分枝杆菌培养等。

（2）尿道膀胱镜及其他经尿道的器械检查 导尿检查用于收集尿液标本、测定膀胱容量和残余尿量，还可以注入造影剂进行膀胱造影。尿道探针用以探查尿道是否有结石、狭窄或异物等。尿道膀胱镜检查可以直接观察尿道、膀胱内的病变，也可以经输尿管导管分别收集两侧肾盂尿标本，必要时还可以进行肾盂、输尿管造影。输尿管肾镜检查是近年发展的新技术，可直接观察输尿管、肾盂内的病变，必要时可以取活体组织进行治疗性措施。

（3）影像学检查 包括泌尿系统 X 线检查、超声检查、放射性核素检查、磁共振成像检查等，有助于诊断肾结石、肾积水、肾囊性占位性病变、肾肿瘤、膀胱结石和膀胱肿瘤等。

（4）尿脱落细胞检查 有助于诊断泌尿系统恶性肿瘤特别是尿路上皮肿瘤。

（5）肾穿刺活体组织检查 对所获组织进行光镜和电镜检查，还可以进行免疫荧光染色，通过组织学的病变特征，有助于鉴别临床表现为血尿、蛋白尿和进行性肾功能减退的弥漫性肾脏疾病。

（赵 雁）

第十六节 排尿异常

关键词

尿失禁　incontinence of urine

尿液在肾脏形成后通过肾盂、输尿管不断地进入膀胱内贮存，膀胱充盈后在意识的控制下通过排尿反射将尿液经尿道排出体外。病理情况下，生理活动各环节的协调受到破坏，可引起排尿困难、尿潴留、尿失禁等排尿异常。

一、排尿困难

排尿困难是指膀胱内尿液不易排除，可表现为排尿开始迟缓、时间延长，继而出现排尿费力、射程缩短、尿线变细、断续或呈滴沥状等不同程度的症状；如进一步发展可导致尿液滞留在膀胱内不能排出，称为尿潴留。

（一）病因

1．机械性梗阻

（1）膀胱颈梗阻　最常见的是前列腺病变（包括前列腺增生、纤维化或肿瘤），膀胱内结石、有蒂肿瘤、血块或异物以及临近器官病变如子宫肌瘤、妊娠子宫嵌顿在盆腔等也可以阻塞或压迫膀胱颈引起梗阻。

（2）尿道梗阻　最常见的是炎症或损伤后的尿道狭窄。尿道结石、异物、结核、肿瘤、憩室等也可以引起尿道梗阻。包茎或先天性后尿道瓣膜则是男婴尿道梗阻的主要原因。

2．动力性梗阻

（1）颅脑或脊髓损伤

（2）手术因素　中枢神经手术或广泛性盆腔手术（骨盆神经损伤）等。

（3）神经系统病变　肿瘤、卒中、脑炎、脊髓灰质炎、糖尿病、多发性硬化症等。

（4）先天性畸形　脊柱裂、脊膜膨出、脊髓脊膜膨出等。

（5）麻醉后

（6）药物作用　抗胆碱药、抗抑郁症药、抗组胺药、阿片制剂等。

（7）精神因素

（二）发病机制

1．梗阻性排尿困难　参与排尿的神经、肌肉功能良好，而自膀胱颈至尿道外口的某一部位存在梗阻性病变，梗阻的存在使尿道阻力增高。在早期阶段，由于逼尿肌加强收缩而增加排尿期膀胱内压以克服尿道阻力，排尿困难症状可不明显。当病情进一步发展，逼尿肌有代偿性肥大以排空膀胱，但已经开始出现尿频及不同程度的排尿困难症状。梗阻继续加重，逼尿肌不能排尽膀胱内的全部尿液，出现残余尿，使膀胱经常处在部分充盈的状态，有效容量减少，尿频更加严重。最终过多的残余尿使膀胱失去收缩能力，发展为尿潴留。另外，由于膀胱过度膨胀也可有少量尿液从尿道口溢出，称为充溢性尿失禁。

2．非梗阻性排尿困难　控制排尿的中枢神经或周围神经受损所引起，成为神经性膀胱功能障碍。此外，盆腔感染、损伤或手术引起的尿道括约肌痉挛以及某些药物作用也可引起排尿困难甚至尿潴留。

二、尿失禁

膀胱的正常贮尿功能取决于两个因素：膀胱的顺应性和尿道壁张力。膀胱的顺应性使贮尿期膀胱内压维持在很低的水平，尿道壁张力则可以防止尿液外漏。但是，当尿道括约肌麻痹或松弛，尿道阻力降低；或逼尿肌异常收缩、膀胱过度充盈使膀胱内压增高，超过正常尿道壁张力时，尿液会失去控制不由自主地流出，形成尿失禁。

（一）病因

1．泌尿系统先天性畸形　如尿道上裂、膀胱外翻、输尿管口异位及脐尿管瘘等。

2．泌尿系统与盆底肌肉损伤　包括盆腔、直肠、前列腺手术或分娩引起的尿道括约肌和盆底肌肉损伤、松弛以及膀胱、尿道阴道瘘和输尿管阴道瘘等。

3．膀胱炎症　严重的膀胱炎症或其他病变引起逼尿肌过度收缩。

4．下尿路梗阻　如前列腺增生症、尿道狭窄等。

5．神经系统病变　包括神经系统本身的病变如血栓形成、炎症、外伤、肿瘤和外来压迫以及糖尿病并发症等。

6．药物作用　包括 α-受体阻断剂、利尿剂、长效镇静剂、抗胆碱药、钙通道阻断剂等。

（二）分类与机制

1．真性尿失禁　由于括约肌损伤或神经功能障碍，尿道失去正常张力，膀胱空虚，不能储存尿液，而致尿液流出。

2．充溢性尿失禁　膀胱出口梗阻或逼尿肌收缩乏力引起尿潴留，致膀胱过度膨胀后尿液不断溢出，又称为假性尿失禁。

3．压力性尿失禁　盆底肌肉筋膜松弛，使尿道张力降低，但还不至于引起完全性尿失禁，只有在腹内压增高时尿液才不自主地往外流。

4．急迫性尿失禁　膀胱局部病变如炎症或出口梗阻的刺激，或神经系统病变使大脑皮层对脊髓排尿中枢的抑制减弱而引起逼尿肌不自主收缩所致，常伴有急迫性排尿感。

5．其他　如年老体弱、精神因素及药物作用等。

三、护理评估

（一）健康史

1．询问患者可有排尿次数增多、排尿时疼痛、尿流细小、射程变短、尿线中断或点滴而出、排尿不尽感、不能控制排尿等症状。

2．着重了解尿频次数、尿频持续时间与每次尿量的关系，出现症状的时间（白天、夜间或无规律）。

3．询问患者是否有尿意就迫不及待地排尿、尿痛性状与程度、尿痛与排尿的关系等。

4．尿失禁者应详细了解是在什么情况下发生的，有哪些可能的诱发因素。

5．应询问患者有无血尿、尿液混浊、发热、消瘦、乏力、盗汗等伴随症状。

6. 注意了解与排尿有关的条件，如每日液体入量、气温、排尿环境等情况。

7. 了解患者有无先天性尿路畸形；有无泌尿系统感染、结石、肿瘤、前列腺增生症、外伤或手术史；有无中枢神经系统损伤或病变史，如脊髓外伤、感染或肿瘤、脑血管意外、脑外伤等病史。

8. 了解患者目前治疗的情况，如是否采用药物或手术治疗，有无施行过康复训练及其效果如何、存在哪些问题等。

9. 结合患者的具体情况，通过细致交谈，了解患者及家属对检查、治疗、预后的反应和期望。

（二）伴随症状和体征

了解和分析伴随症状和体征，有助于诊断、治疗和护理。

1. 注意尿潴留与无尿的区别　尿潴留尤其是急性患者，因膀胱充满尿液不能排出，尿意窘迫，下腹胀痛，辗转不安，十分痛苦，耻骨上隆起呈球形，有压痛，叩诊呈浊音。无尿是肾功能障碍或膀胱以上的尿路梗阻，患者常无尿意，下腹膀胱区空虚，耻骨上不能扪及膀胱，可伴有其他肾功能衰竭症状，血液、尿液生化发生明显改变，如血钾增高、血尿素氮升高等。

2. 判断排尿异常的原因

（1）排除心理因素所致排尿异常　任何听觉、视觉或躯体感觉的刺激均可引起排尿异常，明显恐惧可致不自觉的排尿行为。情绪紧张可致尿频、尿急，而焦虑引起的肌肉紧张也可妨碍正常排尿。

（2）注意尿频与尿量的关系　排尿次数增多，每次尿量正常，全天总尿量增多，多由糖尿病、尿崩症及肾功能障碍所致，也可见于精神性多尿。排尿次数增多，每次尿量减少或仅有尿意而无排尿，全天总尿量不增多，多为膀胱炎、后尿道炎、膀胱结核等炎症性疾病刺激膀胱或尿道所致。精神紧张也可出现排尿次数增多，每次尿量减少。

（3）观察尿痛与排尿的关系　对尿痛者应观察其发生的时间，尿道炎多在排尿开始发生疼痛或加重；疼痛发生在终末系膀胱炎或前列腺炎，痛感在会阴部或耻骨上区；如伴有尿潴留，疼痛多为持续性钝痛。

（4）排尿困难的特征　排尿开始时困难，不易排出，需等待些时间逐渐用力才能排出，尿时延长，尿线变细，射力减弱，射程变短，尿线中断呈点线状，多为包茎、尿道或尿道口狭窄、前列腺增生、膀胱或尿道结石、肿瘤、异物等致尿路梗阻所致。膀胱感觉消失，没有明显的排尿要求，但在膀胱充满时下腹部似有胀满感，排尿不能随意控制或排尿呈间断性排出，并有一定残余尿，多为脊髓损伤等神经系统病变引起。膀胱结石的排尿困难常出现尿流突然中断，伴剧烈疼痛，放射至会阴或阴茎头部。改变体位后又能继续排尿，常伴肉眼血尿。

3. 区分真性、压力性、充盈性尿失禁　真性尿失禁多见于膀胱的神经功能障碍或受损伤。压力性尿失禁多见于女性，常在咳嗽、打喷嚏、大哭时出现。充盈性尿失禁多见于前列腺增生、尿道狭窄等尿路梗阻或脊髓损伤等所致膀胱内尿液潴留，膀胱过度膨胀，潴留尿液被迫溢出。

（三）体格检查

除一般全身体格检查外，重点是泌尿、生殖系统的检查，包括肾脏、输尿管、膀胱、尿道、外生殖器、直肠指检等，必要时可做神经系统及妇科检查。

（四）辅助检查

同排尿异常有关的检查主要有尿常规、尿细菌学、尿细胞学和肾功能检查等，对病因诊断、了解有无继发感染及肾功能情况有重要意义。

1．膀胱镜检　可观察膀胱内有无炎症、结核、结石、肿瘤、异物等病变及前列腺或后尿道的有关病变。

2．B 型超声波　可作肾脏定位和肾积水的诊断。

3．X 线检查　包括尿路平片，静脉肾盂造影，逆行肾盂、输尿管造影，可了解泌尿系有无结石、异物、肿瘤等。

4．尿动力学检查

（1）尿流率测定　记录整个排尿过程中的每秒尿流量并绘成曲线。从曲线图形的分析可初步下尿路是否有梗阻、逼尿肌功能是否正常。此项检查方法简单，患者无痛苦，但需要特殊仪器。

（2）膀胱内压测量　连续测定膀胱充盈过程中膀胱内压力和容量的关系。正常膀胱在容量逐渐增加时，压力仅稍有上升，不会出现不随意的无抑制性逼尿肌收缩；达到一定容量时，膀胱压力陡然上升，出现尿意及不适的感觉。异常的膀胱压力升高多见于膀胱壁纤维化或逼尿肌的无抑制性收缩（挛缩）。挛缩膀胱的压力曲线坡度增大，容量缩小。膀胱充盈过程中出现无抑制性逼尿肌收缩，在压力曲线上出现阵发的压力升高，膀胱容量也较小，临床上可有尿频、尿急症状，常称为不稳定性膀胱。逼尿肌瘫痪不能收缩和（或）长期膨胀的膀胱可使压力曲线坡度降低、呈低平状，容量大为增加，感觉则逐渐减退。

（3）括约肌肌电图　尿道和肛门外括约肌受阴部神经支配，后者的活动情况可以代表前者。检查时可用电极针刺入肛门外括约肌或用一塞形电极置入肛门内，连接于肌电图测定仪，记录其活动情况。此项检查常与尿流率测定和膀胱内压测量同时进行，用以了解尿道外括约肌功能状态及其与逼尿肌活动的协调情况。正常人在膀胱贮尿期尿道外括约肌活动逐渐加强，在排尿前活动突然停止，排尿即将结束时活动又开始逐渐恢复。患者的尿道括约肌功能如有亢进或减退、括约肌与逼尿肌的活动如有协同失调，都可以通过此项检查反映出来。

（4）尿道闭合压力图检查　连续测定膀胱静止时全长尿道内的压力，在男性主要是测定膀胱颈至膜部尿道的压力。通常用一根有侧孔的细导管置入膀胱，然后以恒定缓慢的速度从尿道拉出，同时以恒定的速度灌注气体或液体以测定尿道壁的反压力，并由自动描绘仪记录尿道内压的曲线图。所测得的尿道压力减去膀胱内压即为尿道闭合压力。为了控制排尿，尿道闭合压力必须为正值。如呈负值，必然出现尿失禁。尿道闭合压力图常用于尿失禁或因神经系统病变引起排尿困难的诊断。

（5）膀胱压力、尿流率和膀胱尿道排尿期影像的同步检查　此项检查共有 6 项：贮尿期和排尿期膀胱总压力、直肠压力、逼尿肌压力、尿流率、膀胱充盈容量以及排尿影像等。检查结果可以较全面地显示排尿功能障碍的原因。

四、护理诊断

1. 排尿异常　指个体处于排尿紊乱状态。诊断依据是排尿困难、尿痛、尿频、尿急、夜尿、尿潴留、尿滴沥及尿失禁。

2. 压迫性尿失禁　指腹压增加时即能排出少于50ml尿液的状态。诊断依据是主诉或观察到在腹压增高时，出现滴沥状态；尿频（多于每2小时一次）、尿急。

3. 反射性尿失禁　指经过一定的间隔，当膀胱充盈到一定量时出现的不自主排尿。诊断依据是没有膀胱充盈感、没有急于排尿感或膀胱胀满感、在有规律的间隔时间出现的不能抑制的膀胱收缩或痉挛。

4. 急迫性尿失禁　指在急迫排尿的强烈感觉后，立即出现的不自主排尿。诊断依据是尿急、尿频、膀胱收缩或痉挛、夜尿、一次尿量少于100ml或高于550ml、不能及时赶到厕所就排尿。

5. 功能性尿失禁　指个体经受的一种不自主的、不可预测的排尿状态。诊断依据是急于排尿或膀胱的强烈收缩致使患者在未得到合适容器前就排尿。

6. 完全性尿失禁　指个体处于持续的、不可预测的排尿状态。诊断依据是在没有膀胱膨胀或不可抑制的收缩（痉挛）的情况下，尿液在不可预测的时间持续流出、反复治疗无效、夜尿、缺乏会阴或膀胱充盈感及对失禁无感觉。

7. 尿潴留　指个体处于膀胱不能完全排空状态。诊断依据是膀胱膨胀、频繁地小量排尿或无尿排出、有膀胱充盈感、有尿滴沥、有剩余尿、排尿困难、排尿疼痛及溢出性尿失禁。

（赵　雁）

第十七节　黄　疸

关键词

黄疸	jaundice
隐性黄疸	latent jaundice
旁路胆红素	bypass bilirubin
非结合胆红素	unconjugated bilirubin
结合胆红素	conjugated bilirubin

黄疸是指血中胆红素浓度增高导致的巩膜、黏膜、皮肤及体液发生黄染的现象。它既是症状又是体征。在临床上如患者仅有血中胆红素浓度升高，未出现肉眼所见的黄染，称为隐性黄疸。

一、胆红素的正常代谢

正常时胆红素的生成、运输和肝脏对胆红素的摄取、运载、酯化、排泄以及肝外胆道的胆红素排泄之间保持着动态平衡。如果其中任何一个或几个环节发生障碍，血中胆红素水平便可升高而发生黄疸。

（一）胆红素的来源

胆红素大体有两个来源：

1. 衰老红细胞的血红蛋白　约占胆红素来源的80%。

2. 旁路性胆红素　约占胆红素来源的20%，主要来自于骨髓幼稚红细胞的血红蛋白和体内含有的亚铁血红素的蛋白（包括肌红蛋白、细胞色素酶、过氧化物酶等）。

（二）胆红素的运输

上述形成的胆红素称为游离胆红素或非结合胆红素，是脂溶性的，与血浆白蛋白紧密结合而呈水溶性。血液中游离胆红素或非结合胆红素，能透过脂质细胞膜（特别是脑组织细胞膜），具有毒性作用。

（三）胆红素的摄取、结合和排泄

游离胆红素或非结合胆红素经血液循环到达肝细胞时，胆红素与白蛋白脱离，通过血窦上皮进入 Disse 间隙，被肝细胞摄取，游离胆红素或非结合胆红素在葡萄糖醛酸转换酶的作用下，与葡萄糖醛酸结合，形成葡萄糖醛酸酯即结合胆红素。结合胆红素为水溶性，不能透过脂质膜，对细胞无毒性。由于结合胆红素和白蛋白只是疏松结合，可经肾小球滤过，当其血中浓度超过25μmol/L时，尿中即可出现胆红素。在肝脏中经摄取、结合而形成的结合胆红素通过肝细胞分泌至毛细胆管，进入胆道系统。

（四）胆红素的肝肠循环

胆红素为水溶性物质，故不被小肠吸收，随胆汁进入肠腔后，在回肠末端和结肠内由肠道细菌的β-葡萄糖醛酸酶水解还原为尿胆原。在肠道下段与空气接触后又被氧化为尿胆素和粪胆素，大部分随粪便排泄，使粪便呈黄褐色。少量（10%~20%）在结肠内重被吸收经门静脉进入肝脏，经转变后再由胆道排泄，即所谓胆红素的肝肠循环。少量的尿胆原进入体循环后可由肾脏排泄。

（五）正常血液中胆红素的浓度

在正常情况下，胆红素进入和离开血液循环的量保持动态平衡，所以血液循环中胆红素的浓度保持相对恒定，总胆红素1.7~17.1μmol/L（0.1~1.0mg/dl），其中结合胆红素0~6.8μmol/L（0~0.4mg/dl），非结合胆红素1.7~10.26μmol/L（0.1~0.6mg/dl）。

二、分类和病因

（一）分类

黄疸按胆红素性质分为以非结合胆红素升高为主的黄疸，以结合胆红素升高为主的黄疸。按病因分为溶血性黄疸、肝细胞性黄疸、胆汁淤积性黄疸和先天性非溶血性黄疸。

（二）病因

1. 溶血性黄疸　所有能引起溶血的疾病都可产生溶血性黄疸。

（1）后天性溶血性贫血　如新生儿溶血、输血血型不合溶血、药物（磺胺类、喹啉、非那西丁、呋喃类等）感染（败血症、疟疾等）和生物毒素（蛇毒、蜂毒）引起的溶血等。

（2）先天性溶血性贫血　如地中海贫血、遗传性球形红细胞增多症。

2. 肝细胞性黄疸　各种使肝细胞广泛损害的疾病均可发生黄疸，常见的疾病有病毒性肝炎、中毒性肝炎、败血症、肝脓肿、肝硬化、肝癌等。

3. 胆汁淤积性黄疸　胆汁淤积分为肝内性和肝外性。肝内性胆汁淤积常见的疾病有肝硬化、肝内胆管结石、肝癌和毛细胆管型病毒性肝炎等；肝外性胆汁淤积常见疾病有胆总管结石、胰头癌、壶腹癌、胆管癌及各种炎症导致的胆管狭窄。

4. 先天性非溶血性黄疸　较少见。

三、发病机制

黄疸的形成，因胆红素在体内平衡受到破坏所致，其发病机制如下：

1. 胆红素生成过多　溶血性疾病时由于大量红细胞破坏，形成大量的非结合胆红素，超过肝细胞的摄取、结合与排泄能力，同时由于溶血造成贫血、缺氧及红细胞破坏产物的毒性作用，肝细胞对胆红素的代谢能力降低，使血中非结合胆红素浓度升高，超过正常水平出现黄疸，但一般不形成深度黄疸。

骨髓造血组织中未成熟的红细胞破坏过多，也可形成黄疸，多见于缺铁性贫血、巨幼红细胞性贫血、地中海性贫血和铅中毒等。

2. 肝细胞对胆红素摄取、结合及排泄功能障碍　当肝脏病变时，损伤肝细胞对胆红素的摄取、结合及排泄功能降低，因此血液中非胆红素浓度升高，同时由于未损伤的肝细胞仍然能将非结合胆红素转变成结合胆红素。而此时结合胆红素一部分经毛细胆管从胆道排泄，一部分经损伤的肝细胞反流进入血液或因肝细胞损伤肿胀、汇管区炎症及小胆管内的胆栓形成使胆汁排泄受阻反流进入血液，致使血液中结合胆红素的浓度升高。

3. 胆管对胆红素排泌及排泄障碍　当胆管阻塞时，阻塞上方的压力升高，胆管扩张，最后导致小胆管和毛细胆管破裂，胆汁中的胆红素反流进入血液，血液中的结合胆红素浓度升高。

四、临床表现

黄疸首先发生在睑结膜、巩膜、舌下及软硬腭等处，随后发生在皮肤，分布均匀。溶血性黄疸一般为轻度，呈浅柠檬黄色。急性溶血时可伴有发热、寒战、头痛、呕吐等症状，同时，尿液呈酱油色或浓茶色（血红蛋白尿）；慢性溶血多为先天性，常伴有贫血和脾大。肝细胞性黄疸一般为浅黄色至深黄色，常伴有乏力、食欲减退，严重者可有出血倾向，尿液呈深黄色。梗阻性黄疸一般为暗黄色至黄绿色，常伴有皮肤瘙痒，大便颜色变浅，完全性梗阻时，大便呈灰白色，尿液呈深褐色，同时易发生腹胀、消化不良和便秘。

五、护理评估

黄疸的原因多种，临床表现多样，故必须详细询问健康史，认真进行身体评估，并选择一些必要的实验室检查，才能得出正确诊断。

（一）健康史

1. 了解患者的年龄、性别和接触史可以判断不同病因引起的黄疸　青少年黄疸可首先考虑病毒性肝炎所致，中年以后则多考虑肝硬化、胆石症与原发性肝癌，但也不能除外病毒性肝炎。老年患者罹患黄疸的机会增加，多由原发性肝癌、胰腺癌、胆道系统癌等引起。新生儿如出生2～3天出现轻度黄疸，4～6天达高峰，一般情况良好，不伴有其他症状者，多在10～14天消退，应首先考虑新生儿黄疸；如黄疸出现时间过早或程度加深，则应考虑是否有新生儿病理性黄疸。怀疑病毒性肝炎者，应仔细询问有无与病毒性肝炎患者接触史，要询问患者近半年是否输血、血液制品等。了解患者近期服用药史和接触药物史情况，有利于对止痛剂、镇静剂、精神抑制剂、避孕药等药物引起的黄疸的判断。

2．了解黄疸发生的急缓、程度、持续时间可以判断不同病因引起的黄疸　黄疸发生急骤者应多考虑病毒性肝炎、中毒性肝炎、胆石症和急性溶血；发生缓慢或隐匿者可考虑肝硬化、慢性胰腺炎、壶腹周围癌等。病毒性肝炎和溶血性黄疸约持续1个月左右逐渐消退，壶腹周围梗阻引起的黄疸可呈持续性加重，而胆总管结石引起的黄疸，可呈持续性或间歇性。原发性胆汁性肝硬化患者的黄疸可长期持续不退，但稍有波动。

3．了解黄疸时皮肤、黏膜、尿液和粪便颜色的改变　皮肤、黏膜黄染的色泽、尿液和粪便颜色和深浅与病因和病情轻重有关。溶血性黄疸皮肤黄染多为轻度，浅柠檬黄色，急性溶血时，尿液呈酱油色或浓茶色（血红蛋白尿）；肝细胞性黄疸皮肤、黏膜多为金黄色或土黄色，尿液呈深黄色；阻塞性黄疸皮肤、黏膜多为暗黄色至黄绿色，大便颜色变浅，完全性梗阻时，大便呈灰白色，尿液呈深褐色，同时伴有皮肤瘙痒。

4．了解黄疸时其他伴随症状有利于判断病因　黄疸伴有发热见于感染或肝细胞坏死，也可见于急性溶血。黄疸伴有右上腹剧痛或绞痛者可考虑胆道结石、胆道蛔虫；持续性右上腹痛，可见于肝癌、肝脓肿；轻度腹痛见于病毒性肝炎或中毒性肝炎。黄疸伴有腹腔积液者见于肝硬化。

5．了解患者过去史和个人史有利于判断病因　经常大量饮酒者出现黄疸应考虑与酒精性肝病有关。有胆石症、胆道蛔虫或胆道手术史，出现黄疸应考虑与胆道阻塞或胆道狭窄有关。

（二）体格检查

1．视诊　观察皮肤、巩膜黄染程度、范围和色泽；梗阻性黄疸者可有皮肤搔抓痕。肝硬化者可见蜘蛛痣、肝掌，伴有腹腔积液时可见腹部膨隆、蛙腹等。

2．触诊　病毒性肝炎、肝癌、肝脓肿等可有腹部触痛、肝大，肋下可触及，质地柔软。胆道炎症时，可有腹部绞痛，急性胆囊炎时，Murphy征阳性。慢性溶血性黄疸，除肝脏肿大可触及外，常可触及肿大脾脏。肝硬化时，早期肝脏增大，肋下可触及，质地变硬，晚期肝脏缩小，不能触及。胰头癌时，在上腹部有时可触及包块。

3．叩诊　黄疸伴有肝大者叩诊肝界增大；肝硬化伴有腹腔积液时，腹腔积液征阳性。

4．听诊　阻塞性黄疸时，患者可出现肠蠕动减慢，肠鸣音减弱。

（三）辅助检查

1．实验室检查

（1）血清胆红素和尿、粪胆原　这是判断黄疸发生原因和类型的最基本资料。溶血性黄疸血清胆红素增加，以非结合胆红素为主，结合胆红素基本正常，尿中尿胆原增加，但无胆红素；肝细胞性黄疸血清中结合和非结合胆红素均增加，尿中尿胆原增高、结合胆红素阳性；阻塞性黄疸结合胆红素增加，尿中胆红素阳性、尿胆原减少。

(2) 检查血常规、粪常规 了解有无贫血、代偿性造血及粪胆素的变化及大便潜血。

(3) 肝功能检查 主要用于了解肝细胞损害情况，以帮助判断黄疸的类型。还可根据病情需要选做碱性磷酸酶等。

(4) 肝炎病毒抗原抗体检查 用于确诊各型肝炎。

(5) 怀疑恶性肿瘤时可做肿瘤系列检查 如甲胎蛋白、CA 系列等。

2. X 线检查、造影 腹部平片有利于胆道系统钙化性结石的发现，胆道造影有利于其他类型结石的发现。怀疑有胆管、胆囊和胰管形态异常时可做内镜逆行胰胆管造影。

3. 超声波检查 怀疑梗阻性黄疸时，可首选 B 超检查，了解胆道有无扩张。

4. 其他检查 怀疑肝细胞性黄疸诊断困难时，可做肝脏活检。必要时可选做腹部 CT 和腹腔镜检查。

六、护理诊断

1. 舒适度改变 皮肤瘙痒，与胆汁淤积性黄疸有关。

2. 有皮肤完整性受损的危险 与胆汁淤积性黄疸所致的皮肤瘙痒有关。

3. 自我形象紊乱 与黄疸所致外形改变有关。

4. 焦虑 与皮肤严重黄染有关；与创伤性病因学检查有关。

（姜亚芳）

第十八节 惊 厥

关键词

惊厥 convulsion

惊厥是指全身骨骼肌的不自主的单次或连续强烈收缩，并可引起关节运动，常为全身性、对称性，可伴有或不伴有意识障碍。

一、病因

（一）颅内疾病

1. 颅内感染 各种病毒性、细菌性及真菌性脑炎、脑膜炎和脑脓肿。

2. 脑外伤 产伤、急性颅脑外伤、外伤后瘢痕。

3. 血管性疾病 脑出血、脑梗死、脑动脉硬化、高血压脑病、脑血管畸形等。

4. 肿瘤 颅内原发性肿瘤（脑膜瘤、胶质瘤等）和转移瘤。

5. 寄生虫病 脑内血吸虫病、囊尾蚴病、棘球蚴和肺吸虫病。脑型疟疾。

6. 其他 先天性脑发育障碍、胆红素脑病（原称核黄疸）等。

（二）全身性疾病

1. 感染 中毒性痢疾、败血症、百日咳、狂犬病、破伤风。

2. 缺氧 一氧化碳中毒、窒息、肺水肿、休克等及心源性缺血（Adams-Stokes 综合征、直立性低血压和颈动脉窦过敏）。

3. 代谢、营养及内分泌疾病 低血糖、低钙血症、低镁血症、水电解质与酸碱平衡紊乱、尿毒症、肝性脑病、甲状腺功能亢进、甲状旁腺功能低下、糖尿病性酮症酸中毒等。

4. 其他 中毒性疾病（苯、铅、砷、汞、农药、药物及植物类）、触电、热射病及日射病。

二、发病机制

惊厥的病因较多，产生的机制是大脑皮层功能暂时性紊乱或神经细胞异常放电所致。引起大脑神经细胞异常放电的因素有：①低氧血症；②酸碱平衡失调；③脑血流量改变；④代谢紊乱如低糖血症、甲状腺素增加等；⑤肿瘤或炎症损伤脑神经细胞膜；⑥遗传因素。

三、临床表现

惊厥与癫痫大发作的临床表现相同。患者突然意识模糊或丧失，全身强直，呼吸暂停，继而四肢发生阵挛性抽搐，呼吸不规则，大小便失禁，发绀，发作约半分钟自行停止，也可有反复发作或呈持续状态。发作时瞳孔对光反射消失或迟钝、病理反射阳性。发作停止后不久，意识恢复。如为肌阵挛性惊厥，一般无意识障碍。

四、护理评估

（一）健康史

1. 询问发作前有无先兆、有无诱发因素、发作时有无意识丧失、外伤、大小便失禁、发作姿态、肢体抽搐的顺序、持续时间、对环境的反应等及发作频率、病程长短。注意检查有无惊厥发作所致的跌伤、舌咬伤及大小便失禁。注意惊厥发作后患者有无心理变化。

2. 注意患者的年龄 在不同的年龄组中引起惊厥的病因差异极大。青壮年多为癫痫、颅脑损伤、脑肿瘤引起；老年多见于脑动脉硬化、高血压所致。新生儿惊厥多为产伤、窒息、颅脑出血及低血钙症、低血糖症、低血镁症引起，也可是颅内感染引起。7 个月~3 岁者以高热惊厥多见。3 岁以上者可为癫痫或中毒引起。

3. 伴随症状 惊厥伴有发热可考虑感染性疾病，如中毒性痢疾、破伤风、脑炎、脑膜炎等；惊厥伴有高血压可考虑原发性高血压脑病、子痫、肾功能不全；惊厥伴有脑膜刺激征可考虑颅内感染、蛛网膜下腔出血；惊厥伴有头痛、呕吐或意识障碍应考虑脑部器质性病变。惊厥伴有精神症状可考虑癔病或癫痫。

4. 既往史、家族史 了解患者有无颅脑外伤史、脑炎、脑膜炎及寄生虫病等病史，服药史，有无狗咬史。有无癫痫病家族史。

（二）体格检查

1. 对于惊厥发作的患者，应该首先观察生命体征，尤其注意呼吸频率、节律和深度。有意识障碍者多为脑部器质性病变，患者瞳孔散大和对光反射消失，病理反射阳性。

2. 眼底检查可了解视盘水肿、视网膜血管改变，考虑有无颅内占位性病变、脑血管病变。

3. 如伴有颈项强直者，可考虑脑膜炎或蛛网膜下腔出血。

4. 血压极度升高者，应考虑高血压脑病。当发现心律失常时，应除外 Adams-Stokes 综合征。

（三）辅助检查

1. 脑电图　癫痫患者约80%在发作间歇期有脑电图异常。

2. 影像检查　对疑有颅内病变者可选作头颅平片、脑室造影、脑血管造影、CT或磁共振（MRI）。

3. 实验室检查　根据病情可作血、尿常规、血糖、血钙、血磷、血镁和尿素氮、血脂及大便虫卵检查。

4. 其他检查　对怀疑有颅内占位病变者，可选作CT等。

五、护理诊断

1. 有窒息的危险　与惊觉发作时喉头痉挛、气道分泌物增多有关。

2. 有外伤的危险　与惊觉发作时意识突然丧失或判断力受损有关。

3. 完全性尿失禁　与惊觉发作时意识突然丧失有关。

4. 排便失禁　与惊觉发作时意识突然丧失有关。

（姜亚芳）

第十九节　眩　晕

关键词

眩晕　vertigo

眩晕是对空间定向的一种运动错觉，轻者自觉外物呈上下颠动、左右晃动或前后摇摆；重者则感觉自身或周围物体旋转，并失去平衡，有倾倒感，不敢张目，睁眼则旋转加剧，但神志清醒。

一、病因

眩晕主要由迷路、前庭神经、脑干及小脑病变引起，亦可由于其他全身性疾患而引起。

1. 周围性眩晕　亦称耳性眩晕。

（1）梅尼埃病

（2）迷路炎

（3）内耳药物中毒　常为链霉素、庆大霉素及其同类药物中毒所致。

（4）前庭神经元炎　多在发热或上呼吸道感染后突然发生。

（5）位置性眩晕　患者头部处在一定位置时（卧位或头向右倾时诱发；发生于颈部转动或头后仰者称为颈性眩晕）出现，见于迷路和中枢病变。

（6）晕动病　见于晕船、晕车等。

2. 中枢性眩晕亦称脑性眩晕。

（1）颅内血管性疾病　脑动脉粥样硬化、原发性高血压病、小脑出血、椎－基动脉供血不足等。

（2）颅内占位性病变　原发性肿瘤、继发性肿瘤。

（3）颅内感染性疾病 脑膜炎、脑炎、脑部脓肿。

（4）颅内脱髓鞘疾病及变性疾病 多发性硬化、延髓空洞症。

（5）癫痫

3. 其他原因的眩晕

（1）心血管疾病 低血压、高血压、房室传导阻滞、阵发性心动过速。

（2）血液病 中重度贫血、真性红细胞增多症等。

（3）中毒性疾病 尿毒症、严重肝病、糖尿病、急性发热性疾病等。

（4）眼源性疾病 屈光不正、眼肌麻痹。

（5）脑部和颈椎损伤 因颈部肌肉、血管、神经、骨质病变引起的眩晕称为颈性眩晕。

二、发病机制

正常的机体平衡和定向功能有赖于视觉、本体觉和前庭系统的协同作用完成，其中以前庭系统对机体姿势平衡的维持最重要。但在正常情况下，前庭器官协调机体平衡的活动很少为人们所感觉，当前庭系统受到较大刺激或病理性损伤时，前庭感觉的刺激与来自肌肉、关节的本体感、视觉感受器对空间定向的冲动不一致时，就会产生眩晕，即运动错觉。

三、临床表现

患者发作时感觉周围物体在一定平面上向某一方向转动，不感睁眼；也可感到自身在一定平面上转动、倾倒、沉浮或摇晃。常伴有平衡失调，站立不稳、眼球震颤、指物偏向及倾倒、听力减退、耳鸣，并有恶心、呕吐、面色苍白、出汗、脉搏及血压改变等自主神经功能障碍的表现。此种眩晕称为真性眩晕，多由前庭神经系统病变所引起。另一种并无明显的周围环境或自身旋转的运动感，只有头昏眼花、头重脚轻，也可有摇晃不稳，甚至跌倒，但不偏向一侧，不伴有恶心、呕吐、眼球震颤等，称为假性眩晕或非系统性眩晕，多由心血管系统疾病、全身疾病和神经症等引起。

四、护理评估

（一）健康史

1. 询问发作的特点便于了解患者的病因 发作时有周围物体的旋转及眼球震颤多为前庭神经系统病变引起，假性眩晕无此表现。反复性发作的眩晕见于梅尼埃病、椎－基底动脉供血不足等。

2. 诱因 眩晕发作于乘车船时属于晕动病；眩晕发作于特定体位属于位置性眩晕。

3. 程度和持续时间 真性眩晕持续时间短、假性眩晕持续时间长，但耳性药物中毒性眩晕持续时间长。

4. 伴随症状 眩晕伴有耳鸣和耳聋者见于前庭器官及听神经病变所致，眩晕伴有共济失调者见于小脑、颅后凹及脑干病变。

5. 既往史 曾否用过链霉素、庆大霉素等损害前庭神经的药物、有无颅脑外伤史、有无中耳炎。有无原发性高血压、动脉粥样硬化病史、神经系统疾病史等。

（二）体格检查

1. 眼球震颤是眩晕患者的重要体征 水平性眼球震颤见于梅尼埃病，垂直性眼球震颤见于脑干病变，眼性眼球震颤（表现为钟摆式震颤）见于屈光不正等眼病。

2. 检查眼底　有无视盘水肿以判断是否有颅内占位性病变；检查眼底血管病变，以判断患者有无血管硬化改变。

3. 注意外耳道　有无耵聍、鼓膜有无穿孔、有无中耳炎或耳硬化、有无听力减退或消失，共济失调等。

4. 其他　在眩晕患者应特别注意患者血压、心脏的评估。

（三）辅助检查

1. 实验室检查　血常规变化，如白细胞总数及中性粒细胞升高，提示有炎症存在。必要时可做贫血、低血糖、内分泌紊乱及血脂和肾功能等检查。

2. 专科检查

(1) 听力检查　确定听力减退是神经性或传导性的。梅尼埃病的听力改变早期是传导性耳聋，晚期为神经性耳聋；迷路炎为神经性耳聋；听神经瘤为缓慢进行性的听力下降，呈神经性耳聋。

(2) 前庭功能检查　包括变温试验、旋转试验和位置试验等。一般在眩晕较轻或患者能接受的情况下进行。

3. X 线检查　怀疑有听神经瘤者应拍摄内听道平片；颈性眩晕者可摄颈椎片；对怀疑有颅内占位性病变的患者、脑血管病变者可选择进行 CT、椎动脉造影或脑室造影。

4. 其他检查　脑电图对眩晕性癫痫的诊断有帮助；腰椎穿刺脑脊液检查对脑部感染性疾病的诊断重要。

五、护理诊断

有外伤的危险　与眩晕发作时判断力受损有关。

（姜亚芳）

第二十节　意识障碍

关键词

意识障碍	disturbance of consciousness
嗜睡	somnolence
意识模糊	confusion
昏睡	stupor
昏迷	coma

意识障碍是指人体对外界环境刺激缺乏反应的一种精神状态。任何原因引起高级神经中枢功能损害时均可出现意识障碍，表现为人体对自身及外界认识状态及知觉、记忆、定向、情感等精神活动不同程度的异常。

一、病因

（一）颅内疾病

1. 外伤 车祸、跌伤、枪伤等造成脑实质损伤（脑震荡、脑挫裂伤），导致脑水肿、颅内血肿、颅骨骨折等。

2. 脑血管病变 脑出血、脑栓塞、脑血栓形成、高血压脑病等。

3. 重度感染 脑炎、脑膜脑炎。

4. 颅内占位性病变 脑肿瘤、脑脓肿等。

5. 癫痫

（二）内分泌及代谢性疾病

如尿毒症、肝性脑病、肺性脑病、糖尿病性昏迷、低血糖等。

（三）外源性中毒

如安眠药、有机磷、一氧化碳、酒精、吗啡等中毒。

（四）各种急性严重感染

如败血症、中毒性痢疾、中毒性肺炎等。

（五）缺氧－缺血性脑病

如高山病、窒息、休克、心律失常引起的 Adams-Stokes 综合征等。

（六）其他

体温调节紊乱如中暑、高热或体温过低、水电解质平衡紊乱（低钠血症、低氯性酸中毒、高氯性酸中毒）触电等。

二、发病机制

意识是人对自身及外界环境进行认识及作出适宜反应的基础，包括意识内容及意识的“开关”系统。意识内容即大脑皮层功能活动，包括对自身及外界认识状态及知觉、记忆、定向、情感等精神活动。意识的“开关”系统由特异性和非特异性上行投射系统组成，特异性上行投射系统是各种感觉传入通路的总称，非特异性上行投射系统是指脑干网状结构。意识“开关”系统可激活大脑皮层并使之维持一定水平的兴奋性，使机体处于醒觉状态，从而在此基础上产生意识内容。大脑半球和“开关”系统不同部位与不同程度的机械性损伤或因代谢因素损伤，可发生不同程度的意识障碍。

三、临床表现

意识障碍分为嗜睡、意识模糊、昏睡、昏迷四种不同的临床表现。

（一）嗜睡

嗜睡是最轻的意识障碍，表现为一种病理性倦睡，患者呈持续的睡眠状态，可被唤醒，并能正确回答问题和做出各种反应，但当刺激除去后很快又再次入睡。

（二）意识模糊

意识模糊是较嗜睡为深的一种意识障碍。患者能保持简单的精神活动，但对时间、地点、人物的定向能力发生障碍。可有错觉、幻觉、烦躁不安、谵语或精神错乱。

（三）昏睡

昏睡是接近于不省人事的意识状态。患者处于沉睡状态，不易唤醒。虽在强烈刺激下（如压迫眶上神经、摇动患者身体等）可被唤醒，但很快再次入睡。醒后回答问题含糊或答非所问。

（四）昏迷

为严重的意识障碍。按其程度的不同分为：

1. 轻度昏迷　患者的随意运动丧失，对周围事物以及声、光等刺激全无反应，但强烈的疼痛刺激（如压迫眶上神经）可出现痛苦表情、呻吟和肢体的防御反应。患者的吞咽反射、咳嗽反射、角膜反射及瞳孔对光反射仍然存在。呼吸、脉搏、血压一般无明显改变。大小便失禁。

2. 中度昏迷　患者对周围事物以及各种刺激全无反应，但对于强烈刺激可出现防御反应。患者的角膜反射及瞳孔对光反射迟钝，眼球无转动。呼吸、脉搏、血压可有改变。

3. 深度昏迷　患者全身肌肉松弛，对各种刺激全无反应。角膜反射和瞳孔对光反射均消失。

四、护理评估

对意识障碍的患者，特别是昏迷的患者在采取积极抢救措施的同时，应向熟知患者情况的人询问病史、进行健康评估与选择必要的辅助检查。

（一）健康史

1. 发病急缓、历时长短及演变　发病急骤并成为疾病首发症状的常见于颅脑损伤、脑血管意外、外源性中毒、中枢神经系统急性感染。缓慢发生的昏迷多见于脑肿瘤和代谢性疾病，如肝性脑病，尿毒症昏迷。阵发性昏迷见于肝硬化、胰岛细胞瘤等，阵发性昏迷伴有精神症状者，可考虑间脑病变。对昏迷的患者应询问昏迷的程度由浅逐渐加重，还是从深昏迷逐渐转为浅昏迷。

2. 伴随症状　有无屏气或呼吸异常、口腔有无特殊气味，有无高热、腹泻、呕吐。

3. 注意询问有无外伤、服用药物、毒物、酒精或接触煤气等化学物。

4. 既往史　注意询问过去是否曾发生昏迷、其异同和可能的联系；有无癫痫、高血压病、严重的肝病、肾病、肺病、糖尿病、心脏病等病史。

（二）体格检查

1. 确定意识障碍及程度　根据患者的语言反应、对答是否切题、对疼痛刺激的反应、肢体活动、瞳孔大小及对光反射、角膜反射等判断有无意识障碍及程度。也可按格拉斯哥意识障碍评定标准法，从睁眼动作、言语反应和运动反应三方面对意识障碍的程度进行评定，再将各个项目分值相加求其总和，判断患者意识障碍程度。正常人 14 ~ 15 分，8 ~ 13 分为程度不等的意识障碍，7 分以下为昏迷，如表 8-20-1 所示。

表 8-20-1　格拉斯哥的平分标准

观察项目	反　应	得分
睁眼反应	正常睁眼	4
	呼叫后睁眼	3
	疼痛刺激后睁眼	2
	任何刺激均无睁眼反应	1
	具备定向力及识别力	5
语言反应	语言对答错乱	4
	语言混乱，答非所问	3
	不能理解的语言反应	2
	无语言反应	1
	能按指令运动	6
运动反应	刺激后作出保护反应	5
	刺激后出现逃避反应	4
	异常屈曲动作	3
	痉挛性肌过度伸展状态	2
	无运动反应	1

2. 生命体征改变　评估意识障碍患者体温、脉搏、呼吸、血压的变化。注意有无发热或体温过低、有无血压增高或降低的改变；注意呼吸气味（酒味、烂水果味、尿素味、大蒜味），观察呼吸频率、节律和深度。

3. 皮肤与黏膜改变　如一氧化碳中毒时皮肤呈樱红色；感染与酒精中毒患者皮肤潮红；黄染提示肝胆疾病或溶血；缺氧性心肺疾病皮肤发绀等等。

4. 神经系统的改变　注意有无脑膜刺激征；对于昏迷患者应评估瞳孔大小、对称性及对光反射；注意体位、肢体姿势、不自主运动及肌张力；深、浅反射及病理反射。

5. 其他　注意患者有无头、面部伤痕、颅骨骨折；特别注意心、肺功能的评估。

（三）辅助检查

1. 实验室检查　①检查血常规了解有无贫血、出血性疾病、感染；②检查血糖、糖尿、酮体了解有无糖尿病；③检查血电解质、酸碱度了解有无紊乱；④检查血尿素氮、肌酐了解肾功能变化；⑤检查肝功能了解其变化；⑥检查脑脊液了解有无出血性改变、有无炎症改变等；⑦心肌酶谱的改变见于心肌梗死、心肌炎、甲低；⑧毒物学检查：怀疑中毒引起的可做毒物学检查。

2. 心电图　对怀疑有心律失常、心肌梗死的患者可做心电图检查。

3. 脑电图　癫痫、药物中毒、各种脑病等可出现相应脑电波的改变。

4. 脑血管造影　对怀疑脑梗死、颅内血管畸形、脑肿瘤等可做此项检查。

5. CT 扫描　对怀疑脑肿瘤、硬膜下出血、颅内出血、炎症、脑梗死等可做此项检查。

五、护理诊断

1. 急性意识障碍　与各种原因所致脑组织损害有关。

2. 清理呼吸道无效　与意识障碍所致咳嗽、吞咽反射减弱或消失有关。

3. 有误吸的危险　与意识障碍所致咳嗽反射减弱或消失有关。

4. 营养失调：低于机体需要量　与意识障碍不能正常进食有关。

5. 口腔黏膜改变　与意识障碍所致吞咽反射减弱或消失有关；与意识障碍所致口腔分泌物积聚有关。

6. 完全性尿失禁　与意识障碍所致排尿失控有关。

7. 排便失禁　与意识障碍所致排便失控有关。

8. 有外伤的危险　与意识障碍所致躁动不安有关。

9. 躯体移动障碍　与意识障碍所致自主运动丧失有关。

10. 有废用综合征的危险　与肌肉萎缩、关节僵硬、肢体畸形有关。

11. 有皮肤完整性受损的危险　与意识障碍所致自主运动消失有关；与意识障碍所致排便、排尿失控有关。

13. 有感染的危险　与意识障碍所致咳嗽、吞咽反射减弱或消失有关。

（姜亚芳）

第九章　护理病历的书写方法

在运用护理程序科学的工作方法的过程中，书写一份完整的护理病历是每个护士的重要的护理工作内容，是运用护理程序和基本能力的体现。同时，护理病历客观地观察并详细地记录了患者的病情变化和护理活动情况，它是一份具有科学性的原始资料，并为临床医师诊断与治疗患者提供必要的参考资料，同时可为科研和法律提供依据。

护理病历的内容是根据护理程序设计的，具有很强的逻辑性，按护理病历的要求书写完整的病历，可提高护士的写作能力、主动思维及分析、判断问题和解决问题的能力，也为未来工作中随时灵活运用护理程序完善工作方法打下良好的基础。

第一节　何谓护理病历

护理病历是记录患者病情变化、发展和整个护理过程的资料总和，它是护士收集患者的资料、制定护理计划、实施护理活动、观察护理效果和护士思考过程的记录。一份完整的护理病历，其内容必须真实地反映患者病情的变化过程和规律，护士的护理活动、心理护理、预防宣教及健康教育等方面的情况，故护士书写护理病历应符合以下几点基本要求：

1. 认真、完整、全面地收集患者资料及评估患者病情。
2. 客观如实地记录患者病情变化及护士相应的护理过程内容。
3. 书写要应用专业语言，文句通畅，按规定格式及时书写。
4. 记录时字迹清楚，不得随意修改或粘贴，并在记录内容前后注明日期、时间及记录者全名，以备查考。

第二节　护理病历的内容

护理病历在格式上不但体现了现代医学的生理－心理－社会医学模式，还突出了以患者为中心，以解决问题为导向的护理程序基本要求，其内容涵盖以下几个方面的内容：患者的健康评估，患者的病历讨论，患者的护理过程。

一、患者的健康评估

患者的健康评估主要由患者或家属主诉及护士客观评估收集资料，包括患者的一般资料、健康状况、家族史、身体评估及心理社会评估五个方面。

（一）患者的一般资料

患者的一般资料包括了姓名、性别、年龄、职业、民族、籍贯、婚姻、文化程度、宗教信仰等基本资料，同时又包括患者的病案号、主管医师、入院日期、入院方式、入院医疗诊断、入院原因及主要治疗经过。此类资料的收集使护士对患者有了一个初步的评估，在了解患者目前治疗状况的同时，从流行病学及社会因素等方面了解疾病与个人及社会的关系，发现影响患者健康的因素，并有助于决定护理内容和宣教方式。

（二）患者的健康状况

患者的健康状况主要是从患者的目前身体状况和既往身体状况两方面评估，以了解患者过去的主要健康问题、治疗过程及患者本身健康照护的态度及行为，从这些资料中护士常可以发现与目前健康状况有关的线索，有助于决定日后治疗护理的方针。其内容包括平素健康状况，既往史（传染病史、外伤史、手术史、过敏史及其他疾病史），目前及既往生活形态。

在既往史的评估过程中，尤其要注意过敏史的评估，不但要了解过敏的来源，同时要知道发生的时间、地点、处理方法，特别是药物，要确定是药物的副作用还是药物造成的过敏，以防影响护士判断。

对患者既往、日常生活形态的评估过程包括饮食习惯、休息睡眠、排泄习惯、活动情况、月经生育情况及嗜好。

应注意的是患者主诉时，护士应采取开放式的问话，使患者可以自由的陈述自己的问题，病历中含“主诉”的内容，要以患者所用的字句做记录，不要任意对患者说的话加以解释或使用医学术语。另外，记录时要注意全面简练，并且，要注意的是不要给患者任何建议性的答案或随意打断患者的谈话，以免影响资料的获取。

（三）家族史

评估患者的家族史目的是了解患者的家人的一般健康状况，包括祖父母、父母、兄弟姊妹及子女，以此发现患者家族中是否具有遗传倾向的疾病，以便评估患者目前及未来的健康问题和需要。通常以患者为基准至少要包括三代，所要澄清的疾病包括：①癌症；②高血压；③糖尿病；④心脏病；⑤肺结核；⑥卒中；⑦肾脏病；⑧贫血；⑨关节炎；⑩神志病变；⑪其他：癫痫，哮喘，过敏，偏头痛，情绪问题。

（四）身体评估

身体评估目的是评估与一般身体系统有关的主要症状，并通过检查结果与收集资料相比较，按照一定顺序记录，有助于护士较易发现真正有问题的部分，但应注意避免重复的询问，而对于新评估出的症状应做进一步的探讨。

（五）心理社会评估

护士在对患者进行健康评估时，除了要了解身体状况外，其心理社会方面的内容亦不可忽视，依据现行医学模式以整体性概念处理患者的健康问题，才能完善护理内容，满足患者需要。

心理社会评估主要是针对患者的精神状态、对健康与疾病的认识、人际关系、应对能力、角色问题、价值观与信仰及人格类型等为主要收集内容，从而了解心理与社会因素对患者的影响，为护士制定可采取的相关措施提供依据，并为解决一定问题提供社会资源。在提问时应注意采取广泛收集资料，以开放性提问为主，如“对于自己生病你有什么感觉?”。护士在此基础上，再通过是否问句，确定问题的范围、程度及相关因素，如“对于疾病你认为自己是否可以应付自如？是否需要他人协助?”等。然后再依据患者提供的相关线索，寻求解决问题的办法。并可在交谈中，提供患者相应的心理护理及健康教育。

二、病历讨论

病历讨论的主要目的是提高护士对患者所患疾病的普遍性及个体性的认识，了解疾病的发生发展过程，依据患者病情不同发展阶段的特点，为护士护理内容提供不同侧重点，其内容包括：医疗诊断、发病原因、临床表现、常用辅助检查、处理措施及用药几方面内容。

三、制定护理计划

制定一份完整的护理计划应由制定日期、护理诊断及诊断依据、护理目标、护理措施、措施依据和评价六部分组成。制定护理计划的第一步是将收集到的资料进行分析和整理后提出护理诊断，从而制定出对患者的全面的、个体化的护理计划来指导护士的工作。

四、护理诊断及诊断依据

（一）护理诊断的定义

护理诊断的概念是由美国的 McManus. Uirginia Fry 等人率先于 20 世纪 50 年代提出的。目前使用的护理诊断的定义是北美护理诊断协会（North American Nursing Diagnosis Association，NANDA）在 1990 年提出并通过的定义，即：护理诊断（nursing diagnosis）是关于个人、家庭、社会对现存的或潜在的健康问题或生命过程的反应的一种临床诊断，是护士为达到预期结果选择护理措施的基础，这些预期结果是由护士负责的（a clinical judgement about individual，family or community responses to actual or potential health problems/life processes. Nursing diagnosis provide the basis for selection for nursing interventions to achieve outcomes for which the nurse is accountable）。患者对其本身存在的病理状况所表现出的行为反应应包括心理、生理、社会方面的反应。护理诊断不是医疗诊断，不能用护理手段解决的问题不属于护理诊断的范围。通过每两年一次会议的修订和增补，NANDA 于 1998 年第 13 次会议共确定了 148 个护理诊断。

（二）护理诊断的目的

1. 确定患者现存的或潜在的对健康问题的反应。
2. 确定引起上述反应的原因。
3. 明确护理职责范围。
4. 制定护理计划。

（三）护理诊断的构成

NANDA 的每个护理诊断基本是由名称、定义、诊断依据、相关因素 4 部分组成。

1. 名称　名称是对护理对象对健康状态或疾病的反应的概括性描述。从对护理诊断名称的判断上可以将护理诊断分为四类：

（1）现存的　此诊断是对个人、家庭或社区现存的健康状况或生命过程的反应的一种临床描述，如："体温过高"、"进食自理缺陷"、"疼痛"、"恐惧"。

（2）潜在的　此诊断是指一些易感的个人、家庭或社区目前虽然没有发生问题，但如果不采取护理措施则一定会发生的问题。用"有……的危险"来描述，此诊断要求护士具有预见性，当患者有导致易感性增加的危险因素存在时，要能够预测到将会出现的问题，如长期卧床患者，存在"有皮肤完整性受损的危险"，白血病患者化疗后白细胞数降至很低，存在“有感染的危险”。

（3）健康的　此诊断是对个人、家庭或社区具有加强健康以达到更高水平潜能的描述。健康是生理、心理、社会各方面的完好状态，护理工作者的任务之一是帮助健康人促进健康。健康的护理诊断是护士在为健康人群提供护理时可以用到的护理诊断，如“潜在的精神健康增强”、“潜在的婴儿行为调节增强”、“执行治疗方案有效”等。

（4）综合的　此诊断指一组由某种特定的情境或事件所引起的现存的或潜在的护理诊断。

以上护理诊断中，“现存的”和“有……危险”的护理诊断最为常用。“健康的”护理诊断1994年才被NANDA认可，对这类护理诊断的应用国内外护理界仍在探索中。除上述外，还有一种可能的护理诊断，其指亦有资料支持这一诊断的提出，但资料上不充分，需进一步收集资料以确认或排除该护理诊断。

2．定义　定义是对护理诊断的一种清晰、精确的描述，并以此与其他护理诊断相区别。每一个护理诊断都有自己特征性的定义，即使有些护理诊断从名称上看酷似，但仍可从他们各自的定义上发现彼此的差别，如“便秘”是指个体处于一种正常排便习惯发生改变的状态，其特征为排便次数减少和（或）排出干、硬便；“感知性便秘”是指个体自我诊断为便秘，并通过滥用缓泻剂、灌肠和栓剂以保证每天排便一次；“结肠性便秘”是指个体处于因食物残渣通过停滞，以致其排便形态以干、硬便为特征的状态。

3．诊断依据　诊断依据是作出该组诊断时的临床判断标准，既可以是观察到的症状、体征以及相关病史，也可以是危险因素，必须是在评估阶段收集到的主观和客观资料中具备的。护士做出护理诊断一定要参照诊断依据。按其程度不同可分为主要依据和次要依据。主要依据是在NANDA讨论中认为有80%～100%的患者都存在的依据，在诊断时必须具备其中至少一项以上的症状和体征，也就是说只要符合一个主要依据就可下诊断。次要依据指50%的有此诊断的患者可以存在的依据，诊断时不一定在所有的患者中都出现的症状和体征。

4．相关因素　它既指会造成健康状况改变或引起问题产生的内外因素，又指与护理诊断存在某种关系的因素，固有原因、促成因素、危险因素。

相关因素可来自于以下几个方面：

（1）疾病方面　如“体液过多”的相关因素可能是右心衰竭。

（2）治疗方面　如行气管插管上呼吸机的患者可以出现“语言沟通障碍”问题。

（3）心理方面　如“活动无耐力”可以因病后患者处于较严重的抑郁状态而导致。

（4）情境方面　即涉及环境、有关人员、生活经历、生活习惯、角色等方面的因素，如“营养失调：高于机体需要量”的相关因素可以是不良的饮食习惯像晚餐进食过多、饱餐后静坐或饮食结构不合理、脂类摄入过多等。

（5）发展方面　是指与年龄相关的各方面，包括认知、生理、心理、社会、情感的发展状况，比单纯年龄因素所包括的内容更广，如老年人发生便秘，常与活动少、肠蠕动减慢有关。

护理诊断的相关因素往往不止来自一个方面，可以涉及多个方面，如睡眠型态紊乱，可以是手术伤口疼痛引起，可以是焦虑引起等等。总之，一个护理诊断可以有许多相关因素，确定相关因素是为护理措施的制定提供依据。

（四）护理诊断的陈述方式

护理诊断陈述依照 P S E 顺序，即：

P 问题（problem），找出患者的健康问题

S 症状或体征（signs/symptoms）

E 病因（etiology），决定患者问题的发生原因或相关因素

护理诊断分五种类型：

1. 现存的问题为 P + S + E

例：皮肤完整性受损：骶尾部破溃，与长期卧床不能活动有关

2. 高危的问题为 P + E

例：有皮肤完整性受损的危险：与长期卧床有关

3. 可能的问题为 P + E

例：有自我形象紊乱的可能：与化疗后脱发有关

4. 良好健康的护理诊断为 P 不写原因

例：母乳喂养有效

5. 综合征：P + E

例：废用综合征：与长期卧床无力活动有关

医护合作处理的问题

例：潜在的并发症：低氧血症

（五）医护合作性问题

指患者某一器官或系统的功能或结构的现存的或潜在的问题，这些问题需要由医疗和护理两方面的措施共同加以解决。值得注意的是，并非所有的并发症都属于合作性问题，有些可以通过护理措施预防和处理的，则属于护理诊断，如长期卧床导致皮肤受压，“有皮肤完整性受损的危险”；因医嘱或因无法避免的肌肉、骨骼不能活动可能导致的“有废用综合征的危险”均属于护理诊断。只有那些护士不能预防和处理的并发症才是合作性问题，如急性广泛前壁心肌梗死的患者，在发病后 24 小时内最易出现较为严重的心律失常（频发室性期前收缩等），即“潜在并发症：心律失常”，护理无法预防，只能通过连续心电监测及时发现严重心律失常的发生。

（六）书写护理诊断的注意事项

1. 护理诊断名称应尽量使用 NANDA 认可的护理诊断名称，统一的名称有利于护理人员之间的交流与探讨，最好不要随意编造护理诊断。

2. 一个护理诊断只针对一个问题。

3. 相关因素这部分的陈述，应使用“与……有关”的方式。

4. 每个护理诊断的相关因素应明确，它可以直接指导措施的实施，如“清理呼吸道无效：与术后伤口疼痛有关”和“清理呼吸道无效：与痰液黏稠有关”，前者的护理措施是如何帮助患者在保护伤口、不加重疼痛的前提下将痰咳出，后者是如何使痰液稀释易于咳出。

5. 陈述护理诊断时，应避免将临床表现误以为是相关因素，如“疼痛：胸痛：与心绞痛有关”应改成“疼痛：胸痛：与心肌缺血、缺氧有关”。

6.“知识缺乏”这个护理诊断在陈述上有其特殊之处，其陈述方式是“知识缺乏：缺乏……方面的知识”，而不是“知识缺乏：与……有关”。正确如“知识缺乏：缺乏胰岛素自我注射方面的知识”。而如“知识缺乏：缺乏冠心病的知识”就不合适了，我们没必要也不可能让患者掌握所有冠心病的知识，这样护士无法明确具体哪一部分冠心病的知识需着重教给患者。

7. 抓住主要矛盾，列出优先顺序，分清首优、中优、次优的问题。

首优问题：指会威胁到人生命、需要及时行动去解决的问题，急救患者可能常有几个首优问题同时存在。

中优问题：指虽不直接威胁患者的生命，但也能导致身体上的不健康或情绪上变化的问题。

次优问题：指与此次发病关系不大，不属于此次发病的反应的问题，在安排护理工作时可稍后考虑。

8. 护理诊断应包括心理、生理、社会三个方面的问题，包括存在的、潜在的问题。在书写合作性问题时，护士应注意写上“潜在并发症/PC（potential complication）”，否则无法与医疗诊断相区别了。

（七）护理诊断应用中常见的问题

1. 概念不清　不能准确理解掌握护理诊断的概念，易与医疗诊断相混淆。如：贫血：与白血病细胞浸润有关，贫血是医疗诊断，超出了护士解决问题的职责范围，正确的诊断应是：疲乏：与白血病细胞浸润导致的贫血有关。白血病患者贫血可引起疲乏、活动无耐力，护士可通过护理措施帮助患者解决，如饮食指导、制定活动计划、监测血细胞、遵医嘱给予升血药物等。

2. 书写不正规　将有……的危险写成潜在的…，如潜在的皮肤完整性受损：与长期卧床有关，应改为：有皮肤完整性受损的危险：与长期卧床有关。

3. 诊断依据忽视客观指标　在形成诊断时，患者的主诉等主观依据固然重要，但往往能客观、正确反映患者病情的实验室检查等客观指标易被忽视。

4. 相关因素书写不规范　书写相关因素时有遗漏的现象，也有陈述的相关因素不能为选择护理措施提供指导，如：有感染的危险：与白血病有关。正确的写法应是：有感染的危险：与白血病治疗应用免疫抑制剂所致机体抵抗力下降有关。这样书写利于护士有针对性地采取相应措施。

五、制定目标

（一）目标的概念

目标是期望护理对象在接受护理照顾后的功能、认知、行为及情感（或）感觉的改变。设置目标可以明确护理工作的方向，指导护士为达到目标中期望的结果去设计护理措施，并且在护理程序的最后一步即对工作效果进行评价时，可以用目标作为评价标准。

（二）目标的书写

目标的陈述常包括以下几个成分：主语、谓语、行为标准、条件状语及评价时间。

1. 主语　主语应是护理对象，主要是患者、孕产妇及家属等，也可是患者的一部分

（如体温、皮肤等）。

2．谓语　即行为动词，患者将要完成的动作。

3．行为标准　行动所要达到的程度。

4．条件状语　主语在完成某行动时所处的条件状况。

5．评价时间　指患者应在何时达到目标中陈述的结果。实际工作中，往往需要根据临床经验或患者的具体情况确定时间的长短。

例：				
	住院期间	患者的皮肤	保持	完整、无压疮
	评价时间	主语	谓语	行为标准

（三）目标的分类

目标可以是长期的，也可以是短期的。长期目标需要长时间（通常长于一周）才能达到；而短期目标则只需数小时或几天就可达到。有的长期目标中期望的结果往往需要一系列短期目标才能更好地实现。长期目标与短期目标在时间上没有明显的分界，有些诊断可能只有短期目标或长期目标，有的诊断可能二者并存。

（四）制定目标应注意的问题

1．目标的主语一定是患者。

2．每个或每组目标只针对一个护理诊断。

3．一个目标中只能出现一个行为动词。

4．目标是可以测量、可以评价的　其中的行为标准应尽量具体，常用的动词有：列出、说出、描述、解释、应用、选择、摄入、回示等。

5．目标应是护理范畴内的，可通过护理措施达到　对患者切实可行，并得到患者及其家属的认可。

6．目标中至少有一个是直接解决护理诊断中陈述的问题　一个短期目标只包含一个患者行为。

7．潜在的并发症的目标可以这样叙述　护士能及时发现并发症的发生并积极配合处理。有些目标不能写成“不发生并发症”，因为仅靠护理措施是无法保证有些并发症不发生的。

六、护理措施

护理措施是护士为帮助患者达到预定目标所需采取的具体方法。其根据护理诊断所确定的病因提出。

（一）护理措施的内容

1．依赖性的护理措施　来自于医嘱，如记录24小时出入量等。

2．相互依赖的护理措施　护士与其他健康保健人员相互合作采取的行动，如护士为帮助患者恢复理想体重而咨询营养师或运动医学专家，并将他们的意见融入护理计划中。

3．独立的护理措施　不依赖医嘱，护士能独立提出和采取的措施。包括以下几方面：

（1）帮助患者完成日常生活活动　如协助进餐、洗漱、如厕、活动等。

（2）治疗性的护理措施　如皮肤护理、雾化吸入、吸痰、引流系统的护理等。此外，即使是遵医嘱提供的治疗护理，护士也应发挥独立功能，如遵医嘱静脉输液时，护士不是按剂量把液输上就行了，还需观察用药后的效果、副作用、教育患者不要擅自调快滴速等。

（3）危险问题的预防　如保护患者安全的措施、预防感染的措施等。

（4）对患者　病情和心理社会反应进行监测和观察。

（5）为患者　及家属提供健康教育和咨询。

（6）为患者　提供心理支持。

（7）制定出院计划。

（二）制定护理措施应注意的问题

1. 针对目标制定。
2. 切实可行，从患者、医护人员、医院资源三方面考虑。
3. 保证患者的安全。
4. 不应与其他医护人员的措施相矛盾，否则容易使患者不知所措，并造成不信任感。
5. 应具体、有指导性。
6. 措施的第一条应继续评估某一个护理诊断的具体内容。睡眠时要评估睡眠情况；疼痛时要评估疼痛情况。第二条应观察或监测病情的变化。第三条为患者提供一个良好的环境。

七、措施依据

护理措施应基于科学的基础上，每项护理措施都应有措施依据。措施依据来自于自然科学、行为科学、人文科学的知识，禁止将没有科学依据的措施用于患者。

八、评价

评价是将患者的健康状态与护理计划中预定的目标进行比较并做出判断的结果。评价是护理程序的最后一步，但并不意味着护理程序的结束，相反，通过评价发现新问题、作出新诊断和计划、或对以往的方案进行修改，使护理程序循环往复的进行下去。评价要在护理目标规定的时间内进行。

（一）评价目标是否实现

衡量护理目标的程度有三种：①目标是否实现；②目标部分实现；③目标未实现。

例：5月1日制定的护理目标：一周内患者每日夜间连续睡眠可达6～7小时，晨起精神好。5月7日应做评价。

第一种情况5月7日11时目标完全实现

患者每晚10时入睡直到晨6时，晨起精神好。

第二种情况5月7日11时目标部分实现

患者每晚只睡4～6小时，中间醒1～2次，但又能很快入睡。

第三种情况5月7日11时目标没有实现

患者每晚只睡2～3小时，入睡困难，醒后难以入睡。

（二）分析原因

护士可从以下几方面探讨目标未实现或部分实现的原因：

1. 所收集的资料是否准确、全面？
2. 护理诊断是否正确？
3. 目标是否正确？

4．护理措施设计是否得当？执行是否有效？

5．患者是否配合？

（三）重审护理计划

护理计划应根据患者情况的变化而变化。其调整包括以下几方面：

1．停止　对于已解决的问题，即目标全部实现的护理诊断可以停止，其相应的措施也同时停止。

2．修订　通过对目标部分实现和未实现的原因进行分析，找出症结所在，然后对护理诊断、目标、措施中不适当的地方加以修改。

3．排除　原来认为存在的问题，若经过分析或实践验证不存在，则应予取消。

4．增加　评价本身也是一个再评估过程，所得到的资料若表明患者出现了新的护理诊断，应将这一诊断及其目标和措施加入到护理计划中。

（李　菁　张　欣）

附录1 护理病历格式

学习地点：＿＿＿＿ 学习日期：＿＿＿＿ 班级：＿＿＿＿ 姓名：＿＿＿＿ 分数：＿＿＿＿

Ⅰ、病历记录

一、一般情况

姓名：＿＿＿＿性别：＿＿＿＿年龄：＿＿＿＿职业：＿＿＿＿＿＿病案号：＿＿＿＿
民族：＿＿＿籍贯：＿＿＿＿＿＿＿婚姻：＿＿＿＿＿＿＿＿文化程度：＿＿
宗教信仰：＿＿＿＿＿主管医师：＿＿＿＿＿＿＿＿收集资料日期：＿＿＿
入院日期：＿＿＿
入院方式：步行、扶行、轮椅、平车、担架、背入
入院医疗诊断：
入院原因及主要治疗经过：

二、健康状况

（一）目前身体状况

1．主诉：
2．饮食：
1）饮食种类
（1）基本膳食：普食、软食、半流食＿＿＿天、流食＿＿＿天、禁食＿＿天、＿＿＿餐/日
（2）治疗饮食：＿＿＿＿＿＿＿＿＿＿＿＿＿＿＿＿＿＿＿＿
（3）忌食：＿＿＿＿＿＿＿＿＿＿＿＿＿＿＿＿＿＿＿＿＿＿
（4）其他：＿＿＿＿＿＿＿＿＿＿＿＿＿＿＿＿＿＿＿＿＿＿
2）食欲：正常、增加/亢进：＿＿天/周/月、下降/厌食：＿＿天/周/月
3）近期体重变化：无、增加/下降：＿＿＿＿＿ kg
（原因＿＿＿＿＿＿＿＿＿＿＿＿＿＿＿＿＿＿＿＿＿＿）
4）咀嚼困难：无、有（原因：＿＿＿＿＿＿＿＿＿＿＿＿＿）
持续时间：＿＿＿＿＿＿＿＿＿＿
5）吞咽困难：无、固体、液体
原因：＿＿＿＿＿＿＿＿＿＿＿＿＿＿＿
持续时间：＿＿＿＿＿＿＿＿＿＿
6）其他：＿＿＿＿＿＿＿＿＿＿＿＿＿＿＿
3．休息/睡眠：

休息后体力是否容易恢复：是、否（原因：＿＿＿＿＿＿＿＿＿＿）
睡眠：正常、入睡困难、易醒、早醒、多梦、噩梦、失眠
辅助睡眠：无、药物：＿＿＿＿＿＿＿＿其他：＿＿＿＿＿＿＿＿

4．排泄：

（1）排便：次数：＿＿＿＿＿＿＿＿性状：＿＿＿＿＿＿＿＿正常/便秘/腹泻
其他：＿＿＿＿＿＿＿＿＿＿＿＿＿＿＿＿＿＿＿＿
便失禁、造瘘口（类型：＿＿＿＿＿＿＿＿、能否自理：＿＿＿＿＿＿＿＿）
应用缓泻剂：无、口服：＿＿＿＿＿灌肠：＿＿＿＿＿栓剂：＿＿＿＿＿
其他：＿＿＿＿＿＿＿＿＿＿＿＿＿＿＿＿＿＿＿＿

（2）排尿：＿＿＿次/天 颜色：＿＿＿性状：＿＿＿量：＿＿＿毫升/日
尿失禁、尿潴留、夜尿：＿＿＿＿次/夜
排尿时间延长、尿路中断、尿频、尿急、尿痛、留置尿管：＿＿＿天
膀胱造瘘
其他：＿＿＿＿＿＿＿＿＿＿＿＿＿＿＿＿＿＿＿＿

5．自理：

（1）全部
（2）障碍：进食、沐浴/卫生、穿着/修饰、如厕

6．活动：

（1）活动范围：
下床活动、床旁活动、卧床：自行翻身/协助翻身
（2）活动能力：正常、容易疲劳：描述＿＿＿＿＿＿＿＿＿＿
（3）步态：稳、不稳（原因：＿＿＿＿＿＿＿＿＿＿＿＿＿＿＿）
（4）医疗/疾病限制：医嘱卧床、持续静点、石膏、牵引、瘫痪（偏/单/截）
（5）辅助工具：无、轮椅、拐杖、助行器、假肢、其他：＿＿＿＿＿＿＿＿
（6）其他：＿＿＿＿＿＿＿＿＿＿＿＿＿＿＿＿＿＿＿＿

（二）既往健康状况

1．平素健康状况：良好、一般、较差
2．传染病史：
3．外伤史：
4．手术史：
5．过敏史：无　　有
过敏原因：
（药物：　　　　临床表现：　　　　）
食物：
其他：
6．其他疾病史：
7．饮食、休息、睡眠、排泄习惯、活动情况：
8．嗜好：吸烟：无、偶尔、经常：＿＿＿＿＿年平均＿＿＿＿＿支/日

戒烟：未、已、约：__________年

饮酒：无、偶有、经常：约__________年　平均__________两/日

戒酒：未、已：约__________年

药物依赖/药瘾：无、有（药名：__________、__________年、__________剂量/日）

其他：____

9. 月经及生育情况

月经：

末次月经日期________________________

经量：少、一般、多

痛经：无、有

经期：规则、不规则

妊娠：______次 顺产：______胎 流产：______胎 早产：______胎 死产：______胎

难产及病情：

三、家族史

父：健在、患病、已故　描述：________________________

母：健在、患病、已故　描述：________________________

兄弟姐妹：健在、患病、已故　描述：________________________

子女：

其他：

四、身体评估

日期：______________时间：______________

（一）生命体征

T：________ P：________ R：________ BP：________

身高：______________ cm　体重：______________ kg

出入量：

（二）一般状况

发育：　正常　不良　超常

营养：　良好　中等　不良　恶病质

面容：　无痛苦　急性病容　慢性病容　其他

表情：　自如　痛苦　忧虑　恐惧　淡漠

体位：　自主　半卧位　其他：

步态：　正常　不正常

神志：　清楚　模糊　谵妄　昏睡　昏迷

（三）皮肤

色泽：正常　潮红　苍白　发绀　黄染　色素沉着

皮疹：无　　有（类型及分布）：

毛发分布：正常　多毛　稀疏　脱落（部位）

温度与湿度：正常 冷 干 湿
弹 性： 正常 减退
水 肿： 无 有（部位及程度）
肝 掌： 无 有
蜘蛛痣 无 有（部位 数目）：
其他：

（四）淋巴结 全身浅表淋巴结：无肿大、肿大（部位及特征）

（五）头部

1. 头颅大小：正常、大、小
   畸形：无、有（尖颅、方颅、变形颅）其他异常：压痛、包块、凹陷（部位）：
   其他：
2. 眼 眼睑：正常、水肿、上睑下垂、倒睫
   结膜：正常、充血、水肿、出血
   眼球：正常、凸出、凹陷、震颤、运动障碍（左 右 ）
   巩膜：无黄染、有黄染
   角膜：正常、异常（左 右 ）
   瞳孔：等圆、等大、不等、左______mm、右______mm
   对光反射：正常、迟钝（左、右）、消失（左、右）
   视力：正常：______远/近视：______其他______异常：______
   视野：正常：______异常（描述）：______
3. 耳 耳郭：正常、畸形
   外耳道分泌物：无、有（左 右 性质）
   乳突压痛：无、有（左 右 ）
   听力粗测障碍：无、有（左 右 ）
   助听器：有、无
4. 鼻外形：正常、异常（描述）：______
   其他异常：无、有（鼻翼扇动、鼻塞、分泌物）
   鼻窦压痛：无、有（部位： ）
   嗅觉：正常、减弱、其他异常______
5. 口 唇：红润、发绀、苍白、疱疹、皲裂
   黏膜：正常、异常（苍白、溃疡、部位： ）
   舌：正常、异常（舌苔、伸舌震颤、向左、右偏斜）
   牙龈：正常、肿胀、溢脓、出血、色素沉着
   牙：齐、缺牙 义齿
   扁桃体：正常、异常（描述）：______
   咽：正常、异常（描述）：______
   声音：正常、嘶哑

（六）颈部

抵抗感　无、有

颈静脉：正常、充盈、曲张

气管：正中、偏移（向左　向右）

甲状腺：正常、肿大______度、对称______侧为主　质软/质硬

其他：

（七）胸部

胸廓：正常、桶状胸、扁平胸、鸡胸、漏斗胸、胸骨叩痛：无、有

乳房：正常对称：

异常：左、右（包块、压痛、乳头扁平、乳头凹陷、乳头分泌物）

肺：视诊：呼吸运动：正常、异常：左、右（增强、减弱）

触诊：语颤：正常、异常：左　右

叩诊：正常清音、异常清音、实音、过清音、鼓音（部位　　　）

听诊：呼吸：规律、不规律　呼吸音：正常、异常（性质、部位：　　　）

心：视诊：心前区隆起：无、有

心尖搏动：正常、未见、增强、弥散

心尖搏动位置：正常、移位（距左锁骨中线内外______cm）

触诊：心尖搏动：正常、增强、抬举感、触不清

震颤：无、有（部位时期：______________________）

叩诊：相对浊音界：正常、缩小、扩大（左　　右　　）

听诊：心率______次/分　心律（齐、不齐）

心音　S1　正常　　异常　　S2　正常　　异常

S3　无　有　　　　S4　无　有

其他：

（八）腹部

视诊：外形：正常、膨隆、舟状

腹式呼吸：存在、消失

其他异常：无、有（腹壁静脉曲张、条纹、手术瘢痕、疝）

触诊：柔软、腹肌紧张

压痛：无、有

反跳痛：无、有

腹部包块：无、有（部位、大小、质地）

肝：未触及、可触及：

脾：未触及、可触及：

肾：未触及、可触及：

叩诊：肝浊音界：存在、缩小、消失

移动性浊音：无、有

肾区叩痛：无、有（左　　右　　）

听诊：肠鸣音：正常、亢进、减弱、消失

其他：

（九）生殖器

未查、正常、异常________________

（十）肛门直肠

未查、正常、异常________________

（十一）脊柱四肢

脊柱：正常、畸形（侧凸、前凸、后凸）

棘突：压痛部位________________

活动度：正常、受限

四肢：正常、异常：畸形、关节红肿、关节强直、肌肉压痛、肌肉萎缩、下肢静脉曲张、杵状指/趾

其他：

（十二）神经系统检查

1. 意识状态：清晰、嗜睡、昏睡、浅昏迷、深昏迷、意识模糊、谵妄
2. 精神状态：定向力：正常、障碍、错觉、幻觉

理解力：正常、障碍、妄想、思维混乱

情绪：正常、不稳定、情感淡漠、兴奋、躁动

3. 脑神经检查：

（1）嗅神经：正常、减退、消失

（2）视神经：视野：正常、缩小

（3）动眼、滑车、展神经：眼裂：等大、增大、变窄

眼睑：正常、上睑下垂

眼球：正常、突出、内陷、斜视同向偏斜

瞳孔：正常、偏小、扩大、对光反射

（4）三叉神经：面部感觉：正常、异常－描述：____________

咀嚼肌运动：正常、萎缩－描述：____________

角膜反射：正常、异常－描述：____________

（5）面神经：外观：正常、异常－描述：____________

运动：正常、异常－描述：____________

味觉：正常、异常－描述：____________

（6）位听神经：蜗神经：听力正常、减弱：

前庭神经：正常、异常、描述：____________

（7）舌咽迷走神经：运动：正常、异常：描述：____________

感觉：正常、迟钝、消失

咽反射：正常、迟钝、消失

（8）副神经：胸锁乳突肌力：正常、减弱：左、右

斜方肌肌力：正常、减弱：左、右

（9）舌下神经：正常、舌偏斜、左、右、双侧

4. 运动系统检查：

（1）肌肉形态：正常、萎缩、肥大、部位：＿＿＿＿＿＿＿＿＿＿

（2）肌张力：正常、减低、部位：＿＿＿＿＿＿＿＿＿＿

增高、描述：＿＿＿＿＿＿＿＿＿＿

（3）肌力：0 级、1 级、2 级、3 级、4 级、5 级

（4）共济运动：指鼻试验：阴性、阳性

跟膝胫试验：阴性、阳性

快速轮复试验：阴性、阳性

反跳试验：阴性、阳性

闭目难立征：阴性、阳性

（5）姿势步态：正常、异常，描述：＿＿＿＿＿＿＿＿＿＿

（6）不自主运动：无、有，描述：＿＿＿＿＿＿＿＿＿＿

5. 感觉系统检查：

（1）浅感觉：痛觉：正常、异常、部位：＿＿＿＿＿＿＿＿＿＿

温觉：正常、异常、部位：＿＿＿＿＿＿＿＿＿＿

触觉：正常、异常、部位：＿＿＿＿＿＿＿＿＿＿

（2）深感觉：运动觉：正常、异常

位置觉：正常、异常

6. 反射检查：

（1）深反射：膝反射：正常消失、减弱、增强、左、右

肱三头肌反射：正常、消失、减弱、增强、左、右

踝反射：正常、消失、减弱、增强、左、右

（2）浅反射：腹壁反射：正常、减弱、消失

（3）病理反射：Babinski：阴性、阳性

Oppenheim 征：阴性、阳性

Gordon 征：阴性、阳性

髌阵挛：左、右

踝阵挛：左、右

霍夫曼征：左、右

（十三）实验室及其他检查结果

（重要的化验、X 线、心电图及其他有关检查包括日期及主要结果。）

五、心理社会评估

（一）精神状态

1. 仪表行为：衣着：修饰、得体

行为：正常、异常（描述＿＿＿＿＿＿＿＿＿＿）

2. 语言表达：清楚、含糊、不流利、语言困难、失语

3. 思维过程：正常、异常：____________________

4. 情绪状态：镇静、悲哀、易激动、焦虑、恐惧、孤独、沮丧、欣快、敌意、无反应

描述：

（二）患者对健康与疾病的认识

1. 对健康的认识：

2. 对疾病的反应：

接受、害羞、负罪感、无用感、无能为力、孤独无助感、自我否定

3. 对疾病的认识：

（三）人际关系

1. 职业与工作情况：固定职业、下岗、短期丧失劳动力、长期丧失劳动力

2. 社交：孤独感、被遗弃感、希望与更多的人交往、语言交流障碍、不愿与人交往

描述：

3. 经济状况：

医疗费用：自费、公费、大病统筹、其他____________________

4. 家庭关系：

家庭对患者的健康需要：忽视、不能满足、能满足、寻求帮助、过于关心

描述：

（四）应对能力

1. 住院顾虑：无、有经济问题、自理能力、其他____________________

2. 近期生活事件：无、有（描述）____________________

3. 适应能力：能独立解决问题、寻求别人的帮助、依赖别人解决问题

其他：

4. 对现实的态度：正确面对现实、逃避现实、否认、推卸责任

5. 适应的结果：问题解决、适应新角色、不能满足角色期望、无法做出选择

其他：

（五）角色问题

无、有：角色概念冲突、角色行为冲突、缺乏角色意识、否认角色

其他：

（六）心理咨询、治疗史 无____________有____________

（七）价值观/信仰

宗教信仰：无、有

精神困惑：无、有

（八）人格类型

依赖/独立紧张/松弛内向/开放主动/被动

Ⅱ、病历讨论

一、医疗诊断

（一）定义

（二）病理生理

（三）流行病学

二、发病原因

本患者：

三、临床表现（简要说明原因）

本患者：

四、常用辅助检查

本患者：

五、处理措施（简要理由）

本患者：

六、用药（包括用药依据、主要药理作用及副作用）

本患者：

附表1　护理诊断、目标及措施

日期/时间	护理诊断及依据	护理目标	护理措施	措施依据	效果评价

附表2　护理记录

附表3　患者/家属教育计划

学习目标	教学内容（具体）	教学活动	评价

附录2　模式护理病历

模式病历一

Ⅰ、病历记录

一、一般情况

姓名：李×× 性别：女 年龄：5岁 职业： 无 病案号：C××××××

民族：汉 籍贯：内蒙古 婚姻：未婚 文化程度：学龄前儿童

宗教信仰： 无 主管医师： 李×× 收集资料日期：2008-3-19

入院日期： 2008-3-18

入院方式：步行、扶行、轮椅、平车、担架、背入

入院医疗诊断： 1. 支气管哮喘； 2. 支气管肺炎。

入院原因及主要治疗经过：

3月17日晚无明显诱因出现咳嗽，为阵咳、少痰，随继出现显著气喘，测体温：38℃以下，无打喷嚏，流涕，伴腹泻，无青紫，呼吸困难，家长自行给予患儿1片博利康尼（特布他林）口服，服药后患儿可入睡，18日因咳嗽、气喘、发热1天，以支气管哮喘、支气管肺炎诊断入院治疗。

现治疗：头孢呋辛抗感染：0.75g，25滴/分，bid；

特布他林、爱喘乐吸入平喘：1.66mg，tid；0.25ml + NS 1.75ml/雾化吸入；

补液对症治疗：5% GS 100ml 静脉输液；

祛痰灵1支，bid。

二、健康状况

（一）目前身体状况

1. 主诉：患儿自觉咳嗽、痰多、但不能咳出，鼻子有鼻涕，难以排出，自感憋气，食欲尚可，睡眠不错，有家人陪伴，不感害怕。

2. 饮食：

（1）饮食种类

1）基本膳食：普食√、软食、半流食______天、流食______天、禁食______天、3餐/日

2）治疗饮食：无

3）忌食：无

4）其他：无

（2）食欲：正常√、增加/亢进：＿＿＿＿＿天/周/月、下降/厌食：＿＿＿＿＿天/周/月

（3）近期体重变化：无、增加/下降：＿＿＿＿＿kg

（原因＿＿＿＿＿＿＿＿＿＿＿＿＿＿）

（4）咀嚼困难：无√、有（原因：＿＿＿＿＿＿＿＿＿＿＿＿）

持续时间：＿＿＿＿＿＿＿＿＿＿＿＿＿＿

（5）吞咽困难：无√、固体、液体

原因：＿＿＿＿＿＿＿＿＿＿＿＿＿＿

持续时间：＿＿＿＿＿＿＿＿＿＿＿＿＿＿

（6）其他：无

3．休息/睡眠：

休息后体力是否容易恢复：是√、否（原因：＿＿＿＿＿＿＿＿＿＿＿＿）

睡眠：正常√、入睡困难、易醒、早醒、多梦、噩梦、失眠

辅助睡眠：无、药物：＿＿＿＿＿＿＿＿＿＿＿＿其他：＿＿＿＿＿＿＿＿＿＿＿＿

4．排泄：

（1）排便：次数：　1次/天　性状：黄软便　正常/便秘/腹泻

其他：无

便失禁、造瘘口（类型：＿＿＿＿＿＿、能否自理：＿＿＿＿＿＿）

应用缓泻剂：无、口服：＿＿＿＿＿灌肠：＿＿＿＿＿栓剂：＿＿＿＿＿

其他：无

（2）排尿：8次/天　颜色：黄　性状：清亮　量：1500毫升/日

尿失禁、尿潴留、夜尿：1次/夜

排尿时间延长、尿路中断、尿频、尿急、尿痛、留置尿管：＿＿＿＿＿天

膀胱造瘘

其他：无

5．自理：

（1）全部√

（2）障碍：进食、沐浴/卫生、穿着/修饰、如厕（为持续静点时的障碍）。

6．活动：

（1）活动范围：

下床活动、床旁活动、卧床：自行翻身/协助翻身

（2）活动能力：正常、容易疲劳：描述＿＿＿＿＿＿＿

（3）步态：稳、不稳（原因：＿＿＿＿＿＿＿＿＿＿）

（4）医疗/疾病限制：医嘱卧床、持续静点、石膏、牵引、瘫痪（偏/单/截）

（5）辅助工具：无、轮椅、拐杖、助行器、假肢、其他：＿＿＿＿＿

（6）其他：无

（二）既往健康状况

1．平素健康状况：良好、一般、较差

2. 传染病史：无
3. 外伤史：无
4. 手术史：无
5. 过敏史：无　　　　　有

过敏原因：　　　　　　临床表现：眼睛痒红

食物：虾

其他：无

6. 其他疾病史：

2003 年出现“发热、咳嗽、气喘”现象，此后遇发热、咳嗽时即伴明显的气喘，2004 年反复发作 5～6 次，使用平喘药效果好。

7. 饮食、休息、睡眠、排泄习惯、活动情况：

饮食：1 日 3 餐，每餐 2～3 两，爱吃炸酱面，在托儿所时吃得较多，较好。

休息：在托儿所时有午睡的习惯。

睡眠：每晚 10 点入睡，早 7 点起床，入睡快，醒后精神好。

排泄习惯：大便每日 1 次，软便，小便每日 6～8 次，夜尿 0～1 次。

活动：爱玩，玩多了也不累。

8. 嗜好：吸烟：无、偶尔、经常：______年　平均______支/日

戒烟：未、已、约：______年

饮酒：无、偶有、经常约______年　平均____两/日

戒酒：未、已：约______年

药物依赖/药瘾：无、有（药名：______－________年、______剂量/日）

其他：______________________

9. 月经及生育情况

月经：

末次月经日期____________

经量：少、一般、多

痛经：无、有

经期：规则、不规则

妊娠：____次　顺产：____胎　流产：____胎　早产：____胎　死产：____胎

难产及病情：

三、家族史

父：健在、患病、已故描述：体健

母：健在、患病、已故描述：体健

兄弟姐妹：患病、已故描述：___________________

子女：无

其他：无

四、身体评估

日期：　2008-3-20　时间：　9am

(一) 生命体征

T：36.7℃　P：108次/分　R：28次/分　BP：90/60mmHg

身高：96cm　体重：20kg

出入量：

(二) 一般状况

发育：　正常√　不良　超常

营养：　良好√　中等　不良　恶病质

面容：　无痛苦√　急性病容　慢性病容　其他

表情：　自如√　痛苦　忧虑　恐惧　淡漠

体位：　自主√　半卧位　其他：

步态：　正常√　不正常

神志：　清楚√　模糊　谵妄　昏睡　昏迷

(三) 皮肤

色泽：正常√　潮红　苍白　发绀　黄染　色素沉着

皮疹：无√　有（类型及分布）：

毛发分布：正常√　多毛　稀疏　脱落（部位）

温度与湿度：正常√　冷　干　湿

弹性：　正常√　减退

水肿：　无√　有（部位及程度）

肝掌：　无√　有

蜘蛛痣：　无√　有（部位数目）：

其他：　无

(四) 淋巴结

全身浅表淋巴结：无肿大、肿大（部位及特征）

(五) 头部

1. 头颅大小：正常√、大、小

　畸形：无√、有（尖颅、方颅、变形颅）其他异常：压痛、包块、凹陷（部位）：

　其他：无

2. 眼－眼睑：正常√、水肿、上睑下垂、倒睫

　结膜：正常√、充血、水肿、出血

　眼球：正常√、凸出、凹陷、震颤、运动障碍（左　右　）

　巩膜：无黄染√、有黄染

　角膜：正常√、异常（左　右　）

　瞳孔：等圆√、等大、不等、左4mm、右4mm

　　对光反射：正常√、迟钝（左、右）、消失（左、右）

　视力：正常：　L1.5/R1.5　远/近视：＿＿＿＿其他＿＿＿＿异常：＿＿

　　视野：正常　异常（描述）：

3. 耳　耳郭：正常√、畸形

外耳道分泌物：无√、有（左　　右　　性质）

乳突压痛：无√、有（左　　右）

听力粗测障碍：无、有（左　　右　　）

助听器：有、无√

4. 鼻　外形：正常√、异常（描述）：______________________

其他异常：无、有（鼻翼扇动、鼻塞、分泌物）

鼻窦压痛：无√、有（部位：　　　　）

嗅觉：正常√、减弱、其他异常________________

5. 口唇：红润√、发绀、苍白、疱疹、皲裂

黏膜：正常√、异常（苍白、溃疡、部位：　　　　）

舌：正常√、异常（舌苔、伸舌震颤、向左、右偏斜）

牙龈：正常√、肿胀、溢脓、出血、色素沉着

牙：齐、缺牙　　　义齿

扁桃体：正常√、异常（描述）：I 度肿大

咽：正常√、异常（描述）：充血

声音：正常√、嘶哑

（六）颈部

抵抗感　无、有

颈静脉：正常√、充盈、曲张

气管：正中√、偏移（向左　向右）

甲状腺：正常√、肿大______度、对称______侧为主　质软/质硬

其他：无

（七）胸部

胸廓：正常√、桶状胸、扁平胸、鸡胸、漏斗胸

胸骨叩痛：无√、有

乳房：正常对称

异常：左、右（包块、压痛、乳头扁平、乳头凹陷、乳头分泌物）

肺：视诊：呼吸运动：正常、异常：左、右（增强、减弱）

触诊：语颤：正常√、异常：左右

叩诊：正常清音√、异常清音、实音、过清音、鼓音（部位　　　　）

听诊：呼吸：规律、不规律　呼吸音：正常、异常（性质部位：双肺均布满哮鸣音及大中水泡音。）

心：视诊：心前区隆重起：无√、有

心尖搏动：正常√、未见、增强、弥散

心尖搏动位置：正常、移位（距左锁骨中线内___0.5___cm）

触诊：心尖搏动：正常√、增强、抬举感、触不清

震颤：无√、有（部位时期：　　）

叩诊：相对浊音界：正常√、缩小、扩大（左　右）

听诊：心率 104 次/分　　心律（齐、不齐）

心音　S1　正常√　异常　S2　正常√　异常

S3　无　有　　S4　无　有

其他：无

（八）腹部

视诊：外形：正常√、膨隆、舟状

腹式呼吸：存在、消失

其他异常：无、有（腹壁静脉曲张、条纹、手术瘢痕、疝）

触诊：柔软√、腹肌紧张

压痛：无√、有

反跳痛：无√、有

腹部包块：无、有（部位、大小、质地）

肝：未触及√、可触及：

脾：未触及√、可触及：

肾：未触及√、可触及：

叩诊：肝浊音界：存在、缩小、消失

移动性浊音：无、有

肾区叩痛：无、有（左　　右　　）

听诊：肠鸣音：正常、亢进、减弱、消失

其他：无

（九）生殖器

未查√、正常、异常________________

（十）肛门直肠

未查√、正常、异常________________

（十一）脊柱四肢

脊柱：正常√、畸形（侧凸、前凸、后凸）

棘突：压痛部位________________

活动度：正常、受限

四肢：正常√、异常：畸形、关节红肿、关节强直、肌肉压痛、肌肉萎缩、下肢静脉曲张、杵状指/趾

其他：无

（十二）神经系统检查

1．意识状态：清晰√、嗜睡、昏睡、浅昏迷、深昏迷、意识模糊、谵妄

2．精神状态：定向力：正常√、障碍、错觉、幻觉

理解力：正常、障碍、妄想、思维混乱

情绪：正常√、不稳定、情感淡漠、兴奋、躁动

3．脑神经检查：

（1）嗅神经：正常√、减退、消失

（2）视神经：视野：正常、缩小

（3）动眼、滑车、展神经：眼裂：等大、增大、变窄

眼睑：正常、上睑下垂

眼球：正常、突出、内陷、斜视同向偏斜

瞳孔：正常、偏小、扩大、对光反射

（4）三叉神经：面部感觉：正常、异常：描述：________________

咀嚼肌运动：正常、萎缩：描述：________________

角膜反射：正常、异常：描述：________________

（5）面神经：外观：正常、异常　描述：________________

运动：正常、异常　描述：________________

味觉：正常、异常　描述：________________

（6）位听神经：蜗神经：听力正常、减弱：________________

前庭神经：正常、异常、描述：________________

（7）舌咽迷走神经：运动：正常、异常：描述：________________

感觉：正常、迟钝、消失

咽反射：正常、迟钝、消失

（8）副神经：胸锁乳突肌力：正常、减弱：左、右

斜方肌肌力：正常、减弱：左、右

（9）舌下神经：正常、舌偏斜、左、右、双侧

4．运动系统检查：

（1）肌肉形态：正常、萎缩、肥大、部位：________________

（2）肌张力：正常、减低、部位：________________

增高、描述：________________

（3）肌力：0 级、1 级、2 级、3 级、4 级、5 级

（4）共济运动：指鼻试验：阴性、阳性

跟膝胫试验：阴性、阳性

快速轮复试验：阴性、阳性

反跳试验：阴性、阳性

闭目难立征：阴性、阳性

（5）姿势步态：正常、异常　描述：

（6）不自主运动：无、有　描述：________________

5．感觉系统检查：

（1）浅感觉：痛觉：正常√、异常　部位：________________

温觉：正常√、异常　部位：________________

触觉：正常√、异常　部位：________________

（2）深感觉：运动觉：正常√、异常

位置觉：正常√、异常

6．反射检查：

（1）深反射：膝反射：正常√、消失、减弱、增强、左、右

肱三头肌反射：正常√、消失、减弱、增强、左、右

踝反射：正常√、消失、减弱、增强、左、右

（2）浅反射：腹壁反射：正常√、减弱、消失

（3）病理反射：Babinski：阴性√、阳性

Oppenheim 征：阴性√、阳性

Gordon 征：阴性√、阳性

霍夫曼征：左、右　　踝阵挛：左、右　　髌阵挛：左、右

（十三）实验室及其他检查结果

（重要的化验、X 线、心电图及其他有关检查包括日期及主要结果。）

1. 3-18：X 线检查：（胸正位片）双肺感染，均见双球状阴影，以右肺为主。

2. 3-18：血 RT：WBC 12×10^9/L（正常 8×10^9/L）

RBC 5.02 $\times10^{12}$/L（正常 4.4 $\times10^{12}$/L）

PLT 209 $\times10^9$/L

3. 3-18：尿 RT：比重 1.020（正常 1.001～1.030）

酸碱反应 6.5

蛋白 15mg/dl（+）

糖（-）

4. 3-19：血：血红蛋白：130g/L　　淋巴细胞：29.2%　　红细胞：5.09 $\times10^9$/L

PLT：271 $\times10^9$/L　　白细胞：9.8 $\times10^9$/L

中性粒细胞：64.1%　　单核细胞：6.2%

五、心理社会评估

（一）精神状态

1. 仪表行为：衣着：修饰、得体

行为：正常、异常（描述＿＿＿＿＿＿＿＿＿＿）

2. 语言表达：清楚、含糊、不流利、语言困难、失语

3. 思维过程：正常、异常：＿＿＿＿＿＿＿＿＿＿

4. 情绪状态：镇静、悲哀、易激动、焦虑、恐惧、孤独、沮丧、欣快、敌意、无反应

描述：患儿觉得自己得的不是大病、重病，但认为自己有时喘，与别人不同，不过会好的，不会老这样。

（二）患者对健康与疾病的认识

1. 对健康的认识：患儿自述健康就是不用吃药、打针，可以出去玩。

患儿父母认为健康就是身体健康，生活愉快。

2. 对疾病的反应：接受（父母）、害羞、负罪感、无用感、无能为力（患儿）、孤独无助感、自我否定

3. 对疾病的认识：患儿自述现在身体不好，咳嗽，难受，所以要住院，父母要我听医生的话。

患儿父母对其疾病的认识是，对这个病不了解，认为同感冒一样，经过医生治疗，打针吃药治好了，就可以了。住院后，对患儿的疾病略有所了解，知道没有想的那么简单，现在只想完全配合医生护士治疗，并多了解一些相关知识，以便对患儿有所帮助。

（三）人际关系

1. 职业与工作情况：固定职业、下岗、短期丧失劳动力、长期丧失劳动力。

2. 社交：孤独感、被遗弃感、希望与更多的人交往、语言交流障碍、不愿与人交往。

描述：患儿自述住院没意思，不能出去玩，这里只有医生、护士，希望能和小朋友一起玩。

3. 经济状况：

医疗费用：自费、公费、大病统筹、其他________

4. 家庭关系：

家庭对患者的健康需要：忽视、不能满足、能满足、寻求帮助、过于关心

描述：患儿自述父母对她很好。患儿家属关心其健康状况，在了解病情后，配合医护工作，积极学习有关疾病知识，并表示会按要求做的。

（四）应对能力

1. 住院顾虑：无、有　经济问题、自理能力、其他________

2. 近期生活事件：无、有（描述________）

3. 适应能力：能独立解决问题、寻求别人的帮助、依赖别人解决问题、其他：

4. 对现实的态度：正确面对现实（父母）、逃避现实、否认、推卸责任

5. 适应的结果：问题解决（父母）、适应新角色、不能满足角色期望、无法做出选择其他：

（五）角色问题

无、有：角色概念冲突、角色行为冲突、缺乏角色意识、否认角色

其他：

（六）心理咨询、治疗史

无________有________

（七）价值观/信仰

宗教信仰：无、有

精神困惑：无、有

（八）人格类型

依赖/独立　紧张/松弛　内向/开放　主动/被动

Ⅱ、病历讨论

一、医疗诊断

1. 支气管哮喘。

2. 支气管肺炎。

（一）定义

1. 支气管哮喘：是一种以嗜酸性粒细胞、肥大细胞反应为主的气道反应性炎症（AAI）

和气道高反应性为特征的疾病。

2. 支气管肺炎：是不同病原体和其他因素所致的支气管段肺部炎症，为小儿最常见的肺炎。

（二）病理生理

1. 支气管哮喘肺泡高度膨胀，尸检时打开胸腔见肺部萎缩，切开后可见大多数气管分支至终末支气管内有大量胶样栓充填。组织学检查见支气管平滑肌肥厚、黏膜及黏膜下血管增生、黏膜水肿、上皮脱落、肌膜显著增厚、支气管壁有嗜酸性粒细胞、中性粒细胞和淋巴细胞浸润。

2. 支气管肺炎

炎症使呼吸肌膜增厚和下呼吸道阻塞 → 通气不足 → PaO_2↓，$PaCO_2$↑ → 高碳酸血症 → 呼吸衰竭

炎症使呼吸肌膜增厚和下呼吸道阻塞 → 换气障碍 → PaO_2↓，SaO_2↓ → 发绀 → 低氧血症 → 呼吸衰竭

（1）循环系统变化

病原体及毒素→心肌→心肌炎↘

缺氧→小动脉收缩→肺动脉压↑→右室舒张末期血容量与压力↑→右心负担↑↗心力衰竭

重症患儿出现微循环障碍、休克、DIC。

（2）中枢神经系统变化

缺氧 → 细胞无氧代谢旺盛，乳酸堆积，ATP生成↓，Na-K泵功能↓，引起钠离子内流，钾离子外流，以致脑细胞内钠、水潴留→弥漫性脑水肿。

缺氧 → 脑血管收缩功能失调，脑血管扩张，血流减慢，血管壁通透性↑，脑细胞水肿及CO_2潴留，血管周围水分↑，致颅内压↑。

缺氧 → $PaCO_2$和氢离子浓度均↑，CO_2向细胞内及中枢神经系统弥散。

（3）消化系统变化

毒血症和严重缺氧→胃肠道功能紊乱；胃肠道毛细血管通透性↑→消化道出血。

（4）体液紊乱

代谢性酸中毒及呼吸性碱中毒；缺钠性（或）稀释性低钠血症；血钾↑（不伴吐泻及营养不良）；血氯↓。

（三）流行病学

1. 支气管哮喘全球约有1亿6千万患者，各地患病率为1%～5%不等，我国患病率接近1%，半数在12岁以前发病，成人男、女患病率大致相同，约20%的患者有家族史。

2. 支气管肺炎为小儿最常见的肺炎，在我国，肺炎患儿占住院总人数的24.5%～56.2%，其中婴幼儿肺炎住院数为学龄儿童的39.5倍。

二、发病原因

本患者：过敏体质

1. 支气管哮喘过敏体质的人接触过敏原后，产生如下变化：

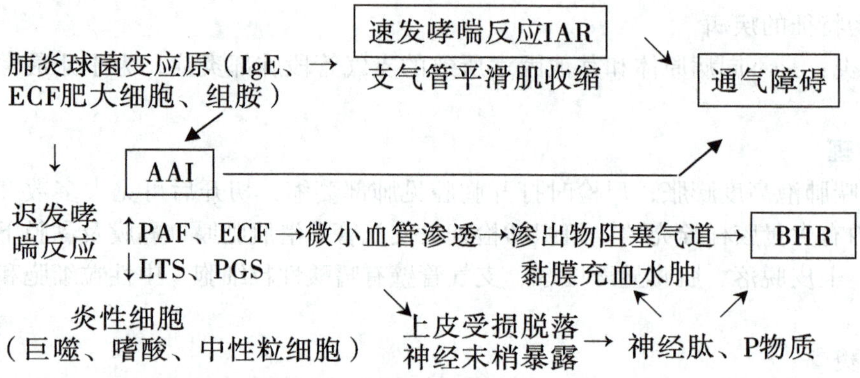

2. 支气管肺炎多为上呼吸道感染和支气管炎蔓延所致，亦可继发于麻疹、百日咳等呼吸道传染病后。细菌、病毒均可导致。

三、临床表现（简要说明原因）

1. 支气管哮喘轻症可逐渐自行缓解，缓解期无任何症状或异常体征，发作时则出现有哮鸣音的呼气性呼吸困难（气道狭窄痉挛引起），每分钟呼吸在28次以上，脉搏110次以上（缺氧引起），有时严重发作可持续1、2天之久，称“重症哮喘”。危重患者呼吸肌严重疲劳，呈腹式呼吸，出现奇脉，患者不能活动，一口气不能说完一句话，胸部呼吸音消失，呼吸脉搏都更快，血压下降，大汗，严重脱水，神志焦躁或模糊。

本患者：有哮鸣音的呼气性呼吸困难；频率28次/分；脉搏110次左右；发热、咳嗽、大小水泡音。

2. 支气管肺炎

（1）呼吸系统发热、咳嗽、气促，肺部体征早期不明显或呼吸音粗糙，而后可听到较固定的中、细湿音。

（2）循环系统心肌炎，心力衰竭。

（3）神经系统轻度缺氧所致烦躁、易睡，严重者脑水肿。

（4）消化系统食欲减退、腹泻、腹胀等。

四、常用辅助检查

1. 支气管哮喘血常规，痰液检查，呼吸功能检查，血气分析，胸部X线检查，特异性过敏原的补体试验，皮肤敏感试验。

2. 支气管肺炎病原学检查：病毒、细菌、其他微生物；外周血检查；X线检查。

本患者：X线检查；血常规；尿常规。

五、处理措施（简要理由）

1. 支气管哮喘

（1）消除病因　避免或消除引起哮喘发作的变应原和其他非特异性刺激。

（2）控制急性发作　兼顾解痉，抗炎，祛除气道黏液栓，保持呼吸道通畅，防止继发感染。

本患者：消除病因，一般治疗，对症治疗，平喘雾化，促进排痰。

用药 拟肾上腺素药物（支气管舒张），茶碱类药物（抗炎、拮抗支气管痉挛），抗胆碱能类药物（平滑肌松弛），钙通道阻断剂（缓解支气管收缩），肾上腺糖皮质激素（预防、抑制炎症反应），色甘酸钠（降低气道高反应性），酮替芬（解痉）。

促进排痰 防止痰液阻塞气道，加重缺氧。祛痰剂（溴己新、氯化铵合剂），气道雾化吸入（溴已新、5% $NaHCO_3$），机械性排痰（拍背、协助吸痰），积极控制感染（抗生素）。

（3）重症哮喘的处理 补液：根据失水及心脏情况，静脉给等渗液体，纠正失水，稀薄痰液；糖皮质激素：缓解支气管哮喘严重发作（琥珀酸氢化可的松静脉滴注）；氨茶碱静脉注射或滴注；$β_2$ 受体兴奋剂雾化吸入；抗生素抗炎；纠正酸中毒；氧疗；纠正电解质紊乱。

（4）缓解期治疗 脱敏疗法；色甘酸钠，必可酮雾化吸入；酮替酚口服；增强体质，加强必要的体育锻炼；稳定情绪等。

2. 支气管肺炎

（1）一般治疗保持室内空气流通，室温20℃左右，湿度60%为宜，进食富含维生素和蛋白质食物，少量多餐，保持呼吸道通畅，及时清除分泌物，定时更换体位，以利痰液排出。

（2）病原治疗抗生素抗病毒治疗。

（3）对症治疗氧疗（改善缺氧）；保持呼吸道通畅；心力衰竭的治疗；腹胀的治疗（补钾、禁食、胃肠减压）；感染性休克、脑水肿、呼吸衰竭的治疗；纠正体液失衡。

（4）肾上腺皮质激素的应用减少炎症渗出，解除支气管痉挛。

（5）并存症及并发症的治疗并发脓肿、脓气胸者，及时抽脓、抽气。

（6）其他肺部理疗等。

六、用药（包括用药依据、主要药理作用及副作用）

1. 茶碱类药物 氨茶碱 胆茶碱	用药依据：抗炎、拮抗支气管痉挛。 药理作用：松弛平滑肌（尤其是支气管），兴奋骨骼肌，可增强呼吸肌收缩力和减轻患者呼吸肌疲劳的感觉，茶碱有阻断腺苷受体的作用。 副作用：安全范围小，静脉注射过快引起心律失常，血压骤变，兴奋不安，甚至惊厥。	本患者：头孢呋辛 祛痰灵（化痰止咳） 特布他林（平喘） 爱喘尔（平喘）

2. 祛痰剂 用药依据：预防、抑制炎症反应。

氯化铵 药理作用：降低痰液的黏稠度，易于排出。

乙酰半胱氨酸 副作用：氯化铵：对肝、肾有损害。

溴己新 乙酰半胱氨酸：引起恶心、呕吐，呼吸道的刺激性。

溴已新：胃部不适，偶见转氨酶升高，肝功损害。

3. 肾上腺糖皮质激素 用药依据：预防、抑制炎症反应。

药理作用：抗炎、免疫抑制作用，抗休克，抗内毒素。

副作用：类肾上腺皮质功能亢进综合征，诱发或加重感染，消化系统反应，心血管系统并发症，骨质疏松，肌肉萎缩，精神失常，停药反应。

4. 头孢呋辛（西力欣） 用药依据：抗感染。

药理作用：抵抗大多数的β-内酰胺酶，并对多种革兰阳性和革兰阴性细菌有效。

副作用：皮疹等，胃肠失调，血象改变，血栓静脉炎等。

附表1　护理诊断、目标及措施

日期	护理诊断及依据	护理目标	护理措施	措施依据	评价
2008-3-19	1. 清理呼吸道无效：与呼吸道感染，气道痉挛，分泌物黏稠有关 主观依据：患儿主诉疲劳，痰多不能咳出 客观依据：可闻及患儿有痰鸣音，右肺有湿音，痰液咳出量少、稠，患儿年幼、咳嗽无力	1. 一天内，患儿掌握咳痰的方法，并正确回示 2. 三天内，患儿肺内痰鸣音、湿音减少或消失，痰液易咳出	1. 评估患者目前状况：生命体征，听诊呼吸音，评估呼吸运动情况，咳嗽的有效性 2. 保持病室的整洁，室温在18℃～20℃，湿度在50%～60%。集中医疗护理操作，减少患儿哭闹 3. 遵医嘱，正确留取痰标本，进行痰培养，并观察痰的颜色、性状、量、气味，发现异常，及时向医师汇报。监测胸片及血象中白细胞计数 4. 遵医嘱给予经鼻吸氧，2～3L/min 5. 指导患儿正确有效的咳痰方法 6. 遵医嘱，定时给予患儿雾化吸入，并指导正确雾化的方法。必要时，可体位引流或协助吸痰 7. 可协助患儿进行体位排痰翻身、拍背，正确方法由下向上，由外向里 8. 遵医嘱，给患儿用药，保证患儿正确准时服用，并观察药效及用药反应 9. 保证患儿摄入充足的水分，1000ml/d，鼓励患儿少量多餐，选择高蛋白易消化的食物，避免产气多的食物及饮料，如豆类、汽水等	1. 可以反映出患者目前的一般状况，有无感染，及监测并发症指征，利于制定调整护理措施 2. 即有效发挥上呼吸道自然防御功能，又利于增加病人的舒适度，降低耗氧量 3. 保证实验室数据监测变化可直接反映出病情变化及治疗效果，并可依此确定帮助咳痰的辅助方法，并下一步护理措施的制定实施 4. 保证哮喘发作时，由于换气和灌注的失衡，导致的低氧血症，从而降低呼吸负荷，减轻心脏负担 5. 防止患儿咳痰方法不正确而痰排不出，并降低氧耗 6. 雾化经水合作用可稀释痰液，利于排出黏稠的痰液，当患者疲惫不堪时，需协助进行排痰 7. 正确的体位排痰可使痰块松动、脱落，利于排出 8. 保证用药的有效性，是改善症状，有效治疗的基础 9. 水分的足量摄入，可补充体液，并降低分泌物黏稠度。增加营养的吸收和补充，增强患儿体质，产气食物的摄入，可加重并发症引起的症状	2008-3-23 目标达到

续 表

日期	护理诊断及依据	护理目标	护理措施	措施依据	评价
2008-3-19	2. 焦虑：（患儿）与小儿不舒适，医院环境陌生等有关。（家长）与小儿生病带来的相关问题有关 依据：小儿主要表现为容易啼哭，需要父母陪伴，依赖性增强。父母表现为关心治疗效果，出院时间等问题	1. 三天内患儿啼哭次数减少，处于与年龄相符的生活状态，各项治疗护理措施能落实 2. 住院期间与家属建立良好沟通关系，解决能力范围内的问题，以缓解家属焦虑情绪	1. 评估患儿及家属焦虑的原因 2. 主动关心接近患儿及家属，通过语言或非语言的沟通方式，与患儿及家属建立信任与合作的关系 3. 掌握患儿啼哭规律与原因，分析原因性质，弄清是因患儿病情所致，还是因护理不当，或依赖父母所致。排除一切可引起患儿不安的外源刺激 4. 全面了解病情，帮助家属了解病情及治疗情况，评估家属能力，共同制定实施护理措施 5. 与家属建立有效的沟通方法，与其讨论与疾病相关问题，了解家属焦虑原因，共同寻求解决办法 6. 指导家属及患儿放松技巧，如舒适的体位，呼吸练习等	1. 寻找患儿及家属焦虑的问题所在，以便有针对性的采取护理措施 2. 融洽的关系可有助于护理措施的有效实施，并可以帮助弄清患儿及家属的问题及其期望什么 3. 保证患儿生理、心理需要得到满足，并能及时观察了解患儿不适的原因，防止因患儿表达能力欠佳而使疾病进一步加重 4. 提高家属的支持效能，增强患儿及家属的配合行为，利于护理措施的实施，同时加强家属的信心 5. 以保证家属配合治疗护理，同时自身需要得到相应满足 6. 缓解疾病带来的痛苦和身体不适，引起的情绪不稳定	2008-3-23 目标达到
2008-3-19	3. 自理能力缺陷：与患儿年幼，医嘱持续静点有关。 依据：患儿5岁，生活某些方面尚不能自理，如沐浴、修饰；持续静点时间长，活动受限	1. 静点时，患儿进食、穿着、如厕得到保障 2. 住院期间，患儿的生活需要得到满足 3. 三天内，患儿的自理能力有所提高	1. 评估患儿的自理能力（包括静点时和非静点时） 2. 加强巡视，每15～20分钟巡视病房1次，教会患儿使用床头灯 3. 耐心倾听患儿的主诉，态度和蔼，用患儿接受的语言与之交流，及时满足患儿的需要 4. 协助培养患儿进食：协助患儿养成饭前洗手的习惯；提供患儿合适温度的饮食，监督其进餐的量和种类，培养不挑食的习惯；将饮食放在最佳进餐位置，叮嘱患儿慢慢吃，进餐中不说笑、不打闹，养成良好的进食习惯	1. 了解患儿自理能力，利于制定相应护理措施，即满足患儿生活需要，又可培养自理能力 2. 使患儿的需要及时得到满足，并使护士及时发现问题 3. 使患儿喜爱信任护士，配合护理措施实施 4. 在患儿吃饭需求得到满足的同时，培养患儿良好的饮食习惯，减少细菌的侵入，避免不良的胃肠刺激因素 5. 选择舒适的衣服，增加患儿的舒适感，避免着凉。	2008-3-23 目标达到

续 表

日 期	护理诊断及依据	护理目标	护理措施	措施依据	评 价
			5. 协助培养患儿穿衣：选择适合患儿大小舒适的衣服，随天气变化增减衣物，卧床患儿要注意保暖，教会患儿穿脱衣服的方法，及时更换潮湿、不洁的衣服，保持床单位清洁干净 6. 协助培养患儿如厕：让其熟悉如厕途径，便器使用方法，卧床时及夜间，床上排尿的方法 7. 在护士的帮助下洗浴，做好自身清洁，练习自行梳头、修饰，并让患儿明确保持自身清洁的必要性 8. 帮助患儿熟悉病房环境，讲述生活中安全注意事项	6. 在满足患儿的需要同时，培养患儿自理能力，减少依赖性 7. 保持患儿自身清洁，减少感染机会 8. 保证患儿住院安全	
2008-3-19	4. 知识缺乏：与患儿急性发病，家属对疾病相关知识不了解有关 主观依据：患儿家属主诉对此病不了解，并询问有关疾病知识 客观依据：患儿家属对疾病知识不了解，认为同感冒一样，治好了，就可以了	出院前，患儿家属能说出预防和处理此病的注意事项，并能说出激素治疗后可能出现的问题	1. 评估家属的文化水平，学习能力 2. 护士应具有丰富的知识，对患儿及其家属热情、和蔼，与之商议共同制定一份教育计划 3. 讲解时解释简单、明确，用易于理解的语言表述，避免应用难于理解的医学术语 4. 考虑到不同患者存在的不同问题，可采用复习、重复的教学方法，及发放材料，演示回示的教学方式 5. 询问听者的意见：是否理解所讲的内容，速度是否合适，内容是否过多或过少，并针对听者的反应进行调整 6. 通过讲解及相关病友及家属座谈，帮助树立战胜疾病的信心 7. 不断评估听者的学习情况，学习效果 8. 详细宣教内容见病人家属教育计划一栏	1. 利于制定有效的护理措施 2. 增加教育的可信度，并使听者接受信任，从而促进学习 3. 因为知识相对家属陌生，复杂的解释会使其迷惑不解 4. 帮助家属记忆，加强学习效果，并使家属感到学有所用，调动其学习积极性 5. 听取反馈意见，既表示尊重，又利于调整学习计划，利于知识的掌握 6. 使患者出院后，家属能以积极的姿态对待此病 7. 检查教学效果，调整护理措施	2008-3-23 目标达到

附表2　护理记录

3-20：T：37.7℃；P：114/分；R：26/分。

患儿昨夜睡眠较好，共计9小时（服药）；食欲不佳，以半流食为主加少量主食，以协助家长添加鸡蛋及肉松等蛋白类食物；精神较弱，咳嗽，气喘以控制气道有分泌物，自行不能排除，鼻腔分泌物也不能排出，听诊肺部有湿啰音，哮鸣音，故患儿存在清理呼吸道无效的问题，以采取相应护理措施，雾化、指导正确排痰方法后，分泌物相应排出。患儿、家属情绪不稳定，存在焦虑的问题，以开始采取心理护理，以便配合治疗。并针对患儿年幼，持续静点患儿活动受限，存在生活方面尚不能完全自理的问题，以采取相应护理措施。

3-21：T：37℃；P：110/分；R：28/分。

患儿昨夜睡眠较好，共计10小时（服药）；食欲有所提高；精神较弱，咳嗽，气道和鼻腔分泌物可自行排出一部分，咳嗽频率降低，分泌物减少，听诊肺部仍有湿啰音，哮鸣音。在前一天的基础上，指导患儿及家属放松方法技巧，焦虑程度有所缓解。患儿的生活需要得到满足。并针对患儿及家属相应知识缺乏的问题，开始进行健康教育，患儿及家属反应良好；由于对医院环境的适应，患儿病情的平稳，情绪稳定。

3-22：T：36.7℃；P：108/分；R：26/分。

患儿昨夜睡眠较好，共计9小时（服药），食欲较好，精神状况有所改善，可自行咳痰，气道及鼻腔分泌物进一步减少，听诊肺部湿啰音，哮鸣音明显减轻。继续进行健康教育，家属态度认真；患儿的生活需要得到满足；患儿及家属的情绪稳定，家属提出由于经济原因，希望尽快出院，回家休养，此问题已反应给医生，进行解决。

3-23：T：36.5℃；P：105/分；R：25/分。

患儿昨夜睡眠较好，共计9小时（服药）；食欲较好，基本恢复普食，精神状况较好，可自行咳痰，气道及鼻腔分泌物减少，听诊肺部湿啰音、哮鸣音消失。同意患者明日出院，已联系好患儿家附近的社区医院继续进行治疗，给予患儿及家属出院指导，并安排好复诊日期。

3-24：患儿出院。

附表3　病人及家属教育计划

学习目标	教学内容（具体）	教学活动	评　价
2008-3-23 1. 宣教后，家属对患儿的病情治愈产生信心	评估家属及患儿学习能力及知识掌握程度，针对目前情况，决定对家属进行以下宣教： 1. 简单讲解有关支气管哮喘疾病知识（依据病历讨论内容），使其了解到，此病虽然比较顽固，但仍是可以治愈的，这需要长时间的治疗，及家属、患儿的配合 2. 介绍此病的治疗个案情况，鼓励患儿及家属树立战胜疾病的信心	讲解，发放资料，病友座谈	目标达到
2. 宣教后，家属能说出哮喘患者的注意事项	1. 减少诱发原因：预防感冒，避免受寒，避免刺激物（如花粉、尘螨），避免引起哮喘的食物（如鱼、虾、蟹、蛋、奶、菠萝、桃等），最好做一个有关过敏原测定实验，注意环境卫生，家中清洁，减少尘螨 2. 饮食：平时不宜饮食过饱，过咸，过甜的食物易激发哮喘，避免烟熏 3. 活动：缓解期起行体育锻炼，慢跑，散步等，增强体质，减少感染发生机会，避免剧烈运动，不去人群拥挤，空气污染的公共场所 4. 用药：支气管扩张和激素类药 如症状控制不佳，应去医院进一步检查，用激素类药应定期去医院检查，以监控副作用，患儿应避免服用阿司匹林，吲哚美辛等药物		

（张　欣）

参 考 文 献

1. 陈灏珠主编. 内科学. 第四版，北京：人民卫生出版社，1996. 32～38.
2. 王慕狄主编. 儿科学. 第四版，北京：人民卫生出版社，1996. 247～253.
3. 曲维香主编. 标准护理计划（妇产科/儿科分册）. 北京：中国协和医科大学北京医科大学联合出版社，1997. 150～152，188～192.
4. 沈宁，刘华平主编. 内外科常见疾病护理诊断和计划. 北京：中国协和医科大学北京医科大学联合出版社，1997. 39～40.
5. 王益平等主编. 常见病出院康复指南. 上海：上海科学技术出版社，1995. 64～68.
6. 汪明性主编. 药理学. 北京：人民卫生出版社，1996. 223，225，251.

模式病历二

Ⅰ、病历记录

一、一般资料

姓名 张× 性别 女 年龄 49岁 职业 退休 病案号C××××××

民族 汉 籍贯 北京 婚姻状况 已婚 文化程度 高中 宗教信仰 无

主管医生 张×

收集资料日期 2008. 10. 7

入院日期 2008. 10. 7

入院方式 步行、扶行、轮椅、平车、担架、背入

入院医疗诊断 冠状动脉粥样硬化性心脏病

不稳定性心绞痛?

入院原因及主要治疗经过

患者于2006年起反复于劳累、情绪激动或受凉后出现胸部闷痛，疼痛部位以心前区及胸骨后手掌大小区域明显，向左后背部及上腹部放射。无心悸、头晕、胸痛及面色潮红等症状。持续时间长短不等，常小于10分钟，休息及自服地奥心血康后数分钟内缓解，发作次数不频繁，每月1~2次。外院就诊，查心电图示“Ⅱ、Ⅲ、aVF导联ST段压低0.05mV”。医嘱予以硝苯地平（心痛定）10mg tid及单硝酸异山梨酯20mg Tid口服后，病情有所缓解，未予进一步诊治。患者于2008年9月20日出现病情加重。反复出现心前区手掌大小区域及后背部闷痛。伴心悸，自服硝酸甘油、速效救心丸及单硝酸异山梨酯后胸痛稍缓解。数分钟后又出现前胸及后背疼痛，疼痛程度尚能忍受，但反复发作不缓解。9月30日到门诊就诊，查BP 140/95mmHg、P 78次/分，心肺检查（-），ECG示Ⅱ、Ⅲ、aVF、$V_{1\sim6}$导联ST段下移0.05~0.1mV，R_{V5}下移>2.5mV。治疗予口服单硝酸异山梨酯、肠溶阿司匹林及阿替洛尔后疼痛稍缓解，为进一步诊治收入院。

二、健康状况

（一）目前身体状况

1. 主诉：反复发作心前区闷痛。持续时间<10分钟，疼痛可忍受。

2. 饮食：

（1）饮食种类

1）基本膳食：普食√、软食、半流食____天、流食____天、禁食____天、餐/日

2）治疗饮食：无

3）忌食：无

4）其他：无

（2）食欲：正常√、增加/亢进：____天/周/月、下降/厌食：____天/周/月

（3）近期体重变化：无√、增加/下降：____ kg

（原因____________________）

（4）咀嚼困难：无√、有（原因：________________）
持续时间：____________________
（5）吞咽困难：无√、固体、液体
原因：______________________
持续时间：__________________
（6）其他：无____________________
3. 休息／睡眠：
休息后体力是否容易恢复：是、否（原因：________）
睡眠：正常√、入睡困难、易醒、早醒、多梦、噩梦、失眠
辅助药物：无、药物：__________其他：无
4. 排泄：
（1）排便：次数：1 次/日　　性状：黑色软便　正常/便秘/腹泻
其他：无
便失禁、造瘘口（类型：____、能否自理：____）
应用缓泻剂：无、口服：____灌肠：____栓剂：
其他：无
（2）排尿：5 ~6 次/天　颜色：淡黄色　性状：清亮　量：未测毫升/日
尿失禁、尿潴留、夜尿：1 次/夜
排尿时间延长、尿路中断、尿频、尿急、尿痛、留置尿管：____天
膀胱造瘘
其他：无
5. 自理：
（1）全部√
（2）障碍：进食、沐浴/卫生、穿着/修饰、如厕
6. 活动：
（1）活动范围：下床活动、床旁活动、卧床：自行翻身/协助翻身
（2）活动能力：正常、容易疲劳：描述________
（3）步态：稳、不稳（原因：________________）
（4）医疗/疾病限制：医嘱卧床、持续静点、石膏、牵引、瘫痪（偏/单/截）
（5）辅助工具：无、轮椅、拐杖、助行器、假肢、其他：______
（6）其他：无。
（二）既往健康状况
1. 平素健康状况：良好、一般、较差
2. 传染病史：否认肝肾疾病及结核病史
3. 外伤史：无√
4. 手术史：无√
5. 过敏史：无√
过敏原因：药物　　　　　　　　临床表现

食物：

其他：无

6. 其他疾病史：无
7. 饮食、休息、睡眠、排泄习惯、活动情况：
8. 嗜好：吸烟：无√、偶有、经常：____年____平均____支/日

戒烟：未、已、约：____年

饮酒：无√、偶有、经常约____年____平均____两/日

戒酒：未、已：约____年

药物依赖/药瘾：无√、有（药名：____、____年、____剂量/日）

其他：无

9. 月经及生育情况

月经：绝经一年

末次月经日期：不详

经量：少、一般、多

痛经：无、有

经期：规则、不规则

妊娠：1次　顺产：1胎　流产：0胎　早产：0胎　死产：0胎

难产及病情：无

三、家族史

父：健在、病故、已故　　描述：无疾而终

母：健在、病故、已故　　描述：母患高血压，死因不详

兄弟姐妹：患病、已故　　描述：无

子女：体健

其他：无

四、身体评估

日期：2008/10/7　　时间：2∶30pm

（一）生命体征

T：36.2℃　P：64次/分　R：16次/分　BP：120/90mmHg（卧位）

身高：158cm 体重：53kg

出入量：未测

（二）一般状况

发育：正常√　不良　超常

营养：良好√　中等　不良　恶病质

面容：无痛苦√　急性病容　慢性病容　其他

表情：自如√　痛苦　忧虑　恐惧　淡漠

体位：自主√　半卧位　其他：

步态：正常√　不正常

神志：清楚√　　模糊　　谵妄　　昏睡　　昏迷

（三）皮肤

色泽：正常√　　潮红　　苍白　　发绀　　黄染　　色素沉着

皮疹：无√　　有（类型及分布）：

毛发分布：正常√　　多毛　　稀疏　　脱落（部位）

温度与湿度：正常 √　　冷　　干　　湿

弹性：　　正常√　　减退

水肿：　　无√　　有（部位及程度）

肝掌：　　无√　　有

蜘蛛痣　　无 √　　有（部位　数目）：

其他：

（四）淋巴结

全身浅表淋巴结：无肿大√、肿大（部位及特征）

（五）头部

1. 头颅大小：正常√、大、小

畸形：无√、有（尖颅、方颅、变形颅）　　其他异常：压痛、包块、凹陷（部位）：

其他：无

2. 眼　眼睑：正常√、水肿、上睑下垂、倒睫

结膜：正常√、充血、水肿、出血

眼球：正常√、凸出、凹陷、震颤、运动障碍（左　右　）

巩膜：无黄染√、有黄染

角膜：正常√、异常（左　　右　　）

瞳孔：等圆√、等大√、不等、左______ mm、右______ mm

对光反射：正常、迟钝（左、右）、消失（左、右）

视力：正常：√远/近视：________其他：无 异常：__________

视野：正常：√异常（描述）：____________

3. 耳　耳郭：正常√、畸形

外耳道分泌物：无√、有（左　右　　性质）

乳突压痛：　　无√、有（左　右　　）

听力粗测障碍：无√、有（左　右　　）

助听器：有、无

4. 鼻　外形：正常√、异常（描述）：________________

其他异常：无、有（鼻翼扇动、鼻塞、分泌物）

鼻旁窦压痛：无√、有（部位：__________）

嗅觉：正常√、减弱、其他异常______________

5. 口　唇：红润√、发绀、苍白、疱疹、皲裂

黏膜：正常√、异常（苍白、溃疡、部位：__________）

舌：正常√、异常（舌苔、伸舌震颤、向左、右偏斜）

牙龈：正常√、肿胀、溢脓、出血、色素沉着

牙：齐√、缺牙义齿

扁桃体：正常√、异常（描述）：________________

咽：正常√、异常（描述）：____________________

声音：正常√、嘶哑

（六）颈部

抵抗感：无√、有

颈静脉：正常√、充盈、曲张

气管：正中√、偏移（向左向右）

甲状腺：正常√、肿大____度、对称____侧为主　质软/质硬

其他：无

（七）胸部

胸廓：正常√、桶状胸、扁平胸、鸡胸、漏斗胸、胸骨叩痛：无√、有

乳房：正常对称√、异常：左、右（包块、压痛、乳头扁平、乳头凹陷、乳头分泌物）

肺：视诊：呼吸运动：正常√、异常：左、右（增强、减弱）

触诊：语颤：正常√、异常：左右

叩诊：正常清音√、异常清音、实音、过清音、鼓音（部位　　）

听诊：呼吸：规律√、不规律　呼吸音：正常、异常（性质部位：　　）

心：视诊：心前区隆重起：无√、有

心尖搏动：正常√、未见、增强、弥散

心尖搏动位置：正常√、移位（距左锁骨中线内外______ cm）

触诊：心尖搏动：正常√、增强、抬举感、触不清

震颤：无√、有（部位时期：　　　　　）

叩诊：相对浊音界：正常√、缩小、扩大（左 右）

听诊：心率：64 次/分心律（齐√、不齐）

心音　S1　正常√　异常　　S2　正常√　异常

S3　无√　　有　　S4　无√　有

其他：无

（八）腹部

视诊：外形：正常√、膨隆、舟状

腹式呼吸：存在√、消失

其他异常：无√、有（腹壁静脉曲张、条纹、手术瘢痕、疝）

触诊：柔软√、腹肌紧张

压痛：无√、有

反跳痛：无√、有

腹部包块：无√、有（部位、大小、质地）

肝：未触及√、可触及：

脾：未触及√、可触及：

肾：未触及√、可触及：

叩诊：肝浊音界：存在√、缩小、消失

移动性浊音：无√、有

肾区叩痛：无√、有（左右）

听诊：肠鸣音：正常√、亢进、减弱、消失

其他：无

（九）生殖器

未查√、正常、异常________________

（十）肛门直肠

未查√、正常、异常________________

（十一）脊柱四肢

脊柱：正常√、畸形（侧凸、前凸、后凸）

棘突：压痛部位

活动度：正常√、受限

四肢：正常√、异常：畸形、关节红肿、关节强直、肌肉压痛、肌肉萎缩、下肢静脉曲张、杵状指/趾

其他：无

（十二）神经系统检查

1. 意识状态：清晰√、嗜睡、昏睡、浅昏迷、深昏迷、意识模糊、谵妄
2. 精神状态：定向力：正常√、障碍、错觉、幻觉

理解力：正常√、障碍、妄想、思维混乱

情绪：正常√、不稳定、情感淡漠、兴奋、躁动

3. 脑神经检查

（1）嗅神经：正常√、减退、消失

（2）视神经：视野：正常√、缩小

（3）动眼、滑车、展神经：眼裂：等大√、增大、变窄

眼睑：正常√、上睑下垂

眼球：正常√、突出、内陷、斜视同向偏斜

瞳孔：正常√、偏小、扩大、对光反射

（4）三叉神经：面部感觉：正常√、异常：描述：________________

咀嚼肌运动：正常√、萎缩：描述：________________

角膜反射：正常√、异常：描述：________________

（5）面神经：外观：正常√、异常　描述：________________

运动：正常√、异常　描述：________________

味觉：正常√、异常　描述：________________

（6）位听神经：蜗神经：听力正常√　减弱：________________

前庭神经：正常√、异常　描述：________________

（7）舌咽、迷走神经：运动：正常√、异常：描述：________________

感觉：正常√、迟钝、消失

咽反射：正常√、迟钝、消失

（8）副神经：胸锁乳突肌力：正常√、减弱：左、右

斜方肌肌力：正常√、减弱：左、右

（9）舌下神经：正常√、舌偏斜、左、右、双侧

4. 运动系统检查：未见异常

（1）肌肉形态：正常√、萎缩、肥大、部位：__________

（2）肌张力：正常√、减低、部位：__________

增高、描述：__________

（3）肌力：0级、1级、2级、3级、4级、5级√

（4）共济运动：指鼻试验：阴性√、阳性

跟膝胫试验：阴性√、阳性

快速轮复试验：阴性√、阳性

反跳试验：阴性√、阳性

闭目难立征：阴性√、阳性

（5）姿势步态：正常√、异常，描述：__________

（6）不自主运动：无√、有，描述：__________

5. 感觉系统检查：未见异常

（1）浅感觉：痛觉：正常√、异常、部位：__________

温觉：正常√、异常、部位：__________

触觉：正常√、异常、部位：__________

（2）深感觉：运动觉：正常√、异常

位置觉：正常√、异常

6. 反射检查：未见异常

（1）深反射：膝反射：正常√消失、减弱、增强、左、右

肱三头肌反射：正常√、消失、减弱、增强、左、右

踝反射：正常√、消失、减弱、增强、左、右

（2）浅反射：腹壁反射：正常√、减弱、消失

（3）病理反射：Babinski：阴性√、阳性

Oppenheim征：阴性√、阳性

Gordon征：阴性√、阳性

霍夫曼征：左、右　　踝阵挛：左、右　　髌阵挛：左、右

（十三）实验室及其他检查结果

（重要的化验、X线、心电图及其他有关检查包括日期及主要结果。）

10.7：

ECG：Ⅱ、Ⅲ、aVF、$V_{1\sim6}$导联ST段下移0.05～0.1mV，R_{V5}导联＞2.5mV

心脏超声诊断报告：心脏结构及功能正常。

B超声：脾大，肝剑下2.5cm，肋下（－）回声均。其他（－）。

脂全：CHO：7.77mmol/L，TG：4.99mmol/L。其余正常。

血型：A型。

五、心理社会评估

（一）精神状态

1. 仪表行为：衣着：修饰、得体

   行为：正常、异常（描述________________）

2. 语言表达：清楚、含糊、不流利、语言困难、失语

3. 思维过程：正常、异常：__________________

4. 情绪状态：镇静、悲哀、易激动、焦虑、恐惧、孤独、沮丧、欣快、敌意、无反应

描述：患者对所患疾病表示接收，打算积极治疗。

（二）患者对健康与疾病的认识

1. 对健康的认识：健康即身体和心理都达到平衡的状态，身体没有疾病，心情开朗。

2. 对疾病的反应：接受、害羞、负罪感、无用感、无能为力、孤独无助感、自我否定

3. 对疾病的认识：没有接触过这种疾病，对它不了解。

（三）人际关系

1. 职业与工作情况：固定职业、下岗、短期丧失劳动力、长期丧失劳动力。

2. 社交：孤独感、被遗弃感、希望与更多的人交往、语言交流障碍、不愿与人交往。

描述：患者能较好地与人交流，并主动和其他病友沟通。

3. 经济状况：

医疗费用：自费、公费、大病统筹、其他

4. 家庭关系：

家庭对患者的健康需要：忽视、不能满足、能满足、寻求帮助、过于关心

描述：女儿能经常陪在患者身边，患者感到满意。

（四）应对能力

1. 住院顾虑：无、有经济问题、自理能力、其他　无

2. 近期生活事件：无、有（描述）

3. 适应能力：能独立解决问题、寻求别人的帮助、依赖别人解决问题

   其他：无

4. 对现实的态度：正确面对现实、逃避现实、否认、推卸责任

5. 适应的结果：问题解决、适应新角色、不能满足角色期望、无法做出选择

   其他：无

（五）角色问题

无、有：角色概念冲突、角色行为冲突、缺乏角色意识、否认角色

其他：无

（六）心理咨询、治疗史

无√　有____

（七）价值观/信仰

宗教信仰：无、有

精神困惑：无、有

（八）人格类型

依赖/独立 紧张/松弛 内向/开放 主动/被动

Ⅱ、病历讨论

一、医疗诊断

冠状动脉粥样硬化性心脏病

不稳定性心绞痛？

（一）定义

1. 冠状动脉粥样硬化性心脏病（coronary atherosclerotic heart disease） 指冠状动脉粥样硬化使血管腔狭窄或闭塞导致心肌缺血缺氧而引起的心脏病，它和冠状动脉功能性改变一起，统称为冠状动脉性心脏病（coronary heart disease，CHD），简称冠心病，又称为缺血性心脏病（ischemic heart disease）。

2. 心绞痛（angina pectoris） 是冠状动脉供血不足，心肌急剧的、暂时的缺血与缺氧所引起的临床综合征。“不稳定性心绞痛”被认为是稳定型劳累型心绞痛和心肌梗死之间的中间状态。它包括除稳定型劳累型心绞痛外的上述所有类型的心绞痛，还包括冠脉成形术后心绞痛、冠脉旁路术后心绞痛等新提出的心绞痛类型。

（二）病理生理

CHD（心绞痛）：患者在心绞痛发作之前，常有血压升高、心率加快、肺动脉压和肺毛细血管压增高的变化，反映心脏和肺的顺应性减低。发作时可有左心室收缩力和收缩速度降低、射血速度减慢、左心室收缩压下降、心搏量和心排血量降低、左心室舒张末期压和血容量增加等左心室收缩和舒张功能障碍的病理生理变化。左心室壁可呈收缩不协调或部分心室壁有收缩减弱的现象。

（三）流行病学

CHD（心绞痛）：CHD是动脉粥样硬化导致器官病变的最常见类型，也是严重危害人民健康的常见病。本病多发在40岁以后，男性多于女性，脑力劳动者较多。在欧美国家本病极为常见，美国约有700万人患本病，每年约50万余人死于本病，占人口死亡数的1/3～1/2，占心脏病死亡数的50%～75%。在我国，本病不如欧美多见，占心脏病死亡数的10%～20%，其中以北京、天津最高。但近年有增多的趋势。20世纪70年代北京、上海、广州本病的人口死亡率分别为21.7、15.7和4.1/10万，20世纪80年代分别增至6.0、37.4和19.8/10万。此外，在住院心脏病人中本病所占比例，也随年代不断增加，以上海三个综合医院的资料分析为例，50年代为6%，60年代为18%，70年代为29%，80年代又有增加。

二、发病原因

1. 体质性因素　年龄，冠心病的发病率随年龄的增加而增加；性别，40～50 岁男性发病率较女性高，女性在绝经期后发病率迅速增加，糖尿病患者，女性较男性发病率高，同样的患病率，女性较男性晚 10 年，吸烟的危险性，男性较女性明显，冠心病一旦发生，女性比男性预后差；家族史，有冠心病家族史者易患冠心病，尤其在 55 岁之前，有糖尿病、高血压、高脂血症家族史者，冠心病发病率增加；个体类型，A 型性格冠心病发病率高 2 倍，压抑受气的情绪和紧张的工作对发病率亦有影响。

2. 可控因素高血压、高脂血症、肥胖症、糖尿病。

3. 生活方式因素吸烟、体力活动、饮酒、口服避孕药。

本患者：女性患者，年龄 49 岁，绝经 1 年，A 型性格，紧张主动。

三、临床表现（简要说明原因）

1. 症状　劳累、情绪激动、饱餐、寒冷、吸烟等情况下，常在心前区或胸骨后，出现压迫性、紧缩性、闷胀感或窒息感，发作开始时，疼痛较轻，以后则难以忍受或伴濒死的感觉。疼痛可放射至上肢、两肩，尤其左臂内侧及小指和无名指。疼痛一般在 3～5 分钟缓解，休息或含化硝酸甘油多在 1～2 分钟缓解。

2. 体征　胸痛伴新出现的加强的第四心音；胸痛伴新出现的心尖部收缩期杂音；胸痛时心率增快和血压增高；胸痛并出现 P2 亢进及 P2 逆分裂；疼痛时心前区收缩期局部矛盾性膨胀。

3. 发作期　心电图 ST 段呈水平型或下斜型压低≥1mm，或 ST 段急性抬高≥2mm；T 波低平或倒置，原为倒置者发作时变为直立。

本患者：反复在劳累、激动、受寒后出现胸部闷痛，心前区及胸骨后手掌大小区域明显，向左背部及上肢放射，持续数分钟后可自行缓解，每月发作 1～2 次。

四、常用辅助检查

心电图活动平板运动实验。

动态心电图。

放射性核素检查。

冠状动脉造影。

本患者：

冠状动脉造影

心电图

五、处理措施（简要理由）

1. 控制高血压、高血脂、肥胖、糖尿病、吸烟等。
2. 避免劳累、情绪激动、饱餐、寒冷、吸烟等。
3. 药物治疗发作期：硝酸甘油舌下含化；异山梨酯舌下含化；硝苯地平等终止发作，5分钟内见效。发作间期治疗：详见用药。
4. 手术治疗冠状动脉腔内成形术（PTCA），冠状动脉旁路移植术（CABG）。

本患者：

一般治疗：

避免劳累、情绪激动、饱餐、寒冷。

用药：硝酸甘油舌下含化。

手术：

冠状动脉腔内成形术（PTCA）

六、用药（包括用药依据、主要药理作用及副作用）

1. 硝酸酯类扩张外周静脉，减少回心血量，降低室壁张力，减低心肌耗氧量；扩冠，主要为传导动脉和已形成的侧支循环。代表药：硝酸甘油、长效心痛治、异山梨酯、德脉宁、单硝酸异山梨酯、丽珠欣乐等。

2. β受体阻滞剂降低心率，降低心肌收缩力，降低血压。代表药：普萘洛尔、阿替洛尔、美托洛尔、吲哚洛尔等。

3. 钙通道阻断剂阻断血管平滑肌钙内流，扩张并解除冠脉痉挛，扩张全身小动脉，降低血压和左室后负荷，降低心肌耗氧量，尚有不同程度的减慢心率和负性肌力作用。代表药：硝苯地平、维拉帕米、地尔硫䓬等。

4. 抗血小板药物阿司匹林等。

5. 胺碘酮扩冠和减慢心率，抗室颤。

6. 肝素抑制凝血酶诱导的血小板聚集、黏附和释放，增进脂蛋白脂酶活性，降低血脂水平，抗血管平滑肌细胞增生。代表药：肝素、肝素钙。

本病人：单硝酸异山梨酯（鲁南欣康）20mg bid 用药依据：治疗及预防心绞痛；药理作用：见硝酸酯类药理作用；常见不良反应：头痛、血压降低、眩晕及乏力，偶见恶心，呕吐，面部潮红及皮肤过敏反应。

肠溶阿司匹林150mg qd 用药依据：小剂量抗血小板；药理作用：通过抑制血小板的环氧酶，减少前列腺素的生成而起作用；常见不良反应：恶心，呕吐，上腹不适，耳鸣，听力下降，荨麻疹等。

阿替洛尔50mg bid

用药依据：抗心绞痛、高血压；药理作用：心脏受体选择性阻滞剂；常见不良反应：心动过缓，心力衰竭，支气管痉挛，胃肠道不适，倦怠，房室传导阻滞，低血压，睡眠欠佳。

速避凝0.4ml bid 用药依据：抗血栓；药理作用：低分子肝素；常见不良反应：出血、血小板减少、皮肤反应、全身性过敏。

贝那普利（洛汀新）10mg qd 用药依据：降压；药理作用：可抑制血管紧张素转换酶（ACE），阻止血管紧张素Ⅰ转化为血管紧张素Ⅱ，使全身外周血管舒张，降低血管阻力，产生降压作用；常见不良反应：轻且短暂的头痛，头晕，疲劳，嗜睡或失眠，上呼吸道症状，肌肉痛，恶心，呕吐，皮疹等。

附表 1　护理诊断、目标及措施

日期	护理诊断及依据	护理目标	护理措施	措施依据	评　价
10.8	1. 知识缺乏(特定的)：缺乏冠状动脉手术前后及出院指导相关知识 主要依据：患者主诉缺乏冠状动脉手术前后及出院指导相关知识 次要依据：患者对所面对的情境或问题感到生疏	1. 宣教2日后，患者说出冠状动脉手术前后相关的知识； 2. 宣教4日后，患者说出出院指导相关知识	1. 评估患者知识掌握程度、学习能力及关心问题，与患者协商教学内容、时间，制订一份教学计划，与家属交流共同支持患者学习 2. 护士全面讲解患者所期望了解的相关知识，对患者和蔼热情，讲解时注意语速 3. 使用简单、易懂的语言，避免医学术语，重要的地方多重复 4. 与患者交换对疾病的认识，评估其知识掌握情况 5. 介绍患者可参考书籍	1. 评估可根据患者个人情况来制订适合患者的教学计划；让患者参与，可增加患者的积极性和有知情权，家属支持可给予患者心理上的安慰并帮助患者完成教学计划内容 2. 丰富的知识增加患者对护士的信任感，态度和蔼使患者感到亲切合适的语速使患者容易接受和记忆 3. 患者不懂医学术语会影响学习效果，重复便于患者记忆 4. 此活动能及时得到反馈，补充不足 5. 患者从多方面获得知识	10.9. 患者说出手术相关知识及术前术后注意事项 10.13. 患者说出出院指导的相关内容，目标达到，此护理计划可终止
10.10	2. 潜在并发症：出血 与股动脉穿刺伤口保留鞘管及冠状动脉造影术中应用抗凝剂有关	48小时内，护士能及时发现出血的征象，一旦发生出血能立即通知医师，配合止血	1. 评估患者的伤口情况，注意有无血肿、渗出及活动性出血 2. 鞘管拔除后包扎伤口处给予沙袋压迫4～6小时，嘱患者患肢保持伸直位制动，避免用力；协助患者轴向翻身；患者平卧12小时后可将床头抬高，然后继续卧床12小时左右 3. 观察患者的面色、皮温及监测生命体征，观察牙龈、口鼻有无出血 4. 触摸患者两侧足背搏动情况，检查是否一致 5. 耐心听患者主诉，及时回答患者提问，对患者进行心理安慰，保持其平静情绪 6. 随时做好紧急处理出血的准备，一旦发生出血应立即通知医师，并配合抢救止血	1. 穿刺部位是股动脉，伤口包扎不紧易致出血，护士进行评估巡视可及时发现有无出血发生 2. 动脉止血需用沙袋加压压迫4小时以上，伤口可初步愈合；制动24小时及患者轴向翻身可防止因患肢活动伤口受牵拉而导致的出血 3. 可直接或间接观察患者有无出血征兆，如面色苍白、皮温下降或血压下降可提示出血发生；抗凝剂的应用会延长出血时间，因此毛细血管丰富的皮肤、黏膜易出血 4. 患肢足背动脉搏动减弱提示沙袋加压过紧，影响肢体血液循环 5. 患者长时间制动卧床易致疲乏感而产生急躁、焦虑的情绪，护士作好心理护理，利于患者配合治疗，并缓解患者不良心理 6. 动脉大出血可危及患者生命安全，需采取紧急措施处理	10.11. 护士能经常巡视患者，患者伤口干燥、无渗血，拔除鞘管后无出血发生 10.13. 患者伤口愈合良好，无出血发生，目标达到，此护理计划可终止

续表

日期	护理诊断及依据	护理目标	护理措施	措施依据	评　价
10.10	3. 肢体移动障碍：与介入治疗后需制动卧床有关 主要依据：患者主诉腰部疼痛及在床上无法解出小便，有憋胀感	1小时内，患者主诉腰部不适有所缓解，并能顺利解小便一次	1. 评估导致患者腰部疼痛及不能排尿的原因，观察出入量是否平衡 2. 协助患者轴向翻身，改变体位，或在患者腰部下方垫些柔软衣物 3. 指导患者放松，减少全身肌肉紧张度 4. 采取一些诱导排尿的方法，如吹口哨、听水流声、温水擦洗会阴部等 5. 以上方法仍无效果时，给予患者导尿，如储存尿液过多，首次放尿应不超过800ml	1. 从原因入手，发现问题所在，利于解决 2. 长时间平卧可致腰部肌肉紧张，产生疼痛，侧卧可缓解这种不适感，腰下垫些软衣物可起支撑作用，缓解肌肉紧张 3. 患者不习惯床上排尿可致精神及肌肉紧张，更不易于排尿 4. 给予一定的刺激，使膀胱逼尿肌收缩排尿 5. 尿液潴留过多易发生膀胱破裂的危险，需用导尿缓解，一次性放尿过多易致膀胱出血	10.10. 给予相应护理措施后，患者主诉腰部不适缓解，顺利解小便一次，目标达到，次计划可终止
10.10	4. 自理能力缺陷：与术后医嘱卧床有关 主要依据：患者术后医嘱制动卧床，无法完成自理	卧床期间，患者主诉生活需要能得到满足	1. 评估患者的自理能力及生活需要。 2. 鼓励患者说出其需要，消除其怕麻烦他人的顾虑 3. 将一些生活必需品如手纸、水杯和呼叫器放在患者伸手可及之处 4. 及时向患者提供便器 5. 患者可下床活动时，护士应协助，以免发生体位性低血压而使患者受伤	1. 护士了解患者的需要可进行有针对性的护理。 2. 有些患者怕麻烦其他人而不说出其需要，并可因此产生焦虑情绪 3. 依据患者程度进行自理，在满足患者自尊的同时，也减少了护士的工作量 4. 及时满足患者的生理需要，消除患者的紧张感 5. 长期平卧使血流减慢，站立时血供不足，导致体位性低血压	10.11. 患者主诉生活需要得到满足；患者今日可下床活动，目标达到，护理计划可终止

附表2　护理记录

10.8 生命体征平稳，无不适主诉。患者今日主动向医护人员询问手术相关情况，表示不了解与手术相关的知识，护士提出“知识缺乏”这一护理诊断，并开始实施护理计划，向患者讲解手术相关知识。

10.9 患者生命体征平稳，睡眠、饮食无异常。拟订于明日在局麻下行冠状动脉造影，今日给患者做术前准备：腹股沟及会阴部备皮，嘱患者今夜12时禁食，明早6点禁水。向患者提供学习资料并给予讲解，学习后，患者说出与手术相关的知识。目前患者精神平稳，对手术接受。

10.10 今日患者在局麻下行冠状动脉造影，结果示：RCA中段95%闭塞，予RCA：PTCA + STENT术。手术顺利，股动脉处保留鞘管6小时，于中午11:30安返病房。返室后，给予吸氧、心电监护：测血压140/90mmHg，心率75次/分，血氧饱和度大于95%，伤口处无渗血及血肿。遵医嘱予静脉输液：硝酸甘油5mg入500ml 5% GS。依据患者情况提出护理诊断“潜在并发症：出血”，并按计划实施。5:30医师拔除鞘管并人工按压15分钟，用沙袋压迫止血6小时。观察伤口干净，足背动脉搏动好。嘱患者患肢制动，避免用力，以防出血。协助患者多饮水，6:30左右患者出现床上排尿困难，并有腹胀感。给予相应护理措施后，患者可顺利解小便。至晚8时，患者出量1950ml，入量1600ml。晚10时左右患者主诉腰部不适、疼痛，与体位有关，采取相应护理措施后缓解。针对以上情况提出护理诊断“肢体移动障碍”（目标已达到）及“自理能力缺陷”，分别给予相应的护理措施。

10.11 T：36.3℃；P：78次/分；BP：125/80mmHg；R：17次/分。

患者昨夜睡眠可，有连续睡眠时间6小时左右，晨起精神好，于中午11时左右拆除绷带，伤口愈合情况好，无出血，护士能经常巡视患者的情况，患者伤口无出血，护理计划“潜在并发症：出血”完成。11：30左右下床活动，未出现不适，无心悸、憋气症状出现，患者二便、饮食均正常。患者卧床期间的自理需要得到满足，护理计划“自理能力缺陷”目标达到。

10.12 患者今日9时左右无诱因出现咽部发紧感，伴心悸，但无胸闷、胸痛，发作历时半小时许，以热毛巾局部热敷后缓解。查T：36.5℃，血压130/70mmHg，心率80次/分。医嘱未予处理，类似症状未再出现。

10.13 患者生命体征平稳，无不适主诉，今日向患者作出院指导，患者表示满意，护理计划“知识缺乏”目标达到，目前病情平稳，可择期出院随诊治疗。

附表3 患者及家属教育计划

学习目标	教学内容（具体）	教学活动	评价
10.8. 宣教后，患者可说出PTCA术前和术后的相关知识	1. 术前准备： （1）术前会有一系列检查，如心电图、血常规、胸部X线摄片等 （2）术前医师会来探视，向您解释手术，您可向医师咨询相关事宜 （3）在您知情同意的情况下，在同意书上签字 （4）下腹部腹股沟处清洁毛发，以免伤口发炎 （5）做青霉素、碘过敏试验；练习床上解小便 （6）术前一天晚12时后禁食禁水，以免术中呕吐 （7）术前会给予地西泮（安定）10mg帮助放松，但整个治疗过程您都会保持清醒，因医师需要您的合作 （8）离开病房前排空小便 2. 术中： （1）PTCA在一个专业性的X线室内进行，整个操作需1~2个小时 （2）医护人员会为您贴上电极片，以全程监测心跳，并为您建立静脉输液 （3）医师消毒后，确定好腹股沟部动脉位置，注射利多卡因做局部麻醉 （4）局麻后，用一根穿刺针穿刺静脉和动脉，并分别放置鞘管（一根短的导管），这时腹股沟部会有饱胀感，但不会有疼痛的感觉 （5）随后沿静脉鞘管放入一根起搏导管，以备必要时加快心率 （6）沿动脉鞘管送入另一根导管至有狭窄的冠状动脉，造影照相，为做成行术提供指导 （7）将导引管放置冠状动脉口，然后将一根末端带一小弯曲的导引钢丝沿动脉送入，穿过狭窄部位，再将一根特殊的球囊导管沿此导引钢丝送至狭窄部位 （8）一旦球囊到位，将球囊加压扩充1~2分钟，因为球囊干扰动脉血流，当其扩充时，可能会感到胸部不适，若有不适感，请告知医师，球囊抽空后，胸部不适一般会消失	讲解、提供相关资料	10.9. 宣教后，患者可说出术前、术后的相关内容

续 表

学习目标	教学内容（具体）	教学活动	评 价
	（9）等几分钟后会重复几次上述过程，最后，将球囊导管和引导钢丝撤出，重新造影照相，看狭窄部位扩张的结果 3. 术后： （1）卧床48小时或根据医嘱 （2）穿刺过的腹股沟留有鞘管，为防止出血，此侧下肢保持伸直位勿弯曲 （3）30分钟之后应多饮水，以帮助肾脏排除造影剂 （4）您需在床上排出大小便 （5）您可在2小时后，吃营养丰富易消化的饮食 （6）6小时之内医师拔除鞘管，伤口包扎后采用沙袋加压4~6小时防止出血，继续卧床24小时，护士会经常检查大腿部有无肿胀及动脉搏动情况 （7）拆除绷带后可床上活动半小时，无不适感后方可下地活动		
10.13. 宣教后，患者可说出出院指导的内容	4. 出院指导： （1）定期复查 （2）逐渐增加活动 （3）进低胆固醇饮食，不吸烟、饮酒 （4）注意并报告不良症状，如出现心绞痛、持续发热、乏力、呼吸困难、脉搏不规律、锻炼后要长时间才可恢复疲劳等。告诉患者：医院、病房或地段医院等机构的电话，或主管医师、护士的电话 （5）患者可与医师商量之后开始性生活，性生活对心脏的负荷相当于上二层楼梯 （6）保持良好的心情 （7）PTCA术后一至两天可回家，应注意你的心绞痛症状会完全恢复，术后10~14天可做运动实验，并可逐步恢复正常活动，股部穿刺部位愈合前，应限制活动。PTCA术后会发生再狭窄，你就会有心绞痛复发，请立即就医。		10.13. 患者说出出院指导的相关内容，计划目标达到。

（李 菁）

参 考 文 献

1. 黄振文、崔天祥. 实用临床心脏病学. 北京：中国医药科技出版社，1997.
2. 陈灏珠主编. 内科学. 第四版，北京：人民卫生出版社，1996.
3. 世界卫生组织. 老年心血管疾病的流行病学及预防. 北京：人民卫生出版社，1998.
4. 沈宁、刘华平主编. 内外科常见护理诊断和计划. 北京：中国协和医科大学北京医科大学联合出版社，1996.
5. 沈宁. 病人健康教育指南. 北京：中国协和医科大学北京医科大学联合出版社，1998.